Praxismanagement für
Physiotherapeuten, Ergotherapeuten
und Logopäden

Barbara Betz

Praxismanagement für Physiotherapeuten, Ergotherapeuten und Logopäden

Praxen wirtschaftlich erfolgreich führen

2. Auflage

Barbara Betz
Fakultät Soziale Arbeit und Gesundheit
HAWK Hochschule für angewandte Wissenschaft und Kunst
Hildesheim, Deutschland

ISBN 978-3-662-70370-0   ISBN 978-3-662-70371-7   (eBook)
https://doi.org/10.1007/978-3-662-70371-7

Die Deutsche Nationalbibliothek verzeichnet diese Publikation in der Deutschen Nationalbibliografie; detaillierte bibliografische Daten sind im Internet über https://portal.dnb.de abrufbar.

© Der/die Herausgeber bzw. der/die Autor(en), exklusiv lizenziert an Springer-Verlag GmbH, DE, ein Teil von Springer Nature 2014, 2025

Das Werk einschließlich aller seiner Teile ist urheberrechtlich geschützt. Jede Verwertung, die nicht ausdrücklich vom Urheberrechtsgesetz zugelassen ist, bedarf der vorherigen Zustimmung des Verlags. Das gilt insbesondere für Vervielfältigungen, Bearbeitungen, Übersetzungen, Mikroverfilmungen und die Einspeicherung und Verarbeitung in elektronischen Systemen.
Die Wiedergabe von allgemein beschreibenden Bezeichnungen, Marken, Unternehmensnamen etc. in diesem Werk bedeutet nicht, dass diese frei durch jede Person benutzt werden dürfen. Die Berechtigung zur Benutzung unterliegt, auch ohne gesonderten Hinweis hierzu, den Regeln des Markenrechts. Die Rechte des/der jeweiligen Zeicheninhaber*in sind zu beachten.
Der Verlag, die Autor*innen und die Herausgeber*innen gehen davon aus, dass die Angaben und Informationen in diesem Werk zum Zeitpunkt der Veröffentlichung vollständig und korrekt sind. Weder der Verlag noch die Autor*innen oder die Herausgeber*innen übernehmen, ausdrücklich oder implizit, Gewähr für den Inhalt des Werkes, etwaige Fehler oder Äußerungen. Der Verlag bleibt im Hinblick auf geografische Zuordnungen und Gebietsbezeichnungen in veröffentlichten Karten und Institutionsadressen neutral.

Planung/Lektorat: Kathrina Nißle
Springer ist ein Imprint der eingetragenen Gesellschaft Springer-Verlag GmbH, DE und ist ein Teil von Springer Nature.
Die Anschrift der Gesellschaft ist: Heidelberger Platz 3, 14197 Berlin, Germany

Wenn Sie dieses Produkt entsorgen, geben Sie das Papier bitte zum Recycling.

Vorwort

Die Betriebswirtschaftslehre (BWL) hat inzwischen auch in den Gesundheitssektor Einzug gehalten und wird von Therapeuten oftmals als „Störfaktor" empfunden. BWL kann aber nicht unverändert in alle Bereiche des Gesundheitswesens übertragen werden. Eine auf therapeutische Praxen zugeschnittene BWL lag bis zur 1. Auflage dieses Buches nicht vor. Das Erfordernis einer so speziellen BWL leitet sich aus den Besonderheiten des Marktes für Physiotherapie, Ergotherapie und Logopädie ab, in dem diese sog. „Therapiebetriebe" (Praxen) tätig sind. Publikationen aus dem Bereich der Gesundheitsbetriebslehre berücksichtigen nicht die Charakteristika der therapeutischen Praxen und sind deshalb kaum geeignet, handlungsleitend Hilfestellung zu geben. Die vergleichsweise geringe Aufmerksamkeit, die ambulanten Therapiebetrieben im Vergleich zu den größeren Gesundheitseinrichtungen der stationären Versorgung (Krankenhäuser, Rehakliniken etc.) entgegengebracht wird, lässt sich an den fehlenden deutschsprachigen Publikationen festmachen.

Ziel dieses Buches war und ist es, auf Basis empirischer Untersuchungen in physiotherapeutischen, ergotherapeutischen und logopädischen Praxen eine fundierte betriebswirtschaftliche Basis speziell für Therapiebetriebe zu entwickeln. Daraus werden Handlungsempfehlungen abgeleitet, die Praxisinhabern in der Physiotherapie, Ergotherapie und Logopädie therapeutisches Handeln

- auf einer wirtschaftlich erfolgreichen Basis
- in einem regulierten Markt
- bei zunehmendem Wettbewerb

ermöglichen und Studierende dieser drei Berufsgruppen auf die Herausforderungen des Praxismanagements vorbereiten. Die ideale Verknüpfung von Theorie und Praxis soll eine Basis für wirtschaftliches Denken und Handeln schaffen. Sowohl für Praktiker als auch für Studierende fehlte ein fundiertes Werk, das in der Praxis und als Begleitbuch fürs Studium herangezogen werden kann. Diese Lücken sollten mit der 1. Auflage 2014 geschlossen werden.

Die theoretische Fundierung basiert auf dem aktuellen Stand der BWL, insbesondere im Dienstleistungssektor, ergänzt um die Ergebnisse aus empirischen Studien, die in den Jahren 2002 bis 2023 an der HAWK, Hochschule für angewandte Wissenschaft und Kunst, Hildesheim unter Leitung der

Autorin durchgeführt worden sind. Darüber hinaus sind zahlreiche praktische Arbeitsmaterialien entstanden, die direkt im Praxisalltag angewendet werden können. BWL ist damit nicht mehr länger ein Störfaktor, sondern wird zum Erfolgsfaktor der Praxis.

Im Fokus des Buches stehen Praxen der Physiotherapie, Ergotherapie und Logopädie. Aber die betriebswirtschaftliche Vorgehensweise und die zahlreichen Praxisbeispiele lassen sich auch in anderen Berufsgruppen anwenden, z. B. in der Psychotherapie, bei Heilpraktikern, in der Sporttherapie oder in Arztpraxen. Wenn von „Therapeuten" oder „Therapiepraxen" gesprochen wird, dann können sich andere Berufsgruppen gleichermaßen angesprochen fühlen.

Änderungen in der 2. Auflage
Innerhalb der letzten 10 Jahre nach Erscheinungstermin der 1. Auflage waren verschiedene Veränderungen im Umfeld von therapeutischen Praxen zu verzeichnen, die in die Aktualisierung der 2. Auflage eingeflossen sind. Auch haben sich durch die aktive Nutzung des Buches durch viele Praxisinhaber und Studierende und die damit verbundenen Rückmeldungen Änderungs- und Ergänzungsbedarfe ergeben, die in die 2. Auflage aufgenommen wurden. So wurde auf vielfachen Wunsch ein neues Kapitel (Kap. 7) erstellt, das sich mit der Existenzgründung, dem Kauf einer bestehenden Praxis und der selbstständigen freiberuflichen Tätigkeit beschäftigt, um Therapeuten Orientierung und Entscheidungsgrundlagen zu bieten. Weiterhin wurde der Bereich Social Media im Kap. 3 (Marketing) ergänzt und dessen Bedeutung aufgezeigt, ohne dabei auf eine kritische Auseinandersetzung zu verzichten. Darüber hinaus wurden alle Kapitel aktualisiert und der Downloadbereich ergänzt.

Struktur und Gebrauch des Buches
Zunächst wird in Kap. 1 die Bedeutung wirtschaftlichen Denkens und Handelns für therapeutische Praxen dargelegt. Ihr werden die Ergebnisse therapeutischen Handelns in Praxen gegenübergestellt. Häufige Probleme in Praxen sowie mögliche Lösungsansätze werden aufgezeigt.

Nach dieser Einführung werden in Kap. 2 die Grundlagen für wirtschaftlich erfolgreiches Handeln dargelegt und die einzelnen Aufgaben einer Leitungskraft beschrieben.

In Kap. 3 wird die Bedeutung des Marketings als Teil der Unternehmensführung erläutert und eine systematische Vorgehensweise dargestellt, um Marketingkonzepte für die Herausforderungen des Gesundheitsmarktes zu entwickeln. Handlungsleitend ist dabei ein niedriges Budget der Praxen. Es werden aber auch Anregungen zur Erschließung neuer Handlungsfelder und Märkte gegeben, bis hin zur Preiskalkulation neuer Angebote für Selbstzahler.

Kap. 4 widmet sich den personalbedingten Herausforderungen der kommenden Jahre und führt ein in die Aufgaben des Personalmanagements, von der Personalplanung über die Auswahl von Mitarbeitern, deren Einarbeitung, Gesundheitsförderung und Motivation bis zum Ausscheiden von Mitarbeitern.

Die Führung von Praxen, die Realisierung von Marketingkonzepten und das Personalmanagement verursachen Kosten, die straff gemanagt werden müssen. Kap. 5 beschäftigt sich mit verschiedenen Kostenpositionen und der detaillierten Kalkulation von Selbstzahlerangeboten unter Berücksichtigung der individuellen Kostensituation der Praxen. Die Bedeutung des Rechnungswesens und die Grundlagen der Buchführungs- und Aufzeichnungspflicht werden aufgezeigt, um Rechenschaft gegenüber der Finanzbehörde ablegen zu können.

Um auf die Herausforderungen der Zukunft gut vorbereitet zu sein, wird in Kap. 6 die Bedeutung von Innovationen im Zukunftsmarkt Gesundheit aufgezeigt und es werden Empfehlungen zur Entwicklung innovativer Zukunftsstrategien angeregt. Basis dafür ist ein aus 8 Phasen bestehender systematischer Innovationsprozess.

Das neue Kap. 7 richtet sich primär an Therapeuten, die sich mit dem Gedanken tragen, eine eigene Existenz aufzubauen, beispielsweise in Form einer Praxisgründung, durch Übernahme/Kauf einer bestehenden Praxis oder als selbstständige freiberufliche Tätigkeit ohne eigene Praxis. Dieses Kapitel stellt die Vor- und Nachteile der eigenen Gründung denen der Übernahme einer Praxis gegenüber und zeigt darüber hinaus auf, was bei der freiberuflichen Tätigkeit berücksichtigt werden muss. Es gibt Gründungsinteressierten Orientierung und soll als Entscheidungshilfe dienen. Auch für Praxisinhaber werden Aspekte aufgezeigt, die im Rahmen von Überlegungen zur Nachfolge beim Praxisverkauf vom Verkäufer und vom Käufer beachtet werden sollten.

Als Arbeitshilfen stehen im Internet zahlreiche praktische Materialien zum Download bereit, z. B. ein Formblatt für eine Stellenbeschreibung, ein Einarbeitungsplan oder ein Personalbeurteilungsbogen.

Leserinnen und Leser müssen das Buch nicht von vorne bis hinten durcharbeiten. Sie können direkt in das entsprechende Kapitel einsteigen, um sich Anregungen zu holen oder Antworten auf ihre Fragen zu finden. Manche Aspekte sind nicht überall ausführlich beschrieben, sodass bei Bedarf auf entsprechende Kapitel, Abschnitte oder weiterführende Literatur verwiesen wird.

Elektronisches Zusatzmaterial
Die Kap. 3 und 4 enthalten Zusatzmaterialien, die Sie mit Eingabe der ISBN dieses Buches unter https://extras.springer.com/ herunterladen können.

Erklärung zur männlichen/weiblichen Schreibform
Auch wenn die überwiegende Anzahl der Therapeuten weiblich ist und die Autorin für die weibliche Schreibweise plädiert, wird in diesem Buch vorwiegend die männliche Schreibweise gebraucht. Rückmeldungen von Lesern an den Verlag zeigen deutlich, dass die männliche Schreibweise auch von Frauen wegen der besseren Lesbarkeit präferiert wird. Stets sind aber alle Geschlechter gemeint. Einige Beispiele werden allerdings gezielt weiblich besetzt, um dem hohen Frauenanteil in diesen Berufsgruppen gerecht zu werden.

Danksagungen

Ganz herzlich bedanke ich mich bei allen Praxisinhaberinnen und -inhabern, die mich im Rahmen meiner Forschungsprojekte unterstützt haben, sei es durch ihre Bereitschaft zu Interviews, ihre Offenheit für das Ausprobieren neuer Methoden und Abläufe oder durch anregende Diskussionen. Ohne sie wären die Forschungsprojekte nicht realisierbar gewesen.

Danken möchte ich aber auch den zahlreichen Studierenden, die mich in den letzten 20 Jahren an der Hochschule begleitet, mir immer wieder neue Impulse gegeben und viele Ideen eingebracht haben und die immer für kritische Diskussionen offen waren. Ohne die Studierenden hätten die empirischen Studienprojekte nicht durchgeführt und keine neuen Erkenntnisse gewonnen werden können und ohne ihre Zustimmung hätten sie nicht in diesem Buch veröffentlicht werden können.

Frau Dorothee Kammel bin ich für ihr Interesse an einem BWL-Buch und das mir entgegengebrachte Vertrauen dankbar. Ihr gebührt besonderer Dank, da sie nie aufgegeben hat, mir zu verdeutlichen, wie wichtig praxisorientierte Beispiele für die Leserschaft sind.

Weiterer Dank gilt Frau Barbara Lengricht für die offenen Gespräche und die Zielorientierung sowie Frau Stephanie Kaiser-Dauer für das kritische, konstruktive Lektorat der 1. Auflage und die Geduld, die sie für mich aufgebracht hat. Danken möchte ich auch Frau Kathrina Nißle, die konstruktiv die Konzeption und den Änderungsprozess der 2. Auflage begleitet hat sowie Frau Christiane Beisel, die sich um viele Details gekümmert und damit ebenfalls zum Gelingen dieses Buches beigetragen hat.

Hildesheim, Deutschland Barbara Betz
Januar 2025

Inhaltsverzeichnis

1 Wirtschaftliches Denken und Handeln in therapeutischen Praxen 1
   1.1 Die Bedeutung wirtschaftlichen Denkens und Handelns für therapeutische Praxen 2
   1.2 Ergebnisse wissenschaftlicher Forschungsprojekte 3
      1.2.1 Ergebnisse: Praxisführung und betriebswirtschaftliche Haltung 4
      1.2.2 Ergebnisse: Wirtschaftliche Situation 5
      1.2.3 Ergebnisse: Marketing 6
      1.2.4 Ergebnisse: Personalmanagement 7
      1.2.5 Ergebnisse: Kostenmanagement 10
      1.2.6 Ergebnisse: Neue Arbeitsfelder 12
      1.2.7 Ergebnisse: Betriebliche Gesundheitsförderung in Wirtschaftsunternehmen 13
      1.2.8 Weitere Ergebnisse 15
   1.3 Grundlagen wirtschaftlichen Denkens und Handelns 16
      1.3.1 Wirtschaftlichkeit 17
      1.3.2 Wege der Wirtschaftlichkeitserhöhung 19
   Literatur 20

2 Unternehmensführung 23
   2.1 Allgemeine Grundlagen 24
      2.1.1 Besondere Rahmenbedingungen für therapeutische Praxen 24
      2.1.2 Produktionsfaktoren im Gesundheitswesen 26
      2.1.3 Unternehmensführung: Begriffliche Klärung 29
   2.2 Übergeordnete Praxisziele 31
      2.2.1 Praxisphilosophie 32
      2.2.2 Praxisvision 32
      2.2.3 Praxisleitbild 32
   2.3 Managementregelkreis und Managementaufgaben 34
      2.3.1 Ziele setzen 35
      2.3.2 Planen 43
      2.3.3 Entscheiden 48
      2.3.4 Organisieren/Realisieren 49
      2.3.5 Zielkontrolle und Controlling 51

2.4	Aktuelle Entwicklungen der Unternehmensführung		52
	2.4.1	Betriebliche Gesundheitsförderung als Führungsaufgabe	53
	2.4.2	Qualitätsmanagement	54
	2.4.3	Change Management	56
	2.4.4	Benchmarking	56
Literatur			58

3 Marketing als Teil der Unternehmensführung ... 61

3.1	Marketing im Gesundheitswesen		62
	3.1.1	Die Bedeutung des Marketings für Therapieberufe	62
	3.1.2	Marketing und Markt: Definitionen	63
	3.1.3	Besonderheiten des Gesundheitsmarktes	64
	3.1.4	Merkmale des Marketings	65
	3.1.5	Marketingmanagementprozess	65
3.2	Situationsanalyse		66
	3.2.1	Marketingumfeld	67
	3.2.2	Analyse der eigenen Situation	70
	3.2.3	Imageanalyse und Bedeutung von Images	71
	3.2.4	Auswahl der Zielmärkte und Zielgruppen	73
	3.2.5	SWOT-Analyse	74
3.3	Marketingkonzeption		77
	3.3.1	Inhalte einer Marketingkonzeption	77
	3.3.2	Wachstumsstrategien nach Ansoff	79
	3.3.3	Lebenszyklus als Basis für Innovationsstrategien	81
3.4	Marketingmaßnahmen (Marketingmix, 4 Ps)		84
	3.4.1	Leistungsangebot (Product)	86
	3.4.2	Kommunikation (Promotion)	88
	3.4.3	Preisgestaltung (Price)	107
	3.4.4	Ort des Leistungsangebots (Place)	110
3.5	Marketingbudget		111
	3.5.1	Budgetplanung mithilfe eines Aktionsplans	111
	3.5.2	Bewertungskriterien für Maßnahmen der Kommunikation	112
3.6	Organisation, Durchführung und Kontrolle der Marketingmaßnahmen		115
	3.6.1	Organisation	116
	3.6.2	Durchführung	116
	3.6.3	Kontrolle	116
	3.6.4	Franchising als Option	118
Literatur			119

4 Personalmanagement ... 123

4.1	Herausforderungen an das Personalmanagement		124
	4.1.1	Neuere Tendenzen und Entwicklungen im Personalmanagement	124
	4.1.2	Rechtliche Rahmenbedingungen	127

	4.2	Auswahl neuer Mitarbeiter 130
		4.2.1 Personalplanung............................ 130
		4.2.2 Personalgewinnung 138
		4.2.3 Bewerberauswahl.......................... 143
	4.3	Einstellen von Mitarbeitern 151
		4.3.1 Arbeitsvertrag 151
		4.3.2 Einarbeitung neuer Mitarbeiter (Onboarding)....... 152
	4.4	Leistungserhalt und Förderung von Mitarbeitern 156
		4.4.1 Führung von Mitarbeitern 156
		4.4.2 Motivation von Mitarbeitern 161
		4.4.3 Betriebliche Anreizsysteme 166
		4.4.4 Betriebliche Gesundheitsförderung 171
		4.4.5 Personalentwicklung 174
		4.4.6 Personalbeurteilung 177
	4.5	Ausscheiden von Mitarbeitern....................... 183
		4.5.1 Personalfreisetzung 183
		4.5.2 Erstellen von Arbeitszeugnissen 188
	Literatur.. 189
5	**Kostenmanagement**.................................... 193
	5.1	Bedeutung des Kostenmanagements in Therapieberufen 194
	5.2	Kosten und Leistungen............................. 196
		5.2.1 Kosten 197
		5.2.2 Leistungen 200
		5.2.3 Gegenüberstellung von Kosten und Leistungen: Kostenträgerrechnung........... 203
		5.2.4 Kalkulation von Selbstzahlerleistungen............ 204
	5.3	Break-Even-Analyse als Entscheidungshilfe.............. 209
		5.3.1 Definition 210
		5.3.2 Praxisbeispiel: Entscheidungshilfe für die Gesamtsituation der Praxis................. 211
		5.3.3 Praxisbeispiel: Entscheidungshilfe für Selbstzahlerangebote 214
		5.3.4 Praxisbeispiel: Entscheidungshilfe für Personalentscheidungen.................... 215
	5.4	Bedeutung des Rechnungswesens im Gesundheitswesen 216
		5.4.1 Aufgaben und Gebiete des Rechnungswesens........ 217
		5.4.2 Rechnungswesen in Praxen und Krankenhäusern 218
	5.5	Grundlagen der Rechenschaftslegung 219
		5.5.1 Buchführungs- versus Aufzeichnungspflicht........ 219
		5.5.2 Gewerbliche Tätigkeit im freien Beruf 221
		5.5.3 Steuerliche Behandlung von Präventions- und Selbstzahlerleistungen..................... 224
		5.5.4 Grundlagen der Buchführung 226
		5.5.5 Einnahmenüberschussrechnung................. 229
		5.5.6 Abschreibung: Absetzung für Abnutzung (AfA)..... 231
		5.5.7 Gehaltsabrechnung für angestellte Mitarbeiter 236
		5.5.8 Vermögensvergleich bei Praxisaufgabe oder -veräußerung 240
	Literatur.. 243

6	**Innovationsmanagement im Zukunftsmarkt Gesundheit**	**245**
6.1	Zukunftsstrategien im Gesundheitsmarkt	247
	6.1.1 Von der Konzeption zur Zukunftsstrategie	247
	6.1.2 Regeln zur Strategieentwicklung	248
6.2	Bedeutung von Innovationen	250
	6.2.1 Innovation und Wachstum: Die Kondratieffschen Konjunkturzyklen	250
	6.2.2 Lebenszyklen als Auslöser für Innovationen	251
	6.2.3 Lehren aus den Kondratieffschen Zyklen	252
6.3	Bedeutung des Gesundheitsmarktes	253
	6.3.1 Wirtschaftliche und soziale Impulsgeber	254
	6.3.2 Der Gesundheitsmarkt der Zukunft	257
	6.3.3 Chancen und Risiken im Gesundheitsmarkt	258
	6.3.4 Konsequenzen für Praxisinhaber	258
6.4	Vielfalt des Innovationsbegriffs	259
6.5	Barrieren und Voraussetzungen für Innovationsentwicklung	261
	6.5.1 Barrieren	261
	6.5.2 Voraussetzungen	262
6.6	Innovationen schrittweise entwickeln: Der Innovationsprozess	263
	6.6.1 Phase 1: Chancen erkennen	264
	6.6.2 Phase 2: Aufgabenstellung erarbeiten	264
	6.6.3 Phase 3: Ideen entwickeln	264
	6.6.4 Phase 4: Konzepte erarbeiten	267
	6.6.5 Phase 5: Konzepte bewerten und auswählen	268
	6.6.6 Phase 6: Konzepte testen	269
	6.6.7 Phase 7: Erfolgreiche Markteinführung	269
	6.6.8 Phase 8: Markterfolg kontrollieren	270
	Literatur	271
7	**Aufbau einer eigenen Existenz**	**273**
7.1	Gründung einer eigenen Praxis	274
	7.1.1 Vorüberlegungen	276
	7.1.2 Standortüberlegungen	278
	7.1.3 Überlegungen zur Rechtsform	279
7.2	Kauf einer bestehenden Praxis	282
7.3	Freiberufliche Tätigkeit ohne eigene Praxis	286
	7.3.1 Begriffliche Abgrenzung	287
	7.3.2 Was ist bei der freiberuflichen Tätigkeit zu beachten?	288
	7.3.3 Wann ist Umsatzsteuer auf angebotene Selbstzahlerleistungen zu erheben?	291
	Literatur	292
Stichwortverzeichnis		**295**

Über die Autorin

Dr. rer. pol. **Barbara Betz** ist Professorin für Betriebswirtschaftslehre und hat über 20 Jahre in den Bachelor- und Masterstudiengängen Ergotherapie, Logopädie und Physiotherapie an der HAWK, Hochschule für angewandte Wissenschaft und Kunst, Hildesheim, gelehrt. Dort hat sie praxisnah Schlüsselqualifikationen aus den Bereichen Unternehmensführung, Marketing, Personalmanagement, Kostenmanagement, Innovationsmanagement und betriebliche Gesundheitsförderung vermittelt. Bevor sie im Jahr 2002 an die HAWK berufen wurde, war sie viele Jahre in leitender Funktion als Marketingmanagerin in internationalen Markenartikelunternehmen und in der Unternehmensberatung tätig.

Prof. Dr. Betz hat zahlreiche Forschungsprojekte geleitet, sowohl im Bereich der Marktforschung mit Fokus auf Innovationsentwicklung als auch im Bereich der empirischen Sozialforschung mit Schwerpunkt Gesundheitsfachberufe. Der Transfer von der Forschung in die Praxis ist ihr dabei besonders wichtig. Ihre Forschungsergebnisse stellt sie u. a. auf Kongressen der Gesundheitsfachberufe vor. Sie publiziert regelmäßig in Fachzeitschriften und schreibt Beiträge zu praxisrelevanten Fragestellungen. Als Mitglied eines Forschungsprojekts des Bundesministeriums für Bildung und Forschung (BMBF) hat sie sich mit dem demografischen Wandel und dessen Auswirkungen auseinandergesetzt.

Prof. Dr. Betz war Sachverständige des Wissenschaftsrates, der Bund und Länder in Fragen der inhaltlichen und strukturellen Weiterentwicklung des Hochschulsystems sowie der staatlichen Förderung von Forschungseinrichtungen berät. Weiterhin war sie Gutachterin bei der Arbeitsgemeinschaft industrieller Forschungsvereinigungen „Otto von

Guericke" e. V. (AiF), die im Auftrag des BMBF Programme betreut, um die Zusammenarbeit zwischen Wissenschaft und Praxis zu fördern. Sie ist Mitglied im Deutschen Netzwerk für Betriebliche Gesundheitsförderung (DNBGF).

Als Gründerin und Leiterin der Barbara Betz Akademie bietet sie Seminare für Therapeuten aller Berufsgruppen an und führt regelmäßig praxisorientierte Seminare zu den Themen Marketing für Praxen, Entwicklung von Innovationen im Gesundheitswesen, Kalkulation von Selbstzahlerangeboten, Erhöhung der Wirtschaftlichkeit von Praxen und Personalmanagement für Praxisinhaber durch. Darüber hinaus berät sie Existenzgründer vor und in der Gründungsphase, Therapeuten und Therapeutinnen, die eine bestehende Praxis übernehmen wollen, sowie Gesundheitseinrichtungen der ambulanten und stationären Versorgung bei betriebswirtschaftlichen Fragestellungen.

Prof. Dr. Barbara Betz
Barbara Betz Akademie
info@barbara-betz-akademie.de
www.Barbara-Betz-Akademie.de

Wirtschaftliches Denken und Handeln in therapeutischen Praxen

Inhaltsverzeichnis

1.1 **Die Bedeutung wirtschaftlichen Denkens und Handelns für therapeutische Praxen** 2
1.2 **Ergebnisse wissenschaftlicher Forschungsprojekte** 3
1.2.1 Ergebnisse: Praxisführung und betriebswirtschaftliche Haltung 4
1.2.2 Ergebnisse: Wirtschaftliche Situation 5
1.2.3 Ergebnisse: Marketing 6
1.2.4 Ergebnisse: Personalmanagement 7
1.2.5 Ergebnisse: Kostenmanagement 10
1.2.6 Ergebnisse: Neue Arbeitsfelder 12
1.2.7 Ergebnisse: Betriebliche Gesundheitsförderung in Wirtschaftsunternehmen 13
1.2.8 Weitere Ergebnisse 15
1.3 **Grundlagen wirtschaftlichen Denkens und Handelns** 16
1.3.1 Wirtschaftlichkeit 17
1.3.2 Wege der Wirtschaftlichkeitserhöhung 19

Literatur 20

Zusammenfassung

Wirtschaftliches Denken und Handeln ist für den dauerhaften Erfolg einer therapeutischen Praxis unerlässlich. Erfolgreiches therapeutisches Arbeiten allein ist nicht ausreichend. Erst in Kombination mit wirtschaftlichem Erfolg kann man betriebswirtschaftlich von Erfolg sprechen. Aber auch umgekehrt ist wirtschaftlicher Erfolg i. d. R. nicht ohne therapeutischen Erfolg möglich. Ergebnisse einer Umfrage unter Inhabern therapeutischer Praxen zeigen, dass Informationen fehlen, wie Praxen wirtschaftlich optimal geführt werden können. Dieses Kapitel gibt Anregungen zum wirtschaftlichen Denken und Handeln in therapeutischen Praxen, zeigt die Grundlagen dafür auf und gibt Anregungen zur Verbesserung der Wirtschaftlichkeit.

▶ Praxisinhaber/in B: „Also, bei mir ist das so, dass ich grundsätzlich Bedarf hätte, dass mir jemand mal in Ruhe auseinandertüftelt, wie müsste ich so eine ... therapeutische Praxis wirtschaftlich optimal führen. Was wäre sozusagen die optimale wirtschaftliche Führung, also wie viel Gewinn muss übrig bleiben, wie muss das Verhältnis sein zwischen Gewinn und Ausgaben. Was gibt es für Möglichkeiten, das so optimal wie möglich zu führen, also eine Wirtschaftlichkeitsanleitung" (Betz 2010). Dieses Zitat aus einer Umfrage unter Inhabern therapeutischer Praxen zeigt, dass Informationen fehlen, wie Praxen wirtschaftlich optimal geführt werden können. Dieses Kapitel gibt Anregungen zum wirtschaftlichen Denken und Handeln in therapeutischen Praxen und zeigt die Grundlagen dafür auf.

1.1 Die Bedeutung wirtschaftlichen Denkens und Handelns für therapeutische Praxen

Wer Praxen wirtschaftlich erfolgreich führen möchte, muss sich zunächst einmal mit den Begrifflichkeiten vertraut machen, die in diesem Zusammenhang verwendet werden. Wann spricht man von wirtschaftlichem Erfolg?

Wirtschaftlicher Erfolg ist die langfristige Existenzsicherung. Für therapeutische Praxen bedeutet Existenzsicherung, Gewinne in der Höhe zu erzielen, die zur Deckung der privaten Lebenshaltungskosten eines Praxisinhabers und zur Bildung von Rücklagen (z. B. für den Ersatz von Praxisausstattung, einen neuen PC) erforderlich sind. Gewinne entstehen, wenn die Einnahmen einer Praxis höher sind als die Ausgaben. Je besser das Verhältnis zwischen Einnahmen und Ausgaben ausfällt, desto größer ist der wirtschaftliche Erfolg.

Wirtschaftliches Denken bezieht sich primär auf Überlegungen, wie die Einnahmen einer Praxis erhöht und die Ausgaben gesenkt werden können (konkrete Beispiele dazu finden Sie in Abschn. 1.3, 2.3.1 und 5.2).

Wirtschaftliches Handeln bezieht sich auf alle Maßnahmen, die zur Erhöhung der Einnahmen und/oder zur Senkung der Ausgaben ergriffen werden. Dies können z. B. Maßnahmen im Bereich des Marketings, des Personal- oder Kostenmanagements oder im Bereich des Innovationsmanagements zur Entwicklung neuer Angebote sein. Wirtschaftliches Handeln bedeutet aber auch, betriebswirtschaftliche Zusammenhänge zu kennen. In Bezug auf das Führen von Mitarbeitern heißt dies, die Mitarbeiter dazu anzuhalten, dass neben dem therapeutischen Erfolg die wirtschaftlichen Praxisziele erreicht werden. Im Rahmen des prozessorientierten Praxismanagements werden die betriebswirtschaftlichen Aufgaben, die von Praxisinhabern und Leitungskräften wahrgenommen werden müssen, in Form des Managementregelkreises dargestellt (Abschn. 2.3). Anhand der dort aufgeführten 5 Aufgabenbereiche wird das für therapeutische Praxen erforderliche betriebswirtschaftliche Vorgehen aufgezeigt, und es werden vielseitige Anregungen zum wirtschaftlichen Denken und Handeln gegeben.

Grundlage des wirtschaftlichen Handelns ist das ökonomische Prinzip, das auf der Knappheit von Gütern und Ressourcen (z. B. Personal, Finanzen) basiert. Da Güter und Ressourcen nicht in unbegrenztem Umfang zur Verfügung stehen, muss mit ihnen sparsam umgegangen werden.

Das ökonomische Prinzip wird auch Wirtschaftlichkeitsprinzip, ökonomisches Rationalprinzip oder Vernunftsprinzip genannt. Es gliedert sich in

- Maximalprinzip und
- Minimalprinzip.

Das **Maximalprinzip (Ergiebigkeitsprinzip)** besagt, dass mit einem gegebenen Aufwand (z. B. Kosten) ein maximaler Ertrag (z. B. Erlös) erzielt werden soll. Beispiele hierfür sind:

- Für 10.000 € so viele Zinsen wie möglich erzielen.
- Ein Bäcker soll aus 100 kg Mehl so viele Brötchen wie möglich backen.
- Ein Therapeut soll mit gegebenen Therapiemaßnahmen (vorliegende Verordnung) einen maximalen Therapieerfolg erzielen.

Das **Minimalprinzip (Sparsamkeitsprinzip)** besagt, dass mit einem minimalen Aufwand

(z. B. Kosten) ein vorgegebener Ertrag (z. B. Erlös) erzielt werden soll. Beispiele hierfür sind:

- Mit minimalem Kapitaleinsatz Zinseinnahmen von 1000 € im Jahr erzielen.
- Ein Bäcker soll mit minimalen Kosten 1000 Brötchen herstellen.
- Ein Therapeut soll mit geringstmöglichem Mitteleinsatz (z. B. Anzahl der Behandlungen) ein bestimmtes Therapieziel (z. B. Schmerzfreiheit) erzielen.

Wie der Praxisinhaber im letzteren Fall das Therapieziel der Schmerzfreiheit erreicht, bleibt ihm überlassen, d. h., das Behandlungsprogramm legt der Inhaber fest.

▶ Wichtig ist, dass man nicht beide Prinzipien vermischt, sondern entweder nach dem Maximal- **oder** dem Minimalprinzip handelt. Es muss immer eine Größe vorgegeben sein, damit man auf diese Größe hin optimieren kann.

Handeln nach dem ökonomischen Prinzip wird auch nach den 2006 veröffentlichten Gemeinsamen Rahmenempfehlungen gemäß § 125 Abs. 1 Sozialgesetzbuch (SGB) Fünftes Buch (V) über die einheitliche Versorgung mit Heilmitteln zwischen den Spitzenverbänden der Krankenkassen und den maßgeblichen Spitzenorganisationen der Heilmittelerbringer auf Bundesebene (AOK 2006) verlangt (§ 19 Wirtschaftlichkeit).

Bezieht man das ökonomische Prinzip auf die wirtschaftliche Praxisführung, dann könnte gelten:

- Mit den vorgegebenen Praxisgegebenheiten (Räumlichkeiten, Personal, Qualifikation) soll der maximale Gewinn erzielt werden (Maximalprinzip).
- Mit dem geringstmöglichen Mitteleinsatz (Kosten) soll ein vorgegebener Gewinn (z. B. 36.000 €) erzielt werden (Minimalprinzip).

Auch hier gilt wieder: **Wie** der Praxisinhaber seine Ziele realisiert, bleibt ihm überlassen.

Neben dem ökonomischen Prinzip sollten Praxisinhaber das **Humanitätsprinzip** beachten (der Mensch steht im Mittelpunkt des Leistungsprozesses) sowie das **Umweltschonungsprinzip** (es ist darauf gerichtet, Umweltbelastungen zu vermeiden bzw. zu minimieren).

Wirtschaftliches Denken und Handeln ist für das erfolgreiche Management einer Praxis also unerlässlich. Welche Voraussetzungen für die erfolgreiche Führung einer Praxis gegeben sein müssen, ist Gegenstand der Betriebswirtschaftslehre (BWL). Sie beschäftigt sich mit den Gegebenheiten von Praxen (Betrieben), den Entscheidungen und Handlungen der dort Tätigen, den Abläufen und den erforderlichen Entscheidungsprozessen.

Da die Rahmenbedingungen, unter denen therapeutische Praxen ihre Dienstleistungen erbringen (Abschn. 2.1.1), bis heute nicht erschöpfend erfasst wurden, wurde im Jahr 2009 ein wissenschaftliches Forschungsprojekt gestartet, das genau diese Rahmenbedingungen und das wirtschaftliche Denken und Handeln der Inhaber und Inhaberinnen untersuchen sollte (Betz 2010). Darüber hinaus wurden im Rahmen von Bachelorarbeiten und Studienprojekten Rahmenbedingungen in therapeutischen Praxen analysiert und erfasst. Auf dieser Grundlage ist es nun möglich, Lösungsansätze oder Modelle zu entwickeln, um unter den vorgefundenen Rahmenbedingungen erfolgreich arbeiten zu können. Nachfolgend werden die Ergebnisse des Forschungsprojekts und der weiteren wissenschaftlichen Arbeiten aufgezeigt und erste Lösungsansätze für die Besonderheiten und Problemstellungen in therapeutischen Praxen erarbeitet. In weiteren Kapiteln werden einzelne Aspekte erneut aufgegriffen sowie Vorgehensweisen zur praktischen betriebswirtschaftlichen Umsetzung empfohlen.

1.2 Ergebnisse wissenschaftlicher Forschungsprojekte

Die in Abschn. 1.1 genannten wissenschaftlichen Projekte sollten die Frage beantworten, inwieweit die BWL für Dienstleistungsbetriebe auf Praxen für Ergotherapie, Logopädie und Physiotherapie übertragbar ist und welchen Anpassungsbedarf es in den Bereichen Praxisführung, Marketing, Personal und Kostenmanagement gibt. Darauf aufbauend sollten betriebswirtschaftliche Vorgehensweisen entwickelt werden, die die Besonderheiten in therapeutischen Praxen aufgreifen und anwendungsbezogen in den Praxen umgesetzt werden können. Diesen Transfer liefert die vorliegende Publikation.

Eine weitere Zielsetzung bestand darin, Informationen über künftige Arbeitsfelder zu gewinnen, auf die therapeutische Praxen ihre Tätigkeiten ausweiten können. Dabei fand das zukunftsweisende Arbeitsfeld „betriebliche Gesundheitsförderung" (BGF) besondere Berücksichtigung (Abschn. 1.2.7).

Methodisches Vorgehen
Im Zuge der systematischen Literaturanalyse, bei der insbesondere Studien und theoretische Arbeiten zum Stand der BWL im Gesundheitswesen ausgewertet wurden, und der Auswertung bereits vorliegender Ergebnisse aus Forschungsprojekten kristallisierte sich ein besonderer Forschungsbedarf im Bereich der kleineren Gesundheitseinrichtungen, der therapeutischen Praxen, heraus. Dazu wurden zwischen Dezember 2009 und Februar 2010 Leitfadeninterviews mit Inhaberinnen und Inhabern von ergotherapeutischen, logopädischen und physiotherapeutischen Praxen geführt (Dauer zwischen 90 und 120 min). Die für die Interviews ausgewählten Personen führten ihre Praxis seit 10–15 Jahren, einige Praxen hatten ihren Standort auf dem Land, andere in der Stadt. Bis auf eine Ein-Personen-Praxis hatten alle Praxen Mitarbeiter in unterschiedlicher Anzahl. Die Interviews wurden transkribiert, anonymisiert und mittels der qualitativen strukturierten Inhaltsanalyse nach Mayring (2007) ausgewertet.

Darüber hinaus wurden Leitfadeninterviews mit Personalverantwortlichen in zwei großen Wirtschaftsunternehmen geführt, um Informationen über deren aktuelle und zukünftige Aktivitäten im Arbeitsfeld der BGF zu erhalten.

Im Folgenden werden die **wichtigsten Ergebnisse und Lösungsansätze** vorgestellt, gegliedert nach folgenden Bereichen:

- Praxisführung und betriebswirtschaftliche Haltung
- Wirtschaftliche Situation
- Marketing
- Personalmanagement
- Kostenmanagement
- Neue Arbeitsfelder
- Weitere Ergebnisse

Die Urheber der Zitate in den folgenden Abschnitten sind zur Wahrung der Anonymität der Interviewten im Gegensatz zum übrigen Text gezielt in der geschlechtsneutralen (d. h. männlichen und weiblichen) Form wiedergegeben. Die Buchstaben (Inhaber/in A–X) sind willkürlich gewählt und nicht identisch mit den Initialen der interviewten Personen. Sämtliche Zitate sind Betz (2010) entnommen.

1.2.1 Ergebnisse: Praxisführung und betriebswirtschaftliche Haltung

Mit Inhalten der BWL sind, bis auf wenige Ausnahmen, die meisten Praxisinhaber nicht vertraut. Dies wird insbesondere durch die Haltung der meisten Inhaber zu allen Themen, die mit BWL zusammenhängen, deutlich. Die folgenden Zitate (Betz 2010) zeigen dies deutlich:
Therapeut/in X:

„BWL ist ein Störfaktor"

Inhaber/in G:

„Ich hab das heute Morgen am Frühstückstisch gemacht."

Inhaber/in C:

„Das Kassenbuch ist Horror."

Inhaber/in G:

„Ich hab gar nicht das Gefühl, dass ich einen Betrieb habe. … ich hab nich das Gefühl, dass ich n Betrieb führe … Klar, … – Also das, rechnen kann ich und, das hab ich schon gemacht, … Aber – die Haltung mein ich, meine Haltung ist anders."

Verwaltungsaufgaben, Büroarbeit und Organisatorisches („Organisationskram") würden alle Inhaber gerne abgeben. Keiner macht es gern.

Das Erfordernis, betriebswirtschaftlich zu handeln, wird i. d. R. nicht gesehen.

Bewertung

Diese ablehnende Haltung gegenüber der BWL ist möglicherweise dadurch zu erklären, dass die Hauptmotivation zur Gründung einer Praxis in der therapeutischen Gestaltungsfreiheit gesehen wurde. Dies lassen die folgenden Zitate vermuten:

Inhaber/in F:

> „… und wollte einfach ein Stück Freiheit für mich haben. Und möchte, wollte sowohl räumlich Freiheit haben, wollte materialmäßig und auch in der Gestaltung meiner Therapien [Freiheit] haben. Das war meine Hauptmotivation."

Inhaber/in D:

> „Eigene Dinge zu verwirklichen. Das war, selbstständig so arbeiten zu können, wie ich mir das vorstelle."

Inhaber/in G:

> „Keinen Chef zu haben."

1.2.2 Ergebnisse: Wirtschaftliche Situation

Allen Praxisinhabern gemein ist, bis auf eine Ausnahme, die fehlende Betrachtung der Wirtschaftlichkeit ihrer Praxen. Die meisten Inhaber haben zudem keine Vorstellung davon, wie die Wirtschaftlichkeit erhöht werden könnte. Dies kommt bei der Frage nach den Wünschen an die Inhalte eines BWL-Buches zum Ausdruck:

Inhaber/in B:

> „Also, bei mir ist das so, dass ich grundsätzlich Bedarf hätte, dass mir jemand mal in Ruhe auseinandertüftelt, wie müsste ich so eine ergotherapeutische Praxis wirtschaftlich optimal führen. Was wäre sozusagen die optimale wirtschaftliche Führung, also wie viel Gewinn muss übrig bleiben, wie muss das Verhältnis sein zwischen Gewinn und Ausgaben. Was gibt es für Möglichkeiten, das so optimal wie möglich zu führen, also eine Wirtschaftlichkeitsanleitung. Das ist etwas, was mir völlig abgeht."

Inhaber/in C:

> „Also was bei uns fehlt ist im Grunde genommen die Verteilung, was darf Personal kosten, was darf Personal erwirtschaften, was darf Miete, also im Grunde die Aufteilung der Kosten im Bezug zum Umsatz."

Inhaber/in D (überlegt eine ganze Weile):

> „Ja, also so grundlegend die Kosten, was sind die fixen Kosten pro Jahr oder pro Monat dann umgerechnet, ähm, die Kosten, die ich für einen Mitarbeiter kalkulieren muss. Und, ja, wie das zusammenpasst … Ob es da eine Richtschnur gibt, also quasi … die festen Kosten pro Mitarbeiter."

Inhaber/in G:

> „Ich würd (noch) nein sagen, ich möchte da nichts lesen."

Wirtschaftlichkeitsbetrachtungen werden im Nachhinein durchgeführt, oftmals nur einmal pro Jahr, gemeinsam mit dem Steuerberater, teilweise auch gemeinsam mit dem Ehepartner. Die meisten Praxen arbeiten mit sog. Abrechnungsfirmen (Theorg, Optika etc.), von denen sie monatliche Auswertungen erhalten. Diese werden nur von wenigen der Befragten ausgewertet, von der Mehrheit allerdings nicht.

Zielsetzung und Planung im Sinne der Betriebswirtschaft wird nicht durchgeführt. So werden überwiegend weder Umsätze, Kosten oder Gewinne geplant (Frage: „Planen Sie auch Umsätze?" Antwort: „Nee," Frage: „Gewinne?" Antwort: „Nee, nee … Gewinne planen, dazu brauche ich jemanden"). Allerdings wird insbesondere in zertifizierten Praxen angegeben, im Rahmen des Qualitätsmanagements (QM) Ziele zu setzen („Ja, wir schreiben jedes Jahr Managementziele …") und zu planen. Konkret geplant werden hier Fortbildungen, Urlaub, Therapieziele und Behandlungseinheiten (eher im Sinne von Patiententerminplanung als im Sinne von Kapazitätsplanung). In Praxen mit BWL-Hintergrund werden hingegen konkret Umsätze, Kosten und Gewinne geplant und mittels Controllings gesteuert, auf Wunsch tagesgenau.

Bewertung

Die Inhaber suchen nach einer „Wirtschaftlichkeitsanleitung", nach Tabellen oder Rastern, mit denen sie sich ihre wirtschaftliche Situation verdeutlichen können. Durch die von den QM-zertifizierenden Instituten vorgegebenen Planungsinstrumente und Statistiken zur Kennzahlenerhebung wird den Inhabern das Gefühl wirtschaftlichen Handelns bzw. des Managens vermittelt. Eine weitere Beschäftigung mit betriebswirtschaftlichen Aspekten wird deshalb wahrscheinlich in den Praxen nicht als erforderlich erachtet. Betriebswirtschaft sollte aber als Ergänzung zum QM gesehen werden, da die QM-zertifizierenden Institute keine Empfehlungen zum wirtschaftlichen Handeln abgeben. Ziel der QM-Zertifizierer ist weder die Verbesserung der Wirtschaftlichkeit noch die Unterstützung bei der Erzielung einer wirtschaftlichen Situation. Ein QM-Zertifikat ersetzt nicht die betriebswirtschaftlich erforderlichen Maßnahmen, um eine Praxis wirtschaftlich zu führen und damit auf eine langfristig stabile Basis zu stellen.

Lösungsansätze
Hier gibt es aus Sicht der Autorin großen Handlungsbedarf, dem idealerweise schon zu Beginn der beruflichen Laufbahn im therapeutischen Bereich Rechnung getragen werden sollte. Durch die aufgrund der EU-Gesetzeslage weggefallene Verpflichtung einer 2-jährigen beruflichen Tätigkeit, die früher vor der Praxisniederlassung absolviert werden musste, wird eine Anpassung der Lehrinhalte in den Berufsfachschulen erforderlich, die bis heute nicht oder nur teilweise vollzogen ist. Die Hochschulen versuchen, diese Lücke mehr oder weniger zu schließen, indem in die Curricula der Bachelor- und Masterstudiengänge betriebswirtschaftliche Inhalte aufgenommen wurden. Diese liegen zwischen 2 und 6 Semesterwochenstunden (HAWK Fachhochschule Hildesheim). Doch auch die Therapeuten, die sich nicht für ein Studium entscheiden, müssen auf die Rahmenbedingungen einer selbstständigen Tätigkeit vorbereitet werden. Hierzu gibt es Existenzgründungsseminare, die oftmals von den Berufsverbänden angeboten werden und auf die Gründung vorbereiten. Doch nicht jeder, der sich niederlassen möchte, besucht solche Seminare – und wer es doch tut, hat sich oftmals bereits für den Schritt in die Selbstständigkeit entschieden und sieht das Seminar nur noch als Ergänzung und Handlungsanweisung im Sinne eines „Abhakens" der empfohlenen Checklisten. Anzustreben wäre es allerdings, die Entscheidung durch betriebswirtschaftliche Fundierung schon während der Berufsausbildung vorzubereiten. Dies kann mit der Entwicklung grundständiger Studiengänge gelingen. Allerdings muss dafür zunächst die gesetzliche Grundlage innerhalb der Berufsgesetze geschaffen werden. Einen guten Einblick in das Thema Existenzgründung gibt Kap. 7.

1.2.3 Ergebnisse: Marketing

Die Marketingaktivitäten sind vielfältig, werden aber überwiegend nicht zielgerichtet und systematisch entwickelt, z. B. im Rahmen einer SWOT-Analyse (SWOT = strengths, weakness, opportunities and threats; Abschn. 3.2.5). Die nach Heilmittelwerbegesetz erlaubten Werbemaßnahmen sind in den wenigsten Fällen bekannt (Abschn. 3.4.2).

1.2.3.1 Werbung und Kommunikationsmaßnahmen
In den meisten Fällen verfügen die Praxen über einen eigenen Internetauftritt. Als Werbemaßnahmen werden überwiegend Flyer sowie Anzeigen in den Gelben Seiten eingesetzt. Die Ausnahme bilden Praxen, die darüber hinaus einen Tag der offenen Tür, Postwurfsendungen oder Öffentlichkeitsarbeit betreiben, sowie Praxen, die ausschließlich Visitenkarten verwenden. Das Werbebudget liegt zwischen 0 und 4500 € pro Jahr bis hin zu 5 % des Praxisumsatzes.

1.2.3.2 Leistungsangebot, Preise und Ort des Angebots
Das Leistungsangebot liegt in den meisten Praxen zu 100 % im Bereich der gesetzlichen Krankenversicherungen (GKVen), in manchen Praxen werden zwischen 10 und 20 % des Praxisumsatzes mit Selbstzahlerangeboten erzielt.

Bei der Preisgestaltung von Selbstzahlerangeboten orientiert man sich z. T. an den Honoraren der GKV und versucht, diesen Satz zu überschreiten. Allerdings herrscht große Unsicherheit darüber, wie teuer die Angebote sein dürfen und wie solche Angebote idealerweise kalkuliert werden (Abschn. 5.2.4).

Die therapeutischen Dienstleistungen werden überwiegend in der Praxis und beim Hausbesuch durchgeführt, teilweise geht man auch in Seniorenheime. An anderen Orten werden bisher noch keine Dienstleistungen angeboten.

1.2.3.3 Patientenzufriedenheit

Die Zufriedenheit der Patienten wird in den zertifizierten Praxen einmal pro Jahr mittels Patientenfragebogen erhoben. Dies ist von den Zertifizierern für die Rezertifizierung vorgeschrieben. In den nicht zertifizierten Praxen werden solche regelmäßigen schriftlichen Befragungen nicht durchgeführt; dort hat man ein „Gespür" für die Zufriedenheit der Patienten (Zitat Inhaber/in G: „Nein, das spür ich ja").

1.2.3.4 Hohes Qualitätsbewusstsein/ Qualitätsmanagement

Der überwiegende Teil der bei der Befragung einbezogenen Praxen ist zertifiziert, was aber nicht der Mehrheit der ambulanten therapeutischen Praxen entspricht.

Der Nutzen von QM hat in erster Linie interne Effekte, die die Inhaber auch nicht mehr missen möchten. Externe Effekte lassen sich nur erzielen, wenn die Aktivitäten zum QM (z. B. Zertifizierung) auch nach außen kommuniziert werden.

Die Praxen mit QM-Zertifizierung möchten darauf nicht mehr verzichten, weil der Zertifizierungsprozess inkl. Rezertifizierung insbesondere zur internen Verbesserung der Abläufe beigetragen hat.

Die zeitliche und finanzielle Investition in QM ist bei fast allen Befragten hoch. Die eigenen Ansprüche an die Ergebnisqualität sind bei allen enorm hoch, unabhängig davon, ob die Praxis zertifiziert ist oder nicht.

Als unerlässlich für gute Qualität gilt ein hoher Anteil an Fortbildungen.

Eine **wirtschaftliche Betrachtung** des QM (z. B. Kosten-Nutzen-Analyse) wird von den Inhabern i. d. R. nicht durchgeführt. Ob und ggf. welche wirtschaftlichen Effekte die wahrgenommene Ablaufoptimierung hat, wird nicht betrachtet.

Bewertung
QM und Wirtschaftlichkeit schließen sich nicht aus, aber QM ohne Betrachtung der wirtschaftlichen Situation führt nur zufällig bzw. willkürlich zum langfristigen Fortbestand der Praxis – und dann meistens nur unter Ausbeutung der eigenen Person (Inhaber).

1.2.4 Ergebnisse: Personalmanagement

Die Zufriedenheit der Mitarbeiter liegt allen Praxisinhabern am Herzen. Zeit für Mitarbeitergespräche nimmt man sich, Konflikte werden schnellstmöglich gelöst. Die Führung von Mitarbeitern wird teilweise als hohe Belastung empfunden. Bei der Zusammensetzung der Teams überwiegen Teilzeitbeschäftigte.

1.2.4.1 Hoher Anteil an Teilzeitbeschäftigten

Inhaber/in A:

> „Das Problem bei Mitarbeitereinstellungen ist, dass heute keine Bewerberin mehr Vollzeit arbeiten will. Egal, ob sie Familie haben oder nicht. Die meisten haben noch gar keine Familie. Die Freizeit ist da für viele wichtiger, die eine will z. B. lieber reiten gehen. Das trifft insbesondere auf Frauen zu. Männer suchen schon eher eine Vollzeitstelle, aber auch nicht alle."

Diese Situation ist sicherlich auf das in den letzten Jahren veränderte Freizeitverhalten zurückzuführen, worauf Inhaber/in A aufgrund eigener Erfahrungen hinweist.

Wenn Praxen Mitarbeiter eingestellt haben, dann tendenziell mehr Teilzeit- als Vollzeitkräfte. Oftmals wird mit Minijobbern gearbeitet. Dies bestätigen auch Daten der Gesundheitsberichterstattung des Bundes (GBE 2006). Die therapeutische Leistung in den Praxen wird eher mit hoher als mit niedriger Mitarbeiterzahl erbracht, indem die erforderlichen Vollzeitstellen (sog. Planstellen) auf Teilzeitstellen aufgeteilt werden. Diese Situation soll hier als Mitarbeiterteiligkeit bezeichnet werden. Je höher der erzielte Umsatz der Praxen ist, desto geringer ist der Anteil der Teilzeitkräfte bzw. der Minijobber und umgekehrt. Dies bestätigen auch Daten der GBE (2006, 2007a, b) für andere Praxen (z. B. Arztpraxen).

Die **Konsequenzen für Praxen mit hohem Teilzeitanteil** (hohe Mitarbeiterteiligkeit) gegenüber Praxen mit niedrigem Teilzeit- und höherem Vollzeitanteil (niedrige Mitarbeiterteiligkeit) lassen sich wie folgt beschreiben und resultieren überwiegend aus personenbezogenem Aufwand (d. h. Aufwand pro Kopf):

- Höhere Anforderungen an die Arbeitsorganisation mit
   - höherer Flexibilität im Personaleinsatz, aber
   - höherem Abstimmungs- und Koordinationsaufwand (Abstimmung der Therapeuten untereinander, inhaltlich, räumlich, zeitlich, patientenbezogen) und
   - größerem Chaos in Behandlungsräumen (Materialgebrauch und -verbrauch etc.).
- Höherer Verwaltungsaufwand (zeitlich und finanziell durch Führen von Gehaltskonten), der in den GKV-Honorierungen nur pro Behandlungseinheit und nicht pro Mitarbeiter enthalten ist. Steuerberater berechnen das Führen von Gehaltskonten ebenfalls nach Anzahl der Mitarbeiter.
- Höhere Infrastrukturkosten (Kosten für Arbeitsplatzausstattung, Arbeitskleidung, Anzahl Toiletten, Pausenraum), die teilweise durch die Arbeitsstättenverordnung (BMJ 2024) vorgeschrieben werden.
- Höherer Einarbeitungsaufwand.
- Weniger Therapeutenkontinuität für Patienten.
- Höherer Aufwand (Kosten, Zeit) für Fortbildungen.
- Höherer zeitlicher Aufwand für Mitarbeitergespräche (Personalbeurteilungen etc.).
- Höhere Wahrscheinlichkeit schwangerer Mitarbeiterinnen.
- Ineffiziente und unwirtschaftliche Teamsitzungen aufgrund hoher Teilnehmerzahl und höherer Anzahl Therapieausfallstunden, da Teamsitzungen bezahlte Arbeitszeit sind.
- Höhere Lohnnebenkosten bei Aufteilung der Vollzeit- auf Minijobstellen (Pauschalabgabe für 556-Euro-Job ca. 32 %, Lohnnebenkosten für Vollzeittätigkeit ca. 25 %; Abschn. 5.5.7).
- Potenziell höhere Anzahl Krankentage (wenn ein Vollzeitmitarbeiter im Durchschnitt 5 Tage pro Jahr krank ist, dann könnten 5 Teilzeitmitarbeiter 5 × 5 Tage = 25 Tage krank sein).
- Potenziell mehr Urlaubstage durch Bildungsurlaub und Zusatzkosten für Gehaltsfortzahlung der freigestellten Mitarbeiter. (Das Bildungsurlaubsgesetz ist bundesweit nicht einheitlich, sondern pro Bundesland unterschiedlich geregelt. In Niedersachsen z. B. richtet sich die Anzahl der insgesamt vom Arbeitgeber zu gewährenden Urlaubstage für Bildungsurlaub nach der Mitarbeiteranzahl; diese wird nach § 3 des Niedersächsischen Bildungsurlaubsgesetzes [NBildUG] mit dem Faktor 2,5 multipliziert. So muss der Arbeitgeber bei 4 Mitarbeitern insgesamt 10 Arbeitstage Bildungsurlaub gewähren – unabhängig davon, ob es sich um Vollzeit- oder Teilzeitkräfte handelt –, und dies bei voller Gehaltsfortzahlung. Bei Aufteilung von 4 Vollzeit- auf 8 Teilzeitstellen muss er bereits 20 Tage Bildungsurlaub gewähren.)
- Potenziell häufigerer Mitarbeiterwechsel.

Diese Auswirkungen, insbesondere die erhöhten Anforderungen an die Arbeitsorganisation, sind in Praxen mit höherer Behandlungsfrequenz wie in der Physiotherapie noch deutlicher zu spüren.

Gründe für eine hohe Mitarbeiterteiligkeit können auf Arbeitgeberseite in der höheren Flexibilität des Mitarbeitereinsatzes und den vermeintlich niedrigeren Kosten gesehen werden, insbesondere bei Minijobbern. Die Kosten sind jedoch nur dann niedriger, wenn den Minijobbern ein niedrigerer Stundenlohn gezahlt wird als den Vollzeitkräften.

Lösungsansätze

Die zunehmend von Arbeitnehmern (insbesondere Frauen) geforderte Flexibilisierung der Arbeitszeit (Sczesny et al. 2006a) einerseits und die speziell in diesen Berufsgruppen erforder-

1.2 Ergebnisse wissenschaftlicher Forschungsprojekte

liche hohe Konzentration und Flexibilität in den Behandlungseinheiten andererseits führen aufgrund der besonderen Rahmenbedingungen dieses Dienstleistungssektors bereits heute zu erheblichen Problemen in Praxen und erfordern **betriebswirtschaftliche Lösungsansätze**, die auf die Wirtschaftlichkeit der Praxis fokussieren. Dies ist vor dem Hintergrund zunehmender Flexibilisierungswünsche der Arbeitnehmer umso wichtiger. Im Folgenden sind die Grundregeln für die Beschäftigung von Arbeitnehmern in physiotherapeutischen, ergotherapeutischen und logopädischen Praxen zusammengefasst.

▶ **Praxistipp** Für die **Einstellung von Mitarbeitern** bieten sich folgende Regeln an:

- Nach Möglichkeit Vollzeitkräfte einstellen.
- Wenn Teilzeit, dann hohe Stundenzahl.
- Vollzeitstellen maximal auf 2 anteilig gleiche Teilzeitstellen im Jobsharing aufteilen (2 Mitarbeiter teilen sich einen Vollzeitarbeitsplatz).
- Möglichst keine Minijobber einstellen.
- Bei Mitarbeiterwechsel Stelle als Vollzeitstelle ausschreiben.
- Teilzeitmitarbeiter zeitlich so einsetzen, dass die einzelne Mitarbeiterin möglichst viele Stunden pro Tag arbeitet (statt an 5 Tagen jeweils wenige Stunden), um den Koordinierungsaufwand gering zu halten. Bewährt haben sich in Therapiepraxen Modelle, bei denen „Beschäftigte mit bis zu 24 Wochenstunden an zwei bis drei Tagen, Beschäftigte zwischen 25 und 30 h an vier bis fünf Tagen und Beschäftigte über 30 Wochenstunden an fünf Tagen pro Woche" arbeiten (Sczesny et al. 2006b). Für eine optimale Raumbelegung bieten sich bei Teilzeitstellen Stundenzahlen von 28 h pro Woche (3 × 4 + 2×8 h oder 3 × 8 + 1 × 4 h) oder 32 h/Woche (4 × 8 h) an. Auch für die Ansprüche auf Bildungsurlaub ist es sinnvoller, wenn Mitarbeiter eher weniger Tage pro Woche mit mehr Stunden pro Tag arbeiten als an 5 Tagen pro Woche mit weniger Stunden pro Tag, da der Bildungsurlaub auf Basis der Anzahl der Arbeitstage gewährt wird.
- Fortbildungen anteilig am Teilzeitanteil orientieren (z. B. pro Vollzeitstelle wird eine Fortbildung pro Jahr gewährt). Bei Teilzeitstellen erhöhen sich die Zeitabstände entsprechend, z. B. bei zwei 20-Stunden-Stellen bekommen die Mitarbeiter alle 2 Jahre eine Fortbildung.
- Arbeitseinsatzpläne patientenorientiert erstellen (Therapeutenkontinuität für Patienten sicherstellen).
- Klare Handlungsanweisungen für Mitarbeiter bei Ausfallzeiten durch Terminabsagen erteilen (Ausfallzeiten sinnvoll nutzen), ggf. kombinieren mit Pausenzeitregelung.
- Bei Einstellung von Teilzeitmitarbeitern darauf achten, dass diese in der Lage sind, selbstständig ihren Arbeitsbereich zu organisieren, um den Inhaber zu entlasten.
- Je mehr Teilzeitmitarbeiter, desto mehr Kontaktzeiten zwischen Inhaber und Mitarbeiter sind einzuplanen und desto weniger Behandlungseinheiten kann und sollte der Inhaber zur Wahrnehmung seiner Managementaufgaben durchführen.

Eine allgemeingültige Aussage, ob und inwieweit Kosten oder Nutzen von Teilzeitmodellen überwiegen, kann nicht getroffen und muss für jeden Einzelfall individuell geprüft werden.

Alternativ zur Einstellung von Mitarbeitern stellt der Zusammenschluss von Therapeuten zu einer **Partnerschaftsgesellschaft** einen Lösungsansatz dar, der nur Mitgliedern der freien Berufe offensteht. Alle Beteiligten sind gleichberechtigte Inhaber, die i. d. R. eher als Vollzeitkräfte mit hoher Motivation arbeiten. Die hohen Anforderungen an die Arbeitsorganisation sind hier zwar auch gegeben und die Zusammenarbeit muss in einem Partnerschaftsvertrag geregelt werden, aber es entfallen z. B. der ressourcenraubende Verwaltungsaufwand für angestellte Mitarbeiter, Mitarbeitergespräche, Gewährung von Bildungsurlaub und Mitarbeiterwechsel. Auch das häufig genannte Problem der Schwangerschaften von Mitarbeiterinnen kann durch Abstimmung der Inhaber untereinander deutlich gemildert werden. Fortbildungen können untereinander abgestimmt und koordiniert werden. Voraussetzung für das

Arbeiten in einer Partnerschaft(sgesellschaft) ist allerdings, dass sich die Partner bei gegenseitiger Wertschätzung und Akzeptanz gut verstehen, da eine langfristige reibungslose Zusammenarbeit sonst nicht gewährleistet ist. Von besonderem Interesse kann auch die Aufnahme eines Arztes in die Partnerschaftsgesellschaft sein. Eine solche Konstellation kann zur Kontinuität bei den Verordnungen, aber auch zu neuen Arbeitsfeldern (z. B. ambulante Reha) führen.

Abschließend lässt sich festhalten, dass die Argumente verschiedenster gesellschaftlicher Gruppierungen und Institutionen (u. a. Bundesanstalt für Arbeitsschutz und Arbeitsmedizin) zur Förderung der Teilzeitarbeit (Sczesny et al. 2006b) zwar auch auf das Gesundheitswesen zutreffen, aber speziell im Bereich der therapeutischen Praxen Teilzeitarbeit weder „zur Ausschöpfung von Wirtschaftlichkeitspotenzialen" führt noch eine Maßnahme für „eine Reduzierung der Arbeitszeit zur Beschäftigungssicherung" (Sczesny et al. 2006a) darstellt. Die aufgezeigten Konsequenzen aus erhöhter Mitarbeiterteiligkeit werden in den meisten therapeutischen Praxen eher zu einer Verschlechterung als zur Optimierung der Wirtschaftlichkeit führen, da der durch Teilzeitmitarbeiter verursachte höhere Ressourcenverbrauch erst einmal erwirtschaftet werden muss. Aufgrund der speziellen finanziellen Rahmenbedingungen (niedrige GKV-Vergütungssätze) ist eine hohe Mitarbeiterteiligkeit eine Quelle geringer Wirtschaftlichkeit.

Hat man die für die Praxis optimale Kombination aus Vollzeit- und Teilzeitkräften ermittelt, sollte der nächste Schritt darin bestehen, die Wirtschaftlichkeit einzelner Mitarbeiter zu berechnen (Abschn. 2.3.1).

1.2.4.2 Weitere Ergebnisse Personalmanagement

Die **Einstellung neuer Mitarbeiter** behalten sich die Praxisinhaber i. d. R. selbst vor. In die Auswahl werden häufig die bereits in der Praxis tätigen Mitarbeiter einbezogen. Ihre Meinung wird gehört, die Entscheidung treffen jedoch die Inhaber.

Große Praxen haben eine Fachkraft für Personal, die sowohl für die Auswahl als auch für die Einstellung von Mitarbeitern zuständig ist.

Stellenbeschreibungen existieren in zertifizierten Praxen in Form von Funktionsbeschreibungen. Ausführliche Stellenbeschreibungen, wie sie beispielhaft in Abschn. 4.2.1 dargestellt werden, existieren nicht.

Die **Einarbeitung neuer Mitarbeiter** erfolgt in zertifizierten Praxen mittels Einarbeitungsplan. In den übrigen Praxen werden Mitarbeiter in Abhängigkeit von ihrer beruflichen Entwicklung individuell eingearbeitet. Teilweise müssen neue Mitarbeiter auch bei den erfahrenen hospitieren. Einige Inhaber verlangen vor einer Einstellung auch ein Probearbeiten, das zwischen ½ und 2 Tagen dauert.

Personalbeurteilungen werden im Rahmen von Mitarbeitergesprächen durchgeführt, insbesondere in zertifizierten Praxen, in denen sie zum QM gehören. Wären Personalbeurteilungen nicht vorgeschrieben, würden alle Praxisinhaber, die Mitarbeiter haben, solche Gespräche mindestens einmal im Jahr mit ihren Mitarbeitern führen, um Feedback zu geben und gleichzeitig Feedback zu erhalten. Fragebögen zur Mitarbeiterzufriedenheit werden sowohl von Praxisinhabern als auch von den Mitarbeitern ausgefüllt und dienen als Gesprächsgrundlage. Gibt es unterjährig Probleme mit Mitarbeitern, werden diese zeitnah angesprochen und gelöst.

Allgemein wird bedauert, dass keine finanziellen Spielräume zur **Motivation** der Mitarbeiter gegeben sind. **Fortbildungen** werden überwiegend von den Inhabern bezahlt. Im Gegenzug wird von den Mitarbeitern verlangt, dass sie die Fortbildungen in ihrer Freizeit bzw. an Wochenenden durchführen.

Einige Inhaber holen sich **Supervisoren** von extern in die Praxis, um selbst Feedback zu bekommen.

1.2.5 Ergebnisse: Kostenmanagement

Praxisinhaber sind sich im Durchschnitt einig, dass die Kostensituation nicht verbessert werden kann. Theoretisches Einsparpotenzial wird bei den Kosten für die Fortbildungen der Mitarbeiter gesehen, praktisch will man in diesem Bereich aus Qualitätsgründen aber nicht sparen. Es kris-

1.2 Ergebnisse wissenschaftlicher Forschungsprojekte

tallisieren sich 3 Bereiche heraus (falsch ausgestellte Rezepte, kurzfristige Patientenabsagen, nicht ausgelastete Räumlichkeiten), in denen Opportunitätskosten entstehen, also Kosten, die sich ergeben, weil auf mögliche Einnahmen verzichtet wird oder weil vorhandene räumliche Kapazitäten nicht in vollem Umfang genutzt werden.

1.2.5.1 Kostenkontrolle

Eine regelmäßige Kostenkontrolle wird nur in wenigen Praxen durchgeführt, in manchen zusammen mit dem Steuerberater, in anderen mit dem Ehepartner. Teilweise wird die Meinung vertreten, dass die Kosten immer gleich seien. Auch erfolgt in den seltensten Fällen eine Gegenüberstellung der Kosten, die für die Behandlungen anfallen, und der Honorare, die die gesetzlichen Krankenkassen dafür bezahlen (im Sinne einer Kostenträgerrechnung; Abschn. 5.2.3). Die meisten Inhaber haben sich dazu noch keine Gedanken gemacht.

1.2.5.2 Falsch ausgestellte Rezepte (von Ärzten)

Inhaber/in A:

> „Das wirklich größte Problem sind fehlerhaft ausgestellte Rezepte, verantwortlich ist die Therapeutin, die Rezepte gehen oft drei bis vier Mal wieder zurück zur Arztpraxis, weil der Arzt die Änderung nicht unterschrieben hat oder weil die Arzthelferin die Änderung unterzeichnet hat. Wenn die Rezepte falsch sind, kommen sie von den Krankenkassen wieder zurück."

Inhaber/in C:

> „Ja, also wir haben bestimmt jeden Tag 5–10 Verordnungen, die zurückgehen."

Eines der Hauptprobleme, die Praxisinhabern den Praxisalltag erschweren, sind die von Ärzten falsch ausgestellten oder vom Arzt nicht unterschriebenen Rezepte. Das Problem stellt sich umso dramatischer dar, als die Heilmittelerbringer für die Korrektheit der Rezepte die alleinige Verantwortung tragen. Diese Auffassung der Krankenkassen wurde durch ein Urteil des Bundessozialgerichts (BSG) vom 27.10.2009 bestätigt, das besagt, dass Therapeuten zur Prüfung der ärztlichen Verordnung verpflichtet sind.

Der mit diesem Problem einhergehende Verwaltungsaufwand wird von den Praxisinhabern als sehr hoch bewertet, was die folgenden Zitate verdeutlichen:

Inhaber/in C:

> „… wir schicken das Originalrezept im frankierten Rückumschlag hin und dokumentieren genau den Rezeptausgang, wann, wo aus welchem Grund es wohin gegangen ist. Und der Rezepteingang wird natürlich auch dokumentiert … Und jetzt ist es so, dass wir da absolut hysterisch sind, … dass wir schon zu dritt die Abrechnungen kontrollieren."

Die Ursachen liegen nach übereinstimmenden Angaben der Praxisinhaber in den Arztpraxen (Betz 2010) bzw. bei den Arzthelferinnen:

Inhaber/in C:

> „Die Helferinnen sind es … Wir haben extra einen Vordruck entworfen, wo dann draufsteht, was zu ändern ist, und da steht auch noch mal ganz dick, dass die das bitte in ihrer PC-Vorlage verändern sollen. Weil, sonst wird das nächste Rezept nämlich wieder falsch."

Hier wird deutlich, dass mit Zuweisung der Verantwortung auf die Heilmittelerbringer für diese gleich ein doppelter negativer Effekt eintritt: Einerseits entsteht hoher Verwaltungsaufwand, der nicht von den eigentlichen Verursachern (Ärzten) zurückgefordert wird. Andererseits ziehen die Krankenkassen für fehlerhafte Rezepte bei den Vergütungen rigoros Geld ab, sodass die Praxen jährlich Mindereinnahmen im vierstelligen Bereich verzeichnen.

Inhaber/in C:

> „Also hatten wir im letzten Jahr, ich glaube um die 6000 Euro zurück- … äh … abgezogen bekommen."

Die Prüfungen der Krankenkassen sollen in diesem Bereich ausgeweitet werden, wie bereits von der AOK angekündigt: „Ab dem 01.02.2010 (Verordnungsdatum) wird die AOK Niedersachsen gemäß dem BSG-Urteil verstärkt bei Verstößen gegen die Heilmittel-Richtlinien mit Rechnungskorrekturen reagieren" (AOK 2010).

1.2.5.3 Kurzfristige Terminabsagen/ Ausfälle von Patienten

Von Inhabern wird übereinstimmend auf das Problem kurzfristiger Terminabsagen durch die Patienten hingewiesen. Dies führt zu Einnahmeausfällen, da die Absagen oftmals so kurzfristig erfolgen, dass der ausgefallene Termin auch mit keinem anderen Patienten mehr ausgefüllt werden kann. Die Kosten für den eingeplanten Therapeuten fallen aber i. d. R. an. Dieses Problem ist eine weitere Quelle geringer Wirtschaftlichkeit. Die meisten Praxen berechnen ihren Patienten die ausgefallenen Termine nicht.

Lösungsansätze
Zum Umgang mit kurzfristigen Terminabsagen empfiehlt es sich, individuelle Verträge mit Patienten abzuschließen und eine Ausfallvergütung festzulegen. Dabei ist genau zu definieren, unter welchen Bedingungen die Ausfallvergütung vom Patienten zu bezahlen ist (z. B. bei nicht rechtzeitiger Absage genau definieren, was „nicht rechtzeitig" bedeutet – weniger als 24 h vorher oder 2 Tage vor dem Termin etc.).

Die Berechnung der Ausfallzeiten ist rechtlich zulässig (Amtsgerichte Rheda-Wiedenbrück 2008, Az: 4 C 40/08, und München 2009, Az: 163 C 33450/08). Jeder Praxisinhaber muss sich überlegen, ob diese Regelung sofort beim ersten ausgefallenen Termin greifen soll oder ob jeder Patient pro Rezept einen Ausfall „frei" hat. Erfahrene Praxisinhaber sagen: „Wer einmal bezahlt hat, sagt keine Termine mehr ab" (Zitat von Praxisinhabern gegenüber Studierenden im Sommersemester 2012). Weiterhin sollte überlegt werden, ob die Regelung bei jedem Patienten gleichermaßen angewendet werden soll (bei Gering- genauso wie Besserverdienenden). Für das Lückenfüllen bei fristgerechten Terminabsagen sollte eine Warteliste erstellt werden, nach der Patienten angerufen werden können (Abschn. 2.4.4).

1.2.5.4 Unterauslastung der Praxisräumlichkeiten

Hospitationen der Autorin in therapeutischen Praxen haben aufgezeigt, dass die vorhandenen Räumlichkeiten oftmals nicht voll ausgelastet sind. Es gab immer wieder Zeiten, in denen einige Behandlungsräume nicht für Behandlungen genutzt wurden. Ursache für Unterauslastung der Räumlichkeiten war die Konzentration auf eine bestimmte Zielgruppe, z. B. Kinder. Da Kinder vormittags in Kindertagesstätten und Schulen sind, stehen Behandlungsräume in dieser Zeit leer. Weitere Ursachen für Unterauslastung sind vermutlich die Teilzeittätigkeit der Mitarbeiter sowie administrative Tätigkeiten, die Therapeuten i. d. R. ebenfalls durchführen müssen.

Diese Unterauslastung ist eine weitere Quelle niedriger Wirtschaftlichkeit, weil die Kosten für die Raummiete bezahlt werden müssen, und zwar unabhängig von der Anzahl der durchgeführten Behandlungen. Je mehr Behandlungen in den Räumen der Praxis pro Monat durchgeführt werden, desto besser ist die Wirtschaftlichkeit und umgekehrt. Dies wird von Praxisinhabern aber nicht explizit so wahrgenommen.

Lösungsansätze
Unterauslastung kann u. U. dadurch reduziert werden, dass gezielt darüber nachgedacht wird, wie die Räume besser ausgelastet werden können (ggf. vormittags Konzentration auf die Zielgruppe der Senioren, evtl. auch Untervermietung an andere Berufsgruppen). Weiterhin kann die Raumbelegung durch einen höheren Anteil an Vollzeitmitarbeitern optimiert werden. Einen weiteren Lösungsansatz bietet die Einstellung einer zusätzlichen Bürokraft, die die Therapeuten parallel zu den Behandlungszeiten bei ihren administrativen Tätigkeiten entlasten könnte. So ließe sich eine bessere Auslastung sowohl der Raum- als auch der Therapeutenkapazitäten erzielen.

1.2.6 Ergebnisse: Neue Arbeitsfelder

Die Erschließung neuer Arbeitsfelder hat bei ca. 50 % der befragten Inhaber noch nicht begonnen oder ist in der Vorbereitung. Die übrigen 50 % haben mit der Erschließung in verschiedenen Bereichen begonnen. Hier wird dem Bereich der BGF Bedeutung beigemessen, und die Zielgruppe „60 Jahre und älter" bzw. geriatrische Patienten sollen angesprochen werden.

Als Ziel dieser Maßnahmen wird z. T. die Verbesserung der Wirtschaftlichkeit genannt.

1.2.7 Ergebnisse: Betriebliche Gesundheitsförderung in Wirtschaftsunternehmen

Im Folgenden werden die Ergebnisse aus den Leitfadeninterviews mit Personalverantwortlichen aus großen Wirtschaftsunternehmen zum Thema „aktuelle und zukünftige Aktivitäten im Arbeitsfeld der BGF" vorgestellt. Die Interviewfragen konzentrierten sich im Jahr 2010 auf folgende Bereiche:

- Verständnis von BGF bzw. betrieblichem Gesundheitsmanagement (BGM) in Unternehmen
- Zuständigkeit für die BGF
- Maßnahmen, die große Wirtschaftsunternehmen ergreifen, um die Gesundheit ihrer Mitarbeiter zu erhalten
- Bedarf im Unternehmen
- Finanzierung der Maßnahmen
- Nutzen für Mitarbeiter und Unternehmen
- Entscheidungsbefugnis über die Maßnahmen zur BGF
- Anforderungen an Anbieter von Gesundheitskonzepten
- Einschätzung, welche Berufsgruppen für die BGF qualifiziert sind

1.2.7.1 Verständnis und Zuständigkeiten im Unternehmen

Das Verständnis von BGF ist in Wirtschaftsunternehmen ein anderes als in den Gesundheitsfachberufen. So wird der Begriff der BGF dort nicht verwendet und ist eher unbekannt. Die Definition der Weltgesundheitsorganisation (WHO) für „Gesundheit" ist in Wirtschaftsunternehmen ebenfalls nicht bekannt. Mit BGF verbindet man Inhalte wie Arbeitsplatzgestaltung, richtige Bürostühle/Bildschirmarbeitsplätze oder Reduzierung der Arbeitsunfälle.

Als sog. Experten in Unternehmen sieht man die Betriebsärzte, die eigene Krankenschwester und in einem der Unternehmen ein eigens gegründetes Projektteam, zu dem aber keine Gesundheitsexperten gehören.

1.2.7.2 Maßnahmen und Bedarfe in Unternehmen

Für BGF-Maßnahmen fehlen in den Unternehmen noch entsprechende Konzepte. Stattdessen findet man unterschiedlichste Maßnahmen vor, die willkürlich zusammengestellt sind, z. B.:

- Rückenschule
- Physiotherapeutisch angeleitete Übungen für Bildschirmarbeitsplätze
- Firmeneigenes Fitnesscenter
- Gesunde Ernährung in Kantine/Salatangebote
- Kurse für Selbst-, Stress- und Zeitmanagement
- Betriebliches Eingliederungsmanagement (BEM)

Die bisher durchgeführten Maßnahmen wurden nicht evaluiert. Auch gibt es bisher noch keine Schulungen oder Gesundheitscoachings für Führungskräfte zum Thema BGF, weder für ihre Mitarbeiter noch zum Erhalt ihrer eigenen Gesundheit. Die Führungskräfte stehen bisher noch nicht hinter den bereits durchgeführten Maßnahmen, was folgendes Zitat belegt: „Jetzt spinnen die wohl total" (Führungskraft, zit. n. Interviewpartner; Betz 2010).

Die sog. Gesundheitskennziffern oder auch Krankentage als Kennziffer sind für die befragten Unternehmen aufgrund des niedrigen Durchschnittsalters der Arbeitnehmer (40/41 Jahre) und der damit verbundenen niedrigen Krankenstände nicht relevant. Der Aspekt der Mitarbeitergesundheit wurde bisher noch nicht in den Leitbildern der Unternehmen verankert.

Zur Ermittlung der Gesundheitsbedarfe im Unternehmen werden keine eigenen Bedarfsanalysen durchgeführt. Wenn es solche Analysen gibt, werden sie von den Berufsgenossenschaften angestoßen. Wenn man zukünftig Bedarfe im Unternehmen ermitteln würde, dann würde man sie in erster Linie selbst und unternehmensintern ermitteln, ohne externe Hilfe. Heute führt man schon regelmäßig Mitarbeiterbefragungen durch, auch zur Gesundheit der Mitarbeiter. Die Einschätzung der zukünftigen BGF-Bedarfe wird als besonders schwierig empfunden und in der Fragestellung eines Personalvorstands deutlich:

„Was muss getan werden, wenn die heute 40-Jährigen 55 Jahre alt sind, um sie bis 67 Jahre fit zu halten?" (Betz 2010). Dieser artikulierte Beratungsbedarf wird aus Sicht des Personalvorstands aber erst in 10–15 Jahren relevant. Die Notwendigkeit, frühzeitig und präventiv die Gesundheit der Mitarbeiter zu erhalten, wird im Jahr 2010 nicht gesehen.

1.2.7.3 Finanzierung der BGF-Maßnahmen

Die Unternehmen stellen kein eigenes Budget für BGF-Maßnahmen zur Verfügung. Die Fördermöglichkeiten der GKVen sind nicht bekannt. Erforderliche Finanzmittel werden vom Personalvorstand entschieden.

1.2.7.4 Nutzen der BGF-Maßnahmen für Mitarbeiter und Unternehmen

Nach dem erwarteten Nutzen von BGF-Maßnahmen gefragt, wird deutlich, dass man in den Unternehmen keine genauen Vorstellungen davon hat. Die Erwartungen differieren vom Leistungserhalt der Mitarbeiter bis zum Fragezeichen.

1.2.7.5 Entscheider für BGF-Maßnahmen

Hinterfragt man, wer im Unternehmen die Entscheidungen über durchzuführende Maßnahmen der BGF trifft, wird deutlich, dass in erster Linie Personalleitungen und Betriebsräte über BGF-Maßnahmen entscheiden. Insbesondere die Betriebsräte genießen einen hohen Stellenwert im Unternehmen, da den Personalleitungen sehr daran gelegen ist, ein gutes Verhältnis zum Betriebsrat zu pflegen. Die Betriebsräte sind wiederum daran interessiert, Belange und Wünsche der Belegschaft aufzugreifen und bei den Personalleitungen durchzusetzen. So ist die Vielfalt an BGF-Maßnahmen in den Unternehmen zu erklären, die auf Wunsch verschiedener Mitarbeiter entstanden ist.

1.2.7.6 Anforderungen an BGF-Anbieter und qualifizierte Berufsgruppen

Auf die Frage, welche Berufsgruppen aus Unternehmenssicht für die Durchführung von BGF-Maßnahmen qualifiziert sind, hat man zunächst keine Vorstellungen. Man würde sich an die Betriebskrankenkasse oder die Betriebsärzte wenden. Berufsgruppe und formale Qualifikation sind nachrangig. Wichtig ist, dass der Mensch und sein Persönlichkeitsprofil zur Kultur des Unternehmens passen. Von Externen fordert man starken Praxisbezug und guten theoretischen Background, aber auch das Aufzeigen, dass Bedarfe im Unternehmen gedeckt werden. Man hat kaum eine Vorstellung davon, welche Berufsgruppe für die BGF die entsprechenden Kompetenzen aufweist. Ergotherapeuten, Logopäden und Physiotherapeuten werden spontan nicht genannt. Bisher hat man mit einer Sportwissenschaftlerin und einem Physiotherapeuten im Zusammenhang mit dem unternehmenseigenen Fitnesscenter zusammengearbeitet. Physio- und Ergotherapeuten wären als Gesundheitsförderer vorstellbar. Logopäden hingegen kann man sich gar nicht vorstellen, es sei denn, dass Führungskräfte sprachlich „auffällig" wären. Von Physio- und Ergotherapeuten erwartet man eine enge Zusammenarbeit mit dem Betriebsarzt. Idealerweise sollen sie Vor- und Nacharbeiten für den Betriebsarzt leisten. Beide Berufsgruppen kann man sich als externe Berater vorstellen, aber auch als Angestellte im Unternehmen.

Physiotherapeuten, Ergotherapeuten und Logopäden stehen also als Gesundheitsförderer nicht im Fokus. Was können sie dennoch tun, um das Arbeitsfeld der BGF in Unternehmen für sich zu erschließen?

Lösungsansätze

Die Gesundheitsfachberufe sollten ihre eigenen Qualifikationen und Kompetenzen in die Unternehmen hinein kommunizieren, da sie dort nicht bekannt sind. Ansprechpartner sind sowohl Personalleitungen als auch Betriebs- oder Personalräte (in öffentlichen Unternehmen, Gemeinden etc.). Der einfachere Zugang wird über die Betriebsräte möglich sein, da diese die Interessen der Mitarbeiter vertreten und deshalb eher ein „offenes Ohr" für die Belange der Gesundheitsförderung haben.

Darüber hinaus sollten Gesundheitsfachberufe die Bestrebungen der gesetzlichen Kranken-

1.2 Ergebnisse wissenschaftlicher Forschungsprojekte

kassen zur Durchführung von BGF-Maßnahmen nutzen. Die Kompetenzen der Gesundheitsfachberufe werden im betrieblichen Setting gefordert und sind von den GKVen im Rahmen der Primärprävention nach § 20 SGB V für folgende Handlungsfelder zugelassen: Bewegung, arbeitsbedingte körperliche Belastungen und Stressbewältigung/Entspannung.

Empfehlenswert bei der Auswahl potenzieller Unternehmen für die Entwicklung von BGF-Angeboten ist die Orientierung an der aktuellen Entwicklung der Ursachen für Arbeitsunfähigkeitstage (AU-Tage). Neben Erkrankungen des Atmungs- und des Muskel-Skelett-Systems stehen psychische Erkrankungen auf Platz 3 der 10 häufigsten Gründe für AU-Tage (Radtke 2024). Nach Informationen der DAK-Gesundheit (2024) sind die AU-Tage aufgrund psychischer Erkrankungen zwischen 2013 und 2023 um 52 % gestiegen. Depressionen waren der häufigste Krankschreibungsgrund. Gesundheitsberufe und Berufe in der öffentlichen Verwaltung sind überproportional betroffen.

Praxisinhaber, aber auch die Berufsverbände können zur Erschließung der BGF als neues Arbeitsfeld beitragen, indem sie gezielte Maßnahmen ergreifen.

▶ **Praxistipp Vorschläge für Praxisinhaber zur Erschließung der BGF als neues Arbeitsfeld:**

- Beratung von Unternehmen in der Region bei Gesundheitsanalysen, Mitarbeiter- und Führungskräfteschulungen und Veranstaltung von Gesundheitstagen.
- Auswahl der Unternehmen nach Branchen mit hohen AU-Tagen, hohen Belastungen des Atmungs- und Muskel-Skelett-Systems, hohen psychischen Belastungen bei Mitarbeitern (Gesundheitsberufe, Behörden).
- Zugang zu den Unternehmen über die Betriebs-/Personalräte. Es ist wichtig, bei Betriebsräten ein Bewusstsein für die BGF zu schaffen. Dies kann im Rahmen von BGF-Seminaren für Betriebsräte erfolgen, die von Physio- und Ergotherapeuten und Logopäden durchgeführt werden. Die Kontakte können später ausgebaut werden.
- Kontakt zu Betriebsärzten aufnehmen (evtl. schwierig, da möglicherweise nicht sofort Bereitschaft zur Zusammenarbeit besteht).
- Handwerksbetriebe in der Region beraten (arbeitsbedingte körperliche Belastungen und Lösungsansätze aufzeigen).
- Kooperationen mit den GKVen.
- Kontakte zu Berufsgenossenschaften herstellen/ausbauen, da diese als Initiatoren für BGF zur Vorbeugung einer Frühverrentung fungieren.
- Publikation von Fachartikeln in Fachzeitschriften für Personalmanagement (z. B. *Personalwirtschaft*, *Personal aktuell*, *Personalführung*), um Personalverantwortliche auf die Erfordernisse der Gesundheitsförderung und die Kompetenzen von Physiotherapeuten, Ergotherapeuten und Logopäden aufmerksam zu machen.

Vorschläge für die Mitwirkung der Berufsverbände:

- Die Berufsverbände könnten die Interessenvertretung im Rahmen von Fachtagungen der Deutschen Gesellschaft für Personalführung (DGFP) übernehmen, um Personalverantwortlichen aus Wirtschaftsunternehmen die Qualifikationen und Kompetenzen der Gesundheitsberufe zu verdeutlichen.

1.2.8 Weitere Ergebnisse

Weitere Ergebnisse der empirischen Studie beziehen sich direkt auf die Präsenz der Praxisinhaber und die damit verbundene Belastung.

1.2.8.1 Unausgeglichene Work-Life-Balance der Praxisinhaber

Die Tagesplanung und der Tagesablauf orientieren sich an den Behandlungseinheiten, d. h., administrative Tätigkeiten werden überwiegend in die Freizeit am Abend oder auf das Wochenende verlagert.

Inhaber/in F:

„Ich geh jeden Tag mit einem Riesen-Korb [Verwaltungsaufgaben, Anm. d. Autorin] nach Hause. Mein Ziel war, immer nur mit einer Handtasche zu kommen und zu gehen. Das habe ich noch nicht erreicht."

Häufig werden Verwaltungsaufgaben auch gezielt auf das Wochenende oder auf andere Zeiten außerhalb des normalen Arbeitstages verlagert, wie die folgenden Aussagen zeigen.

Inhaber/in D:

„Tagsüber und am Wochenende. Freitags ist immer Bürotag."

Inhaber/in G:

„Ich hab das heute Morgen am Frühstückstisch gemacht."

Praxisinhaber/in G:

„… abends, hinten dran, also."

Dies führt zu hoher Arbeitsbelastung und einer unausgeglichenen Work-Life-Balance. Beruf, Familie und Freizeit in Einklang zu bringen, gelingt oftmals nicht. Dies wird auch von den meisten Inhabern so wahrgenommen. Somit sind die Inhaber deutlich stärker belastet als die Mitarbeiter.

Lösungsansatz

Inhaber sollten maximal 20 h pro Woche therapeutisch arbeiten, eher weniger, um unter der Woche ausreichend Zeit für Leitungsaufgaben zu haben und Abende und Wochenenden der Freizeit widmen zu können. Die Planung der Tagesabläufe sollte stets auch alle Tätigkeiten beinhalten, die nicht unmittelbar am Patienten stattfinden.

1.2.8.2 Großes Interesse an einem guten Betriebsklima

Den Praxisinhabern ist sehr an einem guten Betriebsklima gelegen. Um dies zu gewährleisten, werden regelmäßig Mitarbeitergespräche und Supervisionen durchgeführt. Diese Maßnahmen erfordern viel Zeit und verursachen Kosten für die Supervision.

1.2.8.3 Hohe Inhaberpräsenz

Praxisinhaber sind aufgrund der von den Patienten erwarteten Inhaberpräsenz oftmals überproportional gefordert. Viele Patienten kommen nur wegen der Inhaber, was die Verteilung der Patienten auf die Mitarbeiter erschwert. Dieses Problem wirkt sich auch auf die Erschließung neuer Handlungsfelder aus, da solche Aufgaben oftmals von den Inhabern selbst wahrgenommen werden. Um ausreichend Zeit zu haben, müssen die Inhaber ihre patientenbezogenen Aufgaben reduzieren und auf Mitarbeiter delegieren, was wiederum zu Problemen mit einigen Patienten führen kann. Andererseits können Praxisinhaber die Erschließung neuer Arbeitsfelder nicht an Mitarbeiter delegieren, da diese oftmals nicht über das erforderliche Know-how verfügen.

Einige der genannten Probleme, insbesondere zur Wirtschaftlichkeit einer Praxis und zur Haltung der Inhaber zu betriebswirtschaftlichen Themen, werden nachfolgend besprochen. Andere Probleme werden in den entsprechenden Kapiteln wieder aufgegriffen. Die Fundierung der folgenden Abschnitte basiert auf dem aktuellen Stand der BWL und den vorliegenden Ergebnissen der empirischen Forschung.

1.3 Grundlagen wirtschaftlichen Denkens und Handelns

Zielsetzung jeder therapeutischen Praxis muss wirtschaftliches Handeln sein. Die Wirtschaftlichkeit sollte regelmäßig anhand vorliegender Daten ermittelt und überprüft werden. In vielen Praxen liegen keine Kennziffern zur Wirtschaftlichkeit vor oder die vorliegenden Daten werden nicht analysiert. Deshalb wünschen sich Inhaber eine sog. Wirtschaftlichkeitsanleitung bzw. Tabellen oder Raster, mit denen sie sich ihre wirtschaftliche Situation verdeutlichen können (Betz 2010). Nachfolgend wird zunächst der Begriff „Wirtschaftlichkeit" erläutert. Dann werden Faktoren aufgezeigt, die die Wirtschaftlichkeit beeinflussen.

1.3.1 Wirtschaftlichkeit

Wirtschaftlichkeit ist immer eine wertmäßige Betrachtung der Gesamtleistung einer Praxis (im Gegensatz zur Produktivität, die eine mengenmäßige Betrachtung darstellt, z. B. die Anzahl der behandelten Patienten pro Jahr). Bei der Wirtschaftlichkeit werden die Einnahmen den Ausgaben der Praxis gegenübergestellt. Betriebswirtschaftlich können

- Einnahmen auch als Umsatz, Ertrag oder Leistungen und
- Ausgaben auch als Kosten oder Aufwand bezeichnet werden.

Nachfolgend werden ausschließlich die Begriffe „Einnahmen" und „Ausgaben" verwendet.

Die Wirtschaftlichkeit kann anhand folgender Formel berechnet werden:

$$\text{Wirtschaftlichkeit}(W) = \frac{\text{Einnahmen}(\text{Anzahl Behandlungseinheiten} \times \text{Honorar GKV})}{\text{Ausgaben}\begin{pmatrix}\text{alle Kosten, z.B. Personal, Material,}\\ \text{Miete und Nebenkosten, Energie, Telefon, Auto}\end{pmatrix}} = \begin{matrix}> 1\,(\text{wirtschaftlich})\\ 1\,(\text{kostendeckend})\\ < 1\,(\text{unwirtschaftlich})\end{matrix}$$

Beispiel: $W = \dfrac{\text{Einnahmen pro Jahr } 200.000\,€}{\text{Ausgaben pro Jahr } 160.000\,€} = 1,25$

Die Zahl 1,25 besagt, dass die Praxis wirtschaftlich arbeitet, da die Zahl größer als 1 ist. Weiterhin bedeutet diese Zahl, dass das 1,25-Fache der Ausgaben an Einnahmen erwirtschaftet worden ist. Die Wirtschaftlichkeit kann jeder Praxisinhaber ohne großen Aufwand selbst berechnen, indem er die entsprechenden Jahreswerte der Einnahmen und der Ausgaben aus der ggf. vom Steuerberater erstellten Einnahmenüberschussrechnung heranzieht, die der Praxisinhaber in jedem Jahr beim Finanzamt einreichen muss (s. auch Abschn. 5.5.5).

Möchte man im oben genannten Beispiel nun eine Aussage zum **Gewinn** der Praxis machen, dann zieht man von den Einnahmen die Ausgaben ab:

200.000 € – 160.000 € = 40.000 €

In diesem Fall erzielt die Praxis einen Gewinn von 40.000 €. Wären die Ausgaben höher als die Einnahmen der Praxis, würde die Praxis einen Verlust erwirtschaften.

Gewinn = Einnahmen – Ausgaben

oder betriebswirtschaftlich:

Gewinn = Umsatz – Kosten

Anmerkungen zum Thema „Gewinn"

Im Gesundheitswesen hört man immer wieder, sei es von Studierenden oder von Praxisinhabern, dass die dort Verantwortlichen aus ethischen Gründen mit Gesundheit keine Gewinne erzielen bzw. kein Geld verdienen wollen. Jeder Praxisinhaber möchte mit seiner selbstständigen Tätigkeit seinen Lebensunterhalt verdienen. Wenn er dafür z. B. ein monatliches Bruttogehalt von 3000 € benötigt, dann muss er mindestens einen Gewinn von 36.000 € im Jahr erwirtschaften. Letztlich muss jeder Inhaber für sich selbst entscheiden, auf welchem Niveau sein Gewinn liegen soll. Wichtig ist aber, dass der angestrebte Gewinn das von den Inhabern angestrebte Jahreseinkommen, das aus den Praxiseinnahmen erzielt werden soll, deckt. Da das Einkommen selbstständiger Praxisinhaber steuerrechtlich nicht als (Betriebs-)Ausgabe geltend gemacht werden kann, sondern Gewinn darstellt (s. auch Kap. 5), muss die Differenz zwischen Einnahmen und Ausgaben mindestens so groß sein wie das angestrebte Jahresgehalt der Inhaber. Da aber in regelmäßigen Abständen immer wieder Investitionen (z. B. Anschaffung neuer Geräte, Behandlungsbänke) getätigt werden müssen, muss das Geld dafür ebenfalls erwirtschaftet werden. Gleiches gilt für Maßnahmen, die die Zufriedenheit der Patienten sicherstellen sollen, z. B. die Renovierung der Praxis, besondere Ausstattung.

Für diese Maßnahmen müssen Rücklagen gebildet werden. Das Geld für diese Rücklagen und für die Investitionen muss dem Jahresgehalt noch hinzugerechnet werden und erhöht den zu erzielenden Gewinn entsprechend. Deshalb kann man weder aus steuerrechtlichen (Kap. 5) noch aus Gründen der Sicherstellung der Patientenzufriedenheit den Anspruch aufrechterhalten, mit Gesundheit kein Geld verdienen zu wollen.

▶ Der angestrebte Gewinn einer Praxis sollte immer mindestens so hoch sein wie das Gehalt, das der Praxisinhaber für seinen Lebensunterhalt benötigt.

Die Wirtschaftlichkeit und damit letztlich der Gewinn wird durch **2 Faktoren** beeinflusst, die im Folgenden näher erläutert werden, die

- Einnahmen und
- Ausgaben.

1.3.1.1 Einnahmen

Haupteinnahmequelle einer Praxis sind die Honorare, die von den gesetzlichen und privaten Krankenkassen für die einzelnen Behandlungseinheiten gezahlt werden, mit anderen Worten: alle abgerechneten Rezepte.

Weitere Einnahmequellen können sein:

- Vergütungen für Vorträge der Praxisinhaber
- Einnahmen aus Materialverkäufen (z. B. Therabänder, Igelbälle, Bücher, Videos)
- Gelder von Sponsoren
- Honorare für Selbstzahlerleistungen
- Durchführung von Fortbildungen für Therapeuten anderer Praxen
- Betreiben eines Gerätestudios (überwiegend in physiotherapeutischen Praxen)
- Beratungstätigkeit (Angehörige, Schulen, Kitas oder auch Unternehmen)

Anmerkungen zum Thema „Honorare"

Die Honorarsätze der Krankenkassen müssen sowohl die Kosten der Behandlungszeit (Personal- und Materialkosten, anteilige Raumkosten etc.) als auch die mit den Behandlungen verbundenen Verwaltungskosten decken. So ist es auch in den Vereinbarungen über Höchstpreise zwischen den Bundesverbänden der Heilmittelerbringer und den Landesverbänden der Krankenkassen ausdrücklich vereinbart. Dort heißt es: „Mit den Vergütungssätzen sind alle Nebenleistungen abgegolten" (Vereinbarung über die Vergütung stimm-, sprech- und sprachtherapeutischer Leistungen ab 01.06.2009 in Nordrhein-Westfalen, § 2 Abs. 1).

Dies wird von den meisten Praxisinhabern nicht so gesehen, da sie ausschließlich in Behandlungseinheiten rechnen. Doch könnten die Behandlungseinheiten nicht erbracht werden, wenn die Verwaltungsarbeiten nicht erledigt würden. Deshalb darf nicht nur in Behandlungseinheiten gedacht werden, auch die Nichtbehandlungszeiten müssen berücksichtigt werden und Bestandteil des Tagesablaufs sein.

Die bisherige Sichtweise führt dazu, dass die Work-Life-Balance deutlich aus dem Gleichgewicht gerät, da die Tage komplett in Behandlungszeiten verplant und Verwaltungsarbeiten oftmals in die Abendstunden oder auf das Wochenende verlagert werden (Inhaber/in B dazu: „Das ist kein Leben, das ist ein Albtraum"). Wird dieses Vorgehen über Jahre praktiziert, ist der spätere Burn-out vorprogrammiert.

Deshalb muss die Sichtweise dahingehend verändert werden, dass die Honorare der Krankenkassen beide Leistungsbereiche abdecken: die Behandlungseinheit und die erforderliche Zeit für Verwaltungsaufgaben. Erst dann ist die Sensibilisierung für die Ausgabenseite gegeben, und der Weg zur Verbesserung der Wirtschaftlichkeit wird frei.

1.3.1.2 Ausgaben

Die Ausgaben kann man unterteilen in

- fixe Kosten und
- variable Kosten.

Fixe Kosten (K_f) sind solche, die regelmäßig jeden Monat wiederkehren, unabhängig von den abgeleisteten Behandlungseinheiten und der Anzahl der behandelten Patienten. Dazu gehören

1.3 Grundlagen wirtschaftlichen Denkens und Handelns

z. B. die Miete für die Praxisräumlichkeiten, die Gehälter der festangestellten Mitarbeiter (Personalkosten), Grundgebühren für Strom, Wasser, Telefon, Internet und Versicherungen sowie Zinsen für Kredite. Die Personalkosten sind neben den Kosten für die Räumlichkeiten i. d. R. der größte Kostenfaktor.

Die **variablen Kosten**(K_v) sind abhängig von der Anzahl der durchgeführten Behandlungen und damit patientenbezogen. Hierzu gehören z. B. die Kosten für Material, das während der Behandlungseinheiten verbraucht wird, Fortbildungskosten für Mitarbeiter, Benzinkosten für das Praxisauto für Hausbesuche, Büromaterial, Kosten für Wäsche (Handtücher, Arbeitskleidung, Waschpulver), Energiekosten für Warmwasser, Elektrogeräte, Fangoofen etc., Kosten für Kommunikation. Detailliertere Kostenübersichten finden sich auch in Kap. 5.

1.3.2 Wege der Wirtschaftlichkeitserhöhung

Besteht das Ziel einer Praxis darin, die Wirtschaftlichkeit zu verbessern bzw. die Gewinne zu erhöhen, gibt es dafür 3 Möglichkeiten:

- Erhöhung der Einnahmen
- Reduzierung der Ausgaben
- Kombination beider Maßnahmen

Diese 3 Wege der Wirtschaftlichkeitserhöhung werden im Folgenden erläutert.

1.3.2.1 Möglichkeiten zur Erhöhung der Einnahmen

Da die Honorare der gesetzlichen (GKV) und privaten Krankenversicherungen (PKV) die Haupteinnahmequelle therapeutischer Praxen sind und die Vergütungssätze festgeschrieben sind, können höhere Einnahmen in diesem Bereich nur durch die Steigerung von Behandlungseinheiten erzielt werden. Dies ist dort möglich, wo die Personal- und Raumkapazitäten noch nicht ausgelastet sind. Behandlungseinheiten können also durch eine Erhöhung der Kapazitätsauslastung gesteigert werden.

Ergebnisse der empirischen Studie (Betz 2010) haben gezeigt, dass die Behandlungskapazitäten oftmals nicht ausgelastet sind (Abschn. 1.2.5). Da die fixen Kosten (z. B. für Miete und Festangestellte) jeden Monat gleich sind, führt eine Erhöhung der Behandlungseinheiten zur Verbesserung der Wirtschaftlichkeit. Eine weitere Möglichkeit, Behandlungseinheiten zu erhöhen, ist die Umstrukturierung von Behandlungszeiten, die in Fachkreisen immer wieder diskutiert wird (Kohlwes 2010). In der Physiotherapie denkt man z. B. darüber nach, die Behandlungszeit auf 20 min pro Einheit zu beschränken, auch wenn 30 min unter Qualitätsaspekten für den Patienten besser wären.

Außerhalb des GKV-/PKV-Bereichs gibt es weitere Möglichkeiten, die Praxiseinnahmen zu erhöhen. Hier sei stellvertretend für eine Vielzahl von Möglichkeiten (Kap. 3) auf das Selbstzahlerpotenzial hingewiesen. In dieser Zielgruppe können i. d. R. höhere Honorare pro Behandlungseinheit erzielt werden als im GKV-/PKV-Bereich.

Weitere Möglichkeiten der Einnahmenerhöhung liegen in der Schaffung zusätzlicher Einnahmequellen (s. Abschn. 1.3.1), der Untervermietung von Räumen (z. B. an Wochenenden) oder der Berechnung von kurzfristig oder nicht abgesagten Terminen.

1.3.2.2 Möglichkeiten zur Reduzierung der Ausgaben

Da der größte Kostenfaktor die **Personalkosten** sind, liegt hier theoretisch der erste Ansatzpunkt. Die Personalkosten setzen sich zusammen aus:

- Bruttogehältern
- Lohnnebenkosten (Sozialversicherungsabgaben)
- Personenbezogenen Kosten (Infrastruktur, Fortbildungen, Fahrtkosten, Zuschüsse etc.)

Die Bruttogehälter sind im Gesundheitswesen und speziell in therapeutischen Praxen eher zu niedrig als zu hoch (Betz 2010), sodass sich hier i. d. R. kein Ansatzpunkt für Kostensenkungen ergibt. Dies soll stellvertretend für alle Praxisinhaber das folgende Zitat belegen.

Inhaber/in B:

> „Also ich sag einfach, eine der größten Schwierigkeiten ist, dass die Honorierung unserer Arbeit in keinem Verhältnis zu den Leistungen steht, die wir tatsächlich erbringen."

Demgegenüber gibt es im Bereich der Lohnnebenkosten und der personenbezogenen Kosten durchaus Ansatzpunkte, um die Kosten zu senken. Dies hängt insbesondere mit der Anzahl der Mitarbeiter und der Zusammensetzung aus Vollzeit- und Teilzeitkräften zusammen (Abschn. 1.2.4). Je nach Verhältnis von Vollzeit- zu Teilzeitmitarbeitern entstehen höhere oder niedrigere Lohnnebenkosten und personenbezogene Kosten, z. B. Kosten für Fortbildungen, die von der Praxis übernommen werden. Deshalb ist es wichtig, ein wirtschaftliches Verhältnis zwischen Voll- und Teilzeitkräften zu haben.

Neben der Reduzierung der Personalkosten müssen die Kosten für die Räumlichkeiten kritisch überprüft werden. Diesem Aspekt gilt es in der Gründungsphase besondere Aufmerksamkeit zu widmen, da zu hohe Mietkosten später nur durch einen Umzug wieder gesenkt werden können. In bestehenden Praxen muss bei zu hohen Mietkosten die Einnahmenseite verbessert werden. Sollte das gar nicht möglich sein, wäre ein Umzug in preiswertere Räumlichkeiten zu prüfen.

Weitere Potenziale, Ausgaben zu reduzieren bzw. Kosten zu senken, werden in Kap. 5 dargestellt.

Die vorgenannten Möglichkeiten sind beispielhaft zu verstehen und können nicht vollständig sein, da sich die Möglichkeiten der Kostensenkungen für jede Praxis individuell anders darstellen.

1.3.2.3 Möglichkeiten der Einnahmenerhöhung und gleichzeitigen Ausgabensenkung

Werden sowohl Maßnahmen zur Einnahmenerhöhung als auch zur Senkung der Ausgaben in Angriff genommen, kann die Wirtschaftlichkeit einer Praxis deutlich verbessert werden. Der erste Schritt sollte jedoch in der kritischen Betrachtung der Einnahmensituation und in der genauen Analyse der Ausgaben bestehen. Hierbei können sowohl Steuerberater als auch Abrechnungsfirmen mit ihren Statistiken helfen.

Letztlich dürfte es vor dem Hintergrund steigender Kosten (insbesondere für Energie) und des demografisch bedingten Fachkräftemangels deutlich schwieriger sein, die Ausgaben zu senken. Die Erhöhung der Einnahmen im GKV-Bereich wird nur durch Auslastung von nicht ausgeschöpften Personal- und Raumkapazitäten möglich, da die Honorarerhöhungen durch die Krankenkassen die Kostensteigerungen nicht decken. Sind die Kapazitäten ausgelastet, bleibt noch die Möglichkeit der Einnahmenerhöhung pro Behandlungseinheit, die mit höher honorierten Selbstzahlerleistungen erzielt werden kann.

Jeder Praxisinhaber muss sich zur Sicherung seiner Existenz überlegen, wie er die Wirtschaftlichkeit seiner Praxis sicherstellen und langfristig erhöhen kann. Weitere Anregungen zum wirtschaftlichen Denken und Handeln geben die nachfolgenden Kapitel.

Literatur

AOK (2006) Gemeinsame Rahmenempfehlungen gemäß § 125 Abs. 1 SGB V über die einheitliche Versorgung mit Heilmitteln zwischen den Spitzenverbänden der Krankenkassen und den maßgeblichen Spitzenorganisationen der Heilmittelerbringer auf Bundesebene. https://www.aok.de/gp/fileadmin/user_upload/Heilmittel/Physiotherapie/Physiotherapie_Rahmenempfehlungen.pdf. Zugegriffen am 19.09.2024

AOK (2010) Neues BSG-Urteil: Prüfpflicht der Therapeuten. www.aok-gesundheitspartner.de/nds/heilberufe/meldungen/index17554.html. Zugegriffen am 22.03.2010

Badura B, Ducki A, Schröder H, Klose J, Meyer M (Hrsg) (2012) Fehlzeiten-Report 2012. Gesundheit in der flexiblen Arbeitswelt: Chancen nutzen – Risiken minimieren. Zahlen, Daten, Analysen aus allen Branchen der Wirtschaft. Springer, Berlin Heidelberg

Betz B (2010) Entwicklung einer Therapiebetriebslehre (Spezielle BWL) als Teil einer Gesundheitsbetriebslehre unter besonderer Berücksichtigung der Gesundheitsfachberufe Ergotherapie, Logopädie und Physiotherapie. Unveröffentlichte Ergebnisse eines empirischen Forschungsprojektes auf Basis von Leitfadeninterviews mit PraxisinhaberInnen von ergotherapeutischen, logopädischen und physio-

Literatur

therapeutischen Praxen, durchgeführt an der HAWK, Hochschule für angewandte Wissenschaft und Kunst, Hildesheim

Bundesministerium der Justiz (BMJ) (2024) Arbeitsstättenverordnung vom 12. August 2004 (BGBl. I S. 2179), die zuletzt durch Artikel 10 des Gesetzes vom 27. März 2024 (BGBl. 2024 I Nr. 109) geändert worden ist. https://www.gesetze-im-internet.de/arbst_ttv_2004/BJNR217910004.html. Zugegriffen am 19.09.2024

DAK-Gesundheit (2024) Psychreport 2024. https://www.dak.de/dak/unternehmen/reporte-forschung/psychreport-2024_57364. Zugegriffen am 19.09.2024

Dierks ML, Bitzer EM, Lerch M, Martin S, Röseler S, Schienkiewitz A, Siebeneick S, Schwartz FW (2001) Patientensouveränität – Der autonome Patient im Mittelpunkt. Arbeitsbericht Nr. 195/August 2001 des Instituts für Sozialmedizin, Epidemiologie und Gesundheitssystemforschung (ISEG), Hannover

Gesundheitsberichterstattung des Bundes (GBE) (2000) Einnahmen, Aufwendungen und Reinertrag bei: Heilpraktikerpraxen. www.gbe-bund.de. Zugegriffen am 28.02.2010

Gesundheitsberichterstattung des Bundes (GBE) (2006) Tätige Personen und Personalaufwendungen in ausgewählten Einrichtungen des Gesundheitswesens: Massagepraxen, Praxen von medizinischen Bademeistern, Krankengymnasten, Hebammen und Entbindungspflegern sowie von verwandten Berufen. www.gbe-bund.de. Zugegriffen am 28.02.2010

Gesundheitsberichterstattung des Bundes (GBE) (2007a) Tätige Personen und Personalaufwendungen in ausgewählten Einrichtungen des Gesundheitswesens: Arztpraxen. Zahnarztpraxen. www.gbe-bund.de. Zugegriffen am 28.02.2010

Gesundheitsberichterstattung des Bundes (GBE) (2007b) Einnahmen, Aufwendungen und Reinertrag bei: Arztpraxen, Zahnarztpraxen, Praxen von psychologischen Psychotherapeutinnen und Psychotherapeuten. www.gbe-bund.de. Zugegriffen am 28.02.2010

Kohlwes H (2010) Verschenken Sie Zeit? – Behandlungszeiten. Praxisprofi 2(2010):15–17, in: Physiopraxis 03/2010, Fachmagazin für Physiotherapie, Thieme Verlag, Stuttgart

Maleri R, Frietzsche U (2008) Grundlagen der Dienstleistungsproduktion, 5. Aufl. Springer, Berlin Heidelberg

Mayring P (2007) Qualitative Inhaltsanalyse. Grundlagen und Techniken. Beltz, Weinheim

Radtke R (2024) Anteile der wichtigsten Krankheitsarten an den Arbeitsunfähigkeitstagen bis 2023. https://de.statista.com/statistik/daten/studie/77239/umfrage/krankheit-hauptursachen-fuer-arbeitsunfaehigkeit/. Zugegriffen am 19.09.2024

Schenk HO (1991) Marktwirtschaftslehre des Handels. Gabler, Wiesbaden

Sczesny C, Wingen S, Langhoff T, Marino D (2006a) Teilzeitarbeit im Dienstleistungsbereich – Strategien und Handlungsfelder in den Branchen Einzelhandel, Gesundheitswesen sowie im Hotel- und Gaststättengewerbe. Schriftenreihe der Bundesanstalt für Arbeitsschutz und Arbeitsmedizin. Wissenschaftsverlag NW, Bremerhaven

Sczesny C, Wingen S, Langhoff T, Marino D (2006b) Teilzeitarbeit im Dienstleistungsbereich – Chancen für Unternehmen und Beschäftigte sowie betriebliche Gestaltungsansätze aus Einzelhandel, Gesundheitswesen, Hotel- und Gaststättengewerbe. SInnovation, Neues aus Beratung und Forschung, Bd 7. Soziale Innovation, Dortmund

Unternehmensführung

2

Inhaltsverzeichnis

2.1	**Allgemeine Grundlagen**	24
2.1.1	Besondere Rahmenbedingungen für therapeutische Praxen	24
2.1.2	Produktionsfaktoren im Gesundheitswesen	26
2.1.3	Unternehmensführung: Begriffliche Klärung	29
2.2	**Übergeordnete Praxisziele**	31
2.2.1	Praxisphilosophie	32
2.2.2	Praxisvision	32
2.2.3	Praxisleitbild	32
2.3	**Managementregelkreis und Managementaufgaben**	34
2.3.1	Ziele setzen	35
2.3.2	Planen	43
2.3.3	Entscheiden	48
2.3.4	Organisieren/Realisieren	49
2.3.5	Zielkontrolle und Controlling	51
2.4	**Aktuelle Entwicklungen der Unternehmensführung**	52
2.4.1	Betriebliche Gesundheitsförderung als Führungsaufgabe	53
2.4.2	Qualitätsmanagement	54
2.4.3	Change Management	56
2.4.4	Benchmarking	56
	Literatur	58

Zusammenfassung

In diesem Kapitel werden die allgemeinen Grundlagen der Unternehmensführung erläutert und die besonderen Rahmenbedingungen aufgezeigt, unter denen therapeutische Praxen ihre Leistungen erbringen. Auch wenn es vielleicht ungewohnt klingt: Praxen können aus betriebswirtschaftlicher Sicht als Unternehmen bezeichnet werden und Praxisinhaber sind in diesem Sinne Unternehmer und sollten mit den Grundlagen der Unternehmensführung bzw. der Führung einer Praxis/des Praxismanagements vertraut sein. Neben den Grundlagen werden die wichtigsten Managementaufgaben anhand von vielen praxisbezogenen Beispielen erläutert. Diese

© Der/die Autor(en), exklusiv lizenziert an Springer-Verlag GmbH, DE, ein Teil von Springer Nature 2025
B. Betz, *Praxismanagement für Physiotherapeuten, Ergotherapeuten und Logopäden*,
https://doi.org/10.1007/978-3-662-70371-7_2

Grundlagen bilden die Basis für eine wirtschaftliche und wettbewerbsfähige Entwicklung der Praxis. Das Kapitel endet mit einem Überblick über die aktuellen Trends im Bereich Unternehmensführung, die bei der Weiterentwicklung therapeutischer Praxen Berücksichtigung finden sollten.

▶ Physiotherapeut A. trägt sich mit dem Gedanken, eine eigene Praxis zu eröffnen. Er trifft sich mit Praxisinhaber L. und möchte von ihm wissen, was zum Praxismanagement alles dazugehört. Inhaber L. hat sich vor einigen Jahren mit einer eigenen Praxis niedergelassen und berichtet A. von seinen Erfahrungen. Für L. ist die tägliche Praxisorganisation das A und O des Praxismanagements. Therapeut A. hat sich auch schon mit anderen Inhabern unterhalten und ist der Meinung, dass die Organisation der täglichen Abläufe in einer Praxis zwar wichtig ist, aber darüber hinaus auch noch viele andere Aufgaben anfallen, die ebenfalls vom Inhaber erledigt werden müssen, wenn die Praxis langfristig wettbewerbsfähig sein soll. Dieses Kapitel zeigt auf, welche weiteren Aufgaben eine Leitungskraft im Rahmen des Praxismanagements wahrnehmen muss, welche grundlegenden Kenntnisse dafür erforderlich sind und dass diese Aufgaben mit übergeordneten Praxiszielen vereinbar sein müssen. Das Management einer Praxis wird im Zeitablauf auch beeinflusst durch aktuelle Entwicklungen im Bereich Unternehmensführung, auf die in diesem Kapitel ebenfalls eingegangen wird.

2.1 Allgemeine Grundlagen

Ausgangssituation

Praxisinhaber N. ist mit dem Inhaber eines Handwerksbetriebes befreundet. Beide sind als Inhaber für die Leitung ihres Betriebes verantwortlich. Sie tauschen sich öfter über ihre Arbeit aus. Herr L. gewinnt dabei jedes Mal den Eindruck, dass sein Freund, der Handwerker, unter ganz anderen Bedingungen arbeiten kann als Herr N. ◀

In diesem Abschnitt wird einerseits aufgezeigt, dass die Führungsaufgaben unabhängig von der Branche ähnlich sind. Andererseits werden jedoch die besonderen Bedingungen genannt, unter denen therapeutische Praxen ihre Leistungen erbringen müssen.

2.1.1 Besondere Rahmenbedingungen für therapeutische Praxen

Die Rahmenbedingungen, unter denen therapeutische Praxen ihre Dienstleistungen erbringen, weisen einige Besonderheiten auf. Das unterscheidet sie von anderen Dienstleistern und Betrieben. Diese speziellen Bedingungen erschweren oftmals das Praxismanagement und schränken den Aktionsradius der Inhaber deutlich ein. Die damit verbundenen Aspekte finden zwar in sämtlichen Kapiteln dieses Buches Berücksichtigung, im Folgenden werden sie jedoch zunächst im Überblick dargestellt und einzeln näher beleuchtet. Konkret geht es dabei um

- die eingeschränkte Autonomie des Praxisinhabers,
- geringe Einflussmöglichkeiten im Gesundheitswesen,
- einschränkende rechtliche Vorgaben,
- die fehlenden Ausbildungsinhalte im Bereich Betriebswirtschaftslehre (BWL),
- den hohen administrativen Aufwand,
- den verschärften Wettbewerb,
- das Menschenbild und den hohen Anspruch an sich selbst und
- die spezifischen Produktionsfaktoren.

2.1.1.1 Eingeschränkte Autonomie des Praxisinhabers

Therapeuten arbeiten i. d. R. auf der Basis von Verordnungen. Das bedeutet, dass sie abhängig von Ärzten und von den Honoraren gesetzlicher Krankenversicherungen (GKVen) sowie von den permanenten Reformen des Gesundheitswesens sind. Darüber hinaus ist der Arzt wiederum an seine von den GKVen vorgegebenen Maximalbudgets für Heilmittelverordnungen gebunden. Durch die von den Krankenkassen vorgegebenen Vergütungssätze haben Praxen – im Gegensatz zum Handwerker – keine Preisgestaltungsspielräume, außer im Bereich der Selbstzahlerangebote. Die Höhe der GKV-Vergütung ist nicht der gestiegenen Behandlungsqualität und den stetigen Kostensteigerungen angemessen (SHV 2023).

Das Leistungsangebot wird ebenfalls durch die GKV (Heilmittelkatalog) bestimmt. Autonomie besteht nur bezüglich der Erweiterung über das GKV-Angebot hinaus.

Auch die Bedingungen der Leistungserbringung werden von den GKVen vorgegeben. So soll z. B. ein Patient in der Physiotherapie zwei Behandlungen pro Woche erhalten, der Behandlungsbeginn muss innerhalb bestimmter Fristen erfolgen, und Folgebehandlungen sind nur unter bestimmten Voraussetzungen möglich. Die Mindestausstattung der Praxis wird ebenfalls von den GKVen vorgegeben: Raumgröße, Inventar, Zugang zur Praxis etc. (GKV-Spitzenverband 2024a).

2.1.1.2 Geringer Einfluss im Gesundheitswesen

Therapieberufe haben keine eigene stimmberechtigte Vertretung in den Entscheidungsgremien des Gesundheitswesens (Gemeinsamer Bundesausschuss [G-BA]), im Gegensatz zu den Ärzten, die durch die Kassenärztliche Bundesvereinigung (KBV) vertreten werden. So zählen die Therapieberufe als Heilmittelerbringer nicht zu den aktiven Mitgestaltern im Gesundheitswesen. Zu den stimmberechtigten Mitgliedern des G-BA gehören ausschließlich Mitglieder der KBV und der Kassenzahnärztlichen Bundesvereinigung (KZBV), der Deutschen Krankenhausgesellschaft (DKG) und des GKV-Spitzenverbands. Damit ist der Einfluss der Therapieberufe auf die Reformen des Gesundheitswesens sehr gering.

Der Spitzenverband der Heilmittelverbände e. V. (SHV) vereint die größten Heilmittelverbände und vertritt die berufspolitischen Interessen der Heilmittelerbringer aus den Bereichen Physiotherapie, Ergotherapie und Logopädie. Er ist Ansprechpartner für Politik und andere bedeutende Organisationen des Gesundheitswesens. Der SHV hat zwar kein Stimmrecht im G-BA, reicht aber schriftliche Stellungnahmen zu bestimmten Themen ein und wird auch im G-BA angehört (SHV 2024).

2.1.1.3 Rechtliche Einschränkungen

Für Therapieberufe gelten laut Heilmittelwerbegesetz (HWG) bestimmte rechtliche Einschränkungen in Bezug auf die Kommunikation des Leistungsangebots bzw. in Bezug auf das Marketing (Abschn. 3.4.2). Dadurch entstehen Nachteile gegenüber Wettbewerbern, für die das HWG nicht gilt (wie Fitnesscenter, Sporttherapeuten etc.).

Darüber hinaus besteht rechtliche Unsicherheit bezüglich wahlfreier Leistungen, Selbstzahlerleistungen oder Präventionsangeboten beim Arbeiten ohne Verordnung.

2.1.1.4 Fehlende betriebswirtschaftliche Ausbildungsinhalte

Die Curricula der Berufsfachschulen für Ergotherapeuten, Logopäden und Physiotherapeuten beinhalten i. d. R. keine betriebswirtschaftlichen Inhalte, obwohl sich die Therapeuten nach dem Abschluss der Berufsfachschule in einer eigenen Praxis niederlassen können.

Auf das Führen einer Praxis werden Therapeuten entweder im Rahmen eines Hochschulstudiums mit Bachelorabschluss (z. B. HAWK, Hochschule für angewandte Wissenschaft und Kunst, Hildesheim, Hochschule Osnabrück) oder durch Existenzgründerseminare vorbereitet.

2.1.1.5 Hoher administrativer Aufwand

Der administrative Aufwand für die Abrechnung mit den GKVen ist hoch, insbesondere wenn Rezepte von Ärzten falsch ausgestellt werden. Dies geht zulasten der therapeutischen Praxen (bestätigt mit Urteil des Bundessozialgerichts [BSG] vom 27.10.2009). Die Abrechnung von Patientenausfallzeiten geht ebenfalls zulasten der Praxen.

Die Abrechnung von Leistungen mit der GKV ist teilweise nur bei Nachweis von Fortbildungen möglich. Von Inhabern wird regelmäßige Fortbildung (Fobi-Punkte) und das Ergreifen von Maßnahmen zum Qualitätsmanagement (QM) verlangt (GKV Spitzenverband 2024c). Die Finanzierung der Fortbildungen und QM-Maßnahmen erfolgt überwiegend auf eigene Rechnung der Inhaber, ohne separate Honorierung durch die GKVen.

Evidenznachweise der Leistungserbringung werden von GKVen zunehmend gefordert. Die Therapieberufe sind aber nicht geschult im Erbringen von Evidenzen. Die disziplinäre Forschung in Deutschland ist erst in der Entwicklung, z. B. innerhalb von Bachelor- und Masterstudiengängen an der HAWK Hildesheim.

2.1.1.6 Hoher Wettbewerbsdruck

Die Gesundheitsberufe unterliegen einem hohen Wettbewerbsdruck, einerseits durch Steigerung der Praxendichte, andererseits durch die zunehmende Bedeutung des zweiten Gesundheitsmarktes (Abschn. 3.1.3). Hier wird der Wettbewerb durch andere Dienstleister (Fitnessstudios, Fitnesswirte, Sporttherapeuten, Sprachheiltherapeuten, Gesundheitszentren, Gesundheitsmanager etc.) größer. Darüber hinaus entstehen neue Arbeitsfelder, z. B. betriebliche Gesundheitsförderung (BGF).

2.1.1.7 Soziales Menschenbild und hoher Anspruch an sich selbst

Das Menschenbild in therapeutischen Praxen geht eher vom „homo sociologicus" (der soziale Mensch, der Mensch als Träger sozialer Rollen; Dahrendorf 2006) als vom „homo oeconomicus" (der Mensch als wirtschaftlich denkendes und handelndes Wesen, sein Ziel: Maximierung des persönlichen Nutzens) aus (Kiefer 2005).

Die Ergebnisqualität (hohes Gut der Gesundheitserhaltung) steht bei Therapeuten im Fokus. Die Patienten kennen aber die Rahmenbedingungen nicht, unter denen die Leistung erbracht werden muss.

2.1.1.8 Spezifische Produktionsfaktoren

Die klassischen Produktionsfaktoren (Abschn. 2.1.2) müssen ergänzt werden um weitere Faktoren: um die Zeit (Behandlungstakt) und um den Patienten als Co-Produzenten, weil der therapeutische Output von der Beteiligung des Patienten abhängig ist.

▶ **Praxistipp** Um unter den genannten besonderen Rahmenbedingungen erfolgreich am Markt bestehen zu können, sind folgende Aspekte wichtig:

- Kenntnisse in BWL (wirtschaftliches Denken und Handeln)
- Kenntnisse der rechtlichen Rahmenbedingungen (HWG, SGB V etc.)
- Straffes Kostenmanagement
- Straffe Abläufe/Ablauforganisation
- Gute Kooperationen mit Ärzten/Netzwerken
- Einplanung der administrativen Tätigkeiten in den Tagesablauf
- Optimale Ausschöpfung der eingeschränkten Spielräume

Neben den Rahmenbedingungen für therapeutisches Arbeiten, die sich Praxisinhaber immer wieder verdeutlichen sollten, ist es wichtig, die betriebswirtschaftlichen Grundlagen der Leistungserstellung zu kennen: die Produktionsfaktoren. Ohne Einsatz der Produktionsfaktoren kann keine Leistung erbracht werden. Welche Produktionsfaktoren eingesetzt werden und wie sie kombiniert werden, entscheidet der Praxisinhaber im Rahmen des Praxismanagements.

2.1.2 Produktionsfaktoren im Gesundheitswesen

Praxen und Unternehmen werden aus betriebswirtschaftlicher Sicht gegründet und betrieben, um Leistungen zu erstellen und am Markt zu verwerten. Aus therapeutischer Sicht werden Praxen oftmals gegründet, um „eigene Dinge zu verwirklichen … selbstständig so zu arbeiten, wie

2.1 Allgemeine Grundlagen

ich mir das vorstelle" oder „Freiheit ... in der Gestaltung meiner Therapien [zu] haben" oder um „keinen Chef zu haben" (Betz 2010). Die „Verwertung" dieser therapeutischen Leistungen am Markt steht oftmals nicht im Fokus.

Leistungen zu erstellen, heißt, Dienstleistungen am Patienten zu erbringen. Am Markt verwertet werden diese Dienstleistungen, indem sie von der Praxis mit der gesetzlichen oder privaten Krankenkasse abgerechnet und so Einnahmen erzielt werden. Erstellung und Verwertung von Dienstleistungen geschehen durch die Kombination der Produktionsfaktoren, in einer therapeutischen Praxis ebenso wie in einem Handwerksbetrieb oder einem Wirtschaftsunternehmen. Abb. 2.1 zeigt u. a. die Elementarfaktoren, ohne die keine therapeutische Leistung erbracht werden könnte. Um einen Patienten, der mit einer Verordnung in die Praxis kommt, zu behandeln, ist zunächst ein Therapeut erforderlich (menschliche Arbeitsleistung). Der Patient wird in einen Behandlungsraum gebeten (Betriebsmittel), und dort wird die Therapie durchgeführt. Wurde ihm Krankengymnastik mit Fango verordnet, dann werden noch sog. Werkstoffe (Fango und evtl. Massageöl) eingesetzt. Welcher Therapeut in welchem Behandlungsraum behandelt und welche Werkstoffe eingesetzt werden (welcher Fangolieferant, welches Massageöl), entscheidet i. d. R. der Praxisinhaber. Diese Entscheidung gehört zu den Leitungsaufgaben des Praxisinhabers.

Die ursprünglich in der BWL definierten Elementarfaktoren „menschliche Arbeitsleistung", „Betriebsmittel" und „Werkstoffe" sind für den Dienstleistungssektor (tertiärer Sektor) zwar genauso von zentraler Bedeutung wie für den Bereich der industriellen Produktion (Sekundärsektor), sie müssen aber im therapeutischen Bereich um die Produktionsfaktoren „Zeit" und „externer Faktor" ergänzt werden.

Der **Faktor Zeit** nimmt unmittelbar Einfluss auf die Leistungserstellung und die Kostensituation und damit auch auf die Wirtschaftlichkeit. Gerade für Heilmittelerbringer wird aufgrund der gesetzlichen Vorgabe, dass die Vergütung nach Behandlungszeiten (Dauer und Frequenz) zu gewähren ist, der optimale Einsatz von Zeit besonders wichtig. Zeitprobleme und ineffektives Zeitmanagement wirken sich gerade in Therapiebetrieben negativ auf die wirtschaftliche Situation der Praxen aus. Zeitprobleme betreffen viele Bereiche einer Praxis, von der Ablauforganisation über Patientenabsagen, falsch ausgestellte Verordnungen und die Personalkonstellation (Vollzeit/Teilzeit) bis hin zur Work-Life-Balance (vgl. auch Schenk 1991).

▶ Zum Management des Faktors „Zeit" gehört aber auch, die Zeiten für administrative Tätigkeiten einzuplanen und zu managen.

Als **externer Faktor** wird gerade im Dienstleistungssektor der Patient/Kunde bezeichnet, der aktiv oder passiv an der Leistungserstellung mitwirkt bzw. in die Leistungserstellung integriert wird (vgl. Maleri und Frietzsche 2008). Im Gesundheitswesen spricht man dann auch vom sog. Co-Produzenten (Dierks et al. 2001). Die Ergebnisse der empirischen Untersuchung haben gezeigt, dass dieser externe Faktor natürlich eine Rolle spielt, aber gerade in therapeutischen Praxen nicht als Problem gesehen wird, weil Maßnahmen ergriffen werden, solche Probleme von vornherein zu vermeiden. Prinzipiell lassen sich auch keine grundsätzlich unterschiedlichen Strategien in zertifizierten und nicht zertifizierten Praxen erkennen, bis auf den Unterschied, dass zertifizierte Praxen im Gegensatz zu nicht zertifizierten Praxen spezielle Fragebögen zur Zufriedenheit der Patienten einsetzen (Betz 2010).

Im Rahmen der Praxisführung hat die Praxisleitung die Aufgabe, die Kombination der Elementarfaktoren optimal vorzunehmen. Dies bedeutet, Personal, Arbeitsräume und benötigte Materialien zeitlich zu koordinieren, und zwar sowohl im Hinblick auf die optimale Patientenversorgung als auch im Hinblick auf die Wirtschaftlichkeit einer Praxis. Dieses Kombinieren der Elementarfaktoren, also das Managen, Lenken und Steuern, nennt man den **dispositiven Faktor** (Abb. 2.1). Das Managen einer Praxis ist verbunden mit typischen Leitungsaufgaben, die von der Zielsetzung über die Planung, Entscheidung und Realisierung bis hin zur Kontrolle der Ziele reichen. Hat die Pra-

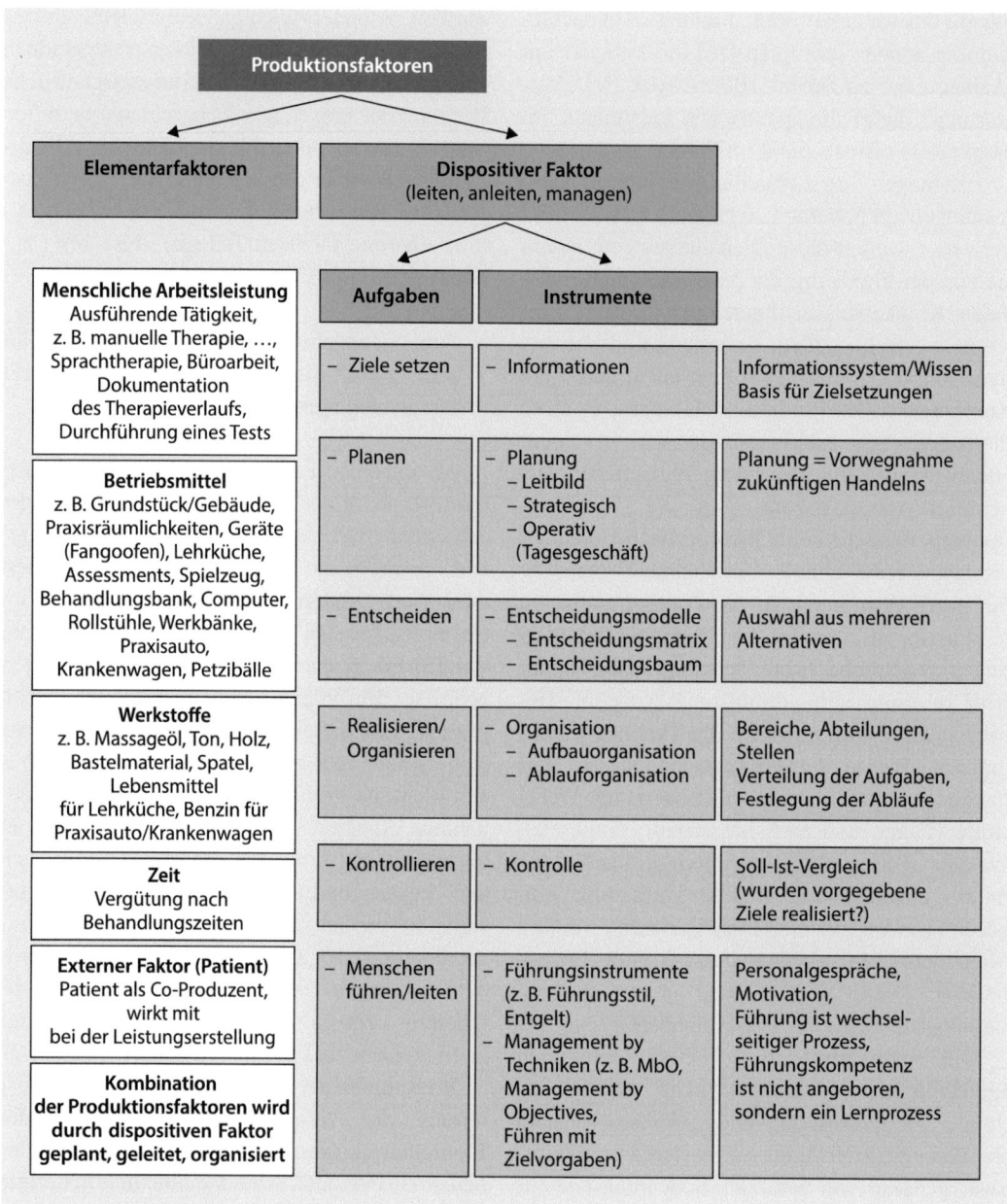

Abb. 2.1 Produktionsfaktoren einer therapeutischen Praxis

xis Angestellte, dann gehört auch die Mitarbeiterführung zu den leitenden Aufgaben. Bei der Praxisführung sind unternehmerische Prinzipien zu beachten, insbesondere das ökonomische Prinzip (Abschn. 1.1).

Der Überblick über die Produktionsfaktoren hat gezeigt, dass die Leitungsaufgaben eines Praxisinhabers vielfältig sind. Was aber genau unter der Bezeichnung „Unternehmensführung" verstanden wird, zeigt der nächste Abschnitt.

2.1.3 Unternehmensführung: Begriffliche Klärung

Interpretiert man den Begriff Unternehmensführung weit, dann umfasst er sowohl die sach- als auch die personenbezogenen Führungsaufgaben (funktionaler Aspekt). In großen Unternehmen und Einrichtungen des Gesundheitswesens gehört zur Unternehmensführung auch die Hierarchie der Führungskräfte (institutionaler Aspekt).

Abb. 2.2 veranschaulicht die unterschiedlichen Perspektiven der Unternehmensführung.

Im Folgenden werden der funktionale und der institutionale Aspekt näher betrachtet.

2.1.3.1 Funktionaler Aspekt: Leitung und Führung

Der funktionale Aspekt gliedert sich in sach- und personenbezogene Aufgaben.

Zu den **sachbezogenen Aufgaben** gehören insbesondere die Aufgaben, die sich im Rahmen des Führungsprozesses ergeben. Diese Aufgaben werden in Abschn. 2.3 auch als Aufgaben des Managementregelkreises beschrieben. Sie sind unabhängig davon durchzuführen, ob Mitarbeiter zur Verfügung stehen. Sachbezogene Unternehmensführung kann auch als Leitung bezeichnet werden.

Sobald man auch nur einen Mitarbeiter hat, kommen zu den sachbezogenen Führungsauf-

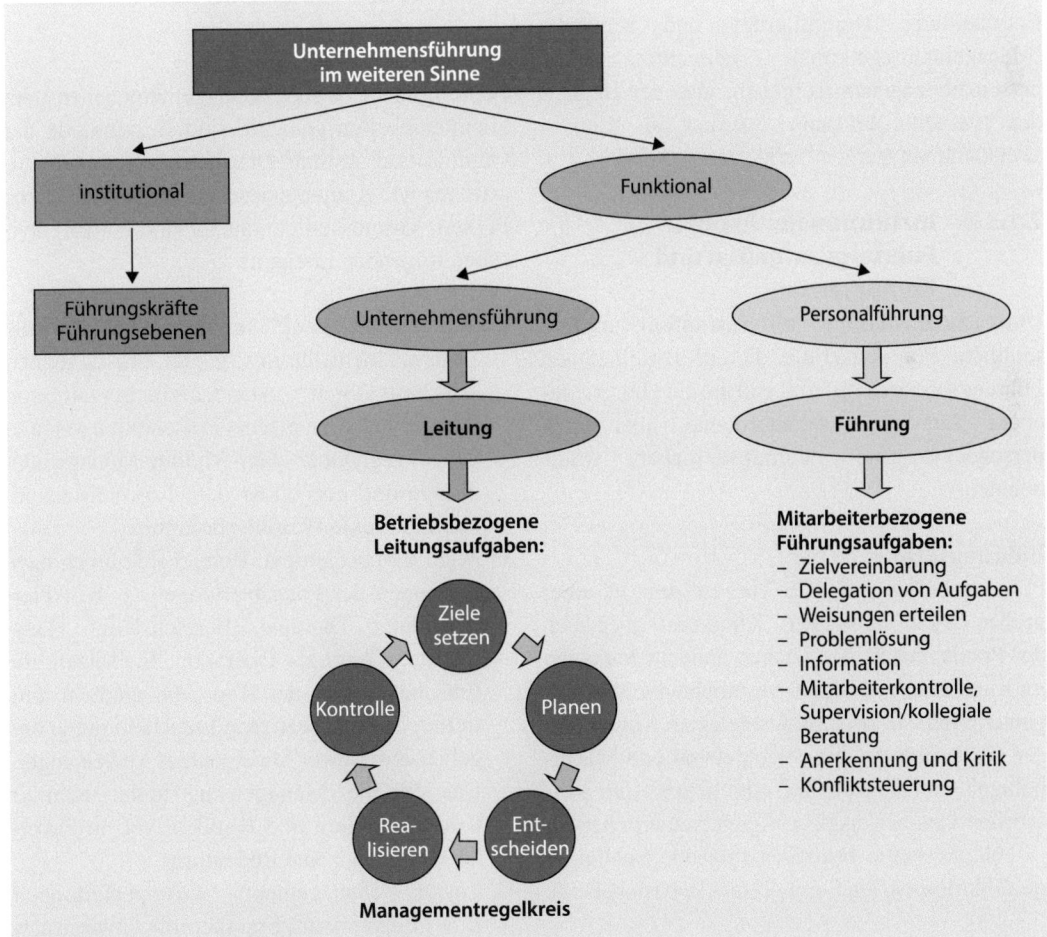

Abb. 2.2 Bereiche der Unternehmensführung

gaben auch noch personenbezogene Führungsaufgaben hinzu. Zu den **personenbezogenen Aufgaben** gehört der Umgang mit den Menschen, primär der Umgang mit den Mitarbeitern, aber im Gesundheitswesen auch der Umgang mit Patienten. Personenbezogene Unternehmensführung kann auch als Führung bezeichnet werden. In Bezug auf Mitarbeiter spricht man immer von Mitarbeiter- oder Personalführung.

In der Literatur werden die Begriffe „Leitung" und „Führung" nicht durchgängig strikt getrennt. Oftmals werden sie synonym verwendet.

Im weiteren Verlauf dieses Kapitels zur Unternehmensführung werden ausschließlich die sachbezogenen Aufgaben, insbesondere die prozessbezogenen Aufgaben wie Zielsetzung, Planung, Entscheidung, Durchführung und Kontrolle (Managementregelkreis) betrachtet. Die personenbezogenen Aufgaben, also der Bereich der (Personal-)Führung, werden in Kap. 4 „Personalmanagement" erläutert.

2.1.3.2 Institutionaler Aspekt: Führungsaufgaben und Kompetenzen

Unternehmensführung als Institution umfasst sämtliche Führungskräfte, die auf den einzelnen Führungsebenen tätig sind und die der Hierarchieebene zugehörige sachbezogene, aber auch personenbezogene Führungsaufgaben wahrnehmen.

Führungskräfte

Führungskräfte sind alle Vorgesetzten in einer großen Organisation (z. B. Klinikum), aber auch der Praxisinhaber. Sie können anderen Personen im Klinikum/in der Praxis verpflichtende Weisungen erteilen, sie sind mit festgelegten Kompetenzen (z. B. Entscheidungskompetenz) und Machtbefugnissen ausgestattet. Sie sollen die Mitarbeiter dazu bewegen, erfolgreich zu arbeiten.

Führungskräfte benötigen folgende **Schlüsselqualifikationen** (am Beispiel eines Praxisinhabers):

- Fachkompetenz (Sach- und Fachwissen, disziplinär und BWL)
- Methodenkompetenz (sich eigenständig mit neuen Verfahren, Denkweisen, Kenntnissen und Fertigkeiten vertraut machen; eigenständig Lösungswege erarbeiten, z. B. Konfliktlösung unter Mitarbeitern und zwischen Patienten und Angehörigen)
- Sozialkompetenz (Zusammenarbeit mit anderen Menschen in kommunikativer, kooperativer und partnerschaftlicher Weise, Umgang mit Patienten, Umgang mit Mitarbeitern, Umgang mit Angehörigen, Anerkennung, Aufgabenverteilung)
- Lernkompetenz (Bereitschaft, sich ständig weiterzuentwickeln, z. B. Weiter- und Fortbildung; Bereitschaft, aus eigenen Fehlern zu lernen)
- Sonstige: Persönlichkeit, Autorität (formale, vom Unternehmen verliehene; personale, z. B. Charisma, Erfahrung), Leistungsbereitschaft

Führungsebenen

Führungsebenen, auch Managementebenen oder Hierarchiestufen genannt, sind Bestandteile der Organisationsstruktur. Dies gilt für große Organisationen wie Krankenhäuser, aber auch für kleine Praxen. Grundsätzlich unterscheidet man zwischen folgenden Ebenen:

- Top Management: verantwortlich für die Unternehmensführung, z. B. Praxisinhaber, Geschäftsführer, Vorstand, ärztlicher Direktor. Sie treffen strategische Entscheidungen und haben gegenüber dem Middle Management direkte und gegenüber dem Lower Management indirekte Weisungsbefugnis.
- Middle Management: Bereichsleitungen bzw. Leitungen der Fachabteilungen, z. B. Abteilungsleiter Therapie, Bereichsleiter Hausdienste, Chefarzt, Oberarzt. Sie setzen die Entscheidungen des Top Management um, treffen bereichsbezogene Entscheidungen und geben dem Lower Management Anweisungen. Das Middle Management findet man in Krankenhäusern und Kliniken vor, in Praxen hat es i. d. R. keine Bedeutung.
- Lower Management: Gruppenleitungen, z. B. Gruppenleiter Ergotherapie, Stationsarzt, Küchenchef. Sie setzen die Entscheidungen des Middle Management um und geben Anweisungen an die Ausführungsebene. Das Lower Management findet man in Kranken-

Abb. 2.3 Führungsaufgaben am Beispiel einer Praxis

häusern und Kliniken vor, in Praxen nur dann, wenn der Praxisinhaber zusätzlich noch eine Fachleitung einsetzt oder wenn es sich um interdisziplinäre Praxen handelt.
- Ausführungsebene: Mitarbeiter, die die Anweisungen des Lower oder des Top Management (Praxisinhaber) ausführen müssen und nicht weiter delegieren können. Dies sind die Angestellten einer Praxis oder Klinik.

Führungsaufgabe
Führungsaufgaben im Gesundheitswesen umfassen stets

- patientenbezogene,
- mitarbeiterbezogene und
- betriebsbezogene Aufgaben.

Führungskräfte, auch Praxisinhaber, sind für alle 3 Bereiche zuständig, die jedoch je nach individueller Situation unterschiedliche Bedeutung haben. So hat z. B. ein Praxisinhaber, der 6 Mitarbeiterinnen und davon 4 in Teilzeit beschäftigt, einen höheren Anteil an mitarbeiter- und betriebsbezogenen Aufgaben und weniger patientenbezogene Aufgaben als ein Praxisinhaber mit nur einem Angestellten. Abb. 2.3 zeigt Beispiele für die 3 Bereiche auf und erhebt nicht den Anspruch auf Vollständigkeit.

Bevor in Abschn. 2.3 die betriebsbezogenen Aufgaben im Rahmen des Managementregelkreises erläutert werden, soll in die übergeordneten Rahmenbedingungen eingeführt werden, die verantwortliche Führungskräfte beim wirtschaftlichen Denken und Handeln berücksichtigen müssen.

2.2 Übergeordnete Praxisziele

Ausgangssituation

Physiotherapeutin S. arbeitet seit 8 Jahren als Angestellte in einer Praxis. Sie kann dort aber nicht so arbeiten, wie sie es gerne möchte. Das will sie ändern und sich in eigener Praxis niederlassen. Sie möchte zukünftig gerne ihre eigenen Dinge verwirklichen, ein Stück Freiheit für sich haben, sowohl räumlich, materialmäßig als auch in der Gestaltung ihrer Therapien. Sie möchte zukünftig selbst bestimmen, wie sie arbeitet. Dazu muss sie ihre Philosophie des Arbeitens dokumentieren, ihr visionäres Bild von der Zukunft skizzieren und Grundsätze formulieren, wie sie arbeiten möchte. Ihre Philosophie, ihre Visionen und ihr Leitbild sind die Basis für ihr therapeutisches und wirtschaftliches Handeln. ◄

Der Zusammenhang zwischen Praxisphilosophie, Vision und Leitbild wird in diesem Abschnitt dargestellt. Diese übergeordneten Ziele sind für die Zukunft einer Praxis handlungsleitend im Sinne von Vorgaben für die strategische Ausrichtung und die tägliche Arbeit.

2.2.1 Praxisphilosophie

Die Praxisphilosophie ist die „Weltanschauung" der Praxis. Sie gibt Auskunft über

- den Praxiszweck (d. h. die Werte und Normen der Praxis) und
- die Positionierung der Praxis in ihrem therapeutischen, wirtschaftlichen und gesellschaftlichen Umfeld.

Die Praxisphilosophie hat Einfluss auf die Praxisvision und das Praxisleitbild und ist auf einen langfristigen Zeitraum ausgerichtet. Oftmals ist sie in der gesamten Phase der Selbstständigkeit handlungsleitend.

2.2.2 Praxisvision

Die Praxisvision steht in engem Zusammenhang mit der strategischen Ausrichtung (Abschn. 3.3) der Praxis. Sie ist das Zukunftsbild einer Praxis (z. B. die Vision des Automobilproduzenten Henry Ford: „Jeder soll ein Auto fahren können"). Das Bundesministerium für Bildung und Forschung (BMBF) hat im Rahmen seines Futur-Prozesses eine Vision für das gesamte Gesundheitswesen aufgestellt: „Ein Leben lang gesund und vital durch Prävention" (BMBF 2003, S. 26). Diese Leitvision war u. a. Ausgangspunkt für die Entwicklung des Präventionsgesetzes (PrävG) als vierte Säule im Gesundheitswesen, das 2015 in Kraft trat (BMG 2024).

Visionen sind wichtig für die langfristige Ausrichtung der Praxis und die Basis für eine kontinuierliche Weiterentwicklung.

Visionen von Praxisinhabern könnten wie folgt lauten:

- Wir wollen in 5–10 Jahren die Hälfte unseres Praxisumsatzes mit Leistungen erbringen, die nicht von der GKV finanziert werden, sondern von Unternehmen und Selbstzahlern.
- Wir wollen unsere Praxis in den nächsten 5 Jahren zu einer interdisziplinären Schwerpunktpraxis für Schlaganfallpatienten und deren Angehörige entwickeln und in Bezug auf Schlaganfall die Nr. 1 in der Region werden.

Visionen können aber auch globaler formuliert werden:

- Therapie unabhängig von ärztlichen Verordnungen/„first contact"
- Therapeuten als umfassende Berater
- Die Praxis als Kompetenzzentrum für Demenzkranke

Visionen sollen Realitätsbezug haben und erfordern die persönliche Überzeugung des Praxismanagements (visionäres Denken als Schlüsselqualifikation) sowie die Fähigkeit, Mitarbeiter von den Visionen zu überzeugen.

▶ Visionen sind der Motor für eine zukunftsweisende Praxisentwicklung.

2.2.3 Praxisleitbild

Die Aufgabe des Praxisleitbildes besteht darin, die Wert- und Normenvorstellungen aus der Praxisphilosophie in Form von Praxisgrundsätzen festzuschreiben. Diese Grundsätze bilden den Handlungsrahmen für alle Mitarbeiter. Die Praxisgrundsätze können sowohl extern als auch intern ausgerichtet sein.

2.2 Übergeordnete Praxisziele

Zweck der Grundsätze ist zum einen die Orientierung (Identität nach innen und außen), zum anderen die Motivation (Identifikation der Mitarbeiter auf allen Führungsebenen).

Inhalte der Grundsätze können sein:

- Selbstverständnis (z. B. wir betrachten unsere Patienten ganzheitlich; wir setzen uns dafür ein, dass Patienten aller sozialen Schichten unsere Leistungen in Anspruch nehmen können)
- Tätigkeitsgebiet (z. B. Schwerpunkt Kinder oder Demenzkranke)
- Leistungsprogramm (z. B. nur Leistungen nach Leistungskatalog der GKV oder auch andere Angebote)
- Geografische Reichweite (z. B. Erreichen der Stadt- und Landbevölkerung)
- Führungsprinzipien (z. B. Führen mit Zielvereinbarung)
- Finanzierungsgrundsätze (z. B. 30 % aller Investitionen sollen von Sponsoren übernommen werden)
- Beschaffungsgrundsätze (z. B. wir beziehen nur von Lieferanten, die umweltverträgliche Produkte anbieten)
- Personalpolitische Maximen (z. B. eine bezahlte Fortbildung für jeden Mitarbeiter pro Jahr)
- Markt- und Wettbewerbsstrategie (z. B. die Nr. 1 in der Region im Bereich der Pädiatrie)

Zur Förderung der Identifikation mit dem Leitbild sollten Mitarbeiter an der Erstellung des Leitbildes beteiligt werden. Ein Leitbild muss „gelebt" werden, d. h., alle Praxisangehörigen müssen sich entsprechend der im Leitbild formulierten Grundsätze verhalten. Das gilt sowohl für die Praxisleitung als auch für Mitarbeiter sowie Praktikanten.

Leitbilder werden oftmals auch im Zusammenhang mit Zertifizierungen erstellt, sodass in zertifizierten Praxen i. d. R. leitbildorientiert gearbeitet wird. Abb. 2.4 zeigt, wie Grundsätze ausformuliert werden können.

Leitgedanken

Spezialisierung
Durch Spezialisierung der TherapeutInnen gelingt es, mehr Erfahrung mit bestimmten Krankheitsbildern zu erwerben. Diese Erfahrung (innere Evidenz) wird geprüft und ergänzt mit externer Evidenz in Form von Leitlinien und Datenbankrecherchen nach speziellen Studien zum jeweiligen Krankheitsbild.

Achtung
Wir achten die Menschen mit ihren individuellen physischen, psychischen, kulturellen und geistigen Bedürfnissen. Wir respektieren ihre Würde und ihr Recht auf Selbstbestimmung.

Zuverlässigkeit
Für überweisende ÄrztInnen sowie kooperierende Einrichtungen sind wir ein zuverlässiger Partner.

Reflexion
Wir reflektieren und verbessern unsere Abläufe und Ergebnisse kontinuierlich.

Verantwortung
Mit unserem Handeln übernehmen wir Verantwortung für individuelle und gesellschaftliche Belange.

Mittelpunkt
Der/die PatientIn steht im Mittelpunkt der Behandlung. Seine/ihre Bedürfnisse laufen als Leitfaden durch die Therapie. Der/die Patientin bestimmt die Zielsetzung nicht nur mit, sondern trägt auch ein Stück Eigenverantwortung für den Therapieerfolg.

Abb. 2.4 Leitbild einer Praxis. (Mit freundlicher Genehmigung von © Curativa Praxis für Physiotherapie, Hildesheim 2024. All Rights Reserved)

Abb. 2.5 Zusammenhang zwischen Vision, Leitbild und Strategie

Abb. 2.5 stellt den Zusammenhang zwischen Vision, Leitbild und Strategie dar.

Die langfristige Ausrichtung der Praxis ist dem kurzfristigen Handeln übergeordnet, weshalb sich das kurzfristige Handeln immer an diesen übergeordneten Werten und Normen orientieren muss. Kurzfristiges Handeln muss immer im Einklang mit der langfristigen Orientierung stehen. Dies verdeutlicht auch die Zielpyramide (Abschn. 2.3.1).

Praxisphilosophie, Vision und Leitbild haben auch in Bezug auf die Einstellung von Mitarbeitern prägenden Charakter. Deshalb ist es wichtig, Bewerbern frühzeitig die Praxisphilosophie zu vermitteln und die Übereinstimmung ihrer Werte und Normen mit denen der Praxis zu überprüfen.

Die Praxisphilosophie, die Visionen der Inhaber und das Leitbild der Praxis bilden die Basis für therapeutisches und wirtschaftliches Handeln. Die betriebsbezogenen Aufgaben, die sich im Rahmen des Managementregelkreises ergeben, orientieren sich an diesen übergeordneten Praxiszielen.

2.3 Managementregelkreis und Managementaufgaben

Ausgangssituation

Frau M. hat eine Physiotherapiepraxis in zentraler Lage einer mittelgroßen deutschen Stadt. Sie hat 4 Angestellte, von denen 2 in Teilzeit arbeiten. Früher war sie selbst morgens als Erste in der Praxis und ging abends als Letzte. Am Wochenende und manchmal auch abends unter der Woche nahm sie Arbeit aus der Praxis mit nach Hause. Wenn ihre Mitarbeiter wegen Krankheit ausfielen, sprang sie selbst mit ein. Und trotzdem blieb am Jahresende kein ihrem Einsatz angemessener Gewinn übrig. Heute stimmt die Kasse am Jahresende, und sie hat eine ausgewogene Work-Life-Balance. ◄

Grundlage für einen angemessenen Gewinn bei ausgewogener Work-Life-Balance bildet dieser Abschnitt.

Der Praxisalltag besteht einerseits aus therapeutischer Arbeit am Patienten. Andererseits müssen betriebswirtschaftliche Aufgaben wie Rezeptabrechnung, Terminvergabe, Kapazitätsauslastung der Behandlungsräume etc. wahrgenommen werden. Zur Bewältigung der betriebswirtschaftlichen Aufgaben hat sich in der BWL ein systematisches Vorgehen bewährt, das als Managementprozess bezeichnet wird. Analog zum Therapieprozess bei einem Patienten gibt es für die betriebswirtschaftlichen Aufgaben den Managementprozess. Er umfasst 5 Phasen bzw. 5 Aufgaben, die von leitenden Therapeuten erfüllt werden müssen (Abb. 2.6; s. auch

Abb. 2.6 Der Managementregelkreis

2.3 Managementregelkreis und Managementaufgaben

Abschn. 2.1.2). Diese Aufgaben fallen in regelmäßigen Abständen wiederholt an. Deshalb wird der Managementprozess auch Managementregelkreis oder -kreislauf genannt. Er bildet ab, wie betriebliche Entscheidungen zustande kommen und wie sie praktisch umgesetzt werden.

Die drei Aufgaben „Ziele setzen", „Planen" und „Entscheiden" sind miteinander verbunden und typische Managementaufgaben. Sie werden i. d. R. von den Aufgaben „Realisieren/Organisieren" und „Zielkontrolle" getrennt. Während die Mitarbeiter überwiegend realisieren/organisieren, übernimmt die Leitungskraft selbst, entweder allein oder in Zusammenarbeit mit den Mitarbeitern, die Kontrolle der Ziele.

Zielsetzung, Planung und Entscheidung haben den Charakter von Vorgaben für die Durchführung. Bei der Kontrolle wird überprüft, ob diese Vorgaben eingehalten wurden. Werden Abweichungen des Ist-Zustands zum ursprünglichen Plan (Soll) festgestellt, muss rechtzeitig gegengesteuert werden. Im schlechtesten Fall müssen die Ziele überarbeitet werden, und die neue Planung beginnt (ähnlich wie im Therapieprozess). Dieser Prozess wird am folgenden Beispiel veranschaulicht.

> **Praxisbeispiel: Managementprozess**
>
> Frau M. hat das Ziel, die nicht voll ausgelasteten Behandlungsräume ganzjährig an Vormittagen voll auszulasten, um damit ihre Einnahmen zu erhöhen. Sie kontrolliert jeden Monat, ob dieses Ziel erfüllt ist. Gleich im Januar bemerkt sie, dass eine Vollauslastung der Räume trotz Vollauslastung der Mitarbeiterinnen noch nicht erreicht ist. Deshalb berät sie sich mit ihren Mitarbeiterinnen und entscheidet, dass kurzfristig eine weitere Teilzeitkraft für die Vormittage eingestellt werden soll, um Behandlungen in den ungenutzten Räumen durchzuführen. Bis zur Einstellung der neuen Mitarbeiterin wird nun das ursprünglich aufgestellte Ziel (höhere Einnahmen durch bessere Auslastung) nach unten korrigiert. ◄

Diese Managementaufgaben wiederholen sich regelmäßig, i. d. R. im Jahresablauf, sodass die Ausübung dieser 5 Aufgaben einen permanenten Kreislauf, den Managementkreislauf, darstellt.

Im Folgenden werden die 5 Aufgaben des Managementregelkreises näher beleuchtet.

2.3.1 Ziele setzen

„Solange das Ziel nicht feststeht, ist jeder Weg der richtige" (Quelle unbekannt).

Diese humoristische Anmerkung soll verdeutlichen, dass es wichtig ist, Ziele festzulegen, um Verzettelungen zu vermeiden und sein Handeln darauf auszurichten. Ziele sind der Ausgangspunkt für den Managementprozess, der auf die Erreichung der übergeordneten Praxisziele ausgerichtet wird. Diese entstehen oftmals schon, wenn die Praxis sich noch in der Gründungsphase befindet, denn jeder Praxisgründer hat bestimmte Motive oder eine Philosophie, warum er die Praxis gründen und welche Vorstellungen er dort verwirklichen möchte. Die Handlungsziele des laufenden Geschäfts müssen immer zu diesen übergeordneten Praxiszielen passen und dürfen ihnen nicht entgegenstehen oder sich widersprechen.

▶ Die Sach- und Handlungsziele müssen immer im Einklang mit den übergeordneten Praxiszielen stehen.

In Abschn. 1.2 wurde aufgezeigt, dass es für therapeutische Praxen nicht selbstverständlich ist, Ziele außerhalb des Therapieprozesses aufzustellen, zu planen und die Ziele zu kontrollieren. Ebenso wurde die Bedeutung betriebswirtschaftlichen Vorgehens hervorgehoben. Betriebswirtschaftliche Ziele aufzustellen, fällt vielen Praxisinhabern nicht leicht. Deshalb wird nachfolgend das systematische Vorgehen zur Aufstellung betriebswirtschaftlicher Ziele erläutert.

▶ Ziele beschreiben erwünschte zukünftige Zustände, die ein Unternehmen (Praxis, Klinik) zu erreichen versucht.

2.3.1.1 Voraussetzungen für die Zielsetzung

Um Ziele festlegen zu können, werden vielfältige Informationen benötigt über

- den Markt,
- die Kunden/Patienten/Ärzte/Störungsbilder,
- das gesamte Praxisumfeld,
- Konkurrenten sowie
- den Staat, gesellschaftliche und ökologische Trends (Abschn. 3.2).

Diese Informationen bilden die Basis für Zielsetzungen. Zunächst müssen aber die übergeordneten Ziele festgelegt werden (Abschn. 2.2), um daraus die Handlungsziele abzuleiten. Die Hierarchie der Zielebenen zeigt Abb. 2.7.

Damit der Managementprozess zu befriedigenden Ergebnissen führt, ist die **Zielformulierung** von besonderer Bedeutung. Ziele sollen

- eindeutig sein, d. h., sie sollen
  - den Inhalt (z. B. Steigerung der Patientenzahl), das Ausmaß (z. B. um 100 Patienten) und den Zeitbezug festlegen (z. B. pro Jahr oder pro Halbjahr oder bis zu einem bestimmten Datum, z. B. den 31.12. eines Jahres) sowie
  - den organisatorischen Bezug festlegen: Auf welchen Bereich beziehen sich die Ziele: auf die gesamte Praxis oder auf einen bestimmten Bereich, z. B. auf den Bereich Ergotherapie in einer interdisziplinären Praxis, oder auf den Bereich Pädiatrie?
- operational, d. h. messbar sein: Die Zielsetzung „deutlicher Patientenanstieg" ist z. B. zu ungenau und nicht messbar. Dieses Ziel lässt sich nicht planen, kontrollieren und steuern. Deshalb müssen Ausmaß und Termin noch angegeben werden, z. B. 100 Patienten bis zum 31.12.2025. Erst dann ist das Ziel messbar.
- zur Leistung motivieren: Die Ziele müssen sowohl aus Sicht des Praxisinhabers als auch aus

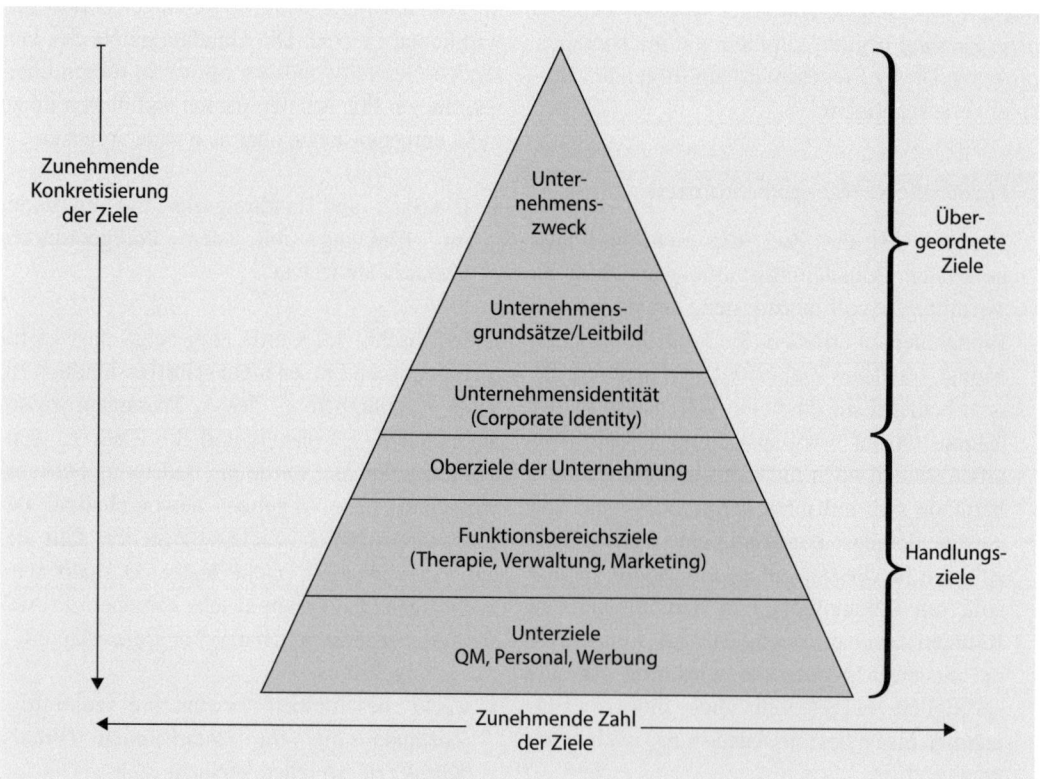

Abb. 2.7 Hierarchie der Zielebenen. (Modifiziert nach Meffert 1998)

2.3 Managementregelkreis und Managementaufgaben

Sicht der Mitarbeiter realistisch, d. h. erreichbar und nachvollziehbar sein (unrealistische Ziele demotivieren eher).

Beispiele für eindeutig formulierte Ziele bietet Tab. 2.1.

Ziele können auch nach der sog. SMART-Regel (Drucker 1956) formuliert werden. Danach sollte eine Zielformulierung folgende Kriterien erfüllen:

SMART	
S	Spezifisch („specific")
M	Messbar („measurable")
A	Akzeptierbar/herausfordernd („achievable")
R	Realistisch/machbar unter gegebenen Voraussetzungen („relevant")
T	Terminiert („timely")

2.3.1.2 Zielarten

Die vom Unternehmen angestrebten Ziele können verschiedenartig sein und lassen sich nach Thommen und Achleitner (1998) generell einteilen in:

- Formalziele (Erfolgsziele)
- Sachziele (Handlungsziele)

Die Formalziele bestimmen den wirtschaftlichen Erfolg einer Praxis. Sie können daher auch als Oberziele bezeichnet werden, aus denen sich dann die Sach- oder Handlungsziele ableiten lassen. Die Sach- oder Handlungsziele wiederum bestimmen die konkreten betrieblichen Tätigkeiten/Maßnahmen. Den Zusammenhang zwischen den einzelnen Zielarten zeigt Abb. 2.8.

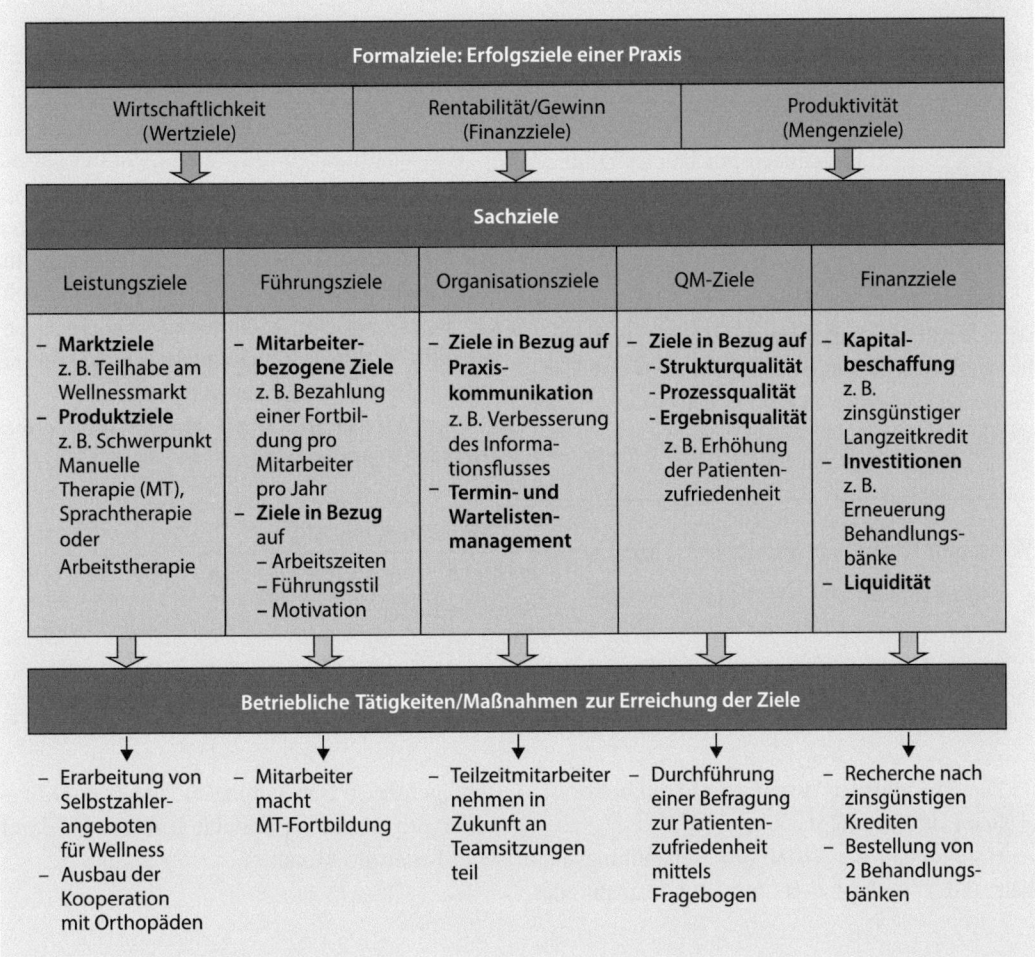

Abb. 2.8 Zusammenhang zwischen Formal- und Sachzielen. (Modifiziert nach Thommen und Achleitner 1998)

Bevor in Tab. 2.1 konkrete Beispiele für Zielformulierungen in therapeutischen Praxen gegeben werden, sollen zur Erzielung eines einheitlichen Begriffsverständnisses und zur Abgrenzung die unter den Formalzielen aufgeführten **betriebswirtschaftlichen Grundbegriffe** erläutert werden:

- Wirtschaftlichkeit
- Rentabilität
- Gewinn
- Produktivität

Wirtschaftlichkeit

Wirtschaftlichkeit ist immer eine **wert**mäßige Betrachtung der Gesamtleistung einer Praxis (im Gegensatz zur Produktivität, die immer eine **mengen**mäßige Betrachtung darstellt, z. B. die Anzahl der behandelten Patienten pro Jahr). Bei der Wirtschaftlichkeit werden die Einnahmen den Ausgaben der Praxis gegenübergestellt.

Die Wirtschaftlichkeit kann nach folgender Formel berechnet werden:

$$\text{Wirtschaftlichkeit (W)} = \frac{\text{Einnahmen (Anzahl Behandlungseinheiten} \times \text{Honorarsatz GKV)}}{\text{Ausgaben} \begin{pmatrix} \text{alle Kosten, z. B. Personal, Material,} \\ \text{Miete und Nebenkosten, Energie, Telefon, Auto etc.} \end{pmatrix}}$$

$$> 1 \, (\text{wirtschaftlich})$$
$$= 1 \, (\text{kostendeckend})$$
$$< 1 \, (\text{unwirtschaftlich})$$

Beispiel: $W = \dfrac{\text{Einnahmen pro Jahr } 200.000\,€}{\text{Ausgaben pro Jahr } 160.000\,€} = 1{,}25$

Die Zahl 1,25 besagt, dass die Praxis wirtschaftlich arbeitet, da die Zahl größer als 1 ist. Weiterhin bedeutet diese Zahl, dass das 1,25-Fache der Ausgaben an Einnahmen erwirtschaftet worden ist.

Wirtschaftlichkeit muss man nicht nur auf die gesamte Praxis beziehen. Man kann sie auch auf einzelne Mitarbeiter beziehen und deren Wirtschaftlichkeit berechnen. Zielsetzung für therapeutische Praxen muss die Wirtschaftlichkeit jedes einzelnen Mitarbeiters sein. Jeder angestellte Mitarbeiter muss mehr Einnahmen erwirtschaften als Ausgaben verursachen.

Die **Wirtschaftlichkeit eines Mitarbeiters** errechnet sich wie folgt:

$$\text{Wirtschaftlichkeit des Mitarbeiters (MA)} = \frac{\text{Einnahmen des MA}}{\text{Ausgaben (Personalkosten) des MA}}$$

$$> 1 \, (\text{wirtschaftlich})$$
$$= 1 \, (\text{kostendeckend})$$
$$< 1 \, (\text{unwirtschaftlich})$$

Die **Einnahmen/Monat pro Mitarbeiter** errechnen sich wie folgt:

Honorarsatz der GKV pro Behandlungseinheit (BE) multipliziert mit der Anzahl der durchgeführten Behandlungseinheiten pro Mitarbeiter pro Monat = Erzielte Einnahmen durch Mitarbeiter pro Monat

2.3 Managementregelkreis und Managementaufgaben

Praxisbeispiel: Berechnung der Mitarbeitereinnahmen

Mitarbeiterin A arbeitet Vollzeit 40 h pro Woche. Der Monat hat 20 Arbeitstage. Pro Arbeitstag à 8 h behandelt sie im Durchschnitt 16 Patienten (16 BE). Sie wendet überwiegend Krankengymnastik an. Diese wird von der GKV seit 01.01.2024 mit 27,80 € honoriert (GKV Spitzenverband 2024b). Mit diesen Angaben können die Einnahmen der Mitarbeiterin A berechnet werden:

$$16\,(\text{BE}) \times 27{,}80\,€\,(\text{GKV}) \times 20\,(\text{Arbeitstage})$$
$$= 8896{,}00\,€\,/\,\text{Monat} \quad \blacktriangleleft$$

Die **Ausgaben** (Personalkosten)/**Monat pro Mitarbeiter** errechnen sich wie folgt:
Bruttogehalt pro Monat (erhält MA) **plus Lohnnebenkosten** (zahlt Arbeitgeber) **pro Monat**

Es wird ein Gehalt von 2900 € Brutto zugrunde gelegt, die Lohnnebenkosten betragen 670 €: Gehalt + Lohnnebenkosten = 3570 € Personalkosten. Kosten für Arbeitskleidung, Fortbildungen etc. sind hier noch nicht berücksichtigt.

Jetzt kann die Wirtschaftlichkeit für Mitarbeiterin A berechnet werden:

$$\text{Wirtschaftlichkeit} = \frac{\text{Einnahmen}: 8896{,}00\,€}{\text{Ausgaben}: 3570\,€} = 2{,}49$$

Je weiter der errechnete Wert für die Wirtschaftlichkeit des Mitarbeiters über 1 liegt, desto mehr trägt der Mitarbeiter zur Deckung der Fixkosten der Praxis sowie zur Gewinnsituation und damit zur Einnahmeverbesserung des Inhabers bei. Jeder einzelne Mitarbeiter erwirtschaftet im Idealfall einen Teil des Einkommens des Praxisinhabers. Dies ist erforderlich, da die Inhaber anteilig Verwaltungsaufgaben wahrnehmen (zwischen 15 und 100 %; Betz 2010) und in dieser Zeit selbst nicht behandeln können. Sobald Mitarbeiterin A aber Terminausfälle hat oder wegen Krankheit nicht zur Arbeit kommen kann, verschlechtert sich die Wirtschaftlichkeit entsprechend. Gleiches gilt für Fort- und Weiterbildungen oder andere Kosten, die vom Arbeitgeber für die Mitarbeiter übernommen werden.

Gewinn
Der Gewinn wird immer als absolute Größe, i. d. R. in €, angegeben und berechnet sich wie folgt:

$$\text{Gewinn} = \text{Einnahmen} - \text{Ausgaben}$$

oder betriebswirtschaftlich:

$$\text{Gewinn} = \text{Umsatz} - \text{Kosten}$$

Neben dem Gewinn kann eine Praxis auch Rentabilitätsziele haben.

Rentabilität
Rentabilität misst den Erfolg im Finanzprozess, d. h. die durch das eingesetzte Kapital erwirtschafteten finanziellen Mittel. Die Rentabilität wird entweder in Relation zum eingesetzten Kapital oder zum erwirtschafteten Umsatz gesetzt und ist damit eine relative Größe (%), im Gegensatz zum Gewinn (absolute Größe in €):

$$\text{Kapitalrentabilität}: \frac{\text{Gewinn}}{\text{Kapital}} \times 100$$

$$\text{Umsatzrentabilität}: \frac{\text{Gewinn}}{\text{Umsatz}} \times 100$$

Eine Rentabilitätsbetrachtung wäre z. B., wenn der Praxisinhaber Überschüsse erwirtschaftet hat, die er zunächst erst einmal sparen möchte und dann die Sparkasse oder Bank auswählt, die ihm die höchsten Zinsen für seine Spareinlage bezahlt. Die Zinsen können auch als Rendite bezeichnet werden (z. B. 3 % Zinsen auf das eingesetzte Kapital von 10.000 €). Die Rendite pro Jahr beträgt in diesem Beispiel 3 %, der Gewinn pro Jahr beträgt bei 3 % Zinsen 300 €. Dieses Beispiel veranschaulicht auch den Unterschied zwischen Rentabilität und Gewinn.

Ein weiteres Formalziel kann sich auf die Produktivität einer Praxis beziehen.

Produktivität
Produktivität ist das mengenmäßige Verhältnis zwischen Output und Input (eingesetzter Produktionsfaktoren). Die Formel für die Arbeitsproduktivität lautet:

$$\text{Arbeitsproduktivität} = \frac{\text{Ausbringungsmenge}}{\text{Arbeitsstunden}}$$

$$\text{z.B.}: \frac{80\,\text{Patienten}\,/\,\text{Woche}}{40\,\text{h}\,/\,\text{Woche}} = 2\,\text{Patienten}\,/\,\text{h}$$

Neben der Arbeitsproduktivität gibt es auch noch andere Produktivitätskennziffern, z. B. die Raumproduktivität, die Flächenproduktivität und die Mitarbeiterproduktivität (pro Tag/Woche/Monat/Jahr; BE = Behandlungseinheiten).

$$\text{Raumproduktivität} = \frac{\text{Anzahl BE}\ 480}{\text{Anzahl Behandlungsräume}\ 4}$$
$$= 120\,\text{BE}\,/\,\text{Raum}$$

Da die Unterauslastung der Praxisräumlichkeiten eines der Probleme therapeutischer Praxen darstellt (Abschn. 1.2.5), wird am nachfolgenden Beispiel aufgezeigt, wie die Raumproduktivität berechnet werden kann und welche Potenziale noch ausgeschöpft werden können.

Praxisbeispiel: Raumproduktivität

Linda L. hat seit einem halben Jahr eine Praxis für Logopädie mit 4 Behandlungsräumen. Diese hat sie voller Elan eingerichtet und sich voll und ganz auf die Arbeit konzentriert. Nun muss sie feststellen, dass ihr Gewinn zu wünschen übrig lässt und sie mit ihrem Geld nicht auskommt. Sie nimmt sich die Zeit und überlegt, ob sie etwas in ihrer Praxis optimieren kann.
Linda L. arbeitet 5 Tage in der Woche. Pro Tag behandelt sie 7 h lang Patienten und benötigt 1 h für Büroarbeiten. In 7 h könnte Linda L. maximal 7 Behandlungseinheiten (BE) à 45 min durchführen, inkl. 15 min Vor- und Nachbereitung, d. h.,

$$7\,\text{BE}\,/\,\text{Tag} \times 5\,\text{Tage}\,/\,\text{Woche} \times 4\,\text{Wochen}\,/\,\text{Monat}$$
$$= 140\,\text{BE}\,/\,\text{Monat}$$

Linda L. hat 3 Mitarbeiterinnen. Sie könnten 8 BE à 45 min, inkl. 15 min Vor- und Nachbereitung, pro Tag durchführen. Das sind dann

$$8\,\text{BE}\,/\,\text{Tag} \times 5\,\text{Tage}\,/\,\text{Woche} \times 4\,\text{Wochen}\,/\,\text{Monat}$$
$$= 160\,\text{BE}\,/\,\text{Monat pro Mitarbeiterin}$$

Bei 3 Mitarbeiterinnen wären das insgesamt 480 BE pro Monat. Zählt man die BE von Linda L. hinzu, käme man maximal auf insgesamt 620 BE, die man in insgesamt 4 Räumen durchführen könnte. Das entspräche einer Raumproduktivität von

$$620\,\text{BE} : 4\,\text{Räume} = 155\,\text{BE pro Raum}\,/\,\text{Monat}$$

Nun überprüft Linda L., wie viele BE im Monat in ihrer Praxis tatsächlich erbracht werden. Sie kommt auf insgesamt 480 BE. Das entspricht einer Raumproduktivität von

$$480\,\text{BE} : 4\,\text{Räume} = 120\,\text{BE pro Raum}\,/\,\text{Monat}$$

Diese Zahlen zeigen auf, dass die Produktivität noch verbessert werden kann, und zwar um insgesamt

$$620 - 480\,\text{BE} = 140\,\text{BE}\,/\,\text{Monat}$$

Das bedeutet in Bezug auf die 4 Behandlungsräume eine Verbesserung der Produktivität von

$$140\,\text{BE} : 4\,\text{Räume} = 35\,\text{BE pro Raum}\,/\,\text{Monat}$$

Linda L. muss nun überlegen, wie sie die Räume besser auslasten und zu weiteren BE kommen kann. ◀

2.3 Managementregelkreis und Managementaufgaben

Eine weitere Kennziffer ist die **Flächenproduktivität**. Sie ist jedoch nur dann aussagekräftig, wenn man Vergleichswerte anderer Praxen kennt. Die Berufsverbände oder auch Abrechnungsfirmen wie Theorg könnten solche Kennziffern liefern. Je höher die Anzahl der Behandlungseinheiten pro Praxisquadratmeter ist, desto produktiver und wahrscheinlich auch wirtschaftlicher arbeitet eine Praxis.

$$\text{Flächenproduktivität} = \frac{\text{Anzahl BE (z.B. 480)}}{\text{Praxisgröße in m}^2 \text{ (z.B. 200)}}$$
$$= 2{,}4 \text{ BE} / \text{m}^2$$

Die Produktivität kann auch in Bezug auf die Mitarbeiter (MA) berechnet werden:

$$\text{Mitarbeiterproduktivität} = \frac{\text{Anzahl BE}}{\text{Stundenzahl MA}}$$

Praxisbeispiel: Mitarbeiterproduktivität

Eine Physiotherapiepraxis hat 3 Mitarbeiter, davon 2 Vollzeitkräfte und 1 Teilzeitkraft (50 %). Die Behandlungszeit pro Patient beträgt im Durchschnitt 20 min, der Arbeitstag hat 8 h. Die Mitarbeiterproduktivität stellt sich wie folgt dar:

$$\text{Vollzeitkraft A}: \frac{20 \text{ BE} / \text{Tag}}{8 \text{ h}} = 2{,}5 \text{ BE}/\text{h}$$

$$\text{Vollzeitkraft B}: \frac{24 \text{ BE} / \text{Tag}}{8 \text{ h}} = 3{,}0 \text{ BE}/\text{h}$$

$$\text{Teilzeitkraft C} (50\%): \frac{8 \text{ BE} / \text{Tag}}{4 \text{ h}} = 2{,}0 \text{ BE}/\text{h}$$

Das Ergebnis zeigt, dass die Vollzeitkraft B die höchste Produktivität aufweist. Jetzt ist zu hinterfragen, warum die beiden anderen Mitarbeiter eine geringere Produktivität haben. Das kann mit abgesagten Terminen zusammenhängen, aber auch mit dem Krankheitsgrad der behandelten Patienten. So kann es sein, dass die Teilzeitkraft häufig die Patienten mit schwereren Erkrankungen behandelt und deshalb mehr als 20 min pro Patient benötigt, was dann auch gerechtfertigt wäre. Es sollte auch nicht ausschließlich die Produktivitätskennziffer zur Beurteilung herangezogen werden, sondern auch die Wirtschaftlichkeit. So kann es sein, dass die Teilzeitkraft C für ihre Patienten ein höheres Honorar pro BE abrechnen kann als die beiden Vollzeitkräfte. Damit hat sie zwar eine niedrigere Produktivität, aber eine höhere Wirtschaftlichkeit.

Wären häufige Terminausfälle die Begründung für die niedrige Produktivität der Teilzeitkraft, dann müssten Maßnahmen ergriffen werden, um die abgesagten Termine durch andere Patienten oder andere Tätigkeiten zu ersetzen. In diesem Fall würde die niedrige Produktivität mit einer niedrigen Wirtschaftlichkeit (keine Einnahmen durch Terminausfälle) einhergehen. Diese Situation erfordert schnelles Handeln zur Verbesserung der Produktivität und damit auch zur Verbesserung der Wirtschaftlichkeit. ◄

Je nach individueller Situation, in der sich die Praxis befindet, kann sich das Formalziel einer Praxis auf die Wirtschaftlichkeit, die Produktivität, den Gewinn oder die Rentabilität beziehen. Aus diesen Oberzielen leiten sich dann die Sachziele und daraus die betrieblichen Tätigkeiten der Praxis ab.

Formalziele, Sachziele und betriebliche Tätigkeiten im Zusammenhang
Wie Formalziele, Sachziele und betriebliche Tätigkeiten zusammenhängen, zeigt Tab. 2.1. Hier sind auch die Voraussetzungen für eine Zielformulierung berücksichtigt: Ziele sollen eindeutig und operational sein und zur Leistung motivieren.

Tab. 2.1 Formulierung von Zielen in therapeutischen Praxen am Beispiel des Formalziels Gewinn

Kriterien der Zielformulierung: Eindeutig nach …	Formalziel	Sachziel	Betriebliche Tätigkeiten
Inhalt	Gewinn erhöhen	a) Leistungsziel: Selbstzahlerangebote machen (die höhere Einnahmen und Gewinne erzielen als der GKV-Bereich)	a) Angebote konzipieren, Preis kalkulieren, Flyer erstellen
		b) Kostenziel: Materialkosten senken	b) Analyse, in welchem Bereich Materialkosten eingespart werden können
Ausmaß	Um 4000 € gegenüber 2024	a) 3600 € Gewinn	a) Pro Monat 10 Patienten für Selbstzahlerangebote gewinnen à 30 € Gewinn/Patient
		b) Um 400 € weniger Kosten als 2024	b) 400 € Einsparung für Materialien
Zeitpunkt	Bis 31.12.2025	a) Bis 31.12.2025	a) 120 Patienten bis 31.12.2025
		b) Bis 31.12.2025	b) Bis 31.12.2025
Organisationseinheit	Gesamte Praxis	a) Gesamte Praxis	a) Gesamte Praxis
		b) Gesamte Praxis	b) Gesamte Praxis
Operational (messbar)	Zahl für 2024 muss bekannt sein für den Vergleich.	a) Am 31.12.2025	a) Am 31.12.2025
		b) Am 31.12.2025	b) Am 31.12.2025
Realistisch/leistungsmotivierend	Wenn Einnahmen oder Ausgaben entsprechend verändert werden können, ansonsten muss das Ausmaß reduziert werden.	a) 10 Selbstzahlerangebote pro Monat zum Abgabepreis von 70 €/30 min bei je 30 € Gewinn sind realistisch	a) Mitarbeiter auswählen, die Interesse daran haben
		b) Durch Lieferantenwechsel und Verbrauchsreduzierung realisierbar	b) Vergleichsangebote anderer Lieferanten einholen; Einsparvorschläge von Mitarbeitern machen lassen

Die Tabelle liest sich wie folgt:

Zu Beginn des Jahres 2025 wird folgendes Formalziel aufgestellt: Der Gewinn soll gegenüber dem Jahr 2024 bis zum 31.12.2025 um 4000 € erhöht werden (Formalziel, Spalte 2).

Dies soll erreicht werden a) durch höhere Einnahmen und Gewinne aus Selbstzahlerangeboten mit einem Gewinn von 3600 € bis zum 31.12.2025. Um das zu realisieren, müssen Selbstzahlerangebote konzipiert und kalkuliert werden, die pro durchgeführtem Angebot 30 € Gewinn erzielen, z. B. eine Hotstone-Massage mit einer Dauer von 60 min, für die z. B. mindestens ein Abgabepreis von 70 € (Einnahme) berechnet wird, bei einem Gewinn von 30 €/Massage. Darüber hinaus muss ein Flyer erstellt, pro Monat 10 Patienten dafür gewonnen und Mitarbeiter ausgewählt werden, die Spaß daran haben, die Selbstzahlerangebote durchzuführen. Bis zum 31.12.2025 müssen 120 Patienten diese Selbstzahlerangebote in Anspruch genommen haben (120 × 30 € Gewinn). Da durch Selbstzahlerleistungen insgesamt 3600 € Gewinn erzielt werden können, fehlen nun noch 400 €, um das Ziel von 4000 € zu erreichen.

2.3 Managementregelkreis und Managementaufgaben

Deshalb wird ein zweites Sachziel b) „Materialkosten senken" angestrebt, also eine Kostensenkung im Bereich der Materialkosten um 400 € bis 31.12.2025. Um das zu realisieren, müssen 400 € eingespart werden. Dafür ist zu analysieren, in welchem Bereich Materialkosten eingespart werden können (Therapie- oder Verwaltungsbereich). Realistisch ist es, einerseits den Verbrauch an Therapiematerial zu reduzieren. Die Mitarbeiter können dafür Vorschläge machen. Andererseits können Vergleichsangebote von verschiedenen Lieferanten eingeholt werden, um die Einkaufskosten zu senken.

Die Erhöhung des Gewinns um 4000 € wird in diesem Beispiel sowohl a) durch Gewinne aus Selbstzahlerangeboten in Höhe von 3600 € als auch b) durch Einsparung von Materialkosten in Höhe von 400 € erzielt.

Sind die Ziele aufgestellt, muss im nächsten Schritt geplant werden, wie die Ziele erreicht werden sollen.

2.3.2 Planen

Praxisinhaber müssen eine Planung machen, die sich auf die betriebswirtschaftlichen Ziele bezieht. Hierauf wird aber in therapeutischen Praxen oftmals verzichtet, weil der Nutzen nicht gesehen wird und die Vorgehensweise unbekannt ist (Betz 2010). Stattdessen werden die Urlaubszeiten und der Betriebsausflug geplant, was sicher wichtig, aber nicht ausreichend ist.

Die Planung der betriebswirtschaftlichen Ziele (Umsatz, Kosten, Gewinn, Anzahl Behandlungseinheiten pro Jahr etc.) erfordert zum einen betriebswirtschaftliche Kenntnisse, wie sie mit diesem Buch vermittelt werden. Zum anderen erfordert die Planung Zeit. Dieser Zeitbedarf ist beim erstmaligen Vorgehen nach dem Managementregelkreis größer als in den Folgejahren. Bei erstmaliger Zielsetzung und Planung sollte ein Zeitbedarf von zwei Arbeitstagen/Jahr eingeplant werden. In den Folgejahren kann die benötigte Zeit für Zielsetzung und Planung auf einen Arbeitstag pro Jahr reduziert werden, da auf bereits vorliegenden Planungen aufgebaut werden kann. Der Nutzen, der Praxisinhabern daraus entsteht, ist ggf. eine bessere Wirtschaftlichkeit, Zeitgewinn bei der Durchführung der Aufgaben, ein besserer Überblick über die anstehenden Aufgaben und die Sicherung des zukünftigen Praxiserfolgs.

▶ Die in Planung investierte Zeit wird mehrfach wieder eingespart und ermöglicht eine ausgewogene Work-Life-Balance. Es verhält sich hier ähnlich wie bei der Urlaubsplanung: Durch das Aufstellen einer Checkliste (Planen) spart man zu Hause Zeit beim Packen (Durchführen) und am Urlaubsort Zeit für Einkäufe (Durchführen), weil nichts fehlt.

Planung kann ganz allgemein als gedankliche Vorwegnahme zukünftigen Handelns definiert werden. Ausgangspunkt für die Planung sind die Ziele des Unternehmens.

Planung ist erforderlich, um

- die gesetzten Ziele erreichen zu können,
- betriebliche Probleme im Voraus zu erkennen und zu strukturieren,
- eine Basis für wirtschaftliches Handeln zu haben,
- den Prozess der Leistungserstellung wirtschaftlich zu gestalten und
- wirksame Kontrolle durchführen zu können.

2.3.2.1 Gesamt- und Teilpläne

Das Ergebnis der Planung sind Pläne, und zwar zunächst einmal Teilpläne, die dann zu einem Gesamtplan zusammengeführt werden.

Teilpläne beziehen sich auf einzelne Funktionsbereiche oder Abteilungen einer Klinik oder Praxis, z. B. Teilpläne der Abteilungen Physiotherapie, Ergotherapie und Logopädie oder Teilplan der Abteilung Pädiatrie, Teilplan Finanz- oder Personalabteilung etc. Diese Teilpläne können verschiedene Aspekte beinhalten. Dies wird zunächst am Beispiel einer Klinik dargestellt.

So kann z. B. die Gesamtplanung der Physiotherapieabteilung einer Rehaklinik folgende Teilpläne enthalten:

- Personalplanung
- Materialplanung
- Anzahl der Behandlungseinheiten
- Planung der Instandhaltungsmaßnahmen und zu erneuernden Geräte
- Planung der Fortbildungen der Mitarbeiter

Verantwortlich für die Erstellung der Teilpläne sind die jeweiligen Abteilungsleiter, im genannten Beispiel der Leiter der Physiotherapie.

Diese Teilpläne werden von der Klinikleitung zu Gesamtplänen zusammengeführt und integrieren alle Bereiche/Abteilungen einer Klinik (Abb. 2.9).

Ähnlich läuft ein Planungsprozess für Praxisinhaber von Zweit- oder Drittpraxen ab. Jede Praxis erstellt ihren individuellen Teilplan, der dann zu einem Gesamtplan aller zwei oder drei Praxen zusammengeführt wird.

Planung in einer Praxis
In einer Praxis kann der Gesamtplan folgende Teilpläne beinhalten:

- Umsatz-/Einnahmenplanung (Anzahl Patienten × durchschnittlicher Kassensatz)
- Kosten-/Ausgabenplanung
- Planung der Anzahl der Behandlungseinheiten
- Materialplanung
- Personalplanung
- Finanzplanung
- Gewinnplanung

- Planung der Fortbildungen (Inhaber und Mitarbeiter)
- Investitionsplanung (z. B. Überlegungen, wann welche Geräte, Behandlungsbänke, Computer etc. ersetzt werden müssen)
- Planung der Marketingmaßnahmen (Leistungsangebot, Flyer, Anzeige im Branchenbuch etc.)

Letztendlich müssen alle Einnahmenbereiche (Umsatz) einer Praxis sowie alle Ausgabenbereiche (Kosten) geplant werden. Dies ermöglicht dann auch, die Gewinne (Umsatz minus Kosten) einer Praxis zu planen. Diese Gewinnplanung ermöglicht dann eine Einschätzung, wie wirtschaftlich oder unwirtschaftlich eine Praxis arbeitet. Empirische Studien haben gezeigt, dass Praxisinhaber oftmals nicht genau wissen, wie sie ihre Gewinne im Voraus planen sollen (Betz 2010).

▶ Um Gewinne im Voraus planen zu können und nicht dem Zufall zu überlassen, müssen alle Ausgaben und alle Einnahmen (Honorare der GKV und der privaten Krankenversicherung [PKV], Selbstzahler) für 1 Jahr im Voraus geplant werden. Dies kann aufgrund von Erfahrungswerten (z. B. aus den Vorjahren) oder auf Basis von Schätzungen erfolgen. Durch die Differenz zwischen Einnahmen- und Ausgabenplanung ergibt sich bei guter Planung ein Gewinn, bei schlechter Planung ein Verlust.

Abb. 2.9 Zusammenhang zwischen Teilplänen und Gesamtplan am Beispiel einer Klinik

Stellt man dann in der Planung schon fest, dass die Wirtschaftlichkeit unbefriedigend ist, kann man frühzeitig überlegen, wie man entweder die Einnahmen erhöhen oder die Ausgaben senken kann. Ist beides nur schwierig möglich, dann wird man die gesetzten Ziele anpassen müssen. Ohne Planung würde man diese Erkenntnisse erst dann gewinnen, wenn eine schlechte Wirtschaftlichkeit bereits eingetreten ist. Dann ist es erfahrungsgemäß meistens zu spät, um für das laufende Jahr noch Gegenmaßnahmen zu entwickeln.

Wie sich die Planung einer Praxis zusammensetzen kann, zeigt Tab. 2.2.

Zunächst wird pro Planungsparameter der Jahreswert geschätzt und sodann der Jahresgewinn oder -verlust errechnet. Je nach Ergebnis wird die Planung ggf. nach oben oder unten korrigiert. Dies kann dadurch erfolgen, dass Einnahmen höher eingeplant werden, z. B. mit mehr Selbstzahlerangeboten. Es kann aber auch überlegt werden, ob und ggf. welche Ausgaben gesenkt werden können. Diese Überlegungen können mehrfach gemacht werden, bis das Ergebnis den Wünschen bzw. den Zielen der Praxis entspricht. Erst dann werden die Jahresgesamtwerte auf die einzelnen Monate heruntergebrochen, entweder gezwölftelt oder an saisonale Besonderheiten angepasst (z. B. in der Physiotherapie mehr Behandlungen in den Winter- als in den Sommermonaten wegen vermehrter Stürze/Unfälle).

2.3.2.2 Planungsarten
Je nach Zeitbezug des Plans unterscheidet man folgende Planungsarten:

- Strategische Planung
- Taktische Planung
- Operative Planung

Die **strategische Planung** wird für 3–4 und mehr Jahre (Langfristplanung) erstellt und in einer Klinik von der Klinikleitung, in einer Praxis vom Praxisinhaber festgelegt. Aufgrund des langen Planungszeitraums beinhaltet die Planung einen hohen Grad an Ungewissheit. Es handelt sich um eine sog. Grundsatzplanung, aus der Strategien abgeleitet werden.

Die **taktische Planung** wird für einen Zeitraum zwischen 1 und 3 Jahren (Mittelfristplanung) erstellt und in der Klinik vom Middle Management, in der Praxis vom Praxisinhaber festgelegt. Aufgrund des kurzen Planungszeitraums ist sie mit geringerer Ungewissheit behaftet. Die taktische Planung ist Bindeglied zwischen strategischer und operativer Planung. Sie ist detaillierter als die strategische Planung. Ein Beispiel für eine taktische Planung gibt Tab. 2.3.

Die **operative Planung** wird für einen Planungszeitraum bis zu 1 Jahr (Kurzfristplanung) erstellt. Diese Kurzfristplanung beinhaltet relativ konkrete Maßnahmenpläne, die aus den Vorgaben der taktischen Pläne abgeleitet werden. In der Klinik werden diese vom Lower oder Middle Management, in der Praxis vom Praxisinhaber oder auch seinen Mitarbeitern umgesetzt.

2.3.2.3 Planungsgrundsätze
Planungsgrundsätze sind Regelungen, nach denen die Planung möglichst einheitlich in der gesamten Praxis/Klinik durchgeführt werden soll. Sie untergliedern sich in folgende Aspekte:

- Grundsatz der Vollständigkeit: Alle internen und externen Gegebenheiten sollen berücksichtigt werden.
- Grundsatz der Hierarchie: Alle Führungsebenen sollen einbezogen werden (Klinik: Lower, Middle und Top Management; Praxis: Inhaber und Mitarbeiter).
- Grundsatz der Genauigkeit: Die Planung soll dem Planungszweck gerecht werden (keine Genauigkeit um jeden Preis); unterschieden werden Grob- und Feinplanung.
- Grundsatz der Flexibilität: Erkennbare Veränderungen sind zu berücksichtigen.

Sind die Planungsgrundlagen erarbeitet, muss über die Planung bzw. den Plan entschieden werden, damit die Praxis/Klinik danach handeln kann.

Tab. 2.2 Planungsparameter einer Praxis

	Planungsparameter	Gesamt 2025	Jan.	Feb.	März	April	Mai	Juni	Juli	Aug.	Sept.	Okt.	Nov.	Dez.
Einnahmen (E)	GKV-Honorare													
	PKV-Honorare													
	Selbstzahler													
	Sonstige													
	Einnahmen gesamt													
Ausgaben (A)	Personal													
	Therapiematerial													
	Büromaterial													
	Miete, Energie, Wasser													
	Versicherungen/Beiträge													
	Anschaffungen Therapie													
	Anschaffungen Büro													
	Wartung/Handwerker													
	Marketing													
	Sonstige													
	Ausgaben gesamt													
E − A =	**Gewinn oder Verlust**													

2.3 Managementregelkreis und Managementaufgaben

Tab. 2.3 Beispiel für eine taktische Planung: Aufbau eines 3-Jahres-Plans für 2025 bis 2027 in einer interdisziplinären Praxis. (*SI* Sensorische Integration)

3 Jahresplanung 2025–2027 Verantwortlich: Praxisinhaber		Beteiligte Mitarbeiter: Frau Schmidt		
		Maßnahmen		
Planungskriterien	Zielsetzung bis Ende 2027	2025	2026	2027
Formalziel: Wirtschaftlichkeit	Einnahmen um 10 % erhöhen	Einnahmesteigerung um 3 %	Einnahmesteigerung um 5 %	Einnahmesteigerung um 2 %
Leistungsangebot	Spezialisierung im Bereich Pädiatrie	Information Pädiater, Vorträge für Eltern, Flyer	Steigerung der Bobath-Behandlungen	Steigerung der SI-Behandlungen
Behandlungskapazitäten	Verbesserung der Auslastung um 20 %	Mitarbeiterin A bitten, Teilzeitanteil zu reduzieren	Zusätzliche Mitarbeiterin einstellen	Vormittags den Schwerpunkt Senioren ausbauen
Servicequalität	Wartebereich für Eltern und Kinder ansprechender gestalten	Kostenvoranschlag vom Malerbetrieb einholen und Neuanstrich	Neue Spielmaterialien beschaffen	Bildschirm für Gesundheitsvideos anschaffen
Behandlungsqualität	Patientenzufriedenheit von durchschnittlich 2,5 auf die Note 1,5 steigern	Sauberkeit und Hygienestandards verbessern	Hausaufgabenprogramme für Eltern/Kinder entwickeln	Arbeitsmaterialien optimieren (Schaukel für SI-Behandlung)
Personal	Flexibilisierung der Arbeitszeit	Modell gemeinsam mit Mitarbeitern entwickeln	Jobsharing einführen	Zeitkonten einrichten
Investitionen	Behandlungsbänke erneuern	Austausch in Raum 1 Fangolieferant wechseln	Austausch in Raum 2	Austausch in Raum 3
Kosten	Senkung der Materialkosten um 10 %		Büromaterialverbrauch um 5 % senken	Verschwendung um 3 % senken
Fortbildungen	Fokussierung auf pädiatrische Fortbildungen	Mitarbeiter A macht Bobath-Fortbildung	Mitarbeiter B macht SI-Fortbildung	Inhaber macht Bobath-II-Kurs

2.3.3 Entscheiden

Eine Entscheidung ist die Auswahl einer von zwei oder mehreren Handlungsalternativen (z. B. alternative Pläne), die dem Entscheidungsträger zur Realisierung eines Zieles zur Verfügung stehen. Solche Entscheidungen beziehen sich auf die Ziele der Praxis/Klinik, die Maßnahmen zur Erreichung der Ziele sowie die Verteilung der Ressourcen (Finanzen, Personal, Behandlungskapazitäten).

Ist die Entscheidung für einen Plan getroffen, dann legitimiert sie zum Handeln, d. h. zur Umsetzung der Pläne und zur Steuerung der Maßnahmen. Solange keine Entscheidung getroffen wird, können die Maßnahmen noch nicht umgesetzt werden.

Bei solchen Entscheidungen handelt es sich primär um situative Entscheidungen. Sie werden getroffen, um das aktuelle betriebliche Geschehen entsprechend den sich stets ändernden Anforderungen und Rahmenbedingungen anzupassen.

2.3.3.1 Entscheidungen bei Sicherheit/Unsicherheit

Man unterscheidet zwischen

- Entscheidungen bei Sicherheit und
- Entscheidungen bei Unsicherheit.

Von Entscheidungen bei **Sicherheit** spricht man, wenn klar ist, was in Zukunft passieren wird. Die Entscheidung ist nicht von einer unberechenbaren Umwelt (Wetter, Aktienkurse etc.) abhängig. Der Entscheider kennt die Bedingungen, unter denen die Entscheidung getroffen wird. Das kann der Fall sein, wenn der Entscheider ein gebrauchtes Praxisauto kaufen möchte und dafür ein Budget von 15.000 € zur Verfügung hat. Innerhalb dieses Budgets kann er entscheiden, welches Auto er kaufen möchte. Zur Auswahl des Autos kann er beispielsweise nur ein Kriterium heranziehen (z. B. den Benzinverbrauch). In diesem Fall handelt es sich um eine eindimensionale Entscheidung. Er kann aber auch mehrere Kriterien heranziehen (z. B. zusätzlich zum Verbrauch noch das Baujahr, die Anzahl der Sitzplätze und den Preis). Dann handelt es sich um eine mehrdimensionale Entscheidung.

Entscheidungen bei **Unsicherheit** liegen dann vor, wenn nicht allein vom Entscheider abhängig ist, was in Zukunft passieren wird, sondern auch unberechenbare Umweltsituationen/-zustände (z. B Verhalten von Mitbewerbern, Gesundheitsreform, Wetter am Tag der offenen Tür) darauf Einfluss nehmen können.

2.3.3.2 Entscheidungshilfen

Um Entscheidungssituationen richtig beschreiben und darstellen zu können, werden Entscheidungssituationen häufig in Form einer Matrix erfasst.

Die Entscheidungsmatrix ist eine Methode zur Darstellung von Entscheidungssituationen. Tab. 2.4 liefert ein Beispiel.

Hierbei stellen die Zeilen die Handlungsalternativen (A 1, A 2, A 3) und die Spalten die Umweltsituationen oder Merkmalsausprägungen (M 1, M 2, M 3, M 4) dar. Umweltsituationen sind Randbedingungen, die die Ergebnisse, die sich auf Grund einer Entscheidung ergeben, beeinflussen.

Auf Basis der mittels Entscheidungsmatrix vorbereiteten Alternativen kann eine Entscheidung getroffen und nachvollziehbar gemacht werden. Diese legitimiert zum Handeln, d. h. zur Realisation der Pläne und zur Steuerung der Maßnahmen.

Tab. 2.4 Entscheidungsmatrix am Beispiel „Kauf eines Praxisautos". (In Anlehnung an Kaspers 2000)

Merkmal/Alternative	M 1 Baujahr	M 2 Verbrauch (l)	M 3 Sitzplätze	M 4 Preis (€)*
A 1 VW Golf	05/2013	4,7	5	14.990
A 2 Opel Zafira	10/2018	5,0	7	14.970
A 3 Ford Fiesta	08/2020	4,7	5	14.940

A Alternative, *M* Merkmal.
* Internetpreis bei AutoScout24 für Gebrauchtwagen mit Dieselmotor 2024

Abb. 2.10 Organigramm einer Praxis

2.3.4 Organisieren/Realisieren

Um die in der Planung und im Entscheidungsprozess festgelegten Maßnahmen durchführen zu können, ist eine Organisation erforderlich.

Der Begriff „Organisation" kann aus 3 unterschiedlichen Perspektiven betrachtet werden:

- Instrumental (als hierarchische Ordnung/Aufbauorganisation): Die Praxis **hat** eine Organisation.
- Funktional (als Tätigkeit/Ablauforganisation): Die Praxis **wird** organisiert.
- Institutional (als soziales System): Die Praxis **ist** eine Organisation.

2.3.4.1 Aufbauorganisation

Als Aufbauorganisation wird die hierarchische Ordnung bezeichnet, die vom Praxisinhaber festgelegt wird. Sie regelt, welche Stellen (Arbeitsplätze) benötigt werden, wie die Arbeit auf diese Stellen aufgeteilt wird und wie die Beziehungen der Stellen zueinander gestaltet werden sollen. Weiterhin muss festgelegt werden, ob und wie Kompetenzen, Zuständigkeiten und Verantwortungen verteilt werden sollen, wer welche Entscheidungs- und Weisungsbefugnisse erhält und wer wem unter- bzw. überstellt ist. So muss z. B. festgelegt werden, ob es neben dem Praxisinhaber noch einen fachlichen Leiter geben soll und welche anderen Mitarbeiter diesem Leiter unterstellt werden.

Hilfreich können in diesem Zusammenhang Stellenbeschreibungen sein (Abschn. 4.2.1), die sowohl die Tätigkeiten einzelner Arbeitsplätze (Stellen) beschreiben, als auch die Über- und Unterstellungen sowie Vertretungsregelungen im Krankheits- oder Urlaubsfall beinhalten. Auch können die Kommunikationsbeziehungen geregelt werden (wer muss wem welche Informationen oder Berichte geben). Die hierarchische Ordnung kann in einem Organigramm dargestellt werden (Abb. 2.10).

Dieses Organigramm zeigt auf, dass der Praxisleitung insgesamt 4 Mitarbeiterinnen unterstellt sind. 3 Mitarbeiterinnen sind ihr direkt unterstellt, eine Mitarbeiterin ist einer Fachleitung unterstellt. Die Fachleitung kann der Therapeutin Silke M. Anweisungen erteilen, nicht aber den beiden anderen Therapeutinnen. Ebenso wenig können die Therapeutinnen Petra R. und Angelika Z. der Therapeutin Silke M. Anweisungen geben.

2.3.4.2 Ablauforganisation

Neben der hierarchischen Struktur der Praxis muss der Praxisinhaber klare Regelungen zu den funktionalen Abläufen innerhalb einer Praxis treffen. Ziele der Ablauforganisation sind u. a. die Optimierung der Personal- und Betriebsmittelauslastung sowie ein möglichst optimaler Praxisdurchlauf der Patienten.

Dafür sind alle Handlungsabläufe und Arbeitsprozesse zeitlich und räumlich festzulegen, mit anderen Worten: Der Praxisinhaber muss alle Schritte festlegen, die für die Behandlung des Patienten erforderlich sind – vom Klingeln des Patienten an der Praxistür bis zum Verlassen der Praxis.

Es sind aber nicht nur die einzelnen Schritte für die Patienten zu regeln, sondern auch die einzelnen Arbeitsschritte, die die Therapeuten durchführen müssen, von der Begrüßung des Patienten, dem Heraussuchen der Patientenakte, der Bereitstellung von Materialien über die Durchführung der Therapie bis hin zur Dokumentation der Behandlungseinheit und zum Kassieren des Eigenanteils (für eine detaillierte Beschreibung der Aufgaben der Praxisorganisation und -verwaltung s. Betz 2024).

Zur Optimierung von Abläufen kann man die Abläufe, die sich in einer Praxis eingespielt haben, beobachten und den entsprechenden Zeitbedarf protokollieren. So können einerseits sog. Zeitfresser ermittelt und abgebaut werden. Andererseits können Abläufe neu festgelegt werden. Die Aufgabe der Beobachtung und Dokumentation können Praktikanten oder Studierende übernehmen.

Abb. 2.11 zeigt, wie solch eine zeitliche Erfassung und Dokumentation im Physiotherapiebereich aussehen kann.

2.3.4.3 Organisation als soziales System

Damit die Praxis als soziales System gut funktioniert, ist der Praxisinhaber dafür verantwortlich, dass die Kommunikation zwischen ihm und den Mitarbeitern geregelt wird, aber auch die Kommunikation der Mitarbeiter untereinander. Dies kann in regelmäßig angesetzten Teamsitzungen oder in individuellen Einzelgesprächen erfolgen. Darüber hinaus ist die Art und Weise der Kommunikation aller Mitarbeiter mit ihren Patienten und Angehörigen zu regeln. Dies kann in den im Leitbild formulierten Grundsätzen zum Ausdruck gebracht werden (Abschn. 2.2.3).

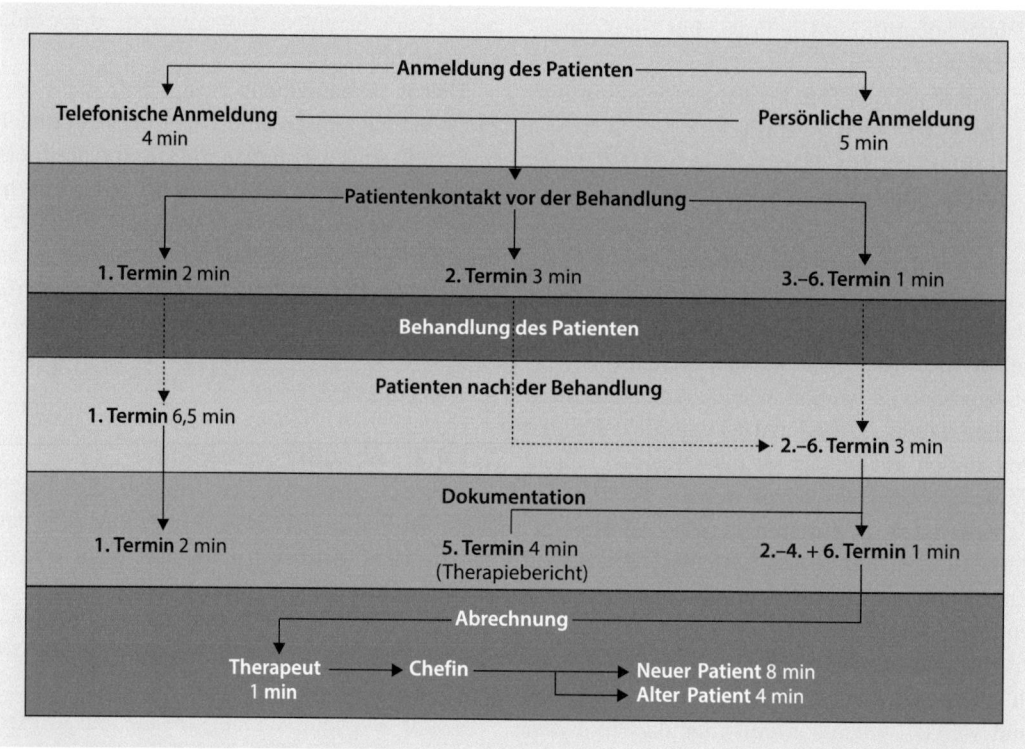

Abb. 2.11 Zeitliche Erfassung der Abläufe von 6 Therapieeinheiten. (Dördelmann et al. 2008 mit freundlicher Genehmigung)

2.3.5 Zielkontrolle und Controlling

Die Begriffe „Zielkontrolle" und „Controlling" stellen keine Synonyme dar, sondern haben unterschiedliche Bedeutung. **Kontrolle** ist ein Bestandteil des Controllings, wobei das Controlling deutlich umfassender ist als die Kontrolle. Bei der Kontrolle handelt es sich um einen Soll-Ist-Vergleich. Die am Jahresbeginn aufgestellten Ziele (Soll) müssen im Jahresverlauf im Hinblick auf die Realisierung (Ist) kontrolliert werden. Dies geschieht in regelmäßigen Abständen (monatlich, quartalsweise, jährlich). Es wird genau geprüft, ob die durchgeführten Maßnahmen zur Zielerreichung geführt haben oder nicht. Falls erforderlich, müssen aufgrund von Abweichungen die Ursachen ermittelt und Korrekturen vorgenommen werden. Voraussetzung für die Kontrolle ist die Erfassung der geplanten Maßnahmen sowie ein Informationssystem (z. B. der Steuerberater, der monatlich Soll-Ist-Vergleiche zur Verfügung stellt, oder Abrechnungsfirmen wie Theorg, Optadata etc.).

und Leuchttürmen, um sein Schiff auf Kurs zu halten. Abweichungen vom Kurs werden sofort von seinem Navigationsoffizier an die Brücke gemeldet, woraufhin der Steuermann die Anweisung zur Korrektur des Kurses erhält. Der Grad der Zielerreichung wird ständig an die Handelnden zurückgemeldet. Führt die Handlung (eingeschlagener Kurs) nicht zum Ziel (Hafen), so folgt eine Information über die Abweichung, die dann wiederum eine Reaktion des Handelnden nach sich zieht (Kursänderung). Am Ende wird der Zielhafen erreicht.

Der Begriff **Controlling** geht weit über den der Kontrolle hinaus und beinhaltet, abgeleitet vom englischen Verb „to control", das Lenken, Steuern, Regeln, Planen, Kontrollieren und Überwachen der gesamten Praxisprozesse. Controlling steht auch für eine zielorientierte Führung, bei der gemeinsam mit dem einzelnen Mitarbeiter Ziele vereinbart werden. Im betriebswirtschaftlichen Kontext, speziell im Bereich der therapeutischen Praxen, könnte so ein gemeinsam vereinbartes Ziel wie folgt lauten:

Praxisbeispiel: Zielkontrolle

Praxisinhaberin M. hat geplant, dass sie bis zum Ende des Kalenderjahres 3600 € Gewinn mit Selbstzahlerangeboten machen möchte und dafür pro Monat 10 Patienten gewinnen muss. Nun kann sie jeden Monat überprüfen, ob sie die 10 Patienten gewonnen hat. Wenn sie weniger Patienten gewonnen hat, muss sie prüfen, warum das so ist und wie sie das zum Positiven hin verändern kann. Sie könnte z. B. Marketing betreiben und Flyer erstellen, in denen der Zielgruppe das Angebot vorgestellt wird. Weiterhin könnte sie hinterfragen, ob die Selbstzahlerangebote die Zielgruppe auch ansprechen oder ob die Angebote verändert werden sollten. ◀

Um die Vorgehensweise der Zielkontrolle zu verdeutlichen, kann folgende Metapher herangezogen werden (in Anlehnung an Kirsten und Müller-Schwarz 2005): Ein Kapitän hat einen bestimmten Hafen als Ziel, den er ansteuert. Dabei orientiert er sich an den Sternen

Praxisbeispiel: Controlling

Mitarbeiterin Petra R. soll allen Patientinnen, die in Frage kommen, die Selbstzahlerangebote anbieten und jeden Monat mindestens 4 Patientinnen dafür gewinnen. Anreiz für Petra R. ist eine 10%ige Beteiligung am Umsatz ihrer monatlich angeworbenen Patienten. Diese vereinbarten Zahlen werden regelmäßig überprüft, um frühzeitig zu erkennen, ob Petra R. ihre Ziele erreicht. Werden die Ziele voraussichtlich nicht erreicht, kann rechtzeitig geprüft werden, warum die Ziele nicht erreicht werden (Abweichungs- und Ursachenanalyse). So können gemeinsam mit Petra R. Maßnahmen entwickelt werden, die eine Zielerreichung ermöglichen. ◀

▶ Wesentliche Controlling-Funktionen umfassen die Aufbereitung von Informationen, Daten und Fakten, die Abstimmung der gesamten Planung in der Praxis aufeinander, u. a. durch Budgetierung (s. Tab. 2.2), sowie die Abweichungs- und Ursachenanalyse.

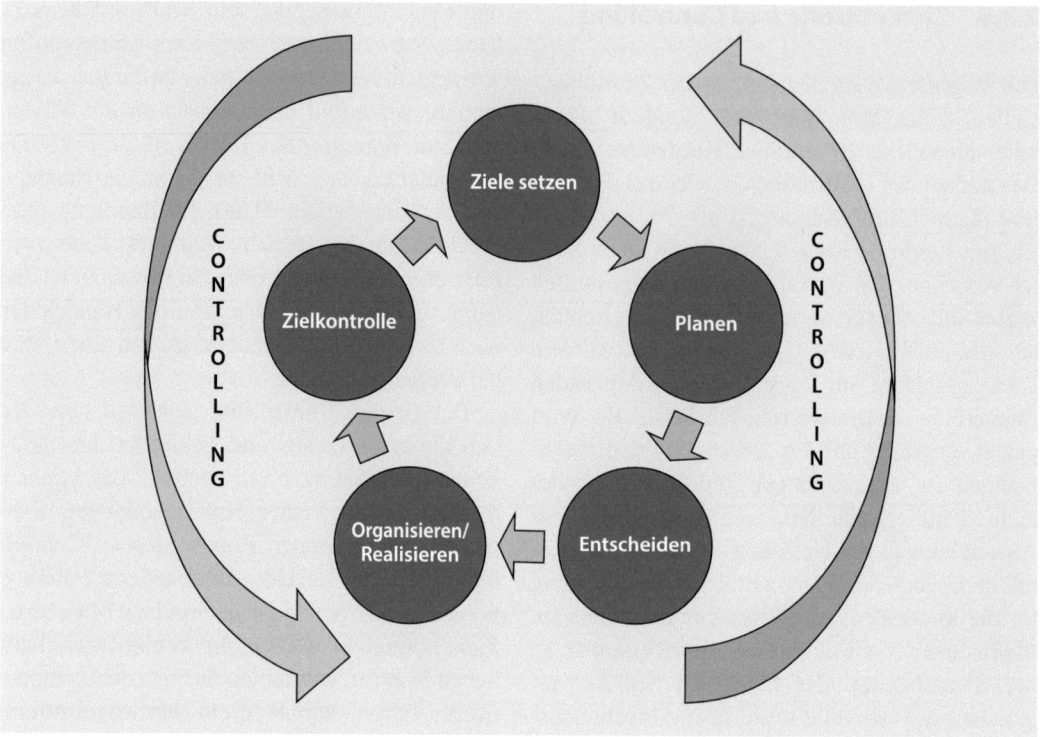

Abb. 2.12 Bedeutung des Controllings

Für die Wahrnehmung der Controlling-Funktionen ist der Praxisinhaber verantwortlich. Abb. 2.12 verdeutlicht die umfassende Bedeutung des Controllings.

Neben den Aufgaben des Praxismanagements sind Praxisinhaber auch verantwortlich für die Weiterentwicklung ihrer Praxis. Dazu ist es erforderlich, die aktuellen Strömungen im Bereich des Managements wahrzunehmen und zu prüfen, welche Relevanz sie für die eigene Praxis haben. Der folgende Abschnitt gibt einen Überblick über die aktuellen Entwicklungen in der Unternehmensführung, die insbesondere für Verantwortliche im Gesundheitswesen von Bedeutung sind.

2.4 Aktuelle Entwicklungen der Unternehmensführung

Ausgangssituation

Praxisinhaber N. hat am jährlichen Kongress seines Berufsverbands teilgenommen. Dort hat er sich mit verschiedenen Kollegen ausgetauscht. Einige haben ihre Praxis im Bereich QM zertifizieren lassen, und Inhaber N. fragt sich, ob das für ihn auch eine Option sein könnte. Andere Kollegen berichten über Maßnahmen zur Gesundheitsförderung, die sie für ihre Mitarbeiter einführen wollen. Inhaber N. wurde auf dieses Thema bereits von einer sei-

2.4 Aktuelle Entwicklungen der Unternehmensführung

ner Mitarbeiterinnen angesprochen und möchte nun Informationen dazu sammeln. Er hat auch in einem Vortrag den Begriff „Benchmarking" gehört, konnte sich darunter aber nicht sehr viel vorstellen. Ein ehemaliger Kollege hat ihm von der Umstrukturierung seines Arbeitsplatzes berichtet und von Change Management gesprochen. Diese aktuellen Themen, die Inhaber N. auf dem Kongress beschäftigt haben, werden in diesem Kapitel aufgegriffen. ◄

Das Beständige ist die Veränderung. Dieser Satz ist Ausgangspunkt für die Inhalte dieses Abschnitts. Praxisinhaber müssen die aktuellen Entwicklungen in der Unternehmensführung kennen, um sich im Rahmen der Praxisführung auf diese Entwicklungen einstellen zu können. Im Gesundheitswesen wird das Praxismanagement u. a. durch folgende Themen beeinflusst:

- BGF
- Qualitätsmanagement (QM)
- Change Management
- Benchmarking

Diese Themen werden im Folgenden einzeln betrachtet. Darüber hinaus wird seit Anfang 2024 aufgrund eines Referentenentwurfs (Entwurf eines Gesetzes zur Reform der Berufe in der Physiotherapie) des Bundesministeriums für Gesundheit das Thema der Akademisierung bzw. Teilakademisierung in den Therapieberufen heftig diskutiert (Merz 2024). Der geplante Direktzugang, der akademisierten Therapeuten ermöglicht werden soll (Ärzteblatt 2024), wird das Praxismanagement natürlich ebenfalls beeinflussen, und Praxisinhaber müssen sich und ihre Mitarbeiter auf diese Änderungen vorbereiten. Dieses Thema wird nachfolgend nicht weiter betrachtet, da sich der Gesetzesentwurf bisher nur auf die Physiotherapie bezieht und die Rahmenbedingungen zum Zeitpunkt der Manuskripterstellung dieser Auflage noch nicht beschlossen sind.

2.4.1 Betriebliche Gesundheitsförderung als Führungsaufgabe

Die Gesunderhaltung der Mitarbeiter gewinnt zunehmend an Bedeutung. Dies gilt insbesondere vor dem Hintergrund der demografischen Veränderungen und dem damit verbundenen Fachkräftemangel. Verantwortliche in Unternehmen werden zunehmend gefordert, Konzepte zur Gesundheitsförderung und Prävention ihrer Mitarbeiter zu entwickeln, damit die Mitarbeiter auch in Zukunft noch gesund und leistungsfähig sind. „Gesundheitsmanagement ist Führungsaufgabe", forderten Badura et al. bereits im Jahr 1999. Dies gilt für alle Berufsgruppen und alle Branchen.

Die Entwicklung der BGF ist in den letzten Jahren vorangeschritten, und viele Unternehmen haben Handlungsbedarf erkannt. Aber von einigen Unternehmen wird die Problematik heute noch nicht gesehen, insbesondere in Unternehmen mit einem niedrigen Durchschnittsalter der Belegschaft (Betz 2010). Von den Bundesministerien für Gesundheit (BMG o. J.) und Bildung und Forschung (BMBF) werden seit einigen Jahren immer wieder neue Initiativen gestartet, um aufzuklären und Aktivitäten der Unternehmen zur Gesundheitsprävention ihrer Mitarbeiter anzuregen sowie den Bereich der BGF und das Gesundheitsmanagement zu stärken (www.bmg.bund.de/praevention/betriebliche-gesundheitsfoerderung.html (o. J.) und www.bundesgesundheitsministerium. de o. J.). So sind z. B. die steuerlichen Erleichterungen für Arbeitgeber und Arbeitnehmer oftmals nicht bekannt (BMG 2010; s. auch Abschn. 4.4.4). Auch sind die gesetzlichen Krankenkassen nach § 20a SGB V dazu verpflichtet, einen festgelegten Anteil ihrer Einnahmen aus Mitgliedsbeiträgen für präventive Maßnahmen ihrer Mitglieder wieder zu verausgaben.

Das körperliche, psychische und soziale Wohlbefinden der Mitarbeiter wird nicht nur durch das private Umfeld, sondern auch in hohem Maße durch den Arbeitsplatz und die gesamte

Organisation beeinflusst. Deshalb ist der Arbeitgeber für die Gesundheit seiner Mitarbeiter mitverantwortlich. Darüber hinaus sind Arbeitgeber gesetzlich verpflichtet, die Gesundheit ihrer Mitarbeiter zu schützen (z. B. Arbeitsschutzgesetz [ArbSchG]). Nach § 241 des Bürgerlichen Gesetzbuches (BGB) hat der Arbeitgeber sogar eine Fürsorgepflicht (s. auch Abschn. 4.4.4).

Diese Verantwortung wird noch nicht von allen Arbeitgebern wahrgenommen (weder innerhalb noch außerhalb des Gesundheitswesens). Deshalb werden zunehmend Stimmen laut, die BGF noch stärker gesetzlich zu verankern. Neben der Gefährdungsbeurteilung, die nach dem ArbSchG von allen Arbeitgebern für ihren Betrieb durchgeführt und dokumentiert werden muss, müssen seit der Änderung des § 5 ArbSchG im Jahr 2013 auch die psychischen Belastungen im Rahmen der Gefährdungsbeurteilung erfasst werden.

Badura et al. (1999) weisen darauf hin, dass Maßnahmen der Gesundheitsförderung die Belastbarkeit und Zufriedenheit der Mitarbeiter erhöhen und damit zur Verbesserung der Patientenzufriedenheit beitragen.

Der Arbeitsschutz ist inzwischen auch Bestandteil von QM-Zertifizierungen (IQH 2019).

Eine weitere Aufgabe der Führungskraft ist die Wahrnehmung der Verantwortung für ihre eigene Gesundheit sowie vorbildliches Verhalten in Bezug auf die eigene Gesundheit. Während dieses Bewusstsein bei den Führungskräften außerhalb des Gesundheitswesens teilweise erst noch geweckt werden muss, dürften die Inhaber von therapeutischen Praxen und ihre Leitungskräfte sich der Bedeutung ihrer eigenen Gesundheit bewusst sein. Inwieweit diese Verantwortung auch wahrgenommen wird, kann nicht beantwortet werden. In Bezug auf die unausgeglichene Work-Life-Balance in Therapieberufen (Abschn. 1.2) scheint aber die eigene Gesundheit oftmals in den Hintergrund zu treten.

▶ Praxistipp Aufgrund des hohen Einflusses, den Leitungskräfte auf die Gesundheit ihrer Mitarbeiter ausüben können, sollten sich Führungskräfte in Bezug auf die eigene Gesundheit vorbildlich verhalten. Dazu gehören u. a. geregelte Arbeitszeiten, die Einhaltung von Pausenzeiten, ein ergonomischer Arbeitsplatz, Bewegung (Treppe statt Fahrstuhl, Rad statt Auto), realistische Tagesplanung, gesunde Ernährung.

Einerseits ist die BGF eine Führungsaufgabe der kommenden Jahre, andererseits stellt sie aber auch ein neues Arbeitsfeld für die therapeutischen Berufe dar und ist damit in zweifacher Hinsicht eine Führungsaufgabe: zum einen bezogen auf die Verantwortung für die Mitarbeiter, zum anderen bezogen auf die Erschließung dieses neuen Handlungsfelds (s. dazu Abschn. 3.2.4 sowie die Extramaterialien „6 W-Fragen zur Erschließung des Marktes der betrieblichen Gesundheitsförderung", die Sie mit Eingabe der ISBN dieses Buches unter https://extras.springer.com herunterladen können).

2.4.2 Qualitätsmanagement

QM ist in den stationären Einrichtungen des Gesundheitswesens heute fest etabliert. In den ambulanten Einrichtungen gewinnt QM zunehmend an Bedeutung. Niedergelassenen Heilmittelerbringern steht es heute in den meisten Fällen noch frei, QM-Systeme in ihren Praxen einzuführen. Langfristig ist damit zu rechnen, dass QM zur Verpflichtung für alle Heilmittelerbringer werden wird. Das Inkrafttreten der Vereinbarung nach § 137d Abs. 3 SGB V zu den grundsätzlichen Anforderungen an ein (einrichtungs-)internes QM für die Erbringung von ambulanten Vorsorgeleistungen nach § 23 Abs. 2 SGB V zum 1. September 2010 war ein erster Schritt in diese Richtung. Nach dieser Vereinbarung sind Heilmittelerbringer, die im Kurort ambulante Vorsorgeleistungen erbringen, dazu verpflichtet, ein QM-System in ihre Praxis einzuführen und dies nachzuweisen. Auch in den Verträgen zur integrierten Versorgung ist QM bereits Pflichtbestandteil (IQH 2019).

Qualität im Gesundheitswesen bedeutet bedarfsgerechte und wirtschaftliche Patientenversorgung sowie Transparenz von Behandlungsergebnissen und -qualität. Möller und Heib

2.4 Aktuelle Entwicklungen der Unternehmensführung

(2008, S. 241) definieren QM in Anlehnung an § 137 SGB V wie folgt: „Bezogen auf Gesundheitseinrichtungen bezeichnet Qualität den Übereinstimmungsgrad zwischen den Eigenschaften bzw. Merkmalen eines Gesundheitsdienstes mit allgemein akzeptierten Anforderungen auf der Basis gesicherten medizinischen Wissens sowie den Grad der Erreichung qualitativer und quantitativer Versorgungsziele."

Im Gesundheitswesen haben sich die nachfolgenden **QM-Modelle** durchgesetzt:

- TQM (Total Quality Management): Hierunter fällt z. B. das EFQM-Modell (EFQM = European Foundation for Quality Management), das einen ganzheitlichen Ansatz verfolgt, der Menschen, Prozesse und Ergebnisse in den Fokus stellt.
- KTQ (Kooperation für Transparenz und Qualität im Gesundheitswesen, KTQ-GmbH): KTQ bietet Verfahren zur Zertifizierung von Krankenhäusern (seit 2001) und niedergelassenen Praxen und medizinischen Versorgungszentren (seit 2004) an (KTQ 2024).
- IQH (Institut zur Qualitätssicherung in der Heilmittelversorgung), gegründet durch den Bundesverband selbstständiger Physiotherapeuten (IFK e. V.): Zertifiziert werden Praxen.
- DIN EN ISO 9001:2008: Diese definiert Standards und Normen.

Diese QM-Modelle arbeiten mit sog. Standards, die erreicht werden bzw. nicht unterschritten werden dürfen (Mindeststandards). Solche Standards beziehen sich nach Donabedian (1988) auf folgende Bereiche:

- Strukturqualität (z. B. Personalausstattung, Qualifikation der Mitarbeiter, Praxisausstattung, Erreichbarkeit)
- Prozessqualität (z. B. Abläufe in der Praxis, Befundung, Gesprächsführung, Dokumentation, Kommunikation)
- Ergebnisqualität (Patientenzufriedenheit, Mitarbeiterzufriedenheit, Heilungserfolge)

Praxen, die nach einem der (frei wählbaren) Modelle zertifiziert werden wollen, müssen nachweisen, dass sie diese Mindeststandards einhalten. Die aktuelle Entwicklung im QM geht aber in Richtung einer Festlegung von Optimalstandards. Sie bieten den Praxen die Möglichkeit, sich kontinuierlich zu verbessern. Das bedeutet in Bezug auf die Patientenzufriedenheit, dass eine Mindestzufriedenheit (z. B. ein bestimmter Skalenwert auf einer Bewertungsskala) erreicht werden muss. Dieser Wert kann dann aber schrittweise in Richtung Optimalstandard verbessert werden.

Praxisinhaber, die sich zertifizieren lassen wollen, müssen Vorbereitungs-, Schulungs- und Nachbereitungszeit und ein entsprechendes Budget für die Schulung und die Zertifizierung einplanen, aber auch die fehlenden Einnahmen durch entgangene Behandlung durch den Inhaber (wegen der Vor-, Schulungs- und Nachbereitungszeiten). Jede Rezertifizierung erfordert weitere Zeit und Kosten.

Aktuell sind die externen Effekte für ambulante Praxen noch gering (Abschn. 1.2), und QM wird von den GKVen nicht zusätzlich honoriert. Langfristig wird man aber davon ausgehen können, dass Kassenzulassungen an QM-Vorgaben gebunden werden. Eine Zertifizierung kann aber unter dem Aspekt der Zusammenarbeit mit zertifizierten Arztpraxen mit Kassenzulassung interessant sein, um auf Augenhöhe zu kommunizieren.

Wer die Inhalte von QM kennenlernen möchte, kann sich an den Inhalten der QM-Richtlinie des G-BA für die Anforderungen an QM orientieren. Dort werden im § 4 u. a. folgende Aspekte genannt (G-BA 2023): Qualitätsziele festlegen, Selbstbewertung, regelmäßige Teambesprechungen, Prozess- und Ablaufbeschreibungen, Patienten- und Mitarbeiterbefragungen, Beschwerdemanagement, Organigramme und Checklisten, Risiko-, Fehler- und Notfallmanagement, Patienteninformation, Hygienemanagement. § 5 sieht die Überprüfung und Dokumentation vor.

Auch wer vielleicht noch nicht bereit ist für eine Zertifizierung, aber dennoch im Sinne des QM handeln möchte, kann sich an der vorgenannten QM-Richtlinie des G-BA orientieren.

2.4.3 Change Management

Change Management ist das Managen von Veränderungsprozessen in einer Organisation, d. h. eine systematische und methodisch unterstützte, gesteuerte Überführung eines alten Organisationszustands in einen neuen.

Dies erfordert neben dem Einsatz von Managementmethoden auch die grundlegende Veränderung des Verhaltens aller in der Organisation tätigen Menschen. Change Management kann sowohl in stationären als auch in ambulanten Gesundheitseinrichtungen erforderlich sein.

Methoden des Change Management sind die Situationsanalyse und die SWOT-Analyse (Abschn. 3.2), aus denen sich die Leitziele und strategischen Ansätze der Organisation ableiten. Auf dieser Grundlage können Maßnahmenpakete entwickelt werden. Das Vorgehen ist ähnlich wie beim Vorgehen im Marketing-Management-Prozess (Abschn. 3.1.5).

Als Führungsprinzip hat sich das Führen auf der Basis von Zielvereinbarungen, das Management by Objectives (Abschn. 4.4.1) bewährt, da die anstehenden Veränderungen mit den Mitarbeitern gemeinsam als Ziele formuliert werden können. **Instrumente des Change Management** sind Projektmanagement und Qualitätszirkel:

- Projektmanagement bezieht sich auf die Abwicklung eines Projekts, z. B. die Einführung von QM, zur termingerechten Erreichung des Projektziels unter optimalem Einsatz der Ressourcen (z. B. Personal, Finanzen). Ein Projekt ist eine komplexe, zeitlich befristete Aufgabe.
- Qualitätszirkel haben i. d. R. die Verbesserung der qualitativen Arbeitsleistung zum Ziel. Dazu werden kleine Arbeitsgruppen gebildet, bestehend aus Mitarbeitern einer Praxis, die gemeinsam QM-Probleme innerhalb ihres Arbeitsbereichs lösen.

Solche Veränderungen, die Change Management erfordern, können z. B. im ambulanten Bereich die Einführung eines QM-Systems oder die Verlagerung von Dienstleistungen in den Selbstzahlerbereich sein und hier z. B. die Zusammenarbeit mit Unternehmen im Bereich der BGF. Im stationären Bereich ist Change Management z. B. bei der Zusammenlegung zweier Krankenhäuser erforderlich. Die Grundlagen für das Management solcher Veränderungen sind z. B. in Kap. 3 zum Marketing und in Kap. 4 zum Personalmanagement dargelegt.

2.4.4 Benchmarking

Benchmarking ist der Vergleich mit den Besten in der Branche und soll folgende Frage beantworten: Was machen die Besten anders (besser) als das eigene Unternehmen? Es wird aber nicht das Unternehmen gesamthaft mit einem anderen verglichen, sondern es werden jeweils nur Teile oder Fachbereiche mit den „Besten" verglichen. Für jeden Teilbereich wird das „bessere" Vorbild gesucht. Hier kann man sich auch mit den Besten in anderen Branchen vergleichen. Wenn die Dokumentation oder die Mitarbeiterzufriedenheit optimiert werden soll, kann man sich z. B. mit einer ganz anderen therapeutischen Praxis (Physiotherapie vergleicht sich mit Ergotherapie etc.) oder einer Arztpraxis oder auch mit einem Unternehmen einer ganz anderen Branche vergleichen, das über eine hohe Mitarbeiterzufriedenheit verfügt. Auch können interne Besten-Vergleiche gemacht werden, z. B. in einer interdisziplinären Praxis oder einem medizinischen Versorgungszentrum (Was macht die Abteilung Ergotherapie bei der Patientenplanung besser als die Abteilung Physiotherapie?). Benchmarking wird von den Führungskräften gesteuert, bezieht aber die Mitarbeiter mit ein.

Benchmarking ist die Weiterentwicklung des klassischen Betriebsvergleichs. Es beinhaltet die kontinuierliche Messung, Beurteilung und Verbesserung von Leistungen, Prozessen und Funktionsbereichen im Vergleich zu direkten Wettbewerbern oder zu Unternehmen oder Pra-

2.4 Aktuelle Entwicklungen der Unternehmensführung

xen, denen in der Branche Kernkompetenzen zugesprochen werden.

Ziel des Benchmarkings ist es, den organisatorischen Wandel („organizational learning"), die organisatorische Verbesserung anzustoßen.

Das Problem beim Benchmarking besteht darin, den geeigneten Vergleichspartner zu finden (in der gleichen Branche gibt es oft Wettbewerbsprobleme). Die Abrechnungsfirmen und Zertifizierungsinstitute stellen zwar anonymisiert Kennziffern der Heilmittelerbringer zur Verfügung, mit denen man sich vergleichen kann. Teilweise können auch Berufsverbände weiterhelfen (z. B. jährliche Wirtschaftlichkeitsumfrage der Interessengemeinschaft freiberuflicher Krankengymnasten [IFK]). Aber die „Besten" in der Branche können auf diesem Weg nicht identifiziert werden. Hier bietet sich externes funktionales Benchmarking an. Verschiedene Möglichkeiten des Benchmarkings zeigt Abb. 2.13.

Die Vorgehensweise des Benchmarkings soll am Beispiel von Patientenabsagen verdeutlicht werden.

Praxisbeispiel: Benchmarking

In der Physiotherapiepraxis M. kommt es immer häufiger vor, dass Patienten kurzfristig ihre Termine absagen. Die ausgefallenen Termine können meist nicht mit anderen Patienten gefüllt werden. Der Inhaber, Herr M., hat pro Jahr Ausfälle in Höhe von 2500 €. Er ist nicht sicher, ob er den Patienten die kurzfristigen Terminabsagen in Rechnung stellen soll, und fragt sich, wie andere Praxen das machen. Er weiß von einer Ergotherapiepraxis, dass diese schon seit 2 Jahren keine Ausfallkosten hat, und nimmt sich vor, den befreundeten Praxisinhaber zu fragen, wie er das macht. Jetzt betreibt Herr M. externes funktionales Benchmarking bei einem Nichtwettbewerber. Der Inhaber der befreundeten Praxis erläutert seine Vorgehensweise bei Patientenabsagen:

- Patienten müssen spätestens 24 h vor dem Termin absagen (dies wird vertraglich mit den Patienten geregelt). Passiert das nicht,

Abb. 2.13 Verschiedene Möglichkeiten des Benchmarkings

gibt es bei der 2. Absage eine private Rechnung (normaler GKV-Satz). Seine Erfahrung ist: Wer einmal gezahlt hat, sagt nicht mehr ab. Zwei Urteile von Amtsgerichten bestätigen die rechtliche Zulässigkeit der Berechnung der Ausfallzeiten (Rheda Rheda-Wiedenbrück 2008, Az: 4 C 40/08 [Psychotherapeut] und München 2009, Az: 163 C 33450/08 [Massagepraxis]).
- Für abgesagte Termine gibt es „Lückenfüller", z. B. Senioren, die kurzfristig angerufen werden, um den freigewordenen Termin wahrzunehmen, oder Patienten in Seniorenheimen. Die werden 1- bis 2-mal pro Woche behandelt. Fällt ein Termin aus, wird ein Patient im Seniorenheim das 2. Mal behandelt.
- Die zeitlichen Lücken werden durch Patientendokumentation ausgefüllt.

Praxisinhaber M. möchte nun noch ein branchenfremdes Benchmarking durchführen und überlegt, in welchen Branchen noch Kundenabsagen vorkommen. Ihm fällt der Bildungsmarkt ein, in dem abgesagte Unterrichtsstunden auf jeden Fall berechnet werden.

Um seinen Benchmarkingprozess abzuschließen, überlegt er, mit welchen Maßnahmen er seine Patientenausfälle reduzieren kann. Er beschließt, die abgesagten Termine in Rechnung zu stellen und eine Warteliste zu erstellen, auf die dann bei rechtzeitig abgesagten Terminen zugegriffen werden kann, um die Lücken zu füllen. ◄

Weitere Themen, die Probleme in therapeutischen Praxen darstellen, könnten im Rahmen eines wettbewerbsorientierten Benchmarkings gelöst werden: Patientenauslastung; Prozesse wie Patientenaufnahmen, Terminabsprachen oder das Einstellen einer Rezeptionsmitarbeiterin (s. zu Vor- und Nachteilen von Rezeptionskräften Betz 2024); Mitarbeiterzufriedenheit; Präsentationen nach außen/Marketing; häusliche Übungen (Was machen andere Praxen, damit Patienten häusliche Übungen durchführen?); Zusatzangebote (Warum laufen sie woanders besser als in der eigenen Praxis?).

In diesem Kapitel wurden die Grundlagen für wirtschaftlich erfolgreiches Handeln gelegt, unter Berücksichtigung der besonderen Rahmenbedingungen für therapeutische Praxen. Die einzelnen Aufgaben einer Leitungskraft wurden beschrieben und die aktuellen Entwicklungen der Unternehmensführung aufgezeigt. Unternehmerisches Handeln ist aber nur dann erfolgreich, wenn es auf den Markt ausgerichtet ist. In Kap. 3 wird nun Schritt für Schritt erläutert, wie Marketingkonzepte entwickelt werden können, um den Herausforderungen des Gesundheitsmarktes erfolgreich zu begegnen.

Literatur

Ärzteblatt (2024) Physiotherapie soll weiterentwickelt werden, 14.02.2024. https://www.aerzteblatt.de/nachrichten/149265/Physiotherapie-soll-weiterentwickelt-werden. Zugegriffen am 20.02.2024

Badura B, Ritter W, Scherf M (1999) Betriebliches Gesundheitsmanagement – ein Leitfaden für die Praxis. In: Hans-Böckler-Stiftung (Hrsg) Forschung aus der Hans-Böckler-Stiftung, Bd 17. Sigma, Berlin, S 175–184

Betz B (2010) Entwicklung einer Therapiebetriebslehre (Spezielle BWL) als Teil einer Gesundheitsbetriebslehre unter besonderer Berücksichtigung der Gesundheitsfachberufe Ergotherapie, Logopädie und Physiotherapie. Unveröffentlichte Ergebnisse eines empirischen Forschungsprojektes auf Basis von Leitfadeninterviews mit PraxisinhaberInnen von ergotherapeutischen, logopädischen und physiotherapeutischen Praxen, durchgeführt an der HAWK Hochschule für angewandte Wissenschaft und Kunst, Hildesheim

Betz B (2024) Praxisorganisation. In: Reichert B (Hrsg) Patientenmanagement in der Physiotherapie, Ergotherapie und Logopädie. Springer, Berlin Heidelberg

Boxberg E, Rosenthal F (Hrsg) (2007) Selbständig im Gesundheitswesen. Handbuch für Existenzgründung und Praxisorganisation. medhochzwei, Heidelberg

Bundesministerium der Justiz (BMJ) (2024) Gesetz über die Durchführung von Maßnahmen des Arbeitsschutzes zur Verbesserung der Sicherheit und des Gesundheitsschutzes der Beschäftigten bei der Arbeit (Arbeitsschutzgesetz – ArbSchG) vom 7. August 1996 (BGBl. I S. 1246), das zuletzt durch Artikel 2 des Gesetzes vom 31. Mai 2023 (BGBl. 2023 I Nr. 140) geändert worden ist. www.gesetze-im-internet.de/arbschg/. Zugegriffen am 16.02.2024

Literatur

Bundesministerium für Bildung und Forschung (BMBF) (Hrsg) (2003) Eine erste Bilanz. Futur: Der deutsche Forschungsdialog, Bonn. https://www.bmbf.de/bmbf/shareddocs/downloads/files/66bmbf_futur_eine_erste_bilanz.pdf?__blob=publicationFile&v=2#:~:text=Futur%20ist%20deshalb%20als%20breiter,Leitvisio%2D%20nen%20zu%20relevanten%20Zukunftsthemen. Zugegriffen am 19.02.2024

Bundesministerium für Gesundheit (BMG) (Hrsg) (2010) Pressemitteilung Nr. 76: Bundesminister Dr. Philipp Rösler: Betriebliche Gesundheitsförderung ist ein wichtiger Faktor für den wirtschaftlichen Erfolg von Unternehmen. Berlin

Bundesministerium für Gesundheit (BMG) (2024) Präventionsgesetz. https://www.bundesgesundheitsministerium.de/service/begriffe-von-a-z/p/praeventionsgesetz. Zugegriffen am 19.02.2024

Bundesministerium für Gesundheit (BMG) (o. J.). www.bmg.bund.de/praevention/betriebliche-gesundheitsfoerderung.html. Zugegriffen am 20.05.2013

Dahrendorf R (2006) Homo Sociologicus. Ein Versuch zur Geschichte, Bedeutung und Kritik der Kategorie der sozialen Rolle, 16. Aufl. Springer VS, Wiesbaden

Dierks ML, Bitzer EM, Lerch M, Martin S, Röseler S, Schienkiewitz A, Siebeneick S, Schwartz FW (2001) Patientensouveränität – Der autonome Patient im Mittelpunkt. Arbeitsbericht Nr. 195/August 2001 des Instituts für Sozialmedizin, Epidemiologie und Gesundheitssystemforschung (ISEG), Hannover

Donabedian A (1988) The quality of care: how can it be assessed? JAMA 260:1743–1748

Dördelmann J, Eichhorst H, Radke L, Stummer C (2008) Ablaufprozesse in einer PT-Praxis. Unveröffentlichtes Studienprojekt an der HAWK, Hochschule für angewandte Wissenschaft und Kunst, Hildesheim

Drucker PF (1956) Die Praxis des Managements. Econ, Düsseldorf

Gabler (Hrsg) (2004) Wirtschaftslexikon, 16. Aufl. Gabler, Wiesbaden

Gemeinsamer Bundesausschuss (G-BA) (2023) Richtlinie des Gemeinsamen Bundesausschusses über grundsätzliche Anforderungen an ein einrichtungsinternes Qualitätsmanagement für Vertragsärztinnen und Vertragsärzte, Vertragspsychotherapeutinnen und Vertragspsychotherapeuten, medizinische Versorgungszentren, Vertragszahnärztinnen und Vertragszahnärzte sowie zugelassene Krankenhäuser (Qualitätsmanagement-Richtlinie/QM-RL) in der Fassung vom 17. Dezember 2015 veröffentlicht im Bundesanzeiger (BAnz AT 15.11.2016 B2) in Kraft getreten am 16. November 2016, zuletzt geändert am 20. April 2023 veröffentlicht im Bundesanzeiger (BAnz AT 20.07.2023 B1) in Kraft getreten am 21. Juli 2023. https://www.g-ba.de/downloads/62-492-3200/QM-RL_2023-04-20_iK-2023-07-21.pdf. Zugegriffen am 16.02.2024

GKV-Spitzenverband (2022) Preise zum Vertrag nach § 125 Abs. 1 SGB V Physiotherapie gemäß Schiedsspruch 6 HE 57-22. https://www.gkv-heilmittel.de/media/dokumente/heilmittelpreise/Preise-Physiotherapie_Stand_23-12-22_gueltig_ab_01-03-23.pdf. Zugegriffen am 15.02.2024

GKV-Spitzenverband (2024a) Anlage 5 Zulassungsvoraussetzungen zum Vertrag nach §125 Absatz 1 SGB V über die Versorgung mit Leistungen der Physiotherapie und deren Vergütung. https://www.gkv-spitzenverband.de/media/dokumente/krankenversicherung_1/ambulante_leistungen/heilmittel/vertraege_125abs1/physiotherapie/20210721_Physiotherapie_Anlage_5_Zulassungsvoraussetzungen_bf.pdf. Zugegriffen am 16.02.2024

GKV-Spitzenverband (2024b) Anlage 2 Vergütungsvereinbarung zum Vertrag nach §125 Absatz 1 SGB V über die Versorgung mit Leistungen der Physiotherapie und deren Vergütung. https://www.gkv-spitzenverband.de/media/dokumente/krankenversicherung_1/ambulante_leistungen/heilmittel/vertraege_125abs1/physiotherapie/20231204_Physiotherapie_Aenderung_Anlage_2_Lesefassung_01.01.2024.bf.pdf. Zugegriffen am 16.02.2024

GKV-Spitzenverband (2024c) Vertrag nach § 125 Absatz 1 SGB V über die Versorgung mit Leistungen der Physiotherapie und deren Vergütung. https://www.gkv-spitzenverband.de/media/dokumente/krankenversicherung_1/ambulante_leistungen/heilmittel/vertraege_125abs1/physiotherapie/20220331_Vertrag__Lesefassung_Stand_04.04.2022_telemedizinische_Leistungen_Physiotherapie.pdf. Zugegriffen am 17.02.2024

Heilmittelwerbegesetz (HWG) i. d. F. vom 19.10.2012 (BGBl. I S. 2192)

Institut zur Qualitätssicherung in der Heilmittelversorgung (IQH) (2019) Qualitätsmanagement ... mit uns können Sie sich das leisten. https://dve.info/resources/pdf/infothek/qm-in-praxen/3449-flyer-iqh-ws-2019/file. Zugegriffen am 16.02.2024

Kaspers U (2000) Betriebswirtschaft für Sozialarbeiter und Sozialpädagogen. Basiswissen speziell für soziale Dienstleister. Walhalla, Regensburg

Kiefer ML (2005) Medienökonomik. Einführung in eine ökonomische Theorie der Medien, 2. Aufl. Wissenschaftsverlag, Oldenburg

Kirchner H, Kirchner W (2001) Change-Management im Krankenhaus: Strategische Neuorientierung für Non-Profit-Unternehmungen. Kohlhammer, Stuttgart

Kirsten RE, Müller-Schwarz J (2005) Gruppentraining: ein Buch mit 59 Psychospielen, Trainingsaufgaben und Tests. Rowohlt, Reinbek

Kooperation für Transparenz und Qualität im Gesundheitswesen (KTQ) (2024). https://ktq.de/zertifizierungsverfahren/zertifizierungsbereiche/praxen. Zugegriffen am 22.02.2024

Maleri R, Frietzsche U (2008) Grundlagen der Dienstleistungsproduktion, 5. Aufl. Springer, Berlin Heidelberg

Meffert H (1998) Marketing. Grundlagen marktorientierter Unternehmensführung. Konzepte – Instrumente – Praxisbeispiele, 8. Aufl. Gabler, Wiesbaden

Merz F (2024) Neues Berufsgesetz. Mit Vorsicht zu genießen. Was ist drin und dran am durchgestochenen

Referentenentwurf zum neuen Berufsgesetz? 10.02.2024. https://physio.de/community/news/mit-vorsicht-zu-geniessen/99/11284/1. Zugegriffen am 20.02.2024

Möller J, Heib K (2008) Qualitätsmanagement in Gesundheitseinrichtungen. In: Greiner W, Schulenburg JM, Vauth C (Hrsg) Gesundheitsbetriebslehre. Management von Gesundheitsunternehmen. Huber, Bern, S 241–263

Olfert K, Pischulti H (1999) Kompakt-Training Unternehmensführung. Kiehl, Ludwigshafen

Schenk H O (1991) Marktwirtschaftslehre des Handels. Gabler, Wiesbaden

Spitzenverband der Heilmittelverbände e. V. (SHV) (2023) 5. TherapieGipfel. https://www.shv-heilmittelverbaende.de/therapiegipfel/. Zugegriffen am 16.02.2024

Spitzenverband der Heilmittelverbände e. V. (SHV) (2024) Pressemitteilungen. https://www.shv-heilmittelverbaende.de/presse/. Zugegriffen am 17.02.2024

Thommen P, Achleitner AK (1998) Allgemeine Betriebswirtschaftslehre. Umfassende Einführung aus managementorientierter Sicht, 2. Aufl. Gabler, Wiesbaden

Trill R (2000) Krankenhaus-Management. Aktionsfelder und Erfolgspotentiale. 2. Aufl. Luchterhand, Neuwied-Kriftel

www.bundesgesundheitsministerium.de (o.J.). Zugegriffen am 20.05.2013

Marketing als Teil der Unternehmensführung

3

Inhaltsverzeichnis

3.1	**Marketing im Gesundheitswesen**	62
3.1.1	Die Bedeutung des Marketings für Therapieberufe	62
3.1.2	Marketing und Markt: Definitionen	63
3.1.3	Besonderheiten des Gesundheitsmarktes	64
3.1.4	Merkmale des Marketings	65
3.1.5	Marketingmanagementprozess	65
3.2	**Situationsanalyse**	66
3.2.1	Marketingumfeld	67
3.2.2	Analyse der eigenen Situation	70
3.2.3	Imageanalyse und Bedeutung von Images	71
3.2.4	Auswahl der Zielmärkte und Zielgruppen	73
3.2.5	SWOT-Analyse	74
3.3	**Marketingkonzeption**	77
3.3.1	Inhalte einer Marketingkonzeption	77
3.3.2	Wachstumsstrategien nach Ansoff	79
3.3.3	Lebenszyklus als Basis für Innovationsstrategien	81
3.4	**Marketingmaßnahmen (Marketingmix, 4 Ps)**	84
3.4.1	Leistungsangebot (Product)	86
3.4.2	Kommunikation (Promotion)	88
3.4.3	Preisgestaltung (Price)	107
3.4.4	Ort des Leistungsangebots (Place)	110
3.5	**Marketingbudget**	111
3.5.1	Budgetplanung mithilfe eines Aktionsplans	111
3.5.2	Bewertungskriterien für Maßnahmen der Kommunikation	112
3.6	**Organisation, Durchführung und Kontrolle der Marketingmaßnahmen**	115
3.6.1	Organisation	116
3.6.2	Durchführung	116
3.6.3	Kontrolle	116
3.6.4	Franchising als Option	118
	Literatur	119

Ergänzende Information Die elektronische Version dieses Kapitels enthält Zusatzmaterial, auf das über folgenden Link zugegriffen werden kann [https://doi.org/10.1007/978-3-662-70371-7_3].

© Der/die Autor(en), exklusiv lizenziert an Springer-Verlag GmbH, DE, ein Teil von Springer Nature 2025
B. Betz, *Praxismanagement für Physiotherapeuten, Ergotherapeuten und Logopäden*,
https://doi.org/10.1007/978-3-662-70371-7_3

Zusammenfassung

Dieses Kapitel führt ein in das Marketing und zeigt auf, dass Marketing die Grundlage für das erfolgreiche Leiten einer Praxis bildet. Damit ist Marketing deutlich umfassender als das Erstellen von Flyern und die Durchführung von Werbemaßnahmen. In diesem Kapitel wird die Bedeutung des Marketings für Therapieberufe dargestellt und aufgezeigt, was der Bereich Marketing alles umfasst: Von der SWOT-Analyse über die Konzeption und die Entwicklung von wirksamen Maßnahmen für kleine Budgets bis zum Marketingmanagement.

▶ Praxisinhaberin M. aus H. hat für ihre Praxis einen Flyer entwickelt und bezahlt jedes Jahr eine Anzeige in den *Gelben Seiten,* damit ihre Praxis von ihren Patienten und möglichen neuen Patienten schnell gefunden wird. Von ihren Marketingaktivitäten hat sie erst vor Kurzem ihrer Kollegin berichtet. Der Flyer und die Anzeige in den *Gelben Seiten* sind zwar Maßnahmen des Marketings, allerdings umfasst Marketing deutlich mehr als nur das Erstellen von Flyern und die Werbung. Marketing bildet die Grundlage für das erfolgreiche Leiten einer Praxis. In diesem Kapitel wird die Bedeutung des Marketings für Therapieberufe dargestellt und aufgezeigt, was der Bereich Marketing alles umfasst.

3.1 Marketing im Gesundheitswesen

Ausgangssituation

Praxisinhaberin M. aus H. hat eine befreundete Berufskollegin, die sich in Marketingangelegenheiten nicht auskennt. Die Freundin hat deshalb einen Unternehmensberater hinzugezogen und bezahlt dafür viel Geld. Inhaberin M. kennt sich zwar auch nicht im Bereich Marketing aus, möchte sich aber selbst in die Materie einarbeiten – zum einen, weil sie sich dafür interessiert, zum anderen, weil sie nicht so viel Geld für einen Berater ausgeben möchte. Sie kann auch noch nicht einschätzen, welche Bedeutung das Marketing für ihre Praxis hat und wie man genau dabei vorgeht. ◀

Welche Bedeutung Marketing für therapeutische Praxen hat, was genau eigentlich Marketing ist und wie man vorgehen kann, wird in den folgenden Abschnitten aufgezeigt.

3.1.1 Die Bedeutung des Marketings für Therapieberufe

Vor dem Hintergrund des zunehmenden Wettbewerbs im Gesundheitswesen und der schwer prognostizierbaren gesundheitspolitischen Entwicklung wird Marketing in den nächsten Jahren weiter an Bedeutung gewinnen. Dies gilt auch für die Therapieberufe, deren Zahl seit vielen Jahren kontinuierlich zunimmt (laut Statistischem Bundesamt 2024a in therapeutischen Praxen 2022 versus 2021 um 21 %). Auch die Anzahl der Selbstständigen ist stetig gestiegen, allein 2022 versus 2021 um 6 % (Statistisches Bundesamt 2023, 2024b). Viele erfolgreiche Unternehmen über alle Branchen hinweg sind durch Marketing gesteuert.

▶ Auch logopädische, physio- und ergotherapeutische Praxen, Rehakliniken und Krankenhäuser sind im betriebswirtschaftlichen Sinn Unternehmen.

Im Gesundheitswesen hat sich die aktuelle Rolle des Marketings oftmals noch nicht etabliert. Analog zur Entwicklung des Marketings in vielen anderen Branchen ist auch für die Therapieberufe davon auszugehen, dass Marketing eine zunehmend zentrale Rolle einnehmen wird.

Unternehmerisches Handeln fängt heute bei der Marktorientierung an. Das bedeutet, dass eine Praxisinhaberin, bevor sie ihre therapeutischen Dienstleistungen anbietet, zunächst ihren

Markt genau analysieren wird. Dazu kann sie eine Situationsanalyse durchführen (Abschn. 3.2).

Wenn man über Marktorientierung spricht, ist man schnell beim Begriff „Marketing", der wiederum den Begriff „Markt" beinhaltet. Beide Begriffe werden nachfolgend erläutert.

3.1.2 Marketing und Markt: Definitionen

Marketing ist zunächst einmal marktorientiertes, unternehmerisches Handeln. Es kann sich auf alle Marktbereiche, in denen ein Unternehmen tätig ist, beziehen.

Im Gesundheitswesen bezieht sich Marketing i. d. R. auf das therapeutische Leistungsangebot. Es kann sich aber auch auf Personal, Finanzen, Spendenakquise oder Produkte beziehen (z. B. Marketing zur Gewinnung von Mitarbeitern oder Sponsoren oder Marketing zur Steigerung des Verkaufs von therapeutischen Produkten wie Massageöl oder Büchern).

Dabei ist Marketing mehr als nur das „Vermarkten" von Dienstleistungen, es ist auch mehr als nur Werbung. Eine umfassende und heute immer noch aktuelle Definition gibt (Meffert 1998, S. 7; Meffert et al. 2012): „Marketing ist die Planung, Koordination und Kontrolle aller auf die aktuellen und potentiellen Märkte ausgerichteten Unternehmensaktivitäten. Durch eine dauerhafte Befriedigung der Kundenbedürfnisse sollen die Unternehmensziele verwirklicht werden."

Nach dieser Definition umfasst Marketing im Gesundheitswesen die Festsetzung von Praxiszielen, die Planung, die Koordination und die Kontrolle der Maßnahmen, die zur Erreichung der Praxisziele geeignet sind. Diese Maßnahmen können sich auf die aktuellen Märkte beziehen, d. h. auf diejenigen Märkte, in denen die Praxen bereits tätig sind (Markt der Ergotherapie, Logopädie, Physiotherapie). Die Maßnahmen können sich aber auch auf die potenziellen Märkte beziehen, in denen die Praxen noch nicht tätig sind (z. B. Markt der betrieblichen Gesundheitsförderung [BGF]).

Ein **Markt** ist der Ort, an dem Angebot und Nachfrage nach Produkten oder Dienstleistungen zusammentreffen (z. B. der Wochenmarkt in einer Stadt, auf dem Obst und Gemüse von den Händlern angeboten und von den Bürgern nachgefragt werden). Dies gilt auch für die Märkte, in denen die Therapieberufe angesiedelt sind. So werden z. B. auf dem Markt der Physiotherapie physiotherapeutische Dienstleistungen im weiteren Sinne angeboten und nachgefragt.

Wenn man Märkte analysieren möchte, dann muss man den Markt definieren. Das bedeutet, dass man festlegen muss, welche Dienstleistungen man genau betrachtet (wird das gesamte Spektrum der physiotherapeutisch möglichen Dienstleistungen betrachtet oder werden Schwerpunkte auf bestimmte Krankheitsbilder oder Fachbereiche gelegt, z. B. Schlaganfallpatienten). Hat man die Dienstleistung festgelegt, dann kann man analysieren, wer die Anbieter (also die Wettbewerber) von solchen Dienstleistungen sind und wer die Nachfrager (Patienten) nach solchen Dienstleistungen sind:

- Je enger man den Markt definiert (z. B. Markt der manuellen Therapie), desto überschaubarer ist er, aber desto größer ist die Gefahr, dass man bestimmte Entwicklungen außerhalb dieses engen Marktes nicht mitbekommt (z. B. Prävention, digitalisierte patientenzentrierte Gesundheitsversorgung, mentale Gesundheit; s. auch Zukunftsinstitut 2024).
- Je weiter man den Markt definiert (z. B. Markt der Gesundheitsdienstleistungen), desto unübersichtlicher wird er, aber desto mehr Potenziale kann man ggf. für die Weiterentwicklung der eigenen Praxis erschließen (z. B. Dienstleistungen im Bereich der BGF).

Marketing umfasst also auch, dass man Märkte definiert und sich somit Gedanken zur Art der Dienstleistung und zu den Anbietern, den Wettbewerbern und den Nachfragern macht. Je verschiedenartiger man Märkte definiert, desto größer ist die Chance, neue Möglichkeiten des therapeutischen Handelns und neue Arbeitsfelder zu entdecken.

Beispiele für Märkte im Gesundheits- und Sozialwesen sind der Markt der Altenpflege, der Markt der Krankenpflege, der Markt der Kinderbetreuung/-erziehung, der Markt der Seelsorge, der Markt der Ersten Hilfe, der Fitnessmarkt oder der Markt der alternativen Medizin. Während diese Märkte primär unter dem Aspekt des Angebots und der Nachfrage von Dienstleistungen zusammengefasst wurden, kann man Märkte auch unter dem Aspekt der Finanzmittelbeschaffung definieren: z. B. Markt der Spender und Sponsoren, Markt der öffentlichen „Finanzspritzen" (Zuteilungen aus dem Haushaltsetat der Gemeinden und Kommunen).

3.1.3 Besonderheiten des Gesundheitsmarktes

Der Gesundheitsmarkt ist im Vergleich zu anderen Märkten durch eine Vielzahl an **Restriktionen**, rechtliche Vorschriften und reguliertes Arbeiten geprägt. Dieses ist gekennzeichnet durch

- die Abhängigkeit der Therapeuten von ärztlichen Verordnungen,
- das Vergütungssystem der gesetzlichen Krankenversicherung (GKV), das allgemeine Kostensteigerungen nicht ausreichend berücksichtigt,
- fehlende Preisgestaltung in Bezug auf die GKV-Leistungen,
- Wettbewerbsnachteile durch rechtliche Einschränkungen aufgrund des Heilmittelwerbegesetzes (HWG) gegenüber Wettbewerbern, die nicht dem HWG unterliegen, aber z. T. vergleichbare Dienstleistungen anbieten (z. B. Fitnessstudios),
- eingeschränkte Patientensouveränität und mangelnde Transparenz der Bedingungen der Leistungserbringung gegenüber Patienten (der Patient als Co-Produzent trägt wesentlich zur Prozess- und Ergebnisqualität der Therapie bei),
- hohen administrativen Aufwand (u. a. durch den Umgang mit falsch ausgestellten Rezepten),
- von der GKV vorgegebene Intervalle der Leistungserbringung (Behandlungszeiten),
- eine starke Einschränkung der unternehmerischen Autonomie und
- die zunehmende Forderung von Evidenznachweisen.

Selbstständige Praxisinhaber sollten sich dieser Einschränkungen bewusst werden, damit sie ihnen begegnen können. Dies wird dort am besten gelingen, wo es keine oder kaum Berührungspunkte mit dem GKV-System gibt, z. B. im Bereich der Prävention oder im zweiten Gesundheitsmarkt.

Im Gegensatz zum sog. **ersten Gesundheitsmarkt**, der nach dem Bundesministerium für Gesundheit (BMG 2024) den Bereich der klassischen Gesundheitsversorgung umfasst (GKV, private Krankenversicherung [PKV], Pflegeversicherung [PV] und weitere Sozialversicherungsträger), werden als **zweiter Gesundheitsmarkt** alle privat finanzierten Produkte und Dienstleistungen rund um die Gesundheit bezeichnet, von frei verkäuflichen Arzneimitteln über Fitness und BGF bis zu Ernährung und Wohnen (auch Selbstzahlermarkt genannt). Hier können Therapieberufe neue Arbeitsfelder erschließen. Abb. 3.1 zeigt einerseits die Größe des gesamten Gesundheitsmarktes, andererseits die Größenverhältnisse zwischen dem ersten und dem zweiten Gesundheitsmarkt auf. Danach ist der erste Gesundheitsmarkt deutlich größer als der zweite, aber beide Bereiche wachsen seit Jahren.

Der Gesundheitsmarkt umfasste im Jahr 2022 ein Volumen von insgesamt 498 Mrd. € (Gesundheitsausgaben) und erzielt seit Jahren stetige Zuwachsraten. So ist der erste Gesundheitsmarkt innerhalb von 10 Jahren (2022 versus 2013) um 58 % gewachsen. Ein ähnliches Wachstum weist auch der zweite Gesundheitsmarkt auf (BMWK 2023, S. 20). Von einer zunehmenden Verzahnung des ersten und des zweiten Gesundheitsmarktes ist nach Einschätzungen des Deutschen Industrie- und Handelskammertags (DIHK 2010) in Zukunft auszugehen. Um die bevorstehenden Herausforderungen des Gesundheitsmarktes erfolgreich zu meistern und die sich ergebenden

Abb. 3.1 Der Gesundheitsmarkt insgesamt

Potenziale zu erschließen, sind Marketingkenntnisse unerlässlich. Wodurch ist nun Marketing genau gekennzeichnet?

3.1.4 Merkmale des Marketings

Ausgehend von der Definition Mefferts (1998; Abschn. 3.1.2) ist Marketing durch folgende **8 Merkmale** gekennzeichnet:

1. Absatz- und Kundenorientierung (Wünsche und Bedürfnisse der Patienten)
2. Verhaltenswissenschaftliche Orientierung (Verhalten von Käufern/Kunden/Patienten, Ärzten, Konkurrenten oder BMG analysieren: Warum verhalten sich bestimmte Gruppen so?)
3. Planmäßige Erforschung des Marktes (Was wird angeboten, von wem, und wer fragt nach?)
4. Festlegung marktorientierter Unternehmensziele und Strategien (Welches Ziel möchte ich mit meiner Praxis in Zukunft erreichen und wie?)
5. Planmäßiger Einsatz aller Instrumente des Marketingmix (Welche Maßnahmen setze ich wann ein?)
6. Prinzip der differenzierten Marktbearbeitung (Aufteilung des Marktes in Segmente, Marktsegmentierung; z. B. Segment der Schlaganfallpatienten)
7. Koordination aller marktgerichteten Unternehmensaktivitäten (alle Aktivitäten sollen auf ein Ziel hin koordiniert werden, Vermeidung von Verzettelung)
8. Einordnung der Marketingentscheidungen in größere soziale Systeme (die Maßnahmen müssen insgesamt zur Praxis/Gesundheitseinrichtung, zu deren Leitbild und zum vorhandenen Personal passen)

Um Marketing aktiv zu betreiben, bietet sich ein prozesshaftes Vorgehen an, das im Folgenden beschrieben wird.

3.1.5 Marketingmanagementprozess

Der Marketingmanagementprozess ermöglicht ein systematisches, zielgerichtetes und effizientes Vorgehen und umfasst folgende **Phasen:**

- Analyse der Marketingchancen der Praxis und des Umfelds, in der die Praxis tätig ist
- Ermittlung und Auswahl von Zielmärkten und Zielgruppen, daran anschließend die SWOT-Analyse
- Festlegung der Unternehmens- und Marketingziele und Erstellung einer Marketingstrategie
- Festlegung der Maßnahmen/des Marketingmix (4 Faktoren: Dienstleistung an sich, Kommunikation [Werbung, Öffentlichkeitsarbeit, Verkaufsförderung, Social Media], Preis der Leistung, Ort der Leistungserbringung)
- Organisation, Durchführung und Kontrolle der geplanten Maßnahmen

Diese einzelnen Phasen ergeben aufeinander aufbauend den Prozessablauf des Marketingmanagements (Abb. 3.2).

Der Marketingmanagementprozess legt die systematische Vorgehensweise fest, nach der Marketing in Gang gesetzt und gesteuert werden kann. Dieser Prozess beginnt immer mit der Situationsanalyse.

Abb. 3.2 Der Marketingmanagementprozess. *S* Strengths (Stärken), *W* Weaknesses (Schwächen), *O* Opportunities (Chancen), *T* Threats (Risiken)

3.2 Situationsanalyse

Ausgangssituation

Praxisinhaberin M. aus H. möchte eine Marketingstrategie für ihre Praxis entwickeln, weiß aber nicht so recht, wie sie vorgehen soll. Auch würde sie gerne einen Flyer für die Praxis entwickeln und ist sich nicht sicher, ob dies die richtige Maßnahme ist. Deshalb wird sie zunächst einmal die Situation analysieren, in der sich ihre Praxis befindet. ◄

Wie eine solche Situationsanalyse durchgeführt wird, wird im folgenden Abschnitt erläutert.

Die Situationsanalyse ist Voraussetzung und Grundlage für die Planung und Erstellung der Marketingstrategie, genauer gesagt für das Erstellen eines Konzepts. Der Begriff „Marketingkonzept" ist umfassender als der Begriff „Marketingstrategie" und beinhaltet folgende Fragestellungen (s. auch Abschn. 3.3.1):

- Welche Ziele werden verfolgt, d. h., wo wollen wir mit unserer Praxis hin?
- Welche Strategie wird verfolgt, d. h., wie kommen wir dahin bzw. welchen Weg wollen wir verfolgen, um unsere Ziele zu erreichen?
- Welche Maßnahmen sind zu ergreifen, d. h., was müssen wir tun, um die gesteckten Ziele zu erreichen?

▶ Die Situationsanalyse ist **keine** einmalige Angelegenheit. Sie sollte in regelmäßigen Abständen (z. B. einmal pro Jahr oder alle 2 Jahre) wiederholt werden. Dies ist erforderlich, weil sich die Situation, in der sich eine Praxis befindet, sowie ihr Umfeld innerhalb von 1 bis 2 Jahren deutlich verändern können. Aktualisiert man die Situationsanalyse nicht, kann man auch nicht auf die Veränderungen reagieren.

Zur Situationsanalyse gehört die Betrachtung

- des **Umfelds,** in dem sich die Praxis oder Klinik befindet (oder befinden wird, wenn die Praxis noch in Planung ist; Abschn. 3.2.1): Zum Umfeld gehören Klienten, Wettbewerber, überweisende Ärzte, Lieferanten, der Staat (insbesondere das Gesundheitswesen), die Gesellschaft, Interessenverbände etc. Das Umfeld kann mithilfe der Marktforschung analysiert werden. Die Menschen im Umfeld (insbesondere die Klienten) können hinsichtlich ihres Verhaltens (im Marketingsprachgebrauch: „Nachfrage- oder Kaufverhalten") analysiert werden. Ziel der Umfeldanalyse ist die **Ermittlung von Chancen und Risiken**, die sich für die Praxis ergeben.
- der **Situation,** in der sich die Praxis oder Abteilung einer Klinik befindet (Abschn. 3.2.2): Zur Analyse der eigenen Situation werden verschiedene interne Kriterien betrachtet, z. B. Finanz-, Marketing- oder Personalkriterien. Ziel der Analyse der eigenen Situation ist die **Ermittlung von Stärken und Schwächen** der Praxis.

3.2 Situationsanalyse

- des **Images** der eigenen Praxis und der Konkurrenten (Abschn. 3.2.3).
- von **Zielmärkten/Zielgruppen** (Abschn. 3.2.4): Bei der Zielmarktanalyse können Märkte analysiert werden, in denen man bereits tätig ist (z. B. Markt der Ergotherapie). Die Analyse kann und sollte sich jedoch auch auf potenzielle Märkte erstrecken, in denen die Praxis bisher noch nicht tätig ist (z. B. Markt der BGF). Gleiches gilt für die Analyse der Zielgruppen: Man kann die Zielgruppen analysieren, die man bereits mit seinen Aktivitäten erreicht (Patienten, die bereits in die Praxis kommen). Es sollten aber auch Zielgruppen betrachtet werden, die man bisher noch nicht erreicht oder angesprochen hat (z. B. Selbstzahler, Angehörige oder Unternehmen aus der Region).

Im Anschluss an diese Analyse kann zusätzlich eine **SWOT-Analyse** durchgeführt werden (Abschn. 3.2.5). Der erste Schritt, um die Marketingchancen zu analysieren, besteht in der Analyse des Praxisumfelds, auch Marketingumfeld genannt.

3.2.1 Marketingumfeld

Das Marketingumfeld beeinflusst die Entwicklung einer Praxis deutlich. Es lässt sich in enges, mittleres und weites Umfeld untergliedern. Die Faktoren des engen Umfelds, z. B. die Klienten, haben Einfluss auf die Entwicklung der Praxis, die Praxis kann jedoch auch selbst auf das Verhalten der Klienten Einfluss nehmen. Auf die Faktoren des mittleren Umfelds, z. B. die Wettbewerber, hat die Praxis schon deutlich weniger Einfluss, und auf die Faktoren des weiten Umfelds, z. B. die Gesundheitspolitik, kann die Praxis gar keinen Einfluss mehr nehmen. Gleichzeitig wird die Praxis von all diesen Faktoren in starkem Maße selbst beeinflusst. Abb. 3.3 gibt Beispiele für verschiedene Einflussfaktoren des engen, mittleren und weiten Umfelds einer Praxis, die in Abhängigkeit von der individuellen Si-

Abb. 3.3 Das Umfeld einer Praxis/Klinik

tuation nicht alle relevant sind oder aber auch ergänzt werden müssen.

Zum **engen Umfeld** gehören u. a.

- Klienten/Kunden: Kassenpatienten, Angehörige, Gesundheitsinteressierte, Selbstzahler,
- Absatzhelfer: Ärzte, Krankenhäuser, Berufsgenossenschaft, Fördereinrichtungen.

Zum **mittleren Umfeld** gehören u. a.

- Konkurrenten: andere Praxen, andere Krankenhäuser, andere Rehakliniken, andere Berufsgruppen, Gesundheitszentren,
- Interessengruppen: Berufsverbände, Krankenkassen, Hausärzteverband, Kassenärztliche Vereinigung, Selbsthilfegruppen, eingetragene Vereine (z. B. Deutsche Alzheimer Gesellschaft), Bürgerinitiativen,
- Lieferanten: Wer liefert was zu welchen Konditionen? Rabattsituation, Mengenstaffeln, neue Trends,
- Veranstalter von Fort- und Weiterbildungen: Trends, neue Angebote.

Zum **weiten Umfeld** gehören u. a.

- politisch-rechtliches Umfeld: Gesetze/Bestimmungen, politische Bewegungen/Trends,
- demografisches Umfeld: Bevölkerungsentwicklung, Entwicklung bestimmter Altersgruppen (Kinder, Senioren etc.), Geschlechterverteilung und -entwicklung, Haushaltsgröße, Anteile Privat-/Pflichtversicherter,
- medizinisches Umfeld: Diagnosen und Störungsbilder,
- ökologisches Umfeld: Ökobewegungen/ Trends, Ressourcenentwicklung (Energie, alternative Energien, Wasser), Entwicklung von Lärm-/Geräuschbelastungen,
- soziokulturelles Umfeld: Wertewandel, Gesundheitsbewusstsein, Fitnessorientierung, Bildungsniveau,
- volkswirtschaftliches Umfeld: konjunkturelle Entwicklung, Preisniveau, Sparquote, Kaufkraft, Einkommensentwicklung, Bereitschaft zu Eigenleistungen, Arbeitslosenquote,

Sozialleistungen, Situation öffentlicher Haushalte, Vergabe öffentlicher Gelder, Fördergelder,

- Digitalisierung und technologisches Umfeld: neue Medien (Internet, Informationsflut, Transparenz), elektronische Patientenakte, künstliche Intelligenz (KI), technologische Entwicklungen (Therapiegeräte etc.).

Diese vielfältigen Einflussfaktoren im Gesundheitsmarkt müssen bei der Erstellung der Strategie berücksichtigt werden. Informationen über diese Einflussfaktoren können z. B. via Internet oder über Datenbanken beschafft werden.

Zur Analyse des Umfelds mit seinen verschiedenen Bereichen eignen sich u. a. die Instrumente der Marktforschung und die Verhaltensanalyse der Nachfrager, die im Folgenden erläutert werden.

3.2.1.1 Marktforschung

Marktforschung ist die Beschaffung von Informationen über die relevanten Märkte und die Marktteilnehmer (Anbieter, Nachfrager). Mithilfe von Marktforschung lassen sich Informationen zu den in Abschn. 3.2.1 genannten Umfeldaspekten gewinnen (z. B. Welche Leistungen werden zu welchen Preisen angeboten? Wer sind die Wettbewerber, was bieten sie an und wie entwickeln sie sich? Wo werden welche Dienstleistungen angeboten? Wie zufrieden sind die Klienten, welche Klientenbedürfnisse werden nicht befriedigt?).

▶ Marktforschung soll einerseits dabei helfen, Unsicherheiten bei Entscheidungen zu reduzieren. Andererseits hat sie eine Innovations- und Frühwarnfunktion: Sie soll Chancen und Risiken aufzeigen.

Es gibt grundsätzlich 2 Wege, um die benötigten Informationen zu beschaffen: Man kann aus vorhandenen Datenquellen Informationen beziehen (Sekundärforschung, auch „desk research" genannt) oder man erhebt die Daten speziell für den konkreten Fall (Primärforschung, auch „field research" genannt).

3.2 Situationsanalyse

Basis für die **Sekundärforschung**, also für bereits vorhandene Daten, können interne Datenquellen sein (Patientendatei, Unterlagen vom Steuerberater oder von Abrechnungsfirmen wie Optadata etc.). Diese Daten kann man auswerten, wenn man z. B. wissen möchte, wie sich der Patientenstamm der eigenen Praxis nach Geschlecht, Alter oder Diagnose zusammensetzt oder ob sich die Praxiseinnahmen gleichmäßig über das Jahr verteilen (oder in bestimmten Monaten besonders hoch oder niedrig ausfallen).

Möchte man aber wissen, welche Krankheiten am häufigsten in der Altersgruppe der 50- bis 60-jährigen Frauen in Deutschland vorkommen, muss man externe Datenquellen heranziehen (z. B. statistische Ämter, Gesundheitsberichterstattung des Bundes, Krankenkassen, Wirtschaftsunternehmen, Marktforschungsinstitute. Unter den folgenden Internetadressen erhält man vielfältige gesundheitsbezogene Daten: www.destatis.de, www.gbe-bund.de. Weitere externe Quellen können Berufsverbände, Verlage, Institute, Hochschulen und Trendinstitute (www.zukunftsinstitut.de) sein; auch Internetsuchmaschinen wie Google können helfen.

Oftmals helfen weder interne noch externe Datenquellen dabei, die Informationen zu bekommen, die man benötigt. Das ist z. B. der Fall, wenn man wissen möchte, wie zufrieden oder unzufrieden die Patienten der Praxis mit den Dienstleistungen der Praxis sind. Dazu muss **Primärforschung** betrieben werden. So müssen im Rahmen einer Patienten- oder Klientenbefragung die benötigten Daten erst speziell für diesen Zweck mittels Fragebogen erhoben werden. Weitere Beispiele für Primärforschung sind: Erhebung der Mitarbeiterzufriedenheit oder auch ein sog. Kummerkasten, in den Patienten anonym Zettel mit Wünschen oder Beschwerden einwerfen können. Diese Zettel können in regelmäßigen Abständen ausgewertet werden. Patienten- und Mitarbeiterbefragungen werden häufig regelmäßig im Rahmen von Qualitätsmanagement (QM) durchgeführt, die Ergebnisse sind für die Rezertifizierung von Praxen erforderlich (Betz 2010b).

Weitere Quellen im Gesundheitswesen sind z. B. Statistiken der Abrechnungsfirmen (u. a. Optika, Optadata, Theorg) und der Qualitätszertifizierer. Diese Quellen liefern sowohl interne als auch externe Daten im Sinne von Benchmarking (Betz 2010b).

Die Erhebung eigener Daten ist auch für therapeutische Praxen sinnvoll und möglich. Wenn man noch keine Erfahrung mit der Durchführung von Befragungen hat, dann kann man entweder ein kleines Marktforschungsinstitut beauftragen. Hier ist jedoch mit Kosten im vierstelligen Bereich zu rechnen. Kostengünstiger und qualitativ mindestens gleichwertig kann eine Kooperation mit einer ortsansässigen Hochschule sein, z. B. in Form von Studienprojekten, die von qualifizierten Dozenten geleitet werden.

Wer QM-zertifiziert ist oder noch darüber nachdenkt, kann auf die Fragebögen der Zertifizierer zurückgreifen, die für eine Praxiszertifizierung Patienten- und Mitarbeiterbefragungen voraussetzen und die entsprechenden Fragebögen zur Verfügung stellen.

3.2.1.2 Verhaltensanalyse der Nachfrager

Marketing untersucht das Verhalten von Menschen auf Märkten (hier: Markt der logopädischen, physiotherapeutischen bzw. ergotherapeutischen Dienstleistungen). Die Märkte werden von menschlichen Verhaltensweisen bestimmt, sowohl auf der Nachfrager- als auch auf der Anbieterseite.

Das Nachfrageverhalten (Nachfrage nach Dienstleistungen) der Menschen wird u. a. beeinflusst von ihren Bedürfnissen (s. auch Abschn. 4.4.2, „Bedürfnispyramide"), Motiven, Einstellungen sowie ihrer sozialen Umwelt. Marketingverantwortliche sollten in Bezug auf ihre potenziellen Kunden (hier: Patienten) folgende **Fragen** stellen:

- Welche Bedürfnisse sind vorhanden?
- Welche werden befriedigt?
- Welche sind bisher unbefriedigt?
- Welche könnten geweckt werden?

Was letztere Frage betrifft, sollten nur solche Bedürfnisse geweckt werden, die von den Praxisinhabern auch ethisch vertreten werden können.

▶ Bei der Bedürfnisanalyse ist immer zu beachten, um welche Zielgruppe(n) es geht. Ärzte als Überweisende haben andere Bedürfnisse und Anforderungen an die Dienstleistungen einer Praxis als die Klienten. Beide Zielgruppen müssen befriedigt werden.

Da es für den therapeutischen Bereich keine empirischen Untersuchungen darüber gibt, welche Einflussfaktoren das Verhalten der Patienten, der Ärzte oder der Angehörigen bestimmen, werden die Einflussfaktoren angenommen, die sich aus empirischen Untersuchungen aus dem Konsumgüterbereich ergeben haben. Ob sich diese 1:1 auf den Therapiebereich übertragen lassen, kann heute noch nicht beantwortet werden, es ist jedoch von einer hohen Vergleichbarkeit auszugehen. Demnach wird das Verhalten von Kunden/Klienten/Patienten primär durch kulturelle, soziale, persönliche und psychologische Faktoren beeinflusst (in dieser Reihenfolge).

Für das Marketing von therapeutischen Praxen bedeutet dies, dass das Patientenverhalten in erster Linie durch den Kulturkreis geprägt ist, in dem der Patient aufgewachsen ist. Hat die Praxis Patienten aus anderen Kulturkreisen, dann muss sie sich auf die Bedürfnisse dieser Patienten einstellen. So könnte z. B. eine Praxis eine bilinguale Rezeptionskraft einstellen, die Patienten in der Landessprache begrüßen und auch Dolmetscherdienste leisten könnte.

Die Rolle, die ein Patient innerhalb seiner Familie oder seiner Bezugsgruppen (Arbeitsplatz, Freundeskreis, Sportverein etc.) ausübt, hat demnach weniger Einfluss auf sein Verhalten als sein Kulturkreis, wirkt sich aber stärker aus als die persönlichen Faktoren wie Alter oder wirtschaftliche Verhältnisse. Seine Ansichten z. B. zu Krankheit und Gesundheit haben demnach den geringsten Einfluss auf sein Nachfrageverhalten.

Diskussionen mit Therapeuten über die Relevanz dieser Einflussfaktoren und die Übertragbarkeit auf Patienten führen zu der Einschätzung, dass das Nachfrageverhalten erfahrungsgemäß am ehesten durch einen hohen Leidensdruck der Patienten geprägt wird und im Bereich der Therapie die persönlichen und psychologischen Faktoren größeren Einfluss haben als die kulturellen und sozialen Faktoren. Diese Einschätzung der Therapeuten ist zwar empirisch nicht belegt, kann aber als Information mit herangezogen werden, wenn das Verhalten der Patienten beeinflusst werden soll. Will man andere Zielgruppen, z. B. Ärzte, zu bestimmtem Verhalten bewegen, kann die Kenntnis der Einflussfaktoren und ihrer Gewichtung, wie sie im Konsumgüterbereich empirisch belegt ist, hilfreich sein.

3.2.2 Analyse der eigenen Situation

Zur Analyse der eigenen Praxis sollten Marketing-, Personal- und Finanzkriterien auf **Stärken und Schwächen** hin untersucht werden. Diese Analyse sollte so objektiv wie möglich durchgeführt werden. Tab. 3.1 zeigt, welche Aspekte dabei jeweils konkret zu betrachten sind.

Tab. 3.1 Kriterien zur Analyse der eigenen Praxis (Stärken/Schwächen)

Marketingkriterien	Personalkriterien	Finanzkriterien
– Bekanntheitsgrad	– Betriebsklima	– Umsatz
– Image/Ruf	– Qualifikation des Inhabers	– Gewinn
– Marktposition in der Region/ Wettbewerbsposition	– Qualifikation der Mitarbeitenden	– Verschuldungsgrad/ Kapitalkosten
– Leistungsangebot (Bandbreite/ Vielfalt/Zusatzangebote)	– Engagement der Mitarbeitenden	– Rücklagen
– Standort (Vor-/Nachteile)	– Interne Kommunikation	– Liquidität
– Zusammenarbeit mit Ärzten	– Flexibilität und Anpassungsfähigkeit	– Kosten
– Zusammenarbeit mit GKV	– Verhältnis Vollzeit- zu Teilzeitstellen	– Wirtschaftlichkeit
– Praxisausstattung	– Wirtschaftlichkeit der Mitarbeitenden	– Kapazitätsauslastung (Produktivität: beeinflusst die Wirtschaftlichkeit)
– Technikausstattung		– Prognose (1–3 Jahre)
– Kapazitätsauslastung/Terminsituation/ Nachfrage		
– Aktivitäten außerhalb GKV		
– Interdisziplinäre Ausrichtung		

3.2 Situationsanalyse

Neben den in Tab. 3.1 genannten betriebswirtschaftlichen Kriterien können und sollten natürlich auch therapeutische Kriterien mit aufgenommen werden, die auf Stärken und Schwächen hin analysiert werden.

Wie in Tab. 3.1 aufgezeigt wurde, ist das „Image" ein Kriterium, das eine Schwäche oder auch eine Stärke darstellen kann. Um dies zu überprüfen, kann man eine Imageanalyse durchführen.

3.2.3 Imageanalyse und Bedeutung von Images

Als Image kann man das Meinungsbild bezeichnen, das eine Person oder eine Gruppe von einer Person, einer Gruppe, einer Organisation, einem Produkt oder einer Dienstleistung hat. Images bilden sich durch viele verschiedene direkte oder indirekte Erfahrungen.

Images bilden sich unabhängig davon, ob man aktiv und bewusst ein Image aufbaut oder nicht. Wenn ein Praxisinhaber sich mit seiner Praxis in einer Stadt neu niederlässt und im ersten Jahr keine Zeit dafür hatte, bewusst ein Praxisimage aufzubauen, dann wird sich bei seinen Patienten innerhalb des ersten Jahres ein Image bilden, das auf den direkten und indirekten Erfahrungen der Patienten mit der Praxis basiert.

Haben sich Images erst einmal herausgebildet, ist es sehr schwierig, sie zu verändern. Images lassen sich nur langfristig korrigieren. Deshalb ist es wichtig, aktiv Maßnahmen zum Imageaufbau zu ergreifen, damit das Soll-Image entstehen kann.

Je nachdem, ob man schon länger im Markt ist und bereits ein Image hat oder ob man neu im Markt ist und erst einmal ein Image aufbauen muss, sind unterschiedliche Aktivitäten erforderlich.

Ist man **neu im Markt,** sollte man sich überlegen, welches Image angestrebt werden soll (Soll-Image). Hierzu kann man Eigenschaften oder Imagekriterien festlegen, die das Image prägen sollen. Imagekriterien im Therapiebereich aus Patientensicht sind z. B. folgende:

- Pünktlichkeit (Behandlungsbeginn)
- Einrichtung (warm, steril, elegant, kindgerecht, barrierefrei)
- Wartezeiten
- Therapeuten selbst (Freundlichkeit, Kompetenz, Fortbildungen)
- Flexible Terminangebote für Berufstätige
- Angebot von Therapiemethoden (spezielle Methoden)
- Erreichbarkeit (Telefon)
- Umgang mit Konfliktsituationen
- Professionalität
- Freundlichkeit beim Erstkontakt
- Aufgeschlossenheit
- Motivation der Therapeuten
- Kompetenz (insbesondere bei chronisch Kranken)
- Praxisorganisation
- Ausstattung/Räumlichkeiten
- Informiertheit der Therapeuten
- Hygiene/Sauberkeit
- Zufriedenheit mit Fortschritten
- Bekanntheitsgrad
- Klientenzentrierung (Patient steht im Mittelpunkt)
- Zeit für Klientenkontakte
- Seriosität (Therapeut und Einrichtung)
- Erfahrung
- Flexibilität (Terminvergabe, Räumlichkeiten)
- Öffnungszeiten
- Zusatzqualifikation und Spezialisierung
- Effektivität (Behandlungserfolge)
- Service (Kaffee/Tee/Kekse)
- Leistungsangebot/Zusatzangebote
- Vertrauensbasis Therapeut/Patient

Hat sich das Praxisteam auf bestimmte Eigenschaften/Kriterien geeinigt, ist anschließend zu überlegen, wie man diese Eigenschaften in der Zielgruppe, z. B. bei Patienten, bekannt machen kann. Einige Eigenschaften lassen sich gut durch einen Flyer bekannt machen (z. B. Kompetenzen der Teammitglieder), andere können den Patienten nur durch entsprechendes Verhalten des Praxisteams vermittelt werden, z. B. Freundlichkeit, Pünktlichkeit.

▶ Der Aufbau eines Images ist sehr zeitintensiv und kann mehrere Monate bis Jahre dauern. Hat sich ein Image erst einmal gebildet, sind Imagekorrekturen nur schwer und erst langfristig möglich.

Ist man **bereits im Markt etabliert**, kann man sein Ist-Image überprüfen (eigene Einschätzung, Klienten-, Ärztebefragungen). Das Ist-Image ist gleichzeitig auch das Fremd-Image, das vom Eigen- und Soll-Image positiv oder negativ abweichen kann. Es ist sinnvoll, Imagebeurteilungen (auch Imageprofile genannt) zu entwickeln, um die Abweichungen zu verdeutlichen. Dazu bewertet z. B. der Praxisinhaber bestimmte Eigenschaften. Diese Bewertung ergibt das Soll-Image. Dann lässt man z. B. Patienten ebendiese Eigenschaften mittels derselben Bewertungsskala bewerten. Die Patientenbewertung ergibt das Ist- bzw. Fremd-Image. Legt man dann die Profile des Soll- und Ist-Images übereinander, kann man eventuelle Abweichungen gut erkennen.

Abb. 3.4 zeigt, wie eine Auswertung der Imagebeurteilung aussehen könnte.

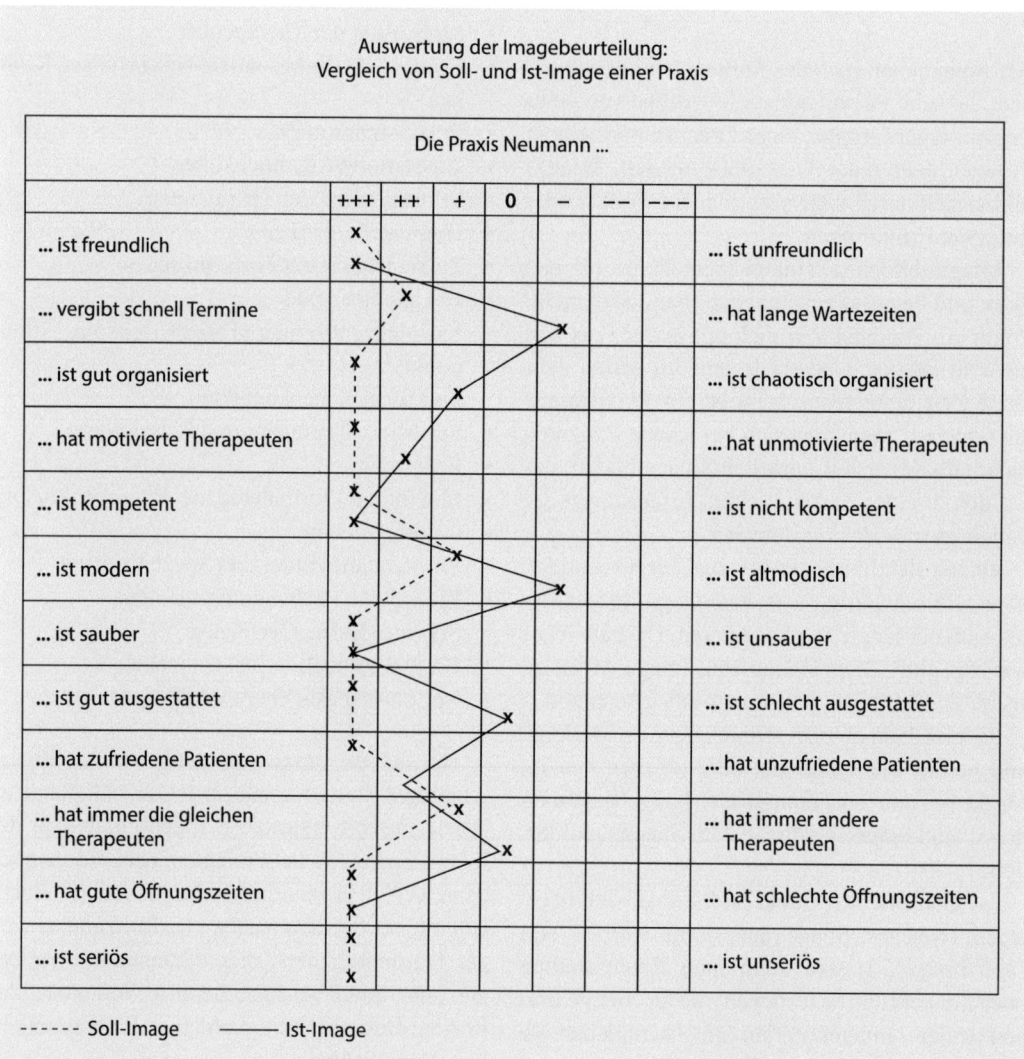

Abb. 3.4 Auswertung der Imagebeurteilung: Vergleich von Soll- und Ist-Image einer Praxis

3.2 Situationsanalyse

So lassen sich sehr schön die Schwerpunkte erkennen, und man weiß, wo man mit eventuellen Korrekturen beginnen kann.

Man kann auch Imageprofile verschiedener Zielgruppen erstellen und miteinander vergleichen (z. B. das Image einer Praxis bei Klienten/Patienten oder bei Ärzten). Je nach Zielgruppe können die Images deutlich unterschiedlich ausfallen.

▶ Images können starken Einfluss auf die Gewinnung und die Bindung von Klienten haben und damit den Umsatz direkt beeinflussen. Zum Aufbau und zur Korrektur von Images können Öffentlichkeitsarbeit und Werbung eingesetzt werden.

3.2.4 Auswahl der Zielmärkte und Zielgruppen

Am Ende der Situationsanalyse sollte man die Frage beantworten, in welchen **„Feldern" des Marktes** (oder auch Marktsegmenten) man in Zukunft tätig sein möchte und in welchen Feldern weniger oder gar nicht. Die Bereiche oder Segmente, in denen man zukünftig tätig sein möchte, kann man auch als **Zielmarkt** bezeichnen. Zur **Zielmarktbestimmung** empfiehlt sich folgendes Vorgehen:

- Zunächst sind Überlegungen anzustellen, nach welchen Kriterien der Gesamtmarkt „zerlegt" werden kann und welches „Profil" die einzelnen Segmente haben.
- Dann ist die Attraktivität der Segmente zu beurteilen (Anzahl der Nachfrager, Wettbewerbssituation, eigene Stärken/Schwächen, Entwicklungspotenzial, Chancen im Gesundheitswesen, Risiken etc.).
- Weiterhin sollte man sich Klarheit darüber verschaffen, welche Position man in diesen Feldern einnehmen möchte (Positionierung), z. B. Spezialisierung auf bestimmte Störungsbilder.

Eine gute Möglichkeit, den Markt, in dem man tätig sein will, näher kennenzulernen und abzugrenzen, ist der pragmatisch orientierte Ansatz der 6 W nach Kotler (Kotler und Bliemel 1999). Danach stellt man 6 W-Fragen, die die Praxis selbst zu beantworten versucht. Dazu kann es erforderlich sein, Informationen einzuholen oder eine Recherche im Internet durchzuführen.

Die **6 W-Fragen nach Kotler** lauten:

1. **Wer bildet den Markt?**
   - Marktteilnehmer: Wer bietet Leistungen an (Anbieter), wer fragt Leistungen nach (Nachfrager)?
2. **Was wird nachgefragt?**
   - Nachfrageobjekt: Welche Dienstleistung wird nachgefragt (Therapie, Prävention, BGF, Beratung, Produkte wie Hilfsmittel, Bücher)?
3. **Wann wird nachgefragt?**
   - Gibt es besondere Anlässe, zu denen nachgefragt wird, oder Häufigkeiten der Nachfrage (z. B. Saisonalitäten, eher im Winter oder im Sommer, eher in den Ferien, zum Schulanfang, bei Entlassung aus dem Krankenhaus)?
4. **Wer fragt nach?**
   - Träger der Entscheidung der Nachfrage (Patient oder Angehöriger, Kostenträger, Sportverein, ein Betrieb)
5. **Warum wird nachgefragt?**
   - Motive der Nachfrage, Nutzen (Schmerzlinderung, Teilhabe am täglichen Leben, Prävention, Vorbereitung auf den Schulbeginn, Rückkehr an den Arbeitsplatz etc.)
6. **Wie wird nachgefragt?**
   - Entscheidungsprozesse: Wer hat die Entscheidung getroffen, dass eine Dienstleistung nachgefragt wird (z. B. der Arzt, der Erzieher, der Lehrer)? Muss die Entscheidung formal genehmigt werden und von wem?

Weitere Beispiele sind in den Extramaterialien „Arbeitsblatt 3: Die 6 W-Fragen zur Erschließung des Marktes der betrieblichen Gesundheitsförderung" zu finden, die Sie mit Eingabe der ISBN dieses Buches unter https://extras.springer.com herunterladen können.

Eng verbunden mit der Auswahl des Zielmarktes ist die Orientierung auf eine bestimmte

Zielgruppe. Mit Zielgruppe sind diejenigen gemeint, die man mit seinen Marketingaktivitäten ansprechen will, also diejenigen, die man informieren oder beeinflussen will (beeinflussen z. B. im Hinblick auf die Nachfrage nach einem neuen Kursangebot), z. B. Senioren, Angehörige. Die Zielgruppe kann anhand bestimmter **Merkmale** beschrieben werden:

- Soziodemografische Merkmale (Alter, Einkommen, Beruf, Bildung)
- Geografische Merkmale (Ortsgröße, Stadtteil, Stadt, Landkreis)
- Nachfragemerkmale (Arzt-/Praxiswahl, Verordnungsverhalten der Ärzte, gesellschaftliche Trends)
- Psychologische Merkmale (Einstellungen, Motivationen, Werte)
- Medizinische/therapeutische Merkmale (Beeinträchtigungen, Krankheiten, Störungsbilder, Diagnosehäufigkeiten)
- Familiäre Merkmale (Angehörige, Eltern)

Unter Zuhilfenahme dieser Merkmale können Ergotherapeuten, Logopäden und Physiotherapeuten z. B. folgende Zielgruppen ansprechen: Patienten, potenzielle Patienten, Patienten mit bestimmten Krankheitsbildern oder Diagnosen, Selbstzahler, männliche, weibliche oder diverse Kunden, Kinder oder Senioren, Personen mittleren Alters, Sportler, Gesundheitsbewusste, Angehörige, Eltern von kleinen Kindern, Schlaganfallpatienten, Patienten mit Schluckstörungen, Ärzte (unterteilt z. B. nach Pädiatern, Orthopäden, Neurologen, Phoniatern), Erzieher, Lehrer, sprechende Berufe allgemein, Sportvereine, Unternehmen etc.

▶ Eine exakte Zielgruppenbeschreibung ist später für die zielgerichtete Kommunikation unerlässlich. Je genauer die Zielgruppe beschrieben werden kann, desto spezifischer und ökonomischer kann sie angesprochen werden. Informationen können inhaltlich gezielter und im Sprachstil angepasst erfolgen.

Oftmals ist es erforderlich, unterschiedliche Zielgruppen anzusprechen, z. B. Patienten/Klienten und überweisende Ärzte. Möchte man beide Zielgruppen mit einem Flyer informieren, sollte man auch für jede Zielgruppe einen separaten Flyer entwickeln. Hat man die finanziellen Mittel für zwei Flyer nicht, muss man Prioritäten setzen und zunächst für diejenige Zielgruppe einen Flyer erstellen, die am wichtigsten ist.

Die Situationsanalyse, deren Vorgehensweise in Abschn. 3.2.1, 3.2.2, 3.2.3 und 3.2.4 dargestellt worden ist, kann jetzt mit der Erstellung der SWOT-Analyse abgeschlossen werden.

3.2.5 SWOT-Analyse

SWOT ist die Abkürzung der englischen Begriffe „strengths" (Stärken), „weaknesses" (Schwächen), „opportunities" (Chancen) und „threats" (Risiken). Die Abkürzung SSCR steht für die deutschen Bezeichnungen. In der Literatur werden beide synonym verwendet.

Während sich **Stärken und Schwächen** auf die eigene Praxis beziehen und den **Blick nach innen** in die Praxis hinein schärfen, beziehen sich **Chancen und Risiken** auf den Markt, auf dem man tätig ist oder in Zukunft tätig sein möchte. Hier geht der **Blick nach außen** in das Umfeld der Praxis. Man kann Chancen auch als positive Marktbedingungen außerhalb der Praxis und Risiken als negative Marktbedingungen außerhalb der Praxis bezeichnen. Manchmal fällt es nicht leicht, Stärken und Schwächen von den Chancen und Risiken zu unterscheiden. Neben dem Blick nach innen (Stärken/Schwächen) und dem Blick nach außen (Chancen/Risiken) kann man auch das Kriterium der Beeinflussbarkeit heranziehen: Stärken und Schwächen kann die Praxis selbst beeinflussen und verändern, Chancen und Risiken kann die Praxis i. d. R. selbst nicht beeinflussen. Abb. 3.5 verdeutlicht diese beiden Perspektiven.

Hat man die Situationsanalyse sorgfältig durchgeführt, lassen sich jetzt im Rahmen der SWOT-Analyse einerseits die eigenen Stärken und Schwächen erkennen; andererseits kann man herausarbeiten, welche Chancen oder Risiken das Umfeld bzw. der Markt bietet. Die SWOT-Analyse stellt die Stärken und Schwächen

3.2 Situationsanalyse

	Opportunities (+) Welche **Chancen** bietet das äußere Umfeld? O1, O2, O3 …	**T**hreats (−) Welche **Risiken** kommen aus dem äußeren Umfeld auf uns zu? T1, T2, T3 …
Strength (+) Welche **Stärken** haben wir **intern** in unserer Praxis? S1, S2, S3 …	Wie unsere STÄRKEN einsetzen, um die CHANCEN nutzen zu können?	Wie unsere STÄRKEN einsetzen, um die RISIKEN vermeiden zu können?
Weaknesses (−) Welche **Schwächen** haben wir **intern** in unserer Praxis? W1, W2, W3 …	Wie unsere SCHWÄCHEN abbauen, um die CHANCEN nutzen zu können?	Wie unsere SCHWÄCHEN abbauen, um die RISIKEN vermeiden zu können?

Abb. 3.5 Schema einer SWOT-Analyse

der eigenen Praxissituation den Chancen und Risiken des Marktes gegenüber.

▶ Ziel der Gegenüberstellung kann es sein, die Stärken zu verstärken (also auf den Stärken aufzubauen), die Schwächen abzubauen oder beides gleichzeitig. Darüber hinaus können die Stärken den Chancen gegenübergestellt werden, um auf Basis der Stärken die Chancen des Marktes zu ergreifen.

Bei einer SWOT-Analyse geht man folgendermaßen vor: Anhand der in Abschn. 3.2.2 genannten Kriterien erstellt man für seine Praxis ein Stärken-Schwächen-Profil für die Marketing-, Personal- und Finanzkriterien. Die für die Praxis relevanten Kriterien werden der Reihe nach durchgegangen und als Stärke (+) oder Schwäche (−) eingestuft. Das Ergebnis trägt man dann in das selbst erstellte Schema ein.

Im zweiten Schritt ermittelt man die Chancen und Risiken im Markt. Dazu schaut man sich die Ergebnisse der durchgeführten Umfeldanalyse an und schätzt ein, welche Entwicklungen im Umfeld der Praxis als Chance (+) und welche als Risiko (−) gewertet werden können. Diese Ergebnisse trägt man ebenfalls in das selbst erstellte Schema ein. Wie dies am Ende aussehen kann, zeigt Abb. 3.6.

Das Beispiel in Abb. 3.6 zeigt, dass die Praxis sowohl Stärken als auch Schwächen aufweist. Ebenfalls sieht man, dass der Markt zahlreiche Chancen bietet, aber auch einige Risiken birgt. Nun kann als Erstes geschaut werden, ob die Stärken der Praxis genutzt werden können, um die Chancen im Markt zu ergreifen. Da sind als Stärken zunächst die gute Nachfrage der gut situierten Senioren sowie die Erfahrung des Praxisinhabers mit Senioren. Diese Stärken können eingesetzt werden, um die Chancen des demografischen Wandels sowie die steigende Anzahl muskuloskelettaler Erkrankungen, verbunden mit der hohen Präsenz von Orthopäden vor Ort, für die Entwicklung der Praxis zu nutzen. Eine gute Basis ist auch der hohe Anteil an Senioren in der Region.

Schaut man sich die Schwächen der Praxis an, muss geprüft werden, ob und ggf. welche Schwächen abgebaut werden können. Im Beispiel aus Abb. 3.6 sollte möglichst die Schwäche der unausgelasteten Behandlungsräume abgebaut werden. Dies kann durch die Aufstockung der Mitarbeiter/Stundenzahl erfolgen. Solch eine Aufstockung führt dazu, die Warteliste abzubauen. Durch Kooperation mit der örtlichen GKV, die die Chance zur Kooperation im Bereich Prävention bietet, könnten z. B. spezielle Seniorenangebote entwickelt werden. Die Schwäche der

Strength/Stärken (+)
der Praxis (innen)
Marketingkriterien
- Praxis gut bekannt im Stadtteil
- Gute Zusammenarbeit mit Ärzten
- Gute Nachfrage/lange Warteliste, insbesondere von gut situierten über 65-Jährigen

Personalkriterien
- Gute Qualifikation Inhaber und viel Erfahrung mit Altersgruppe 60+
- Alle Fortbildungen der Mitarbeiter können mit GKV abgerechnet werden
- Hohes Engagement aller Mitarbeiter

Finanzkriterien
- Kredite abbezahlt, finanziell unabhängig

Opportunities/Chancen (+)
im Umfeld (außen)
- Demografischer Wandel (Anteil Älterer steigt kontinuierlich)
- Hoher Anteil muskuloskelettaler Erkrankungen in Deutschland und in der Region
- Vier Orthopäden im näheren Umfeld der Praxis
- Hoher Anteil Senioren im Stadtteil der Praxis
- Hochschule am Ort bietet seit 1 Jahr Bachelorstudium für Physiotherapeuten
- Örtliche GKV sucht Kooperationspartner für Präventionskurse
- Gemeinde fördert Seniorenangebote finanziell

Weaknesses/Schwächen (–)
der Praxis (innen)
Marketingkriterien
- Raumkapazitäten nicht voll ausgelastet
- Bisher keine Selbstzahlerangebote
- Kaum Kooperationen mit GKV

Personalkriterien
- Hohe Fluktuation der Vollzeitmitarbeiter
- Viele Teilzeitmitarbeiter (Problem der Raumauslastung)

Finanzkriterien
- Hoher Anteil falsch ausgestellter Rezepte führt zu Einnahmeverlusten (Streichung GKV)
- Keine Rücklagen für Investitionen

Threats/Risiken (–)
aus dem Umfeld (außen)
- Zwei Wettbewerber (Physiotherapiepraxen) in der Nähe
- Örtliche Volkshochschule bietet Rückenschule für Personen im Alter 55+
- Mieten für Gewerbeimmobilien steigen stetig im Stadtteil der Praxis
- Wenig gut ausgebildete Physiotherapeuten in der Region

Abb. 3.6 SWOT-Analyse einer Praxis

Mitarbeiterfluktuation könnte in Zukunft durch gut ausgebildete Absolventen der örtlichen Hochschule abgebaut werden. Die Erhöhung der Behandlungskapazitäten, die Entwicklung von Selbstzahlerangeboten für Senioren und die Kooperation mit der GKV bieten die Grundlage für den Aufbau eines finanziellen Polsters, sodass Rücklagen für Investitionen gebildet werden können. Auch steigende Mieten (Risiko) können daraus finanziert werden. Um die Schwäche der falsch ausgestellten Rezepte abzubauen, könnten die Orthopäden vor Ort geschult und es können Gespräche mit der örtlichen GKV geführt werden, mit der evtl. eine Kooperation im Bereich der Präventionskurse angestrebt wird. Das Risiko der Wettbewerber (Volkshochschule [VHS] und zwei Praxen) kann durch Herausbildung eines Praxisschwerpunkts im Bereich Senioren minimiert werden. Dieser Schwerpunkt muss dann in der Region kommuniziert werden (z. B. mithilfe eines Flyers).

Eine Stärken- und Schwächenanalyse kann man auch für die Konkurrenten machen, um einen Vergleich anzustellen. Für die Finanz-, Marketing- und Personalkriterien der Konkurrenten müssen dann Annahmen getroffen werden.

Auf Basis der abschließenden SWOT-Analyse kann im nächsten Schritt die Marketingkonzeption entwickelt werden. Je sorgfältiger und umfassender die Situationsanalyse durchge-

3.3 Marketingkonzeption

führt wird, desto besser kann sie als Basis für die Marketingkonzeption dienen.

3.3 Marketingkonzeption

Ausgangssituation

Praxisinhaberin L. hat zum ersten Mal eine Situationsanalyse durchgeführt und möchte die ermittelten Stärken ihrer Praxis nutzen, um am wachsenden Wellnesstrend auf dem Markt (Chance) teilzuhaben. Gleichzeitig will sie die Gewinnsituation ihrer Praxis verbessern (Schwäche abbauen). Dazu erstellt sie eine Marketingkonzeption. ◄

Was eine Marketingkonzeption alles beinhaltet und welche Strategien eingeschlagen werden können, wird im Folgenden erläutert.

3.3.1 Inhalte einer Marketingkonzeption

Marketingkonzeptionen sagen aus, was eine Praxis oder eine Klinik kurz-, mittel- oder langfristig machen möchte. Dies kann man auch als marktorientierte strategische Planung bezeichnen. Sie legt marktbezogene Ziele sowie deren Umsetzung fest. In Analogie zur therapeutischen Arbeit könnte man auch von einer „Behandlungsplanung" oder einem „Plan zur Behandlung der eigenen Praxis" sprechen.

Um eine Marketingkonzeption zu erstellen, steht zunächst die folgende Frage im Vordergrund:

- Wo will ich hin, worauf konzentriere ich mich?

Darüber hinaus legt die Marketingkonzeption auch den Weg/die Strategie fest, wie die Ziele erreicht werden können. Damit lautet die zweite Frage:

- Wie komme ich zum Ziel?

Zur Erreichung dieser Ziele und zur Durchsetzung/Realisierung der Marketingstrategien stehen Maßnahmen des Marketinginstrumentariums (auch Marketingmix oder 4 Ps genannt; Abschn. 3.4) zur Verfügung.

Die dritte Frage zur Marketingkonzeption lautet schließlich:

- Was müssen wir einsetzen, was müssen wir tun, um die gewählte Strategie umzusetzen?

Der Marketingmix gibt an, welche Mittel und Maßnahmen zur Umsetzung der Strategie kombiniert werden sollen.

Abb. 3.7 veranschaulicht nochmals die Inhalte der Marketingkonzeption, die eingebettet ist in eine Situationsanalyse.

Die Inhalte einer Konzeption lassen sich zudem unterschiedlichen Konzeptionsebenen zuordnen. Jede Ebene stellt eine konzeptionelle Grundfrage. Die Darstellung in Form einer Pyramide signalisiert, dass der Umfang der Aktivitäten von der 1. zur 3. Ebene (von oben nach unten) zunimmt.

Zur Festlegung eindeutiger Ziele s. auch Abschn. 2.3.1, zu möglichen Strategiealternativen s. Abschn. 3.3.2 und 3.3.3, zur Entwicklung von Maßnahmen s. Abschn. 3.4.

Der Unterschied zwischen Zielen, Strategien und Maßnahmen wird nachfolgend anhand eines konkreten Beispiels nochmals verdeutlicht.

Praxisbeispiel: Marketingkonzeption

Die SWOT-Analyse der Praxisinhaberin L. hat ergeben, dass sie bzw. ihre Praxis folgende Stärken hat: langjährige Berufserfahrung im Bereich Massagen, Standort im Stadtteil mit gut situierten Anwohnern, die Praxis hat einen guten Ruf und ist überall im Stadtteil bekannt, freundliches Personal. Folgende Schwächen hat sie ermittelt: Behandlungsräume nicht voll ausgelastet, niedrige Gewinnsituation. Auf dem Markt hat sie folgende Chancen identifiziert: Wellnesstrend in der Bevölkerung nimmt zu, Bevölkerung ist zunehmend bereit, Geld für ihre eigene Gesundheit auszugeben; das benachbarte Hotel möchte einen Wellnessbereich einrichten. Folgende Risiken des Marktes hat sie ermittelt: GKVen bezahlen zunehmend keine Honorare für falsch ausge-

Abb. 3.7 Inhalte einer Marketingkonzeption

stellte Rezepte, die Ärzte in der Nähe ihrer Praxis verordnen zunehmend weniger Therapien.

Praxisinhaberin L. möchte aufgrund ihrer Situationsanalyse am Wellnesstrend partizipieren, um ihre Gewinnsituation zu verbessern, da für Wellnessangebote höhere Honorare erzielt werden können als im GKV-Bereich. Sie stellt folgendes Ziel auf: 20 % des Praxisumsatzes des Jahres 2025 soll am Ende des Jahres 2026 mit Wellnessangeboten erzielt werden. Nun kann sie verschiedene Strategien verfolgen, um dieses gesetzte Ziel zu erreichen:

a. Sie macht verschiedene Wellnessangebote in ihrer eigenen Praxis.
b. Sie kooperiert mit dem benachbarten Hotel und bietet dort Wellness für die Hotelgäste an.

Je nachdem, für welche Strategie sie sich entscheidet, muss sie verschiedene Maßnahmen ergreifen: Bei Entscheidung für Strategie a) muss sie genau überlegen, welche Wellnessangebote sie in ihrer Praxis macht (abhängig von der gewählten Zielgruppe). Sie muss also über die Art der Dienstleistung nachdenken (Entspannungsmassagen, Hot-Stone-Massagen, Ganzkörper- oder Teilmassagen etc.). Dann muss sie überlegen, welchen Preis sie für ihre neuen Wellnessangebote nehmen möchte und wie sie ihre neuen Angebote bekannt macht (Kommunikation). Eventuell benötigt sie dafür ein Poster oder einen Flyer, den sie entwickeln muss. Letztlich muss sie überlegen, ob sie einen Raum ihrer Praxis in Wellnessoptik gestaltet (Farbe, Licht, Dekoration, Entspannungsmusik etc.) oder ob sie ihre Angebote in den unveränderten Behandlungsräumen durchführen möchte.

Entscheidet sie sich für die Kooperation mit dem benachbarten Hotel und damit für Strategie b), weil sie ihre Stammklientel nicht durch Wellnessangebote irritieren und vielleicht auch keine Investitionen in die Umgestaltung von Räumlichkeiten tätigen möchte, wird sie andere Maßnahmen ergreifen als bei Strategie a). Sie wird die Wellnessangebote mit dem Hotel abstimmen müssen. Gleiches gilt für den Preis. Die Bekanntmachung der Angebote wird das Hotel im hoteleigenen Flyer übernehmen, und die Gestaltung der Räumlichkeiten wird ebenfalls durch das Hotel übernommen, evtl. in Absprache mit Praxisinhaberin L. ◄

3.3 Marketingkonzeption

Tab. 3.2 Die Marketingkonzeption aus dem Praxisbeispiel im Überblick

Ziel	Strategie	Maßnahmen (Marketingmix)
– Teilhabe am Wellnessmarkt (20 % des Praxisumsatzes mit Wellnessangeboten bis Ende 2026) – Vorgelagertes Formalziel: Gewinn erhöhen	a) In eigener Praxis	– Dienstleistung: Entspannungsmassage (30 min) – Kommunikation: Poster oder Flyer – Zielgruppe: Frauen – Preis: 30 €/30 min – Ort des Angebots: Praxis – Sonstiges: einen Raum in Wellnessoptik gestalten
	b) Kooperation mit Hotel	– Dienstleistung: Hot-Stone-Massage (45 min) – Kommunikation: Hinweis auf Wellnessangebote der Praxis L. im Hotelflyer – Zielgruppe: Hotelgäste – Preis: in Absprache mit Hotel – Ort des Angebots: Hotel – Sonstiges: Vertrag mit Hotel abschließen

Dieses Beispiel soll zeigen, dass zur Erreichung von gesteckten Zielen i. d. R. verschiedene Wege (Strategien) möglich sind. Jede Strategie erfordert eigene Maßnahmen. Deshalb kann man auch nicht von vornherein sagen, dass für die Kommunikation unbedingt ein Flyer nötig ist, wenn man den strategischen Weg noch nicht entschieden hat. Hier z. B. wird für die Strategie b) kein Flyer der Praxis benötigt, da das Hotel den Flyer erstellt.

Tab. 3.2 fasst die wichtigsten Aspekte des Fallbeispiels nochmals zusammen.

Im genannten Beispiel hat sich Praxisinhaberin L. also dafür entschieden, einen neuen Markt bzw. ein neues Segment zu erschließen, d. h., mit einem bestehenden Produkt (Massage) in einen neuen Markt (Wellness) vorzudringen. Diese sog. Marktentwicklungsstrategie entspricht einer der 4 im folgenden Abschnitt vorgestellten Wachstumsstrategien nach Ansoff (1957).

3.3.2 Wachstumsstrategien nach Ansoff

Bereits im Jahr 1957 hat Ansoff bestimmte Wachstumsstrategien für Unternehmen entwickelt, die heute noch Gültigkeit haben und sich auch auf Praxen im Gesundheitswesen übertragen lassen.

Ansoffs Strategiematrix basiert auf den beiden Kriterien Produkte (Dienstleistungen) und Märkte. Bei beiden Kriterien differenziert er zwischen „gegenwärtig" und „neu". Mit „gegenwärtigen Produkten" meint er Dienstleistungen, die eine Praxis bereits anbietet. Mit „neuen Produkten" meint er Dienstleistungen, die bisher noch nicht von der Praxis angeboten werden. Mit „gegenwärtigen Märkten" meint er Märkte, in denen die Praxis bereits tätig ist. Mit „neuen Märkten" meint er Märkte, in denen die Praxis bisher nicht tätig ist, oder Zielgruppen, die die Praxis bisher nicht angesprochen hat.

Aus der Kombination der Kriterien „Produkte" und „Märkte" mit den Attributen „gegenwärtig" und „neu" ergeben sich **4 Wachstumsstrategien,** in denen unterschiedliche Schwerpunkte gesetzt werden:

1. Bei der **Marktdurchdringungs- oder Marktausschöpfungsstrategie** sollen durch Intensivierung bzw. Erhöhung der Behandlungseinheiten die Marktpotenziale ausgeschöpft werden (z. B.: Erhöhung der Patientenzahl durch Einstellung von Mitarbeitern; dieser Weg bietet sich an, wenn man eine lange Warteliste, eine große Nachfrage und räumliche Kapazitäten hat).
2. Bei der **Marktentwicklungsstrategie** werden zusätzliche geografische Gebiete (z. B. Zweitpraxis zusätzlich zur Stadt auch im Landkreis) oder zusätzliche Marktsegmente (neue Zielgruppen: Selbstzahler, Präventivkunden, Konzepte für Kindertagesstätten) erschlossen.
3. Bei der **Produktentwicklungsstrategie** werden neue Leistungsangebote für bestehende

Märkte (z. B. neue Therapieansätze, die sich aus der Forschung ergeben haben, oder neu entwickelte Kurse für Angehörige) entwickelt.
4. Bei der **Diversifikationsstrategie** werden neue Leistungsangebote für neue Märkte (z. B. Beratung von Unternehmen zur BGF) entwickelt.

Von Strategie 1 zu Strategie 4 erhöht sich das unternehmerische Risiko zunehmend. Deshalb ist es sinnvoll, zunächst mit Strategie 1 zu beginnen. Wenn der Markt, auf dem man gegenwärtig tätig ist, ausgeschöpft ist und alle Potenziale erschlossen sind, dann kann man Strategie 2 verfolgen und neue Märkte erschließen. Wenn diese Möglichkeiten ebenfalls ausgeschöpft sind, können neue Dienstleistungen entwickelt werden (Strategie 3). Wenn auch diese Möglichkeiten erschöpft sind, dann bietet sich Strategie 4 (höchstes Risiko) an, bei der sowohl neue Produkte (Dienstleistungen) entwickelt als auch neue Märkte erschlossen werden.

Abb. 3.8 zeigt Wachstumsstrategien für die Physiotherapie nach Ansoff. Zu berücksichtigen ist die individuelle Ausgangssituation der jeweiligen Praxis, d. h., nicht für jede Physiotherapiepraxis ist die Zusammenarbeit mit einem Seniorenheim neu. Nur für Praxen, die in diesem Bereich noch keine Zusammenarbeit aufgebaut haben, wäre dies eine Maßnahme der Marktausschöpfung, für alle anderen Praxen nicht.

Ein Beispiel aus dem Bereich der Getränkeindustrie soll die Vorgehensweise nach Ansoff nochmals verdeutlichen (Abb. 3.9).

Nachdem ein Cola-Hersteller auf dem heimischen Markt mit dem Produkt „Cola" den Markt ausgeschöpft hatte, hat das Unternehmen weltweit neue Märkte erschlossen. Als damit kein Wachstum mehr möglich war, hat das Unternehmen neue Produkte entwickelt, z. B. Fresh Orange, Fresh Lemon und Fresh Soda. Wenn mit neuen Getränkeprodukten ebenfalls kein Umsatzwachstum mehr zu erzielen wäre, könnte das Unternehmen mit neuen Produkten (z. B. Eis) in neue Märkte (z. B. Tiefkühlmarkt) diversifizieren.

Möchte man mit neuen Produkten in bestehende Märkte (Produktentwicklungsstrategie) oder in neue Märkte (Diversifikationsstrategie) gehen, dann ist Innovationsmanagement von Bedeutung (Kap. 6). Warum dauerhafter Erfolg für therapeutische Praxen nicht ohne Innovationen möglich ist, zeigt der folgende Abschnitt.

	Gegenwärtige Produkte	Neue Produkte
Gegenwärtige Märkte	Marktdurchdringungs- oder -ausschöpfungsstrategie z. B. Zusammenarbeit mit - Seniorenheim - Krankenhaus	Produktentwicklungsstrategie z. B. - AOK-Rückenschule - Spiraldynamik
Neue Märkte	Marktentwicklungsstrategie z. B. - Wellnessmarkt - Markt der betrieblichen Gesundheitsförderung - Tierphysiotherapie	Diversifizierungsstrategie z. B. - Chinesische Therapien im Wellnessmarkt - Beratung von Unternehmen (ergonomische Arbeitsplatzgestaltung)

Abb. 3.8 Wachstumsstrategien für die Physiotherapie nach Ansoff. (Beispiele teilweise aus Brandt 2004)

3.3 Marketingkonzeption

Abb. 3.9 Anwendung der Ansoff-Matrix am Beispiel eines Cola-Herstellers. (Fotos mit freundlicher Genehmigung, im Uhrzeigersinn: © Scanrail/Fotolia, © Scanrail/Fotolia, © Jack Jelly/Fotolia, © Simmittorock/Fotolia)

3.3.3 Lebenszyklus als Basis für Innovationsstrategien

Wie Menschen und andere Lebewesen unterliegen auch Produkte und Dienstleistungen einem Lebenszyklus. Mit anderen Worten: Wenn wir Produkte und Dienstleistungen nicht in gewissen Zeitabständen erneuern oder gegen ganz neue Angebote austauschen, werden wir keine Umsatzzuwächse mehr erzielen. Nachdem sich zunächst Stagnation eingestellt hat, werden die Umsätze danach kontinuierlich zurückgehen.

▶ Innovationen sind also unerlässlich für das Wachstum jeder Praxis und jedes Marktes und damit auch für das Wachstum der gesamten Volkswirtschaft.

Das Konzept des Lebenszyklus versucht, gewisse Gesetzmäßigkeiten bezüglich des Umsatzverlaufs einer Dienstleistung oder eines Produkts während der gesamten Lebensdauer aufzuzeigen. Das Modell legt zugrunde, dass jede Dienstleistung/jedes Produkt unabhängig von seiner Lebensdauer ganz bestimmte Phasen durchläuft. Einen idealtypischen Lebenszyklus zeigt Abb. 3.10. Dargestellt ist die Umsatzverteilung im Zeitverlauf.

Nach dem Modell des Produktlebenszyklus (Levitt 1965; Vernon 1966) können Lebenszyklen in **5 Phasen** eingeteilt werden:

1. Einführung einer neuen Dienstleistung
2. Wachstum (meistens zweistelliges Umsatzwachstum, z. B. über 10 %)
3. Reife (einstelliges Umsatzwachstum, z. B. unter 10 %)
4. Sättigung (Stagnation auf hohem Niveau)
5. Degeneration/Rückgang des Umsatzes bis zum „Tod" (Verschwinden vom Markt)

Betrachtet man Abb. 3.11, die den Status quo verschiedener Produkte im Jahr 1998 wiedergibt, wird nachvollziehbar, dass Lebenszyklen in allen Bereichen existieren.

Schaut man sich z. B. an, wie Onlinedienste im Jahr 1998 eingestuft wurden, sieht man, dass sie sich damals in der Phase der Markteinführung befanden. Aktuell haben sie schon die Reifephase erreicht. Die Mobiltelefone, 1998 in der Wachstumsphase, können heute in die Phase der Marktsättigung eingeordnet werden, da nahezu jeder Bundesbürger ein Handy besitzt und kaum noch Zuwächse möglich sind. Diese lassen sich nur über innovative Produktvariationen erzielen.

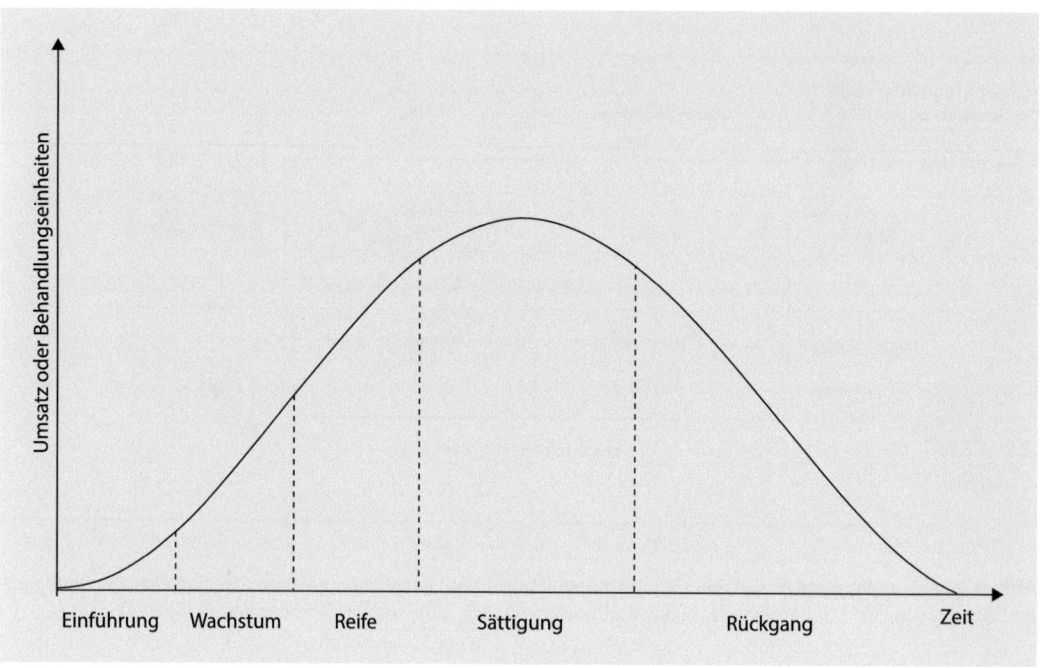

Abb. 3.10 Idealtypischer Lebenszyklus von Dienstleistungen und Produkten

Abb. 3.11 Lebenszykluskurve im Jahr 1998. (Meffert 1998 mit freundlicher Genehmigung)

Auch für Dienstleistungen der Gesundheitsfachberufe existieren Lebenszyklen, d. h., die Lebenszyklustheorie ist auch hier anwendbar. Die Abb. 3.12, 3.13 und 3.14 zeigen dies deutlich. Sie sind zwischen 2002 und 2004 gemeinsam mit Studierenden im Bachelorstudiengang Ergotherapie, Logopädie und Physiotherapie an der HAWK, Hochschule für angewandte Wissenschaft und Kunst, Hildesheim entstanden.

Damit Praxen nicht eines Tages vor der Situation stehen, Leistungen anzubieten, die gar nicht mehr nachgefragt werden, müssen sie frühzeitig

3.3 Marketingkonzeption

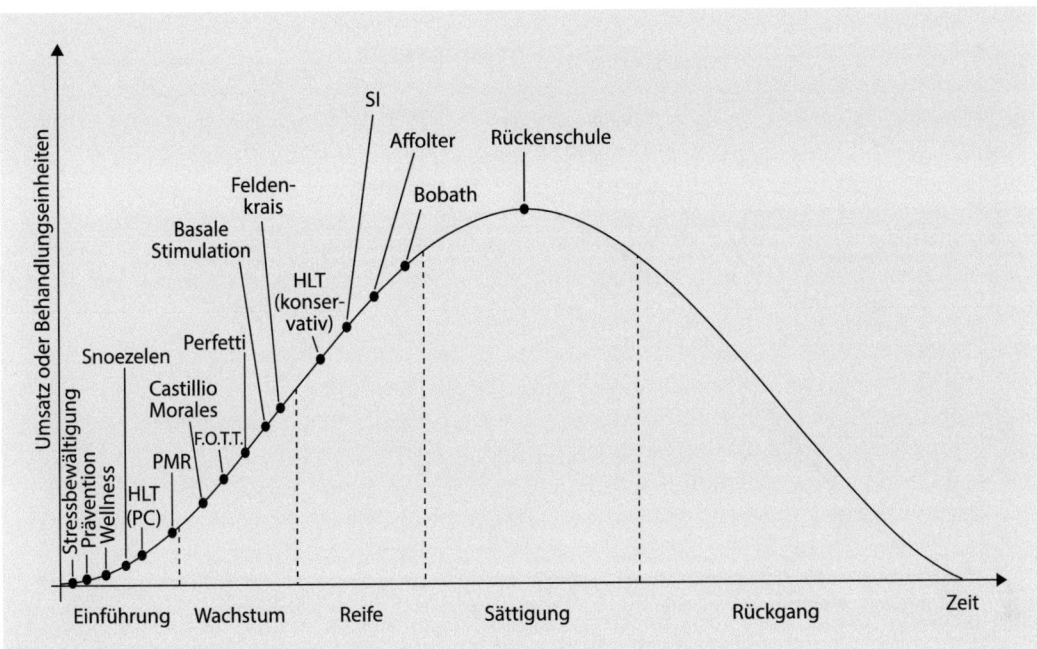

Abb. 3.12 Lebenszyklus in der Ergotherapie im Jahr 2004. *F.O.T.T.* Therapie des Facio-Oralen Trakts, *HLT* Hirnleistungstraining, *SI* Sensorische Integration, *PMR* Progressive Muskelrelaxation

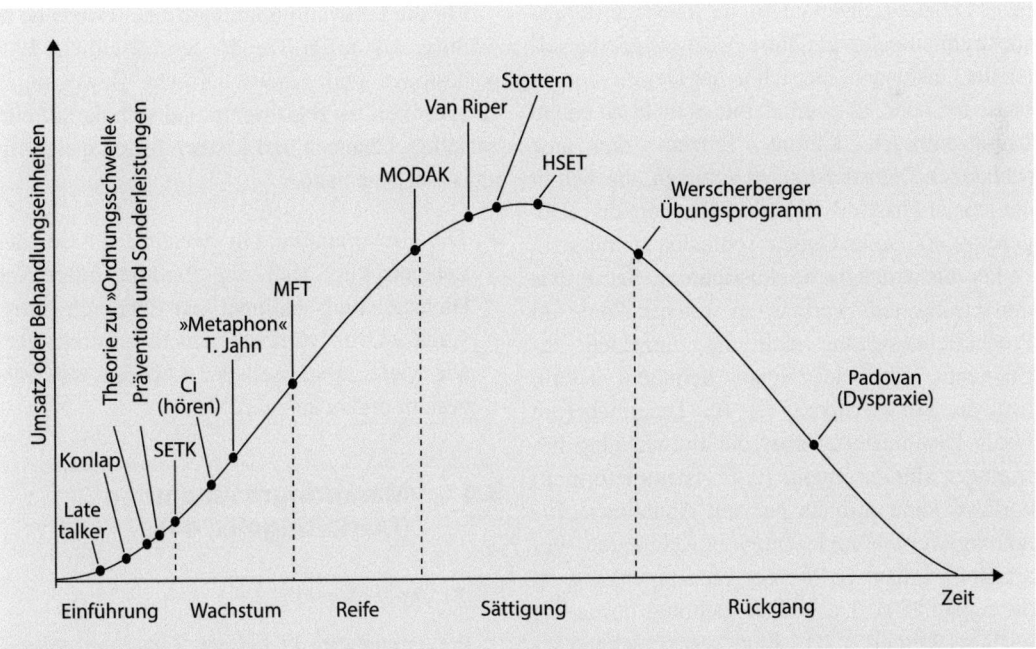

Abb. 3.13 Lebenszyklus in der Logopädie im Jahr 2004. *CI* Cochlea-Implantat, *HSET* Heidelberger Sprachentwicklungstest, *MFT* myofunktionelle Therapie, *MODAK* Modalitätenaktivierung, *SETK* Sprachentwicklungstest

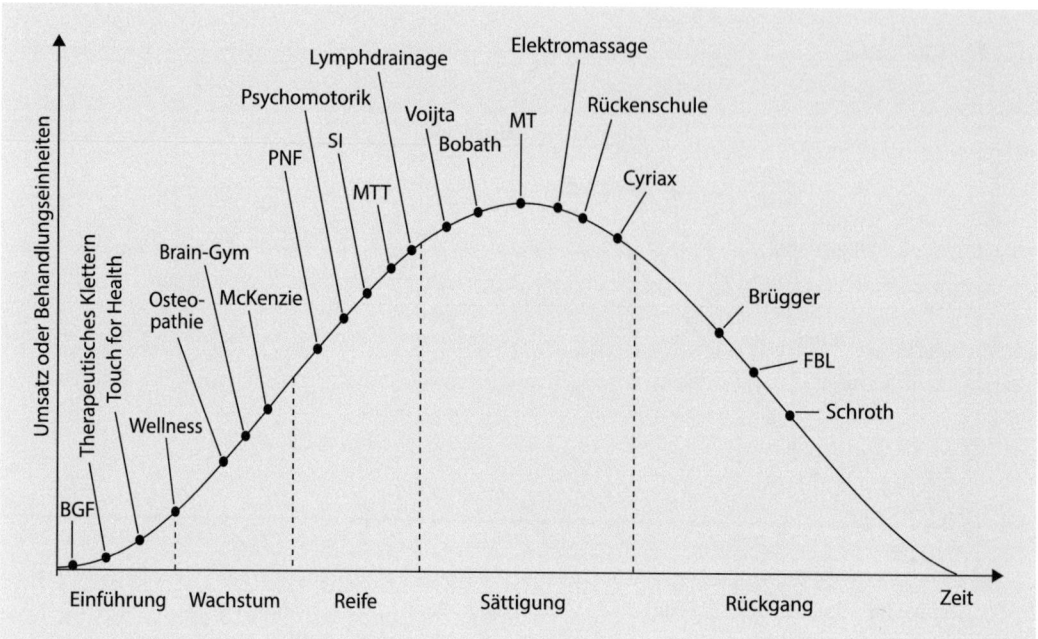

Abb. 3.14 Lebenszyklus in der Physiotherapie im Jahr 2004. *BGF* betriebliche Gesundheitsförderung, *FBL* funktionelle Bewegungslehre, *MT* manuelle Therapie, *MTT* medizinische Trainingstherapie, *PNF* propriozeptive neuromuskuläre Fazilitation, *SI* Sensorische Integration

neue Leistungsangebote in ihr Dienstleistungsspektrum aufnehmen. Diese neuen Angebote sollen die Leistungen, die sich in der Degenerationsphase befinden, ablösen, damit es nicht zu einem Umsatzeinbruch kommt. Praxen, die ausschließlich Dienstleistungen anbieten, die sich in der letzten Phase des Lebenszyklus befinden (Degeneration), laufen Gefahr, schließen zu müssen.

Für die strategische Ausrichtung der Praxis muss festgestellt werden, an welcher Stelle im Produktlebenszyklus sich die einzelnen angebotenen Dienstleistungen befinden. Hierin liegt die Schwierigkeit. Da für Therapieberufe wenig Datenmaterial über die Entwicklung bestimmter Marktsegmente (z. B. Therapieformen) vorliegt, kann oftmals nur mit Annahmen, Erfahrungswerten und Trendentwicklungen gearbeitet werden. In diesem Zusammenhang ist die regelmäßige Umfeldbeobachtung besonders wichtig (Abschn. 3.2.1). Eine weitere Schwierigkeit besteht darin, dass die Länge des Lebenszyklus und der einzelnen Phasen im Voraus nicht bekannt und schwierig zu prognostizieren ist.

Für die Innovationsstrategie einer Praxis ist es wichtig, zukünftige Trends, gesundheitliche Entwicklungen und gesellschaftliche Bewegungen zu erkennen, zu registrieren und sich darauf einzustellen. Chancen und Risiken liegen dabei oftmals nah beieinander.

▶ Die Bestimmung, in welcher Phase des Lebenszyklus sich ein Produkt oder eine Dienstleistung befindet, ist sehr schwierig. Auch ist von vornherein nicht bekannt, über wie viele Jahre sich der Lebenszyklus insgesamt erstrecken wird.

3.4 Marketingmaßnahmen (Marketingmix, 4 Ps)

Ausgangssituation

Praxisinhaberin L. hat das Ziel, ihren Praxisumsatz im nächsten Jahr um 20 % zu steigern. Das möchte sie mit neuen Selbstzahlerangeboten im Bereich Wellness machen. Ihre

3.4 Marketingmaßnahmen (Marketingmix, 4 Ps)

Strategie besteht darin, diese Wellnessdienstleistungen in der eigenen Praxis durchzuführen. Nun überlegt sie, welche Maßnahmen sie ergreifen muss, um ihr Ziel zu erreichen. ◄

Dieser Abschnitt zeigt auf, welche vielfältigen Möglichkeiten Praxisinhaberin L. hat und welche Bedeutung der Marketingmix bzw. die 4 Ps für therapeutische Praxen haben.

Das Marketinginstrumentarium bietet eine Vielfalt an Maßnahmen aus 4 verschiedenen Bereichen. Entsprechend setzt sich der **Marketingmix**, angelehnt an die englischen Begriffe, aus den sog. **4 Ps** zusammen:

- Dem **Produkt** bzw. den Dienstleistungen (Product) der Praxis (im Beispiel: Wellnessangebot der Praxisinhaberin L., aber auch alle anderen therapeutischen Leistungen).
- Der **Kommunikation** (Promotion) für das gesamte Angebot der Praxis mittels Werbung, Verkaufsförderung, Öffentlichkeitsarbeit oder Social Media (im Beispiel: Werbung für das Wellnessangebot, z. B. mit einem Flyer).
- Dem **Preis** (Price) für Selbstzahlerangebote (im Beispiel: konkrete Preiskalkulation des Wellnessangebots). In Bezug auf die Leistungen nach dem Heilmittelkatalog ist der Preis von den gesetzlichen Krankenkassen festgelegt und darf nicht von der Praxis verändert werden.
- Der **Distribution** (Place), d. h. der Ort, an dem die Leistung erbracht wird (im Beispiel: Wellnessangebot wird in der Praxis der Inhaberin L. durchgeführt). Leistungen können auch an anderen Orten erbracht werden (z. B. könnte Praxisinhaberin L. das Wellnessangebot auch in den Räumen eines benachbarten Hotels durchführen).

Wie die 4 Ps im Zusammenhang stehen, zeigt Abb. 3.15.

Die klassischen Marketingmixinstrumente können auch von **Heilmittelerbringern** angewendet werden. Allerdings haben die 4 Instrumente in therapeutischen Praxen heute noch eine andere Gewichtung als in Wirtschaftsunternehmen.

▶ Während in einem Wirtschaftsunternehmen alle Marketingmixinstrumente in etwa gleichgewichtig eingesetzt werden, haben für Heilmittelerbringer die Instrumente „Produkt" und „Kommunikation" eine deutlich höhere Gewichtung als die Instrumente „Preis" (bei Kassenleistungen nicht beeinflussbar) und „Distribution" (Erbringung der therapeutischen Dienstleistung überwiegend in der Praxis oder als Hausbesuch).

Abb. 3.15 Die 4 Ps des Marketingmix. *HMR* Heilmittelrichtlinie

Vor dem Hintergrund der Verbesserung der Wirtschaftlichkeit und im Zuge des steigenden Wettbewerbs der Praxen untereinander gewinnt das Instrument „Preis" zunehmend an Bedeutung. Sobald Selbstzahlerleistungen angeboten werden sollen (z. B. das Wellnessangebot von Inhaberin L.), stellt sich für Praxisinhaber die Frage, wie solche Angebote kalkuliert werden müssen. Welche Kriterien für eine Kalkulation eines Selbstzahlerangebots herangezogen werden müssen, wird anhand eines konkreten Kalkulationsbeispiels, das jede Praxis anwenden kann, in Abschn. 3.4.3 als „Angebot von Selbstzahlerleistungen" aufgezeigt.

Im Folgenden werden die 4 Ps im Einzelnen näher betrachtet, bezogen auf den spezifischen Bereich der Therapieberufe.

3.4.1 Leistungsangebot (Product)

Das 1. P, das Product, beinhaltet die Art und den Umfang der Dienstleistungen, die von der Praxis angeboten werden. Dazu gehören alle Angebote der Praxis, sowohl die Dienstleistungen nach den Heilmittelrichtlinien (HMR) als auch Selbstzahlerangebote wie Wellness oder Prävention. Weiterhin gehören alle Produkte, die eine Praxis verkauft, dazu, z. B. Massageöl, Igelbälle, Therabänder, Griffverstärkungen für Bleistifte oder therapeutisch sinnvolle Spiele für Kinder.

Die Angebote sollten sich immer am Markt orientieren, d. h. an der Nachfrage (Klienten) und an den Wettbewerbern. Weiterhin sollten die Angebote für die Nachfrager einen Vorteil (Unique Selling Proposition [USP] bzw. Unique Therapeutical Proposition [UTP]) gegenüber den Wettbewerbern bieten. Dazu müssen sich die Inhaber folgende Frage stellen: Warum sollen die Klienten in meine Praxis kommen und meine Dienstleistungen nachfragen und nicht die meiner Wettbewerber? Die Inhaber sollten nach einem Alleinstellungsmerkmal suchen oder es entwickeln. Das kann sich auf die Dienstleistung selbst, Teile davon (z. B. Service), die Qualifikationen des Personals (z. B. bestimmte Fortbildungen) oder auf einen Prozess beziehen. Wettbewerber sollten es nicht einfach nachahmen können.

Neben den Grundleistungen nach HMR einer Praxis gehört zum 1. P auch die Qualität der erbrachten Dienstleistungen. Sie prägt das Image des Dienstleisters nachhaltig. Hierzu gehören sowohl die Ausführungsqualität als auch die individuelle Patientenzuwendung.

Weitere Inhalte des Marketinginstruments „Product" sind folgende:

- Vielfalt der Behandlungsmethoden (z. B. Bobath-Therapie, Vojta-Therapie, manuelle Therapie, Aachener Aphasie Test [AAT], Aachener Aphasie Bedside Test [AABT], Musiktherapie, motorisch-funktionelles Training, Sensorische Integration [SI], Van Riper, myofunktionelle Therapie [MFT])
- Optik und Ausstattung der Praxisräumlichkeiten
- Markenzeichen/Logo/Farbkonzept der Praxis
- Serviceleistungen:
  - Öffnungszeiten
  - Hausbesuche
  - Gespräche mit Ärzten und Angehörigen
  - Terminplanung
  - Parkplätze
  - Patientenservice (Wasserspender, WLAN, Zeitschriften, Spielecke etc.)
- Zusatz- bzw. Selbstzahlerleistungen:
  - Entspannungsangebote
  - Präventionsangebote
  - Angebote zur Weiterbehandlung nach Rezeptende
  - Beratungsangebote für bestimmte Zielgruppen (z. B. Wohnraumanpassung, Angehörigenberatung)

Bei Selbstzahlerangeboten ist es wichtig, sich genau zu überlegen, was so ein Angebot **inhaltlich** umfassen soll (z. B.: Ist es eine einmalige Hot-Stone-Massage oder ein Angebot, das sich über mehrere Termine erstreckt? Wird Material benötigt oder müssen Geräte dafür angeschafft werden? Handelt es sich um ein Einzel- oder Gruppenangebot?). Weiterhin muss überlegt werden, wie das Angebot **zeitlich** ausgestattet sein soll (z. B. 30, 45 oder 60 und mehr Minuten pro Termin). Auch die **personellen** und **räumlichen** Anforderungen müssen berücksichtigt

3.4 Marketingmaßnahmen (Marketingmix, 4 Ps)

werden (z. B.: Kann das Angebot von einem Therapeuten allein durchgeführt werden oder sind zwei Therapeuten erforderlich?). Diese Überlegungen sind sehr wichtig, weil sie die Basis für die Preiskalkulation des Angebots darstellen. Was im Vorhinein nicht überlegt wird, kann später auch nicht berechnet werden bzw. wird dann oft bei der Berechnung des Preises vergessen.

Für das Eingangsbeispiel zu Abschn. 3.4 könnten die Überlegungen wie folgt lauten:

- **Inhaltlich:** Ganzkörperentspannungsmassage, Einzelangebot, keine Folgetermine erforderlich, Material (Handtücher, Massageöl) erforderlich, Entspannungsmusik und Hardware für Musik erforderlich
- **Zeitlich:** 30 min (festlegen, ob 30 min Massage oder 30 min Massage inkl. Ruhezeit)
- **Personell und räumlich:** 1 Therapeutin erforderlich, 1 Behandlungszimmer mit Wellnessatmosphäre (Farbe, Deko, Musik) erforderlich

Diese detaillierten Überlegungen liefern oftmals die Basis für den UTP, den einzigartigen Vorteil der therapeutischen Leistung gegenüber den Wettbewerbern. Im Fall von Praxisinhaberin L. könnte das der besonders gestaltete und ausgestattete Wellnessraum sein, über den andere Praxen nicht verfügen (Wohlfühlambiente für Wohlfühlatmosphäre).

▶ **Praxistipp** Als **USPs/UTPs** (einzigartige Vorteile) bieten sich an:

- Evidenzbasiertes Behandlungskonzept
- Behandlungsmethode
- Krankheitsschwerpunkte (z. B. Diabetespraxis/-netzwerk)
- Auszeichnungen der Praxis oder der Therapeuten
- Kooperationen mit anderen Einrichtungen
- Besondere Ausstattung der Praxis
- Besondere Geräte
- Tiergestützte Therapie/Therapiehund
- Besondere Öffnungszeiten
- Besondere Sprachen (z. B. Türkisch, Ukrainisch)

- Ambiente für Eltern im Wartebereich (bei Kindertherapie)
- Infovideos mit Gesundheitstipps im Wartebereich
- Interdisziplinäre Praxis
- Transfer in den Alltag
- Parkplätze
- Verkehrsanbindung
- Kinderbetreuung
- Bessere Terminvergabe
- Lange Berufserfahrung
- Besondere Fortbildungen

Das 1. P (Product) ist das Herz des Marketings. Das bedeutet, dass das gesamte Dienstleistungsangebot der Praxis und die o. g. Inhalte gut durchdacht und geplant sowie die Bedürfnisse der Nachfrager berücksichtigt und nachvollziehbare Vorteile gegenüber den Wettbewerbern geboten werden müssen. Solange das 1. P noch nicht marktgerecht ist, braucht man auch keine Ressourcen für die Kommunikation des Leistungsangebots aufzuwenden.

Abschließend sei noch auf die Besonderheiten der therapeutischen Dienstleistung hingewiesen: Therapeutische „Produkte" sind Dienstleistungen im Gesundheitsmarkt. Gegenüber Sachgütern (z. B. Massageöl) weisen **Dienstleistungen** generell bestimmte Besonderheiten auf. Sie sind

- immateriell,
- nicht lagerfähig und
- nicht transportfähig.

Dies bedeutet, dass die Dienstleistung i. d. R. nicht sichtbar ist und nicht im Voraus oder auf Vorrat erstellt werden kann, sondern direkt im Fall der Nachfrage erbracht werden muss.

Die **Dienstleistungen im Gesundheitswesen**, insbesondere in den Therapieberufen, weisen zusätzlich zu anderen Dienstleistungen (z. B. Bankdienstleistungen) noch weitere Merkmale auf. Sie erfordern

- die Verordnung durch einen Arzt (d. h., der Umfang der Dienstleistung wird primär durch den Arzt bestimmt),

- die Anwesenheit des Patienten bei Inanspruchnahme der Dienstleistung (Ausnahme: vorbereitende Arbeiten),
- die Beteiligung des Patienten an der Dienstleistung (Mitwirkung).

Dies bedeutet, dass die Erbringer der Dienstleistungen den Umfang ihrer Dienstleistungen nicht selbst bestimmen können und nicht allein für das Ergebnis ihrer Dienstleistungen verantwortlich sind. Dies ist von großer Bedeutung in Fällen, in denen Patienten am Ende der Behandlung (abgearbeitetes Rezept) nicht mit dem Ergebnis zufrieden sind. In diesen Fällen kann die eventuelle Nichtmitwirkung des Patienten oder eine falsche Erwartungshaltung dazu führen, dass Unzufriedenheit entsteht, die der Therapeut nicht zu vertreten hat, da therapeutisch alles getan wurde, was unter den gegebenen Rahmenbedingungen möglich war.

Um von vornherein eine möglichst hohe Transparenz über das zu erwartende Produkt zu gewährleisten, sind für Gesundheitsdienstleister folgende Maßnahmen unabdingbar:

- **Bekanntmachung der Bedingungen der Leistungserstellung** gegenüber den Patienten (z. B. vorgeschriebene Behandlungszeiten, maximale Verordnungsmenge): Wenn sich Praxen z. B. für eine Behandlungseinheit mehr Zeit nehmen, als von der GKV bezahlt wird, dann sollte dieses „Plus" auch den Patienten kommuniziert werden (z. B. in der Physiotherapie 30 min statt 20 min).
- **Visualisierung der erbrachten Leistungen** (z. B. in der Physiotherapie das Arbeiten mit einer Schmerzskala: Man lässt das Schmerzempfinden zu Beginn der Behandlung und am Ende der Behandlung einordnen und kann im Idealfall eine positive Veränderung sichtbar machen): Fitnessstudios arbeiten z. B. mit Diagrammen, die die Muskelkraft zu Beginn und nach einer festgelegten Anzahl von Trainingseinheiten erfassen und beim Mitglied sehr positive Effekte erzeugen. Ähnliche Möglichkeiten haben Logopäden, die Veränderungen der Sprache oder Stimme mittels Audioaufnahmen hörbar machen können. Ergotherapeuten können anhand der gemeinsamen Zielvereinbarung zu Beginn der Behandlung an deren Ende auf die Zielerreichung hinweisen (z. B. vor Beginn der Behandlung war Gemüseschneiden nicht möglich, am Ende kann die Klientin wieder Gemüse schneiden). Im Fall des Wellnessangebots von Praxisinhaberin L. könnte z. B. mit einer „Wohlfühlskala" gearbeitet werden, die den Grad des Wohlfühlens vor und nach der Wellnessanwendung erfasst.
- **Herausstellung der eigenen Mobilität,** sofern möglich (z. B. therapeutisches Angebot im Seniorenheim, als Hausbesuch, im Sportverein oder in einer Kindertagesstätte statt in der Praxis).

Auch für die sog. Mund-zu-Mund-Propaganda ist es von großer Bedeutung, dass Therapeuten die Besonderheiten der Leistungserbringung kommunizieren.

Therapeuten sollten sehr kreativ sein, um die erbrachte Leistung in vollem Umfang für Patienten nachvollziehbar zu machen. Dazu können sie die persönliche Kommunikation mit dem Patienten, aber auch Möglichkeiten der schriftlichen Kommunikation (Abschn. 3.4.2) nutzen.

▶ Das 1. P (Product) sollte gut und umfassend erarbeitet werden, bevor man sich den 3 anderen Ps widmet.

3.4.2 Kommunikation (Promotion)

Hat man das Leistungsangebot (Product) umfassend erarbeitet, bietet das 2. P vielfältige Möglichkeiten, das gesamte Leistungsangebot der Praxis nach außen zu kommunizieren. Das beste Leistungsangebot kann der Praxis nur dann zum Erfolg verhelfen, wenn es auch kommuniziert wird. Welche Möglichkeiten der Kommunikation Praxen zur Verfügung stehen, wird in den folgenden Abschnitten erläutert.

3.4.2.1 Kommunikationsinstrumente im Überblick

Oftmals wird nur von „Werbung" gesprochen, wenn es um die Bekanntmachung von therapeutischen Angeboten geht. Dass aber Werbung nur **einen** Bereich der Kommunikation darstellt, zeigt Abb. 3.16.

Da teilweise immer noch die Meinung vertreten wird, dass Therapeuten keine Werbung für ihre Leistungen machen dürfen, sei an dieser Stelle explizit darauf hingewiesen, dass dies nicht stimmt. Therapeuten dürfen sehr wohl Werbung für ihre Praxis und ihre Angebote machen, müssen aber die Bestimmungen des Heilmittelwerbegesetzes (HWG) beachten. Die Novellierung dieses Gesetzes im Jahr 2012 hat den Heilmittelerbringern deutliche Lockerungen verschafft (Abschn. 3.4.2, Tab. 3.3).

Die **Instrumente der Kommunikation** werden zur Abgrenzung nachfolgend kurz erläutert. Eine detaillierte Beschreibung und Beispiele für konkrete Maßnahmen erfolgen ab Abschn. 3.4.2.3

Werbung

Werbung ist die Beeinflussung mithilfe der klassischen Massenmedien wie Print (Anzeigen in Zeitungen, Plakate, Flyer, Broschüren), Radio, TV, Kino, Internet (Banner, Ads und Verlinkungen) und Verkehrsmittel (Praxisauto). Werbung erfolgt immer gegen Bezahlung. Sie kann unternehmens- oder produktbezogen sein. Bei unternehmensbezogener Werbung spricht man auch von Imagewerbung, bei produktbezogener Werbung von Produktwerbung. Werbung ist i. d. R. auf die Zielgruppe „Nachfrager" ausgerichtet und soll direkt zur Nachfrage führen. Werbung muss als solche erkennbar und der Urheber identifizierbar sein. Werbung im weitesten Sinne kann im Gesundheitsbereich auch gestaltetes Briefpapier, Visitenkarten oder das Praxisschild sein.

Öffentlichkeitsarbeit/Public Relations (PR)

Die Begriffe „Öffentlichkeitsarbeit" und „Public Relations" (aus dem Amerikanischen übernommen) werden z. T. synonym verwendet, haben aber in der Literatur unterschiedliche Bedeutung. Während der Begriff „Öffentlichkeitsarbeit" oberflächlich eher die reine Tätigkeit beschreibt, ist der Begriff „PR" deutlich umfassender. Letztlich geht es nach Reisewitz (2004) bei der PR um „die Beziehungsbildung mit der Öffentlichkeit", um das Bemühen um Vertrauen und Verständnis, den Goodwill in der

Abb. 3.16 Instrumente der Kommunikation

Tab. 3.3 Gegenüberstellung des bis zum Jahr 2012 gültigen HWG mit der Novelle von 10/2012. (HWG 2006, 2012; vgl. Huber 2012)

Verbote nach § 11 HWG (alt)	Änderungen durch HWG-Novelle ab 10/2012
– Abbildung von Praxisinhabern, Mitarbeitern oder des gesamten Praxisteams in Berufskleidung – Abbildung von Therapeuten beim Ausüben ihrer Berufstätigkeit	Beide Verbote ersatzlos gestrichen: Die Abbildung von Heilmittelerbringern in Berufskleidung ist zukünftig erlaubt.
Werbung mit Gutachten und Fachveröffentlichungen	Vorschrift ersatzlos gestrichen: Werbung mit Gutachten und Fachveröffentlichungen ist nun erlaubt, solange der Verbraucher/der Patient nicht durch die persönliche Meinung einer Person, die durch Fachkunde oder aufgrund ihrer Bekanntheit beim Verbraucher/Patienten besonderes Vertrauen erweckt, beeinflusst wird.
Werbung mit der Wiedergabe von Krankengeschichten	Verbot gelockert: Es darf nur dann nicht mit der Wiedergabe von Krankengeschichten geworben werden, wenn dies in missbräuchlicher, abstoßender oder irreführender Weise erfolgt oder durch diese eine ausführliche Beschreibung oder Darstellung zu einer falschen Selbstdiagnose verleiten kann.
Werbung mit fach- oder fremdsprachlichen Bezeichnungen	Vorschrift ersatzlos gestrichen. Aber: Eine Arzneimittel-/Heilmittelwerbung ist (weiterhin) dann unzulässig, wenn durch die Verwendung von fremd- oder fachsprachlichen Begriffen eine Irreführung verbunden ist.
– Werbung mit der Abbildung von Veränderungen des menschlichen Körpers durch Krankheiten, Leiden und Schäden – Werbung durch bildliche Darstellung der Wirkung eines Verfahrens oder irreführende Aussagen über die Wirksamkeit eines Heilmittels	Beide Verbote gelockert: Es darf nur dann nicht mit einer bildlichen Darstellung von Veränderungen des menschlichen Körpers geworben werden, wenn sie in missbräuchlicher, abstoßender oder irreführender Weise Veränderungen des menschlichen Körpers aufgrund von Krankheiten oder Schädigungen oder die Wirkung eines Arznei-/Heilmittels im menschlichen Körper oder in Körperteilen verwendet.
Werbung, die Angstgefühle hervorruft	Verbot besteht weiterhin, wurde aber präzisiert: Es darf nicht geworben werden mit Aussagen, die nahelegen, dass die Gesundheit durch die Nichtverwendung des Arznei-/Heilmittels beeinträchtigt oder durch die Verwendung verbessert werden könnte.
Werbung mit Dank- und Anerkennungsschreiben	Verbot gelockert: Es darf dann nicht mit Dank- und Anerkennungsschreiben geworben werden, wenn dies in missbräuchlicher, abstoßender oder irreführender Weise erfolgt.
Werbung mit Preisausschreiben, Verlosungen oder anderen Verfahren, deren Ergebnis vom Zufall abhängig ist	Verbot gelockert: Verboten ist die Werbung mit Preisausschreiben, Verlosungen etc., sofern diese Maßnahmen oder Verfahren einer unzweckmäßigen oder übermäßigen Verwendung von Arznei-/Heilmitteln Vorschub leisten.
Werbung mit der kostenlosen Abgabe des Heilmittels	Verbot besteht weiterhin: Es darf nicht durch die Abgabe von Arznei-/Heilmitteln, deren Muster oder Proben oder durch Gutscheine dafür geworben werden.

Öffentlichkeit, um Imagepflege. Dieser weit gefasste Begriff liegt den folgenden Ausführungen zugrunde.

Unter „Öffentlichkeit" werden im Gegensatz zur Werbezielgruppe verschiedene Zielgruppen verstanden, die für eine Praxis von Bedeutung sind. Das können die regionale GKV, Sponsoren, der Hausärzteverband oder die örtliche Kindertagesstätte, die Schule und die Redakteure der örtlichen Tageszeitung sein.

Im Gegensatz zur klassischen Werbung erfolgt Öffentlichkeitsarbeit oftmals zum „Nulltarif", d. h., bei erfolgreicher Pressearbeit ist die Berichterstattung in einem redaktionellen Artikel in der Tageszeitung kostenlos (wenn man nicht auf die Verkaufsbemühungen der Zeitungsverlage „hereinfällt"). Im Gegensatz zur Werbung, bei der man gegen Bezahlung die Inhalte komplett selbst bestimmen kann, werden bei kostenlosen Presseartikeln die Inhalte manchmal auch verän-

3.4 Marketingmaßnahmen (Marketingmix, 4 Ps)

dert oder gekürzt wiedergegeben. Der Vorteil von Öffentlichkeitsarbeit gegenüber der Werbung liegt auch in der höheren Glaubwürdigkeit eines neutralen Dritten, z. B. bei der Berichterstattung durch einen Journalisten.

Im Fokus der Öffentlichkeitsarbeit können sowohl die Produkte und Dienstleistungen als auch das Unternehmen „Praxis" stehen. Öffentlichkeitsarbeit kann nach innen (mitarbeiterorientiert) und nach außen gerichtet sein.

Probate Mittel der Öffentlichkeitsarbeit für Therapeuten sind auch Vorträge (z. B. in Kindertagesstätten, Schulen, Seniorenheimen) oder Informationsveranstaltungen (z. B. für Kinderärzte zu interessanten Themen).

Zieht man die aktuellen Definitionen von PR heran, fällt darunter auch der Bereich der Corporate Identity. Dieser Begriff steht für die Identität einer Praxis, die beeinflusst wird durch einen einheitlichen Auftritt nach außen durch einheitliches Design (z. B. Praxislogo, Farbkonzept, Arbeitskleidung), eine einheitliche Botschaft (z. B. Qualität, Kompetenz, Erfahrung) und ein einheitliches Verhalten (Freundlichkeit, Ausführungsqualität) aller Mitarbeiter.

Verkaufsförderung (VKF)
VKF soll die Inanspruchnahme der Dienstleistungen einer Praxis und die Nachfrage nach Produkten fördern. Für Wirtschaftsunternehmen ist VKF ein gängiges Kommunikationsmittel, zu dem sowohl Gewinnspiele und Preisausschreiben als auch Probenverteilung, Promoter und Werbegeschenke gehören.

Social Media
Social Media steht für eine Vielzahl unterschiedlicher Medienkanäle (z. B. Facebook, Instagram, YouTube, Websites) und Medienformate (z. B. Erklärvideo, Infografik, Interview, Blog). Einen guten Überblick gibt das „Social Media Prisma", das in verschiedene Kategorien eingeteilt und bei Google mehrfach unter diesem Begriff zu finden ist.

Aufgrund dieser vielfältigen Möglichkeiten ist es besonders wichtig, zu überlegen, welche Kanäle für die therapeutische Praxis überhaupt infrage kommen und welche personellen und zeitlichen Ressourcen für Social-Media-Aktivitäten in der Praxis zur Verfügung stehen. Wer auf Social Media aktiv sein möchte, muss wissen, dass diese Medien immer wieder aktualisiert und gepflegt werden müssen, sonst wird man nicht wahrgenommen und Zielgruppen werden nicht erreicht. Auch werden über die verschiedenen Social-Media-Kanäle unterschiedliche Zielgruppen erreicht, sodass geprüft werden muss, ob und ggf. über welche Kanäle die Zielgruppen der Praxis erreicht werden können.

Die Frage, wofür genau Social Media genutzt werden soll, muss ebenfalls beantwortet werden: Soll sie für die Gewinnung von Patienten oder für die Gewinnung von Bewerbern und Fachpersonal oder für beides genutzt werden? Diese und weitere Fragen sollten vor Beginn von Social-Media-Aktivitäten beantwortet werden (s. Praxistipp). Dies ist wichtig, weil diese Aktivitäten einerseits Kosten verursachen, andererseits aber auch Wirkungen erzielen sollen.

Zu beachten ist zudem, dass Social-Media-Aktivitäten primär dem Wissensaustausch und der Kommunikation mit den Zielgruppen dienen. Dies kann sowohl reaktiv (z. B. Bewertungen von Patienten auf Portalen) als auch proaktiv geschehen (die Praxis beginnt den Dialog und spricht ihre Zielgruppe mit etwas Interessantem an, die Zielgruppe antwortet).

Im weiteren Verlauf dieses Kapitels wird auf einige der am weitesten verbreiteten Social-Media-Kanäle genauer eingegangen und die Bedeutung für therapeutische Praxen aufgezeigt. Dies scheint notwendig, da in vielen Publikationen zum Praxismarketing für Therapeuten meistens nur ganz allgemein und pauschal Social-Media-Marketing empfohlen wird, ohne die Rahmenbedingungen (Anforderungen an Praxen, erreichbare Zielgruppen und deren Mediennutzung, Aufwand und Nutzen für die Praxis) dafür aufzuzeigen.

▶ **Praxistipp** Bei einer **Social-Media-Strategie** sind folgende Punkte zu beachten:

- Wofür soll Social Media genutzt werden, für die Kommunikation/Gewinnung von Patienten oder für die Kommunikation/Gewinnung von Bewerbern und Fachpersonal?

- Wer sind die Hauptzielgruppen für Patienten der Praxis (Kinder/Eltern, Jugendliche, Erwachsene bestimmter Altersgruppen, Senioren/Angehörige, Personen mit bestimmten Krankheitsbildern etc.)?
- Wer sind die Hauptzielgruppen in Bezug auf Bewerber und Fachpersonal (Berufsanfänger oder Berufserfahrene, welche Altersgruppen)?
- Was soll inhaltlich kommuniziert werden?
- Was ist das Alleinstellungsmerkmal der Praxis?
- Welche Social-Media-Kanäle sind für die angestrebte(n) Zielgruppe(n) geeignet?
- Welche personellen und zeitlichen Ressourcen können von der Praxis zur Verfügung gestellt werden? (ggf. Social Media bzw. Content Manager auf 556-Euro-Basis einstellen)

Homepage

95 % der deutschsprachigen Bevölkerung ab 14 Jahren nutzten im Jahr 2023 generell das Internet, 80 % sogar täglich. In der Altersgruppe bis 29 Jahre lag die tägliche Nutzung bei nahezu 100 %, während in der Altersgruppe ab 70 Jahren 78 % das Internet generell nutzten und 46 % täglich (ARD/ZDF Forschungskommission 2024). Diese Zahlen machen deutlich, dass eine Internetpräsenz unabdingbar ist. Ist die Homepage erst einmal erstellt und online gestellt, ist die Pflege der eigenen Internetpräsenz im Vergleich zur Pflege von Social-Media-Aktivitäten weniger aufwendig, da nicht täglich oder wöchentlich Inhalte aktualisiert werden müssen.

Sonstige Kommunikation

Weitere Möglichkeiten der Kommunikation sind die Direktkommunikation, die Teilnahme an Messen und Events sowie das Sponsoring.

Unter **Direktkommunikation** ist die direkte, persönliche und namentliche Ansprache der Zielgruppe zu verstehen, sog. Direktmailings. Hierbei wird die Zielgruppe direkt angesprochen, z. B. Ärzte in einem persönlichen Schreiben, in dem man sich selbst und das Leistungsangebot der Praxis vorstellt. Wichtig ist die namentliche Nennung des Empfängers (Sehr geehrter Herr Dr. Müller), damit nicht der Eindruck eines Serienbriefes erzielt wird und sich der Empfänger persönlich angesprochen fühlt. Dies bewahrt davor, dass das Schreiben ungelesen in den Papierkorb geworfen wird.

Die Teilnahme an **Messen und Events** kann sinnvoll sein, ist aber i. d. R. teuer. Hier muss eine genaue Kosten-Nutzen-Abwägung vorgenommen werden. In den meisten Städten werden mindestens einmal im Jahr sog. Gesundheitsmessen durchgeführt. Hier sollte man sich vom Veranstalter die erwartete Besucherzahl nennen lassen und sich ausrechnen, wie teuer ein Messekontakt ist, bevor man eine Standfläche auf der Messe bucht (Beispiel: 2000 Besucher werden erwartet, Standgebühr 400 €, Kontaktpreis = 0,20 € pro Person, wenn alle Besucher an den Stand kommen). Vorher ist genau zu überlegen, was auf solch einem Messestand kommuniziert werden soll.

Nach Meffert (1998) kann als **Sponsoring** die Förderung von Personen, Organisationen oder Veranstaltungen im sportlichen, kulturellen oder sozialen Bereich bezeichnet werden. Diese Förderung kann durch Geld-, Sach- oder Dienstleistungen erfolgen. Sponsoring erfolgt nach dem Prinzip der Leistung (durch den Sponsor) und Gegenleistung (durch den Gesponsorten), sodass eine Win-win-Situation entsteht.

Bevor aber Geld für Maßnahmen der Kommunikation ausgeben wird, sollte man sich mit der Wirkung von Kommunikation vertraut machen.

3.4.2.2 Kommunikationswirkung

Damit Kommunikation auch Wirkung in der Zielgruppe erzeugen kann, muss man Ziele der Kommunikation aufstellen. Man muss dazu überlegen, welche Inhalte man kommunizieren will, wen man ansprechen möchte und welche Wirkung erzielt werden soll. Eine gute Hilfestellung ist das Kommunikationsmodell von Lasswell.

Kommunikationsmodell von Lasswell

Das Lasswell-Modell, auch Lasswell-Formel genannt, stellt **5 W-Fragen**, die man beantworten sollte (Abb. 3.17).

Dieses Modell lässt sich auf jede geplante Maßnahme der Kommunikation anwenden. Kann

3.4 Marketingmaßnahmen (Marketingmix, 4 Ps)

Abb. 3.17 Kommunikationsmodell von Lasswell

man diese 5 Fragen beantwortet, hat man die Grundvoraussetzungen für Kommunikation erfüllt.

Die Anwendung dieses Modells erfordert ein systematisches Vorgehen, das zur Erhöhung der Effizienz beiträgt. Dies soll am Beispiel der Praxisinhaberin L. veranschaulicht werden.

Praxisbeispiel: Anwendung der Lasswell-Formel

Praxisinhaberin L. möchte mit zusätzlichen Wellnessangeboten ihren Umsatz steigern. Dazu nimmt sie Entspannungsmassagen neu in ihr Leistungsangebot mit auf. Dieses neue Angebot möchte sie nun bekannt machen.

In 1. Schritt muss sie festlegen, wer der **Sender** der Botschaft ist (z. B. die Praxis, Frau L. als Einzelperson oder, wenn sie mit einem Hotel kooperieren würde, das Hotel).

Im 2. Schritt muss sie die Inhalte (**Botschaft**) festlegen. Das kann nur im Zusammenhang mit dem 3. Schritt erfolgen.

Der 3. Schritt besteht der Festlegung der Zielgruppe (**Empfänger**). Eine exakte Zielgruppenbeschreibung ist für die zielgerichtete Kommunikation unerlässlich. Je konkreter die Zielgruppe beschrieben werden kann und je homogener sie ist, desto zielgerichteter kann sie angesprochen werden und desto stärker ist die Kommunikationswirkung. Je heterogener die Zielgruppe ist, desto schwieriger ist die Ansprache und desto schwächer ist die Wirkung der Kommunikation. Praxisinhaberin L. hatte bei ihrer Situationsanalyse herausgefunden, dass sich überwiegend Frauen mit gutem Einkommen im mittleren Alter und mit ausgeprägtem Gesundheitsbewusstsein für Wellnessangebote interessieren. Deshalb legt sie diese als Zielgruppe fest. Nun muss sie noch die Botschaft für diese Zielgruppe bestimmen. Sie entscheidet sich für „Wohlbefinden durch Entspannungsmassage".

In 4. Schritt muss sie entscheiden, mit welchem **Medium**, d. h. über welchen Kanal, sie ihre Zielgruppe ansprechen möchte. Dazu muss sie ermitteln, welche Medien für diese Zielgruppe geeignet sind bzw. auf welchem Weg man die Zielgruppe erreichen kann. In diesem Zusammenhang ist das ihr zur Verfügung stehende Marketingbudget wichtig. Da sie maximal 200 € zur Verfügung hat, entscheidet sie sich für einen Flyer. Nun muss sie noch überlegen, wo sie den Flyer überall auslegen kann, damit sie ihre Zielgruppe erreicht. Sie entscheidet sich für das Auslegen der Flyer in der eigenen Praxis, da sie viele Patientinnen hat, die zu ihrer Zielgruppe gehören. Weiterhin möchte sie den Flyer in einer befreundeten logopädischen Praxis auslegen, die Coachings für Managerinnen durchführt. Ein benachbartes Krankenhaus, in dem viele Frauen beschäftigt sind, die zur Zielgruppe gehören, und eine große Schule, deren überwiegend weibliches Kollegium ebenfalls zur Zielgruppe gehört, sollen den Flyer ebenfalls zur Auslage erhalten.

Im 5. und letzten Schritt muss Praxisinhaberin L. noch die **Wirkung** des Flyers bestimmen. Sie muss überlegen, welcher Effekt erzielt werden soll, wie der Flyer auf die Zielgruppe wirken soll. Hier entscheidet sie sich für „Entspannen in Wohlfühlatmosphäre". Das bedeutet, dass bei der Gestaltung des

Flyers, der nun in Auftrag gegeben werden kann, die Wohlfühlatmosphäre und das Wohlfühlambiente optisch und im Text verdeutlicht werden müssen.

Die Beantwortung der 5 W-Fragen bildet damit die Basis für die Gestaltung und Erstellung des Flyers und kann einer kleinen Werbeagentur oder einem freien Grafiker als Arbeitsgrundlage (Briefing) überreicht werden. ◄

Ob eine Wirkung der Kommunikation erzielt wird, hängt darüber hinaus auch von einem bestimmten Ablauf ab, an dessen Ende tatsächlich eine Nachfrage nach der kommunizierten Dienstleistung erfolgt. Erst dann hat die Kommunikation ihre Wirkung erzielt.

AIDA- und AIDCAS-Formel

Die Kommunikationswirkung läuft i. d. R. nach einem bestimmten Schema ab, das in der der sog. AIDA-Formel abgebildet wird:

AIDA	
A	„Attention" (Aufmerksamkeit erzeugen)
I	„Interest" (Interesse wecken)
D	„Desire" (Wirkung erzeugen, Wunsch nach Dienstleistung/Produkt)
A	„Action" (Nachfrage nach einer Dienstleistung, Kauf eines Produkts)

Nach dieser Formel muss zunächst Aufmerksamkeit für eine Dienstleistung erzeugt werden (z. B. mittels Flyer), danach muss Interesse in der Zielgruppe geweckt werden (z. B. indem ein bestimmtes Krankheitsbild angesprochen wird, das in der Zielgruppe Relevanz hat), danach muss der Wunsch in der Zielgruppe entstehen, die Dienstleistung in Anspruch nehmen zu wollen. Dieser hängt auch von den individuellen Rahmenbedingungen der Zielgruppe ab (finanzielle Mittel, Leidensdruck etc.). Erst im letzten Schritt wird dann die Nachfrage nach einer Dienstleistung ausgelöst, wenn die Rahmenbedingungen der Zielgruppe günstig sind.

Deshalb muss man sich für jeden Schritt überlegen, mit welchen Mitteln oder Aussagen die Wirkung erzeugt werden kann: Wie können Aufmerksamkeit, Interesse, Wunsch und Nachfrage geweckt werden? Die Nachfrage kann nicht stattfinden, wenn die Schritte vorher nicht durchlaufen wurden.

Das ursprüngliche AIDA-Modell wurde inzwischen weiterentwickelt, zunächst zum AIDCA-Modell, wobei das C für „confidence" (Vertrauensgewinnung vor der Nachfragehandlung) steht. Dieser Aspekt ist besonders für Gesundheitsfachberufe wichtig, da die Dienstleistungen direkt am Patienten erbracht werden und Patienten nur dann (wieder) in die Praxis kommen, wenn sie Vertrauen zu den Therapeuten und deren Arbeit haben.

Aktuell geht man vom nochmals weiterentwickelten AIDCAS-Modell aus. Hier steht das zusätzliche S für „satisfaction" (Kundenzufriedenheit), die nach Erbringen der Dienstleistung hergestellt werden muss (Gabler 2004). Denn nur zufriedene Patienten kommen wieder und empfehlen die Praxis weiter.

Der Ablauf der Kommunikationswirkung nach der AIDCAS-Formel stellt sich wie folgt dar:

AIDCAS	
A	„Attention" (Aufmerksamkeit erzeugen)
I	„Interest" (Interesse wecken)
D	„Desire" (Wirkung erzeugen, Wunsch nach Dienstleistung/Produkt)
C	„Confidence" (Vertrauen erwecken/gewinnen)
A	„Action" (Nachfrage nach einer Dienstleistung, Kauf eines Produkts)
S	„Satisfaction" (Kundenzufriedenheit mit der Dienstleistung)

Dieser Ablauf soll noch einmal an einem Beispiel der Praxisinhaberin L. verdeutlicht werden:

Praxisbeispiel: Anwendung der AIDCAS-Formel

Praxisinhaberin L. möchte zur Verbesserung der Wirtschaftlichkeit der Praxis ein neues Selbstzahlerangebot (Entspannungsmassage) entwickeln und ihren Patienten offerieren. Wenn sie die AIDCAS-Formel beachtet, muss sie folgende Überlegungen machen:

3.4 Marketingmaßnahmen (Marketingmix, 4 Ps)

- **A** – „Attention" (Aufmerksamkeit erzeugen): Inhaberin L. muss ihre potenziellen Kunden zunächst einmal auf ihr neues Angebot aufmerksam machen, z. B. indem sie ihren Stammpatienten aktiv einen Flyer aushändigt.
- **I** – „Interest" (Interesse wecken): Bei ihren Kunden muss Interesse geweckt werden, z. B. mit einer entsprechenden Argumentation im Flyer (Gründe, warum Entspannung wichtig ist).
- **D** – „Desire" (Wunsch nach Dienstleistung erzeugen, „haben wollen"): Der Wunsch kann bei den Kunden durch Beschäftigung mit dem Thema, einen bestimmten Nutzen oder aufgrund einer bestimmten Motivation ausgelöst werden.
- **C** – „Confidence" (Vertrauen erwecken): Vertrauen kann bei den Kunden durch die längerfristige Therapiebeziehung bereits aufgebaut worden sein oder durch Kompetenznachweise (Aus- und Fortbildungen) aufgebaut werden.
- **A** – „Action" (Nachfrage nach einer Dienstleistung): Das neue Selbstzahlerangebot wird aktiv nachgefragt, wenn entsprechende Finanzmittel beim Kunden zur Verfügung stehen. Dafür ist die Angabe des Preises wichtig! Auch ein Vergleich mit anderen Dienstleistungen zu ähnlichen Preisen (z. B. Abendessen im Restaurant, bei dem man nicht lange überlegt) kann die Nachfrage auslösen.
- **S** – „Satisfaction" (Kundenzufriedenheit): Inhaberin L. sollte ihre Kunden nach Beendigung ihrer Dienstleistung in ihrem Handeln bestätigen, z. B. mündlich die Effekte des Kursangebots aufzeigen oder Veränderungen auf einer „Wohlfühlskala" zeigen.

Wenn sich Praxisinhaberin L. zu allen 6 Phasen entsprechende Überlegungen macht, wie diese durchlaufen werden und wie sie als Praxisinhaberin dazu beitragen kann, kann die Kommunikationswirkung i. d. R. nicht verfehlt werden. ◄

Sonstige Kriterien für Kommunikationswirkung

Zieht man zusätzlich noch die Erkenntnisse der Werbepsychologie heran, dann ist die Kommunikation einer Botschaft nur dann gelungen, wenn der Adressat sie auch im Gedächtnis behalten kann. Dies ist aber nicht immer gegeben.

Im **Gedächtnis** behalten wird laut Barz (2003) und Seifert (2001)

- 20 % des Gehörten,
- 30 % des Gesehenen,
- 50 % des Gehörten und Gesehenen (Kombination Ton/Bild),
- 70 % dessen, worüber man spricht,
- 90 % dessen, was man tut.

▶ **Praxistipp** Für eine **gelungene Kommunikation** empfiehlt es sich, folgende Regeln zu beachten:

- Je präziser die Information, desto wirksamer.
- Texte leicht und verständlich formulieren.
- Bilder aktivieren besser als Texte.
- Die Kombination aus Bild und Text ist optimal für das Verständnis.
- Farben spielen eine zentrale Rolle (zu beachten bei Zielgruppen aus anderen Kulturkreisen: International haben Farben sehr unterschiedliche Bedeutungen!).
- Je häufiger der Kontakt mit der Zielgruppe, desto wirksamer.

Zwei zusätzliche Kriterien, die die Wirkung der Kommunikation beeinflussen, sind die Reichweite und die Kontaktqualität.

Unter **Reichweite** wird die Anzahl der Personen verstanden, die mit einem Medium erreicht werden kann, z. B. die Anzahl der Leser einer Tageszeitung oder die Anzahl der Besucher einer Praxis am Tag der offenen Tür. Je höher die Reichweite in der Zielgruppe ist, desto besser ist die Kommunikationswirkung. Je mehr Menschen außerhalb der Zielgruppe erreicht werden, desto schlechter ist die Wirkung.

Als **Kontaktqualität** wird die qualitative Wirkung des Werbekontakts bezeichnet, z. B. die

Wahrnehmung der Maßnahme durch die Personen, die mit der Maßnahme angesprochen werden sollen. Die Kontaktqualität ist hoch, wenn sich die Zielgruppe die Botschaft einprägt. Wird die Botschaft gar nicht wahrgenommen oder sogleich wieder vergessen, ist die Kontaktqualität niedrig.

In Abschn. 3.5.2 werden verschiedene Maßnahmen der Kommunikation hinsichtlich ihrer Reichweite, Kontaktqualität und Wirtschaftlichkeit bewertet.

3.4.2.3 Werbung und Werbeeinschränkungen

Grundsätzlich stehen den Heilmittelerbringern folgende **Werbemöglichkeiten** zur Verfügung, die unterschiedlich zu bewerten sind:

- Print
- Funk
- TV
- Kino
- Verkehrsmittelwerbung
- Internet
- Sonstige Werbung

Print

Zum Medium Print gehören i. d. R. Zeitungen (Tageszeitungen, Fachzeitungen), Zeitschriften, Anzeigenblätter (kostenlose Verteilung an Haushalte), Flyer, Broschüren, Plakate und Infozettel. Eine gute, merkfähige Wahrnehmung ist erzielbar durch die Kombination von Bild und Text. Print ist ein geeignetes Medium für Gesundheitsfachberufe, da die Werbung teilweise preisgünstig und das Preis-Leistungs-Verhältnis gut sind. Konkret bieten sich folgende Möglichkeiten an:

- Anzeigen in Tageszeitungen und Anzeigenblättern, die kostenlos an Haushalte verteilt werden, zu Eröffnung, Umzug oder Urlaub der Praxis; Anzeigen in den *Gelben Seiten*
- Flyer oder Broschüren mit Praxisschwerpunkten, Ausstattung der Praxis und Fotos von den Räumlichkeiten
- Plakate im Schaukasten des Krankenhauses oder Sanitätshauses oder im Eingangsbereich einer Kindertagesstätte (Plakate an großen Plakatierungsstellen sowie an Bushaltestellen sind i. d. R. zu teuer)
- Cart boards an Einkaufswagen in örtlichen Supermärkten

Funk

Die Kosten für Funkwerbung sind höher als für Print, aber deutlich niedriger als für TV. Regionalfunk ist möglich, da deutschlandweit viele kleine regionale Radiosender existieren. Das Medium wird nebenbei wahrgenommen (z. B. beim Autofahren, bei der Büro- oder Hausarbeit), deshalb ist es eher geeignet für schnelle Bekanntmachung und aktuelle Infos. Für Gesundheitsfachberufe ist Funkwerbung i. d. R. zu teuer, evtl. jedoch sinnvoll in Kooperation mit anderen (z. B. GKV, Sportverein, Sanitätshaus, interdisziplinäre Kooperationspartner).

TV

TV ist das teuerste Medium (hohe Produktions- und Einschaltkosten) und deshalb für Gesundheitsfachberufe i. d. R. nicht geeignet.

Kino

Kino ist ein interessantes regionales Medium, das verschiedene Möglichkeiten der Werbung (vom Stand-Dia bis zum kleinen Werbefilm) bietet, und zwar zu unterschiedlichen Preisen. Es ist zu empfehlen, Kontakt zu den örtlichen Kinobetreibern aufzunehmen (auch Senioren- oder Kellerkinos), um die Möglichkeiten und Kosten abzuklären. Je nach Kinoprogramm kann es interessante Termine für die eigene Werbung geben. Wenn z. B. Filme mit direktem Bezug zu einem Krankheitsbild (z. B. „Ziemlich beste Freunde") oder mit Bezug zu einer Berufsgruppe (z. B. „The King's Speech") im Kino laufen, kann es sehr sinnvoll und wirksam sein, Kinowerbung zu machen. Werbung, die in einem direkten Bezug zum Film steht, führt zu einer besseren Merkfähigkeit und kann auch nach längerer Zeit noch erinnert werden, z. B. bei Ausstellung einer Verordnung. Erste Informationen zur Kinowerbung erhält man unter www.fdw.de/sites/site1g.html.

Verkehrsmittelwerbung

Verkehrsmittelwerbung auf öffentlichen Bussen, Bahnen oder auf dem Praxisauto ist ein kontaktintensives Medium, aber für Gesundheitsfachberufe nur auf dem eigenen Praxisauto finanzierbar. Dies lässt sich schon je nach Größe ab 20 € über Folien, Magnettafeln oder -schilder realisieren, die auf der Autotür haften.

Internet

Das Internet gewinnt zunehmend an Bedeutung, insbesondere für solche Praxen, deren Patienten keine Abneigung gegen das Internet haben oder die nicht derart gesundheitlich oder finanziell beeinträchtigt sind, dass sie das Internet nicht nutzen können. Auch für die Zielgruppe „Angehörige" kann das Internet ein interessantes Medium sein. Werbung im Internet bietet verschiedene Möglichkeiten, von der Bannerwerbung über Werbefenster bis zu Verlinkungen. So bieten z. B. die Homepages deutscher Städte und Gemeinden Verlinkungen an, die zu Verzeichnissen von Gesundheitsanbietern führen. Das Werben mit Bannern oder Pop-up-Fenstern kann z. B. auf Gesundheitsportalen oder Homepages von Ärzten oder regionalen Unternehmen sinnvoll sein. Es ist ein Medium mit einem guten Preis-Leistungs-Verhältnis, da i. d. R. nach Anzahl der Klicks gezahlt wird. So besteht die Möglichkeit, auf verschiedenen Internetseiten zu werben. Darüber hinaus kann bei Google oder in Sozialen Medien Werbung über sog. Ads gemacht werden. Google Ads ist das Online-Werbeprogramm von Google. Mit Google Ads können Unternehmen ihre kostenpflichtigen Anzeigen auf der Suchergebnisseite von Google und anderen Websites schalten, die Teil des Google-Werbenetzwerks sind. Diese Anzeigen werden oben oder unten auf der ersten Seite der Suchergebnisse angezeigt und sind mit dem Label „Anzeige" gekennzeichnet. Durch gezielte Auswahl der richtigen Keywords können Unternehmen sicherstellen, dass ihre Anzeigen nur denjenigen Nutzern angezeigt werden, die am wahrscheinlichsten daran interessiert sind. Anzeigen können auch nur im Einzugsgebiet der Praxis geschaltet werden, um so gezielt Kunden anzusprechen. Die Kosten für eine Anzeige bei Google Ads liegen ca. zwischen 0,50 und 2,00 € pro Klick, es gibt keine vorgeschriebenen Mindestausgaben (Google 2024; ONMAscout 2024).

Sonstige Werbung

Sonstige Werbung kann auch mit einem Praxisschild am Haus oder im Ärzte- oder Gesundheitszentrum (Bedingungen beim Vermieter klären) erfolgen. Eine weitere Möglichkeit sind Schilder/Werbeflächen auf Hinweistafeln an Ortseingängen. Darüber hinaus kann man auch auf Textilien werben, z. B. auf Trikots von örtlichen Sportmannschaften oder natürlich auf der Arbeitskleidung der Mitarbeiter.

Die genannten Möglichkeiten der Werbung sind für Heilmittelerbringer alle erlaubt, da es kein generelles Werbeverbot gibt. Allerdings sind bestimmte **die Werbung einschränkende Vorschriften und Bestimmungen** zu beachten, die sich auf spezifische Inhalte bzw. Abbildungen beziehen, unabhängig vom Medium.

Nach Boxberg (2000) sind 3 bedeutende Vorschriften zu beachten:

- Heilmittelwerbegesetz (HWG)
- Werbeverbotsabreden mit den gesetzlichen Krankenkassen
- Allgemeines Wettbewerbsrecht: Gesetz gegen den unlauteren Wettbewerb (UWG)

Heilmittelwerbegesetz (HWG)

Das HWG, das im Jahr 1965 in Kraft getreten ist, umfasst eine Generalklausel, die jedwede irreführende Werbung untersagt. Grund ist der hohe Stellenwert der Gesundheitsbelange der Allgemeinheit und der Verbraucherschaft. Kranke Menschen sollen nicht durch irreführende Werbung zu falschen Entscheidungen verleitet werden.

Das HWG unterscheidet zwischen

- Werbung in Publikumskreisen (Patienten/Laien) und
- Werbung in Fachkreisen (Angehörige der Heilberufe).

Während das Publikum/die Patienten besonders schutzbedürftig sind, unterliegen die Fachkreise aufgrund ihrer Ausbildung und ihres Kenntnisstands nicht der Schutzbedürftigkeit. Deshalb beziehen sich die wesentlichen Bestimmungen des HWG auf die Laien und nicht auf die Fachkreise.

Nach einem Urteil des Bundesgerichtshofes (BGH; Az. IZR 51/04) ist das HWG bei reiner Imagewerbung (Werbung für das Unternehmen/die Praxis insgesamt) nicht anwendbar, d. h., es gilt ausschließlich für Produktwerbung (Werbung für bestimmte Leistungsangebote, entweder nach HMR oder Selbstzahlerangebote).

Die Rechtsprechung zum HWG ist in den letzten Jahren zunehmend zugunsten der Heilmittelerbringer entschieden worden. Mit der Novellierung des HWG im Jahr 2012 hat eine Liberalisierung durch die Anpassung des HWG an deutsche und europäische Rechtsprechung sowie an EU-Richtlinien stattgefunden, und die Einschränkungen wurden deutlich reduziert. Waren bis dahin Abbildungen von Therapeuten in Arbeitskleidung und Abbildungen, die Therapeuten gemeinsam mit dem Patienten bei der Durchführung der Therapie zeigen, verboten, sind solche Abbildungen jetzt unter bestimmten Bedingungen erlaubt. Dies führt zu einer deutlichen Verbesserung der Wettbewerbsfähigkeit gegenüber anderen Berufsgruppen, die teilweise ähnliche Leistungen anbieten wie die Therapieberufe (z. B. Fitnessstudios als Wettbewerber zu Physiotherapeuten, Schülerhilfe als Wettbewerber zu Ergotherapeuten oder Kommunikationstrainer als Wettbewerber zu Logopäden). Einen Überblick über die Veränderungen und die aktuellen Bestimmungen des HWG gibt Tab. 3.3.

Nach wie vor **gänzlich verboten** ist Werbung, die Angstgefühle hervorruft (§ 11 HWG), die kostenlose Abgabe des Heilmittels (§ 11 HWG) sowie nach Anlage zu § 12 HWG (2012) Werbung in Bezug auf folgende Krankheiten und Leiden beim Menschen:

- Nach dem Infektionsschutzgesetz vom 20. Juli 2000 (BGBl. I, S. 1045) meldepflichtige Krankheiten oder durch meldepflichtige Krankheitserreger verursachte Infektionen
- Bösartige Neubildungen
- Suchtkrankheiten, ausgenommen Nikotinabhängigkeit
- Krankhafte Komplikationen der Schwangerschaft, der Entbindung und des Wochenbetts

Nach § 3 HWG ist irreführende Werbung unzulässig. Eine **Irreführung** liegt insbesondere dann vor, wenn

- Arzneimitteln, Medizinprodukten, Verfahren, Behandlungen, Gegenständen oder anderen Mitteln eine therapeutische Wirksamkeit oder Wirkungen beigelegt werden, die sie nicht haben,
- fälschlich der Eindruck erweckt wird, dass
  - ein Erfolg mit Sicherheit erwartet werden kann,
  - bei bestimmungsgemäßem oder längerem Gebrauch keine schädlichen Wirkungen eintreten,
  - die Werbung nicht zu Zwecken des Wettbewerbs veranstaltet wird,
- unwahre oder zur Täuschung geeignete Angaben gemacht werden
  - über die Zusammensetzung oder Beschaffenheit von Arzneimitteln, Medizinprodukten, Gegenständen oder anderen Mitteln oder über die Art und Weise der Verfahren oder Behandlungen oder
  - über die Person, Vorbildung, Befähigung oder Erfolge des Herstellers, Erfinders oder der für sie tätigen oder tätig gewesenen Personen.

Werbeverbotsabreden in den Versorgungsverträgen mit den gesetzlichen Krankenkassen nach § 125 Sozialgesetzbuch (SGB) Fünftes Buch (V)

Die Leistungserbringer verpflichten sich gegenüber den Krankenkassen, für die Abgabepflicht von Leistungen der GKV keine Werbung zu betreiben. Dies dient dem Zweck, die Mengenausweitungen der Leistungen der GKV einzudämmen. Aktive Werbung würde die Inanspruchnahme der Leistungen der GKV fördern und somit die Solidargemeinschaft belasten. Gegen eine Erstellung von Flyern, in denen die Leser nicht aktiv dazu aufgefordert werden, zum Arzt zu gehen und sich ein Heilmittel verordnen zu lassen, haben die GKVen nichts einzuwenden. So heißt es im Rahmenvertrag des Deutschen Verbandes für Physiotherapie (ZVK) e. V. und des Verbandes der Angestellten-Krankenkassen (VdAK) in der Fassung vom 01. Januar 2008 in § 3 (Wahl des Heilmittelerbringers) Abs. 3: „Werbung für die im Rahmen dieses Vertrages zu erbringenden Leistungen, die insbesondere gegen das Wettbewerbsrecht oder das Heilmittelwerbegesetz verstößt, ist nicht zulässig" (ZVK e. V. 2008).

Allgemeines Wettbewerbsrecht: Gesetz gegen den unlauteren Wettbewerb (UWG)
Das UWG gilt für alle Werbetreibenden aller Branchen. Nach § 1 dient es dem Schutz der Mitbewerber, der Verbraucherinnen und Verbraucher sowie der sonstigen Marktteilnehmer vor unlauteren geschäftlichen Handlungen. Es schützt zugleich das Interesse der Allgemeinheit an einem unverfälschten Wettbewerb.

Viele Regeln treffen auf Heilmittelerbringer nicht zu. Die nachfolgenden Regeln sind aber auch für sie relevant.

Folgende **unwahre geschäftliche Handlungen** sind unzulässig (Anhang zu § 3 Abs. 3 UWG):

- Die Verwendung von Gütezeichen, Qualitätskennzeichen oder Ähnlichem ohne die erforderliche Genehmigung (Ziff. 2)
- Der vom Unternehmer finanzierte Einsatz redaktioneller Inhalte zu Zwecken der Verkaufsförderung, ohne dass sich dieser Zusammenhang aus dem Inhalt oder aus der Art der optischen oder akustischen Darstellung eindeutig ergibt (als Information getarnte Werbung) (Ziff. 11)
- Unwahre Angaben über Art und Ausmaß einer Gefahr für die persönliche Sicherheit des Verbrauchers oder seiner Familie für den Fall, dass er die angebotene Ware nicht erwirbt oder die angebotene Dienstleistung nicht in Anspruch nimmt (Ziff. 12)
- Die unwahre Angabe, eine Ware oder Dienstleistung könne Krankheiten, Funktionsstörungen oder Missbildungen heilen (Ziff. 18)

Nach § 4 UWG handelt **unlauter**, wer

- geschäftliche Handlungen vornimmt, die geeignet sind, geistige oder körperliche Gebrechen, das Alter, die geschäftliche Unerfahrenheit, die Leichtgläubigkeit, die Angst oder die Zwangslage von Verbrauchern auszunutzen (Ziff. 2),
- die Kennzeichen, Waren, Dienstleistungen, Tätigkeiten oder persönlichen oder geschäftlichen Verhältnisse eines Mitbewerbers herabsetzt oder verunglimpft (Ziff. 7),
- Mitbewerber gezielt behindert (Ziff. 10).

Nach § 6 UWG handelt derjenige unlauter, der vergleichend wirbt, wenn der Vergleich die Waren, Dienstleistungen, Tätigkeiten oder persönlichen oder geschäftlichen Verhältnisse eines Mitbewerbers herabsetzt oder verunglimpft.

Einen Überblick über die Vielfalt erlaubter Maßnahmen der Kommunikation können Sie mit Eingabe der ISBN dieses Buches unter https://extras.springer.com herunterladen (Arbeitsblatt 1).

3.4.2.4 Öffentlichkeitsarbeit

Öffentlichkeitsarbeit ist die kontinuierliche und systematische Beziehungspflege zwischen der Praxis und ihren verschiedenen Zielgruppen. Kennzeichnend für Öffentlichkeitsarbeit ist, dass sie häufig kostenlos oder mit nur geringen Kosten (Fotos, Pressemappen etc.) verbunden ist, im Gegensatz zur Werbung. Während Werbung eher einseitig auf die Nachfragezielgruppe ausgerichtet ist, ist Öffentlichkeitsarbeit eher zweiseitig, d. h. auf einen Dialog mit den Zielgruppen ausgerichtet. Dieser Dialog muss professionell vorbereitet werden. Wirtschaftsunternehmen, Dienstleister und soziale Organisationen sind auf professionelle Öffentlichkeitsarbeit angewiesen. Ohne sie kann kaum noch wirtschaftlicher, sozialer oder politischer Einfluss geltend gemacht werden.

Die **Zielsetzung** der Öffentlichkeitsarbeit besteht darin, Vertrauen und Verständnis zu gewinnen und auszubauen.

Funktionen der Öffentlichkeitsarbeit sind folgende:

- Information nach innen und außen
- Kontakte pflegen und ausbauen

- Image aufbauen und pflegen
- Harmonisierung der Praxis intern
- Nachfrageförderung durch Schaffen von Anerkennung und Vertrauen
- Gesellschafts- und sozialbezogene Leistungen aufzeigen (soziale Funktion)
- Kontinuität durch Bewahrung eines einheitlichen Stils

Leitsätze der Öffentlichkeitsarbeit sind:

- „Rede über das, was du tust!"
- „Tue Gutes und rede darüber."

Je zielgruppenbezogener die **Instrumente der Öffentlichkeitsarbeit** eingesetzt werden können, desto wirksamer sind sie. Deshalb unterscheidet man Instrumente für interne und externe Zielgruppen sowie Instrumente persönlicher und unpersönlicher Kommunikation (Abb. 3.18).

Für Praxen können die folgenden **externen Zielgruppen** interessant sein:

- Die Klienten selbst
- Angehörige
- Ärzte
- Krankenhäuser/Kliniken/Gesundheitszentren
- Kindertagesstätten, Schulen, Seniorenheime, Sportvereine
- Örtliche Presse, Fachpresse
- Institutionen (Kirche)
- Krankenkassen
- Berufsverbände
- Behörden/Gemeinden
- Unternehmen

Interne Zielgruppen für Praxen sind:

- Mitarbeiter
- Praktikanten

Instrumente der Öffentlichkeitsarbeit haben den Anspruch, Daten und Fakten zu liefern und zu überzeugen (nicht zu überreden). Die Bereitstellung von Presseunterlagen und -mappen inkl. Bildmaterial gehört zum professionellen Vorgehen. Ideal ist es, wenn Pressetexte schon vorbereitet und der Presse übergeben werden können.

▶ **Praxistipp** Bei der Erstellung von Pressetexten sollte auf den richtigen Aufbau geachtet werden. Dabei hilft das Prinzip der **Nachrichtenpyramide** (Schwiesau und Ohler 2016, S. 33 ff.):

Erhält ein Redakteur eine Pressemitteilung mit der Bitte zur Veröffentlichung, will er schnell Klarheit darüber, worum es geht und in welchen Bereich (Gesundheit, Wissenschaft,

Abb. 3.18 Instrumente der Öffentlichkeitsarbeit (ÖA)

3.4 Marketingmaßnahmen (Marketingmix, 4 Ps)

Medien etc.) sie einzuordnen ist. So kann er die Information selbst verarbeiten oder an einen zuständigen Kollegen weiterleiten. Muss er länger nachforschen, wandert die Pressemitteilung unter Umständen in den Papierkorb.

Deshalb sollte beim Schreiben das Prinzip der Nachrichtenpyramide genutzt werden. Dieses Prinzip beinhaltet, dass das Wichtigste einer Pressemitteilung ganz oben steht und die Mitteilung von der Informationswertigkeit her von unten nach oben kürzbar ist.

Dabei ist zu beachten, dass die Kernaussage der Pressemitteilung in den 1. Satz gehört, den sogenannten Lead(satz). Es folgen dann Informationen mit untergeordneter Wertigkeit sowie Hintergrundinformationen.

Bereits in der Überschrift sollte auf das Thema der Pressemitteilung eingegangen werden. Eine prägnante Formulierung muss gefunden und eine Erwartungshaltung aufgebaut werden. Der Text darf dann allerdings diese Erwartungshaltung nicht enttäuschen.

Anschließend ist die Pressemitteilung dahingehend zu prüfen, ob sie die wichtigsten W-Fragen beantwortet: Wer? Was? Wann? Wo? Wie? Weshalb?

Neben Pressematerialien gibt es für Gesundheitsdienstleister noch folgende **Möglichkeiten der Öffentlichkeitsarbeit:**

- Tag der offenen Tür
- Anlassbezogene Broschüren (z. B. zum 5- oder 10-jährigen Praxisjubiläum)
- Vorträge und Informationsveranstaltungen für Patienten, Ärzte und Angehörige zu relevanten Themen
- Interviews zu aktuellen Themen aus dem Gesundheitsbereich (Inhaber lässt sich interviewen)
- Arztrundbriefe
- Fachartikel
- Imagefilme und -broschüren
- Tagungen für Fachärzte
- Veranstaltung von Turnieren für ortsansässige Sportvereine und Stiftung der Preise für die Sieger

Wann immer es möglich ist, sollten Vertreter der Presse zu Veranstaltungen und Vorträgen eingeladen werden, mit dem Ziel der Berichterstattung in der örtlichen Zeitung. Durch vorbereitetes Pressematerial werden die gewünschten Kommunikationsziele erreicht.

▶ Öffentlichkeitsarbeit muss glaubwürdig, ehrlich und überzeugend sein, denn es geht um mehr als die Frage: „Wie kommen wir in die Zeitung?"

3.4.2.5 Verkaufsförderung und Werbemittel

Für Gesundheitsfachberufe werden die Möglichkeiten der Verkaufsförderung (s. auch Abschn. 3.4.2.1) durch das HWG stark eingeschränkt. Werbegeschenke oder Zugaben an Patienten, z. B. Give-aways für Kinder (Gummibärchen, Malblätter etc.) und Proben von selbst hergestelltem Massageöl sind erlaubt, sofern sie einen Wert von 1 € nicht überschreiten (BGH-Urteil vom 09.09.2010 – IZR 98/08, Tz. 22). Gewinnspiele und Preisausschreiben sind dann verboten, wenn diese Maßnahmen oder Verfahren einer unzweckmäßigen oder übermäßigen Verwendung von Heilmitteln Vorschub leisten. Dies muss von Fall zu Fall geprüft werden (vgl. Tab. 3.3).

Möglichkeiten der Verkaufsförderung sind:

- Für Patienten/Laien: Werbegeschenke wie Kalender, Zettelklötze, Bleistifte, Kugelschreiber, kleine Geschenke für Kinder, die einen Wert von 1 € nicht überschreiten.
- Für Ärzte/Fachkreise: Werbegeschenke, deren Wert nach HWG nicht begrenzt ist (im Gegensatz zu Werbegeschenken an Patienten). Hier sind nur steuerliche Grenzen zu beachten. Zu empfehlen ist die 50-€-Freigrenze pro Zuwendungsempfänger pro Jahr laut § 4 Abs. 5 Nr. 1 Einkommensteuergesetz (EstG; BMJ 2024), bei der der Zuwendende (die Praxis) die Kosten als Betriebsausgabe geltend machen kann und der Zuwendungsempfänger (z. B. der Arzt) das Geschenk nicht als geldwerten Vorteil versteuern muss.

Eine weitere Möglichkeit der Verkaufsförderung ist die Aufnahme der Kontaktdaten der

Praxis in Therapeutenlisten, die von einigen Ärzten erstellt werden. Diese Listen beinhalten zumeist alle Therapeuten in einer Stadt und werden den Patienten im Fall einer Erstverordnung überreicht. Die Praxen, die auf diesen Listen verzeichnet sind, haben eine gute Chance, von Patienten zwecks Terminvereinbarung angerufen zu werden. Die Praxen, die nicht auf diesen Listen verzeichnet sind, haben eine deutlich geringere Chance, angerufen zu werden. Somit wird die Nachfrage nach Dienstleistungen nicht gefördert.

Geschenkgutscheine für Dritte (für Dienstleistungen außerhalb des GKV-Bereichs), die in der Praxis von Patienten gekauft werden, sind erlaubt und bieten eine gute Möglichkeit der Verkaufsförderung. So werden neue Kunden auf die Praxis aufmerksam. Anlässe zum Verkauf solcher Geschenkgutscheine gibt es zahlreiche im Laufe eines Jahres, z. B. Valentinstag, Muttertag, Ostern, Nikolaus, Weihnachten, Geburtstage, bestandene Prüfungen, Beförderungen, gewonnene Turniere (Kegeln, Tennis etc.). Gutscheine für therapeutische Dienstleistungen dürfen von der Praxis nicht verschenkt werden, weil das nach HWG (§ 11) eine kostenlose Abgabe wäre, die verboten ist.

Auch Malblätter für Kinder bzw. Geschwisterkinder, die im Wartezimmer eine gewisse Zeit verbringen, sind eine Möglichkeit, auf die Praxis aufmerksam zu machen. Ausgedruckte Mandalas mit Praxisaufdruck und Kontaktdaten, von Kindern hübsch ausgemalt und mit nach Hause genommen, sind ebenfalls Mittel der Verkaufsförderung, die nachhaltig wirken.

3.4.2.6 Social Media

Aus der Vielzahl der Möglichkeiten, in sozialen Medien aktiv zu sein, soll nachfolgend nur auf die Kanäle vertiefend eingegangen werden, die anteilig die höchste Nutzung aufweisen. Dies sind nach der aktuellen ARD/ZDF-Onlinestudie 2023 Instagram (35 %) und Facebook (32 %). Je nach Altersgruppe wird Social Media mehr oder weniger intensiv genutzt (Abb. 3.19).

52 % der deutschsprachigen Gesamtbevölkerung ab 14 Jahren nutzen täglich oder wöchentlich Social-Media-Angebote. Die jüngeren Altersgruppen nutzen diese deutlich häufiger als

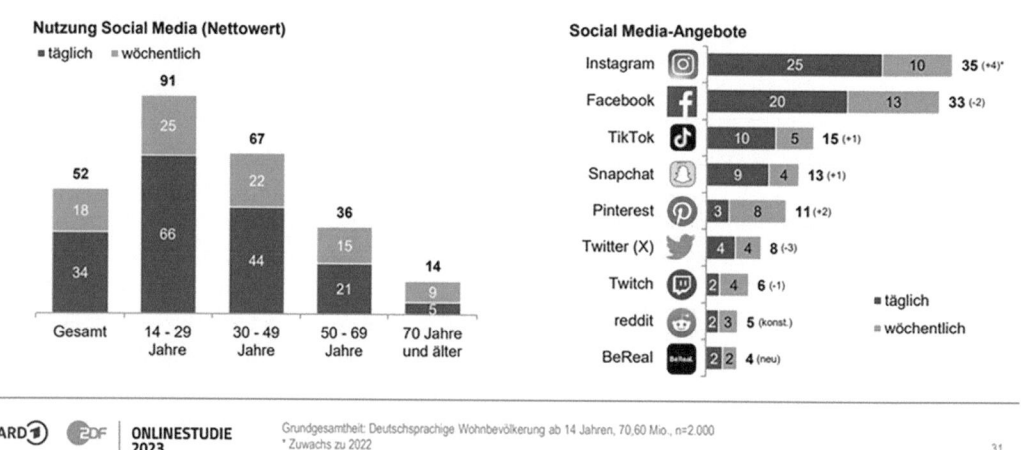

Abb. 3.19 Social-Media-Nutzung 2023. (Aus ARD/ZDF-Onlinestudie 2023; mit freundlicher Genehmigung von © ARD/ZDF Forschungskommission 2024; All Rights Reserved)

3.4 Marketingmaßnahmen (Marketingmix, 4 Ps)

	Gesamt 2019	2020	2021	2022	2023	2023 Frauen	Männer	2023 14-29 J.	30-49 J.	50-69 J.	ab 70 J.
Instagram	19	20	26	31	35	36	33	79	46	15	5
Facebook	31	26	28	35	33	34	33	34	50	28	14
TikTok	2	3	9	14	15	17	14	41	18	4	2
Snapchat	8	9	10	13	13	13	13	52	9	1	1
Pinterest*	–	–	7	10	11	17	5	23	15	6	4
Twitter	4	5	4	10	8	5	11	14	12	4	2
LinkedIn	2	4	3	6	7	5	9	12	11	3	0
Twitch	4	3	5	7	6	3	9	17	8	1	0
reddit*	–	–	–	4	5	2	7	15	5	0	0
BeReal*	–	–	–	–	4	5	4	18	3	0	0
Xing	3	4	3	4	4	2	5	7	5	2	1
Mastodon*	–	–	–	–	2	2	2	3	3	0	1

* in früheren Jahren teilweise nicht erfasst.
Basis: Deutschspr. Bevölkerung ab 14 Jahren (2023: n=2.000; 2022: n=2.007; 2021: n=2.001; 2020: n= 3.003; 2019: n= 2.000).
Quellen: ARD/ZDF-Onlinestudien 2019 bis 2023.

Abb. 3.20 Nutzung von Social-Media-Plattformen zwischen 2019 und 2023 – mindestens einmal wöchentliche Nutzung in %. (Aus: Koch 2023, S. 3; mit freundlicher Genehmigung von © ARD MEDIA GmbH 2024. All Rights Reserved)

die Altersgruppen ab 50 Jahre. 9 % der Senioren nutzen zumindest wöchentlich diese Medien. Schaut man die einzelnen Anbieter an, dann werden Instagram (79 % bis 29 Jahre) und TikTok (41 % bis 29 Jahre) eher von Jüngeren und Facebook (42 % ab 50 Jahre) eher von Älteren genutzt (Abb. 3.20).

Interessant ist auch, auf welche Weise die sozialen Medien genutzt werden. Hier wurden drei Verhaltensweisen ermittelt: „Feed anschauen (inkl. etwas posten, liken, kommentieren oder teilen), Artikel lesen und Videos nutzen" (Koch 2023, S. 1). Auch hier ist das Verhalten zwischen Jungen und Alten sehr unterschiedlich. „Während für Menschen unter 30 Jahren Videos die größte Bedeutung haben – dicht gefolgt vom Feed, sind für die anderen Altersgruppen Feed und Artikel bedeutsamer als Videos" (Koch 2023, S. 1). Auch der zeitliche Umfang, der für Social Media aufgewendet wird, unterscheidet sich bei Jüngeren deutlich von den Älteren. „Während unter 30-Jährige pro Tag 69 min mit Social Media verbringen, […] am meisten mit Videos (35 Min.), kommt die Gruppe der 50- bis 69-Jährigen nur auf 18 min Gesamtnutzung und hat ihren Schwerpunkt beim Lesen von Artikeln" (Koch 2023, S. 3). Die Gesamtnutzung der ab 70-Jährigen liegt hingegen bei 6 min pro Tag (Koch 2023, S. 3).

Diese Informationen nach Altersgruppen und Verhaltensweisen sind für die Wahl der Social-Media-Strategie wichtig. Die Analyse dieser Daten kann aber auch zu der Entscheidung führen, dass Social Media für die Hauptzielgruppe der Praxis (z. B. Senioren) keine Bedeutung hat und keine Aktivitäten angestrebt werden.

Für eine mögliche Social-Media-Strategie sollten nach Abwägung aller Aspekte Ziele aufgestellt werden (s. Übersicht). Dann muss überlegt werden, mit welcher Story (Inhalte), welcher „Verpackung" (Links, Fakten, Text), welchen Formaten und auf welchen Kanälen/Plattformen die Story kommuniziert und die Zielgruppen erreicht werden können (Abb. 3.21).

Abb. 3.21 Verbreitung von Inhalten in Social-Media-Kanälen. (Adaptiert nach Kilian T 2020, S. 5; mit freundlicher Genehmigung von © Frank Michna. All Rights Reserved)

Mögliche Ziele einer Social-Media-Strategie
- Zahl der Besucher auf der Praxis-Website erhöhen
- Bekanntheit der eigenen Dienstleistungen erhöhen
- Dialogbereitschaft zeigen
- Bekanntheit der Praxis steigern
- Gewinnung von Patienten
- Imageverbesserung der Praxis
- Neue Mitarbeitende gewinnen
- Mehr über die Zielgruppen der Praxis erfahren
- Mindestens einmal pro Woche mit der Zielgruppe kommunizieren

Fragt man Studierende (von denen der Großteil während des Studiums in therapeutischen Praxen arbeitet) nach den Zielen von Social-Media-Aktivitäten für eine therapeutische Praxis, dann geben 81 % an, die Bekanntheit der Praxis zu steigern, und nur 8 % wollen mindestens einmal pro Woche mit ihrer Zielgruppe kommunizieren (Betz 2021). Da die meisten Social-Media-Plattformen täglich genutzt werden, sind die regelmäßige Kommunikation mit der Zielgruppe und die damit verbundene Aktualisierung der Inhalte eine wesentliche Voraussetzung, damit Social Media seine Wirkung entfalten und die Zielgruppe immer wieder aktiviert werden kann.

Da Instagram und Facebook die höchste Nutzung aufweisen, soll nachfolgend kurz erläutert werden, wie Instagram und Facebook für die Ziele therapeutischer Praxen genutzt werden können.

Facebook
Facebook spricht primär die Altersgruppen ab 50 Jahre an und kann kostenlos genutzt werden. Dazu ist eine Anmeldung per E-Mail erforderlich. Bevor ein Unternehmensprofil (Unternehmensseite) für die therapeutische Praxis erstellt und Facebook for Business genutzt werden kann, muss zunächst ein privates Facebook-Profil erstellt werden, das dann mit der Unternehmensseite verknüpft wird. Auf der Unternehmensseite können alle Kontaktdaten und weitere Informationen wie Öffnungszeiten hinterlegt werden. Auch kann eine Verknüpfung mit der Homepage der Praxis und mit WhatsApp Business erfolgen.

Wenn die Unternehmensseite eingerichtet ist, können Textbeiträge verfasst, Bilder und Videos hochgeladen und geteilt (gepostet) werden. Dies kann aber nur von Administratoren durchgeführt und verwaltet werden. Diese müssen bei Facebook vom Praxisinhaber benannt werden. Die Unternehmensseite bietet weiterhin die Möglichkeit, Besucherzahlen zu überwachen und einen Onlineshop zu integrieren.

Das sog. Ad Center bietet die Möglichkeit, kostenpflichtige Werbeanzeigen zu erstellen und zu verwalten. Das Budget für die Werbung bestimmen die Praxisinhaber selbst, je nach verfügbaren finanziellen Ressourcen und den Zielen, die mit der Facebook-Werbung erreicht werden sollen. Für bezahlte Werbung liefert Facebook dann ebenfalls Statistiken zur Analyse und Auswertung der Werbeaktivitäten (z. b. Klickraten). So lässt sich schnell prüfen, ob und in welchem Umfang die Zielgruppe erreicht wurde.

Um die Facebook-Unternehmensseite aktuell zu halten und immer wieder Aufmerksamkeit zu erzielen, werden mindestens 1–2 Posts pro Woche empfohlen (Pohl 2023). Die Posts werden von Facebook nach einem speziellen Algorithmus den einzelnen Nutzenden angezeigt. „Der **Facebook-Algorithmus** ist die Logik, die entscheidet, welche Posts die Facebook-Nutzenden in welcher Reihenfolge beim Scrollen durch den eigenen Feed sehen. Dafür wird jeder Beitrag von Facebook bewertet und nach Relevanz geordnet. Das klare Ziel von Facebook ist es, dass die Userinnen und User möglichst viel Zeit auf der Plattform verbringen und damit mehr Anzeigen sehen" (Schmidt 2023).

Instagram
Instagram ist ein foto- und videobasiertes Netzwerk und spricht primär die Jüngeren bis 30 Jahre an. Bei dieser Plattform steht die Optik des Unternehmens im Fokus, die Stärke von Instagram liegt in der Visualisierung. Die Gestaltung des Instagram-Profils sollte sich für einen möglichst guten Wiedererkennungseffekt deshalb an den Gestaltungsrichtlinien der Praxis orientieren.

Bevor Instagram genutzt werden kann, muss die App heruntergeladen und ein persönliches Profil erstellt werden, das später in ein Unternehmensprofil umgewandelt werden kann. Dies ist kostenlos. Die Profiltexte sind begrenzt auf 150 Zeichen. Sobald das Profil eingerichtet ist, können Beiträge geteilt, qualitativ hochwertige Bilder und Videos gepostet und kann mit Nutzern interagiert werden. Die meisten Unternehmen veröffentlichen 1–3 Posts pro Tag (Macready 2024). Dies zeigt schon, dass die Nutzung von Instagram eine schnellere Aktualisierung erfordert als Facebook und damit auch mehr personelle und zeitliche Ressourcen beansprucht.

Um auf Instagram Erfolg zu haben, ist der Austausch mit den Followern erforderlich, das Posten reiner Inhalte oder Informationen ist nicht ausreichend. Eine wichtige Komponente dieser beidseitigen Kommunikation ist das Überwachen von Direct Messages auf Fragen, Kommentare und Patientenanfragen. Auch hierfür sind personelle und zeitliche Ressourcen unabdingbar. Wirtschaftsunternehmen haben für die Pflege der Social-Media-Kanäle Social-Media-Manager, im Gegensatz zu therapeutischen Praxen. Große Social-Media-Agenturen bieten ihren Kunden für die Aktualisierung und Beantwortung von Direct Messages bereits KI-Tools an, um Ressourcen zu sparen (Macready 2024).

Mithilfe von Instagram Analytics kann man später die Leistung der Instagram-Beiträge beobachten und analysieren, um ggf. Optimierungen vorzunehmen. Instagram kann mit anderen Social-Media-Kanälen wie Facebook verknüpft werden. Da Instagram wie Facebook zum Metakonzern gehört, kann auch bei Instagram kostenpflichtig Werbung über sog. Ads geschaltet werden.

Inhaber therapeutischer Praxen sollten genau überlegen, ob Aktivitäten in Social-Media-Kanälen eher Vor- oder eher Nachteile mit sich bringen. Die erforderlichen Ressourcen, um in diesen Kanälen regelmäßig wahrgenommen zu werden, sollten gegen den möglichen Nutzen genau abgewogen werden. Abschließend sei nochmals darauf hingewiesen, dass es nicht ausreicht, einen Social-Media-Account zu haben. Dieser muss regelmäßig aktualisiert und gepflegt werden, sonst sind die negativen Effekte größer als die positiven. Ob die wirtschaftliche Situation von therapeutischen Praxen solche Aktivitäten überhaupt zulässt, muss jeder Praxisinhaber selbst beurteilen. Einen Überblick über Social-Media-Aktivitäten, praktische Beispiele zur Integration von Social Media für therapeutische Praxen und mögliche Vorgehensweisen geben Liers und Kampe (2024).

3.4.2.7 Homepage

Das Internet (s. auch Abschn. 3.4.2.1 Kommunikationsinstrumente) ist heute eine gute Alternative zu den klassischen Medien, um sich selbst, seine Praxis oder Klinik mit einer eigenen Homepage zu präsentieren. Diese ist aufgrund der hohen Internetnutzung in nahezu allen Altersgruppen von hoher Bedeutung. Voraussetzungen für die Erstellung einer Internetpräsenz sind Kenntnisse der Nutzerstruktur (Wie häufig nutzt meine Zielgruppe das Internet?). Informationen zur Internetnutzung erhält man wiederum im Internet, z. B. unter www.ard-zdf-onlinestudie.de.

Die Homepage sollte ins Gesamtkonzept einer Praxis oder Klinik passen und in erster Linie Informationen für die Nutzer liefern (auch hier kann das Kommunikationsmodell nach Lasswell angewendet werden; Abschn. 3.4.2.2 Kommunikationswirkung). Bei der Erstellung einer Homepage ist zudem das HWG zu beachten (Abschn. 3.4.2.3 Werbeeinschränkende Vorschriften und Bestimmungen), da in erster Linie die sog. Laien darauf Zugriff nehmen. Will man spezifische Informationen für Fachkollegen und Ärzte bereitstellen, z. B. Hintergrundinformationen zur Ergotherapie, deren Handlungsfelder und Wirkweisen, könnte man durch Vergabe von Passwörtern an Fachkollegen den Zugriff von Laien verhindern. In diesem Fall muss das HWG nicht beachtet werden.

Die Gestaltung der Internetseiten muss sich im Sinne einer Corporate Identity in den gesamten Auftritt nach außen einfügen (analog zu Broschüren, Briefpapier, Anzeigen, Visitenkarten). Die eigene Homepage ist ein gutes Instrument der Öffentlichkeitsarbeit.

Sowohl die Erstellung als auch die Gestaltung einer eigenen Internetpräsenz sollte man Fachleuten überlassen, z. B. Webdesignern. Hier bieten sich auch Kooperationen mit ortsansässigen Universitäten oder Fachhochschulen an, die entsprechende Studiengänge anbieten. Davon profitieren beide Seiten: Die Studierenden haben konkrete Projekte, die sie umsetzen können; für die Praxen bleiben die Kosten überschaubar. Man sollte aber selbst darauf achten, dass das HWG berücksichtigt wird, da i. d. R. weder Webdesigner noch kleine Werbeagenturen mit dem HWG vertraut sind.

3.4.2.8 Messen, Events und Sponsoring

In Deutschland gibt es zahlreiche **Messen und Events** mit Bezug zum Gesundheitswesen. Es sollte jedoch genau abgewogen werden, welche Messen oder Events zur Praxis passen und welcher Nutzen/Effekt mit der Teilnahme an solchen Veranstaltungen erzielt werden soll, da die Standgebühren i. d. R. sehr hoch sind. Eventuell bieten sich Möglichkeiten, einen Gemeinschaftsstand mit einer befreundeten Praxis zu mieten, um die Kosten zu halbieren. Zur Standmiete hinzu kommen die Kosten für die Standausstattung und die Werbematerialien. Außerdem fallen bei Teilnahme an einem Werktag noch Personalkosten und die Kosten für den Behandlungsausfall an, da das Personal nicht gleichzeitig behandeln und an der Messe teilnehmen kann. Dies hat einen doppelten Kosteneffekt, da auf der einen Seite Personalkosten entstehen und auf der anderen Seite Einnahmen entfallen (s. auch Abschn. 3.5.1).

Je nach zur Verfügung stehenden Mitteln muss für **Sponsoring** im sportlichen, kulturellen oder sozialen Bereich entschieden werden, in welchem Umfang die Förderung erfolgen soll und ob es sich um eine Geld-, Sach- oder Dienstleistung handeln soll. Nach dem Prinzip der Win-win-Situation empfehlen sich für Praxen folgende Sponsoringmöglichkeiten:

- Für physiotherapeutische Praxen bietet sich z. B. Sportsponsoring für eine örtliche Fußballmannschaft an, der z. B. die Trikots gesponsert werden. Als Gegenleistung werden die Trikots mit der Praxisaufschrift bedruckt.

So profitieren beide Seiten: Die Praxis hat bei jedem Fußballspiel Werbekontakte durch die Spieler, die Fußballmannschaft profitiert von den kostenlos zur Verfügung gestellten Trikots.
- Ergotherapeutische Praxen könnten z. B. eine örtliche Behindertenwerkstatt sponsern (Sozialsponsoring).
- Logopäden könnten einen örtlichen Chor sponsern (Kultursponsoring) oder einen Sprachheilkindergarten (Sozialsponsoring).

Therapeutische Praxen können einerseits als Sponsor auftreten, andererseits können sie aber auch Gesponsorte sein:

- So können sich physiotherapeutische Praxen z. B. von einem ortsansässigen Sanitätshaus sponsern lassen, das z. B. Pezzibälle mit Aufdruck des Namens des Sanitätshauses kostenlos zur Verfügung stellt. Durch die Verwendung der Pezzibälle in der Praxis entstehen Werbekontakte für das Sanitätshaus und die Praxis muss die Bälle nicht kaufen.
- Logopäden könnten sich von einem Spieleshersteller sponsern lassen, der kostenlos Spiele für therapeutische Zwecke zur Verfügung stellt.
- Ergotherapeuten könnten sich von Herstellern von Hängestühlen und -matten sponsern lassen, die z. B. für die SI-Therapie verwendet werden.

Diese Variante des Sponsorings spart Kosten, die sonst durch den Kauf dieser Gegenstände verausgabt werden müssten. Sie erfordert aber auch ein aktives Zugehen auf die Sponsoren, das im Gespräch mit Fakten (z. B. der Anzahl der Patienten/Werbekontakte pro Jahr) und Argumenten für das Sponsoring (z. B. Win-win-Situation, Bericht über die Akzeptanz/Einsatzfähigkeit der Gegenstände) untermauert werden sollte.

Maßnahmen der Werbung, Verkaufsförderung, Öffentlichkeitsarbeit oder andere Maßnahmen sollten für das gesamte Jahr mithilfe eines Aktionsplans (Abschn. 3.5.1) geplant werden, damit das i. d. R. geringe Budget optimal verplant werden kann.

3.4.3 Preisgestaltung (Price)

Preisgestaltung umfasst die Gestaltung der Abgabepreise (Honorare), der Konditionen (Zahlungsbedingungen) und der Rabatte (z. B. Mengen-, Familienrabatte).

Die Möglichkeit der freien Preisgestaltung besteht für Heilmittelbringer ausschließlich für Leistungsangebote, die nicht über die GKVen abgerechnet werden. Alle Dienstleistungen, die über die GKVen abgerechnet werden, können im Preis nicht verändert werden. Das abzurechnende Honorar wird von den GKVen vorgegeben und darf nicht von der Praxis geändert werden. Da der Preis, zu dem der Gesundheitsbereich seine Dienstleistungen abgibt, von der Krankenkasse vorgegeben ist, hat der Preis hier nicht die Funktion, die er in Wirtschaftsunternehmen hat: die Steuerung der Nachfrage (Preis-Absatz-Funktion). Im Bereich der Heilmittelbringer mit Kassenzulassung geben alle Wettbewerber zu gleichen „Preisen" ihre Leistungen ab. Somit dürfen Praxen auch keine Preiserhöhungen vornehmen, um Kostensteigerungen aufzufangen oder Gewinnsteigerungen zu ermöglichen.

3.4.3.1 Möglichkeiten der Gewinnsteigerung

Gewinnsteigerungen können ggf. durch Kostensenkungen erzielt werden, indem alle Kostenpositionen auf Reduzierungspotenzial hin überprüft werden. Da die Honorare, die für Kassenleistungen abgerechnet werden können, in den vergangenen Jahren nicht in demselben Umfang gestiegen sind wie die Kosten in therapeutischen Praxen (gestiegene Energiekosten, Mietpreise, Gehälter etc.), sind Kostensenkungspotenziale kaum vorhanden. Das wirkt sich negativ auf die Wirtschaftlichkeit der Praxen aus. Gewinne sind kaum zu erzielen.

Deshalb kann die Wirtschaftlichkeit der Praxen nur über steigende Einnahmen verbessert werden. Diese Einnahmen sind aber nicht im GKV-Bereich zu erzielen, sondern im zweiten Gesundheitsmarkt (Abschn. 3.1.3). Die Gesundheitsdienstleistungen des zweiten Gesundheitsmarktes werden i. d. R. von den Nachfragern selbst bezahlt, die sog. Selbstzahlerleistungen. Weder die GKV noch die PKV übernehmen i. d. R. die Zahlung solcher Leistungen. Diese Situation soll das nachfolgende fiktive Beispiel noch einmal verdeutlichen:

Umsatz (Anzahl Klienten × Einnahme (Abrechnungspreis GKV pro Patient))
− **Kosten** (Kosten / Patient (variable Kosten) + Fixkosten (Miete, Strom, Gehälter etc.)) = **Gewinn**

Umsatz 50.000 € − Kosten 50.000 € = Gewinn 0 € (**kostendeckend**)

Umsatz 50.000 € − Kosten 47.000 € = Gewinn 3000 € (**Kosten gesenkt**)

Umsatz 55.000 € − Kosten 50.000 € = Gewinn 5000 € (**Umsatz erhöht, z.B. durch Selbstzahler**)

Das Fazit aus dieser Situation lautet: Wenn die Wirtschaftlichkeit verbessert und die Gewinne erhöht werden sollen, dann ist einer der möglichen Wege die Einnahmenerhöhung (Umsatzsteigerung) durch Selbstzahlerangebote.

3.4.3.2 Kalkulation von Selbstzahlerleistungen

Selbstzahler sind Personen, bei denen die erbrachten therapeutischen Leistungen nicht von der GKV oder der PKV übernommen werden. Diese Personen bezahlen die in Anspruch genommene Dienstleistung selbst. Diese Dienstleistung muss von den Praxisinhabern selbst kalkuliert werden. Bei der Kalkulation sind bestimmte Kriterien zu berücksichtigen.

Kriterien für die Kalkulation
Zur Kalkulation von Selbstzahlerleistungen sollten die folgenden **3 Kriterien** berücksichtigt werden, damit die Selbstzahlerangebote tatsächlich gewinnbringend, aber auch marktgerecht und wettbewerbsfähig sind:

- Kosten
- Nachfrage
- Wettbewerber

Für jede Selbstzahlerleistung müssen die **Kosten** ermittelt werden, die der Praxis entstehen. Hier sind alle Kosten zu berücksichtigen, die entstehen, von den Personal- über die Sachkosten (Material, Werbekosten, Fahrtkosten, Büromaterial) bis hin zu den anteiligen Fixkosten (Miete, Gehälter etc.). Zur Ermittlung der Kosten ist erforderlich, dass das Selbstzahlerangebot genau geplant wird (s. auch Abschn. 3.4.1). Das bedeutet, inhaltliche, zeitliche, räumliche und personelle Planung. Wenn die entstehenden Kosten nicht durch die Einnahmen für das neue Angebot gedeckt werden können, braucht man das Projekt nicht weiterzuverfolgen. Auf die errechneten Kosten wird ein Gewinn aufgeschlagen, und man hat eine erste Vorstellung vom Abgabepreis. Wenn das Selbstzahlerangebot der Umsatzsteuer unterliegt (s. dazu Abschn. 5.5.3 und 7.3), müssen noch 19 % Umsatzsteuer aufgeschlagen werden. Dieser Abgabepreis muss nun in der Zielgruppe, für die das Selbstzahlerangebot konzipiert wurde, auf Zahlungsbereitschaft geprüft werden.

Zur detaillierten Kalkulation von Selbstzahlerleistungen s. Abschn. 5.2.4.

Nachfrage und Zahlungsbereitschaft der Zielgruppe hängen davon ab, welchen Nutzen die Zielpersonen in dem neuen Angebot sehen. Dazu erläutert man 1–2 Personen aus der Zielgruppe das geplante Angebot und fragt, welchen Preis die Personen dafür maximal bezahlen würden. Die Personen, die man befragt, können z. B. gut bekannte Patientinnen sein. Man kann auch erfragen, was die Personen darüber denken, wie hoch der Preis für das Angebot mindestens sein sollte.

3.4 Marketingmaßnahmen (Marketingmix, 4 Ps)

So kommt man zu einer Preisspanne aus Sicht der Nachfrager. Natürlich wird die Zahlungsbereitschaft der Nachfrager auch von eventuellen Angeboten der Wettbewerber, also anderer Praxen, beeinflusst. Wenn es keine vergleichbaren Angebote im regionalen Umfeld gibt und das Angebot für die Zielgruppe interessant ist, kann man eher höhere Preise verlangen. Das sollte man auch tun, da immer mit Nachahmerangeboten der Wettbewerber zu rechnen ist. Einen höher angesetzten Preis kann man später leichter reduzieren, während die Erhöhung eines zu niedrig angesetzten Preises eher von Nachteil ist. Wenn es vergleichbare Angebote der Wettbewerber gibt, dann muss man sich an den Abgabepreisen der Wettbewerber orientieren, um wettbewerbsfähig zu sein.

Um die Wettbewerbsfähigkeit des geplanten Angebots einzuschätzen, muss geprüft werden, ob es im direkten Umfeld der Praxis solche oder ähnliche Angebote bereits gibt. Wenn ja, müssen die Preise der **Wettbewerber** ermittelt werden. Eventuell kann man sich Flyer der Wettbewerber beschaffen, aus denen die Preise ersichtlich sind. Oder aber man fragt in der Wettbewerbspraxis nach oder lässt einen Mitarbeiter nachfragen. Man sollte auch die angebotene Qualität der Wettbewerbsangebote prüfen oder einschätzen. Auf das Eingangsbeispiel der Entspannungsmassage bezogen könnte Folgendes geprüft werden: Zeitdauer, Ganzkörper- oder Teilmassage, Ausstattung der Räumlichkeiten, Kompetenz der Therapeuten. Sollte sich herausstellen, dass die Angebote der Wettbewerber preisgünstiger angeboten werden als das eigene geplante Angebot, kann man überlegen, ob es Argumente (USP/UTP; Abschn. 3.4.1) gibt, die das eigene Angebot von dem der Konkurrenz abheben. Gibt es Vorteile gegenüber der Konkurrenz, sollten diese den Nachfragern auch bekannt gemacht werden. Gibt es solche Argumente oder Vorteile nicht, dann muss man prüfen, ob man den Gewinnaufschlag reduziert oder die errechneten Kosten reduzieren kann. Ist beides nicht möglich oder sinnvoll, sollte man das geplante Angebot nicht realisieren. Eine gute Ausgangsposition hat man, wenn es keine vergleichbaren Angebote im Umfeld gibt.

Orientiert man sich an diesen drei Kriterien, lassen sich gewinnbringende, marktgerechte und wettbewerbsfähige Selbstzahlerangebote entwickeln.

▶ **Praxistipp** Bei der **Preiskalkulation von Selbstzahlerangeboten** bietet sich folgendes Vorgehen an:

- Selbstzahlerangebot konzipieren (inhaltlich, zeitlich, räumlich und personell)
- Kosten ermitteln (Personal, Raum, Material, Werbung, Fixkostenanteil etc.); Kosten für Investitionen (Geräte, Nordic-Walking-Stöcke etc.) separat rechnen!
- Gewinn aufschlagen (Orientierung am geplanten Jahresgewinn der Praxis)
- Eventuell Umsatzsteuer aufschlagen (fällt nicht immer an)
- Preisbereitschaft bei potenziellen Nachfragern/Zielgruppe ermitteln (z. B. Konzept der Rückenschule, die auf Selbstzahlerbasis angeboten werden soll, inhaltlich erläutern; Anzahl der Termine, Dauer pro Termin und Teilnehmerzahl des Kurses angeben)
- Wettbewerber beobachten: Gibt es vergleichbare Angebote? Wenn ja, zu welchem Preis? Ist mein Preis wettbewerbsfähig? Welche Inhalte bietet Wettbewerber zu welchen Bedingungen an? Mit welcher Qualität?
- Grober Daumenwert zur Ermittlung des Abgabe-Preises: 1 € pro Minute (ein Angebot von 60 min müsste danach mindestens 60 € für den Teilnehmer kosten, gilt nicht bei Gruppenangeboten)
- Nicht an GKV-Honoraren für vergleichbare Angebote orientieren (diese liegen eher zu niedrig)

Wenn die zu erwartenden Einnahmen die Kosten nicht decken können, dann sollte die Selbstzahlerleistung nicht angeboten werden!

Zahlungsbedingungen

Wenn man Dienstleistungen für Selbstzahler anbietet, dann müssen die Abgabepreise auch vereinnahmt werden. Dazu muss eine Rechnung erstellt und die Zahlungsbedingungen müssen genannt werden. Als Praxisinhaber kann man frei entscheiden, welche Zahlungsfrist (z. B. sofort, 14 oder 30 Tage) und welche Zahlungsart (bar, per Banküberweisung) auf der Rechnung angegeben werden. Diese Angaben sind rechtlich verbindlich. Das bedeutet, dass man als Praxisinhaber rechtliche Schritte einleiten kann, wenn bei einer Zahlungsfrist von 14 Tagen und der Zahlungsart „Banküberweisung" nach 14 Tagen der Betrag nicht auf dem Praxiskonto eingegangen ist und Mahnungen ebenfalls nicht zum Erfolg geführt haben.

Rabatte
Die Möglichkeit der Rabattierung von Dienstleistungen besteht ausschließlich bei Selbstzahlerangeboten, da GKV-Leistungen nicht rabattiert werden dürfen. Praxisinhaber können frei entscheiden, ob und in welchem Umfang Rabatte und mit welchem Argument gewährt werden. Rabatte sollten immer argumentiert werden können, damit man sie jederzeit zurücknehmen kann, wenn die Argumente nicht mehr gegeben sind. Möglichkeiten, Rabatte zu gewähren, sind z. B. 10er-Karten für Selbstzahler (z. B. für Massage), die preiswerter sind als 10 Einzelmassage, oder Rabatte für Familienangehörige oder Geschwisterkinder.

Gewinnaufschlag
Der Gewinnaufschlag sollte sich am geplanten Jahresgewinn orientieren. Dividiert man den Jahresgewinn durch die Anzahl der Behandlungseinheiten á 60 min./Jahr, lässt sich der Gewinn pro 60 min-Einheit ermitteln. Ist z. B. ein Jahresgewinn von 36.000 € geplant, mit 1.760 Behandlungseinheiten à 60 min pro Jahr (8 pro Tag × 20 Tage/Monat × 11 Monate, 4 Wochen Urlaub), ergibt sich ein Gewinnaufschlag von 20,45 € pro Einheit à 60 min.

▶ Wenn die zu erwartenden Einnahmen die Kosten nicht decken können, dann sollte die Selbstzahlerleistung nicht angeboten werden.

3.4.4 Ort des Leistungsangebots (Place)

Der Ort des Leistungsangebots und damit das 4. Marketingmixinstrument wird in der Marketingliteratur auch als Distributionspolitik bezeichnet. Die Distributionspolitik beschäftigt sich in einem Wirtschaftsunternehmen mit der Verteilung der Ware an die Orte der Nachfrage. Dies kann indirekt über sog. Absatzmittler erfolgen (i. d. R. durch Vertriebsmitarbeiter oder freie Handelsvertreter, die in Kontakt zu den Absatzmittlern treten). Solche Absatzmittler sind i. d. R. Händler (z. B. REWE). Die Ware kann aber auch direkt an die Endverbraucher abgegeben werden. Hierbei handelt es sich um den sog. Direktvertrieb (z. B. Avon-Kosmetik, Tupperware).

Auch der gesamte Bereich der Logistik gehört zu diesem 4. P, d. h., die Organisation des Transports.

Im Gesundheitsbereich hat der Ort des Leistungsangebots heute noch wenig Bedeutung, da keine Waren zu verteilen sind und die Dienstleistung i. d. R. vor Ort (in der Praxis, der Klinik oder während eines Hausbesuchs) erbracht wird. Deshalb ist die Wahl des Standorts besonders gut zu überlegen.

Distribution ist für Gesundheitsfachberufe im weitesten Sinn der Zugang der Patienten zu der Dienstleistung bzw. der Ort der Nachfrage nach therapeutischen oder Gesundheitsdienstleistungen. Es ist also zu überlegen, wo überall die Dienstleistung von der Zielgruppe in Anspruch genommen und nachgefragt werden könnte, auch außerhalb der Praxis/Klinik (z. B. im Sportverein, im Seniorenheim, in einer Kindertagesstätte oder Schule).

Diese Überlegungen kann man auch ausweiten auf Kooperationen mit anderen Dienstleistern, z. B. Einstieg in eine interdisziplinäre Praxis oder Anbieten der Dienstleistungen einmal pro Woche im örtlichen Krankenhaus oder Seniorenheim oder in einem „normalen" Fitnesscenter (z. B. am Samstag) bis hin zum Angebot der BGF im Wirtschaftsunternehmen.

3.5 Marketingbudget

Zudem ist zu überlegen, ob es Absatzmittler gibt und wer diese Funktion ausüben könnte. Für die GKV- und PKV-Leistungen ist der Absatzmittler der Arzt (da er das Heilmittel verordnen muss). Für die Selbstzahler, die präventiv eine Dienstleistung in Anspruch nehmen wollen, gibt es evtl. keinen Absatzmittler, da sie direkt eine Dienstleistung in der Praxis nachfragen. Absatzmittler könnte aber auch eine GKV sein, die sich an den Kosten für Präventionskurse beteiligt und ihren Mitgliedern entsprechende Angebote offeriert. Auch eine Kindertagesstätte könnte solch ein Absatzmittler sein, indem sie z. B. Eltern auf bestimmte Selbstzahlerangebote von Heilmittelerbringern aufmerksam macht (z. B. Sprechstunden für Eltern von Kindern mit Aufmerksamkeitsdefizit-/Hyperaktivitätsstörung [ADHS] oder Elternberatung für Kinder mit Cochlea-Implantat), die vielleicht sogar in den Räumen der Kindertagesstätte durchgeführt werden.

Im Zusammenhang mit der Distribution sind auch Überlegungen zur Verteilung des Werbematerials (Faltblätter, Flyer, Broschüren) sinnvoll. An welchen Orten will man auf seine Dienstleistungen hinweisen? An welchen Orten ist es sinnvoll, an welchen nicht? Will man z. B. auf seine langjährigen Erfahrungen in der Pädiatrie hinweisen, dann wäre eine Verteilung von Flyern in den Praxen der ortsansässigen Kinderärzte sinnvoll.

3.5 Marketingbudget

Ausgangssituation

Praxisinhaberin L. hat verschiedene Maßnahmen geplant, die zur Erreichung ihres Praxisziels führen sollen, ihren Umsatz mit Wellnessangeboten um 20 % zu steigern. Sie ist sich aber nicht sicher, ob sie alle Maßnahmen auch tatsächlich durchführen kann. Die genauen Kosten, die entstehen, und die Zeit, die für die Durchführung der Maßnahmen benötigt wird, kann sie nur schwer einschätzen. Letztlich fragt sie sich, ob sie überhaupt Geld für Werbung oder Öffentlichkeitsarbeit ausgeben soll, da sie nicht einschätzen kann, ob und wie die Maßnahmen wirken. Sie hat auch keine Vorstellung davon, welches Budget sie insgesamt für ihre Maßnahmen benötigt. ◂

Dieser Abschnitt zeigt auf, welche Maßnahmen für therapeutische Praxen realistisch, empfehlenswert und wirtschaftlich sind. Er bietet Praxen eine Planungshilfe, um ihr Marketingbudget festzulegen und optimal auszuschöpfen.

3.5.1 Budgetplanung mithilfe eines Aktionsplans

Die Vielfalt und die Art der Maßnahmen hängen letztlich von der wirtschaftlichen Situation der Praxis und den personellen Ressourcen ab. Die Kosten für die Marketingmaßnahmen müssen erst einmal in der Praxis erwirtschaftet worden sein und sich auch über zusätzliche Einnahmen wieder refinanzieren. Deshalb ist es wichtig, vor Entstehung der Kosten genau zu überlegen, welche Maßnahme welches Ziel verfolgt, was jede einzelne Maßnahme kostet und welche Wirkung zu erwarten ist. Eine Planungshilfe kann dabei ein Aktionsplan sein, wie in Tab. 3.4 beispielhaft gezeigt.

Die Addition der Kosten aller Maßnahmen ist ein erster Anhaltspunkt für das erforderliche Gesamtbudget (im Beispiel 722 €). Das Marketingbudget sollte immer in Relation zum Jahresumsatz der Praxis gesehen werden. Als Faustregel kann hier mit 5 % gerechnet werden (bei 50.000 € Jahresumsatz also maximal 2500 € Marketingbudget), die erfahrungsgemäß nicht überschritten werden sollten.

Nun muss die Praxisinhaberin entscheiden, ob ihr das errechnete Budget zur Verfügung steht und ob es in Relation zum Praxisumsatz angemessen ist. Andernfalls müssen Maßnahmen gestrichen werden. Gleichzeitig kann sie anhand des Aktionsplans überprüfen, ob die personellen Voraussetzungen (Wer soll die Maßnahme orga-

Tab. 3.4 Beispiel für einen Aktionsplan für das Jahr 2026. (Modifiziert nach Betz 2010a)

	Maßnahme 1	Maßnahme 2	Maßnahme 3	Kosten insgesamt (Gesamtbudget)
Was soll getan werden? (Beschreibung)	Anzeige 50×45 mm in Tageszeitung	Tag der offenen Tür	Flyer für Patienten	
Wozu dient die Maßnahme? (Zielsetzung)	Bekanntmachung des Umzugs in neue Räume	Präsentation der neuen Praxis, Gewinnung neuer Patienten	Bekanntmachung von Selbstzahlerangeboten	
Wann soll die Maßnahme durchgeführt werden? (Timing)	03.01.2026	02.02.2026	Mai 2026	
Wer organisiert die Maßnahme? (Zuständigkeit)	Praxisinhaberin	Therapeutin X	Therapeut Y	
Was kostet die Maßnahme? (Kosten)	149,00 € (Auflage: 50.000)	– Bewirtung: 50 € – Flyer/Handzettel zur Bekanntmachung: 50 € – Behandlungsausfall: ca. 400 €	73,00 € (Auflage: 1250)	722,00 €
Hunderterpreis (Wirtschaftlichkeit)	0,30 €	500 € (100 Besucher)	5,84 €	
Wie soll die Maßnahme kontrolliert werden? (Kontrollkriterien)	Befragung von neuen und ehemaligen Patienten, wie sie vom Umzug erfahren haben	Strichliste Praxisbesucher, Befragung neuer Patienten, wie sie auf die Praxis aufmerksam geworden sind	Anzahl der nachgefragten/bezahlten Selbstzahlerangebote, Umsatz mit Selbstzahlerangeboten	

nisieren?) gegeben sind, um alle geplanten Maßnahmen durchzuführen. Sie kann auch nochmals hinterfragen, ob die verfolgten Ziele mit den geplanten Maßnahmen tatsächlich erreicht werden können oder ob evtl. durch andere Maßnahmen die Ziele besser oder wirtschaftlicher erreicht werden könnten.

Um das beurteilen zu können, muss man Bewertungskriterien für die einzelnen geplanten Maßnahmen heranziehen.

3.5.2 Bewertungskriterien für Maßnahmen der Kommunikation

Die wichtigsten Bewertungskriterien für Marketingmaßnahmen im Bereich Kommunikation sind folgende:

- Reichweite
- Kontaktqualität
- Wirtschaftlichkeit

Unter **Reichweite** versteht man die Anzahl der Personen, die erreicht werden kann, z. B. die Anzahl der Leser einer Tageszeitung oder die Anzahl der Besucher einer Praxis am „Tag der offenen Tür" (Betz 2010a).

Kontaktqualität steht für die qualitative Wirkung des Werbekontakts, z. B. die Wahrnehmung der Maßnahme durch die Personen, die angesprochen werden sollten: Prägen sie sich die Botschaften ein oder wird sie sogleich wieder vergessen? (Betz 2010a).

Als Maßstab für die **Wirtschaftlichkeit** gilt der Hunderterpreis, der sich wie folgt berechnen lässt:

Hunderterpreis (Kosten für 100 Kontakte):

3.5 Marketingbudget

$$\text{Allgemeine Formel}: \frac{\text{Kosten der Einschaltung} \times 100}{\text{Anzahl der Leser pro Ausgabe, Auflage oder Klicks}}$$

$$\text{Beispiel Tageszeitung}: \frac{149\,\text{€} \times 100}{50.000\,\text{Leser}}$$

Hunderterpreis = 0,30 € (aufgerundet)

Der Hunderterpreis ist einerseits ein Hinweis auf die Kosten, die für 100 Kontakte entstehen. Andererseits bildet er die Basis, um die Kosten unterschiedlicher Medien miteinander zu vergleichen.

Die Wirkung der Maßnahmen (Reichweite und Kontaktqualität des Mediums), deren Wirtschaftlichkeit (Hunderterpreis) und die Kosten sind in Tab. 3.5 zusammengefasst und werden in Bezug auf die angestrebte Zielgruppe insgesamt bewertet. Die Tabelle beinhaltet schwerpunktmäßig die bekanntesten und gängigsten Möglichkeiten der Praxiskommunikation. Die Massenkommunikationsmittel TV, Funk, Plakat

Tab. 3.5 Bewertung von Kommunikationsmaßnahmen. (Modifiziert nach Betz 2010a)

Maßnahme	Bewertungskriterium					Summe Bewertung (bezogen auf Zielgruppe)
	Reichweite (insgesamt/in Zielgruppe)	Kontaktqualität	Wirtschaftlichkeit (Hunderterpreis)		Preis/Kosten in €	
Anzeige Tageszeitung Titelkopf 68×58 mm	Insgesamt: + In Zielgruppe: –	– –	+	(1,14 €)	572,00 inkl. MwSt.[a]	– – –
Anzeige Rubrik „Ärztetafel" 50×45 mm	Insgesamt: + In Zielgruppe: +	o	+	(0,30 €)	149,00 inkl. MwSt.[a]	+ o +
Anzeige Gesundheits-/Seniorenbeilage Kombi: Anzeige + redaktioneller Artikel, gleiche Größe, 100×90 mm, 4-farbig	Insgesamt: + In Zielgruppe: +	+	o	(1,42 €)	712,00 inkl. MwSt.[a]	+ + o
Anzeige Stadtteilzeitung 50×60 mm, 4-farbig	Insgesamt: o In Zielgruppe: o	o	+	(0,47 €)	42,00 inkl. MwSt.[e]	o o +
Flyer/Werbebroschüre 6-seitig, DIN-Lang, Auflage: 1250	Insgesamt: – In Zielgruppe: +	+	–	(5,84 €)	73,00 inkl. MwSt.[f]	+ + –
Gelbe Seiten Grundeintrag, ungestaltet	Insgesamt: + In Zielgruppe: o	–	+	0 €	kostenlos	o – +
Gelbe Seiten Papier, regional, 3 Zeilen	Insgesamt: + In Zielgruppe: o	–	+	(0,16 €)	333,00 pro Jahr inkl. MwSt.[b]	o – +
Gelbe Seiten Online, regional	Insgesamt: + In Zielgruppe: o	o	+ bei hohen Klickraten	Abhängig von ausgewiesenen Klicks	396,00 pro Jahr inkl. MwSt.[b]	o o +

(Fortsetzung)

Tab. 3.5 (Fortsetzung)

Maßnahme	Bewertungskriterium					
	Reichweite (insgesamt/in Zielgruppe)	Kontaktqualität	Wirtschaftlichkeit (Hunderterpreis)		Preis/Kosten in €	Summe Bewertung (bezogen auf Zielgruppe)
Werbefenster auf Internetseiten Stadt/Gemeinde (Stadtportal)	Insgesamt: + In Zielgruppe: +	+	+	Abhängig von ausgewiesenen Klicks	421–1135 €/Jahr inkl. MwSt.[c]	+++
Werbebanner Stadtportal	Insgesamt: + In Zielgruppe: +	o	+	(0,95–2,30 €, Klicks werden ausgewiesen)	TKP 9,50–23 € inkl. MwSt.[c]	+ o +
Redaktioneller Artikel Örtliche Tageszeitung	Insgesamt: + In Zielgruppe: +	+	+	0 €	Kostenlos, ggf. Kosten für entgangene Behandlungen	+++
Tag der offenen Tür	Insgesamt: – In Zielgruppe: o	+	–	Individuell zu berechnen	Kosten für entgangene Behandlungen und ggf. Bewirtungskosten (mind. 50 €) und Kosten für Bekanntmachung (mind. 50 €)	o + –
Vortrag Ärzte, Kita etc.	Insgesamt: – In Zielgruppe: o	+	+	0 €	Kostenlos, ggf. Kosten für entgangene Behandlungen und für Unterlagen	o ++
Fachartikel Örtliche Presse	Insgesamt: + In Zielgruppe: +	+	+	0 €	Kostenlos, ggf. Kosten für entgangene Behandlungen	+++
Werbegeschenke/ Give-aways mit Praxisaufdruck	Insgesamt: – In Zielgruppe: +	+	–	(46 €)	Kugelschreiber: 0,46 € inkl. MwSt./Stück[d]	++ –
Trikotwerbung Örtlicher Sportverein (Sponsoring)	Insgesamt: – In Zielgruppe: +	+	–	(Je nach Zuschaueranzahl)	ca. 300 € für 20 Sweatshirts[d]	++ –
Aufnahme der Kontaktdaten in Therapeutenlisten von Fachärzten	Insgesamt: – In Zielgruppe: +	+	+	0 €	Kostenlos	+++

+ = gut/hoch, o = mittel, – = schlecht/niedrig; *TKP* Tausenderkontaktpreis
[a] Hildesheimer Allgemeine Zeitung, Preisliste Nr. 51/2010
[b] Schlütersche Verlagsgesellschaft Hannover
[c] adEmma GmbH Hannover
[d] www.schneider.de
[e] www.adhoehe.de
[f] www.diedruckerei.de

und Kino finden aufgrund der hohen Kosten keine Berücksichtigung. Gezeigt wird eine Bandbreite an Maßnahmen, von kostenlosen (Aufnahme in die Therapeutenliste eines Facharztes) bis teuren (Titelkopfanzeige in einer regionalen Tageszeitung).

Es sollte genau abgewogen werden, welche Maßnahme zu welchem Preis durchgeführt werden soll. Aus Unkenntnis wird oftmals zu viel Geld bezahlt, und die Wirkung der Maßnahme kann nicht wie erwartet ausfallen oder bleibt ganz aus. Manches ist zwar verlockend, aber vielleicht nicht wirtschaftlich. So haben Zeitungsverlage, Werbeagenturen oder Betreiber von Internetportalen zunehmend auch therapeutische Berufsgruppen im Visier, um ihre eigenen Umsätze zu steigern. Die spezifische wirtschaftliche Situation der Therapieberufe wird dabei nicht unbedingt berücksichtigt, sodass schnell eine im Vergleich zu anderen Medien zu teure Anzeige gekauft wird. Dabei wird mit der hohen Reichweite der Zeitung insgesamt argumentiert, doch wird die Anzeige nur ein einziges Mal an einem einzigen Tag geschaltet, während z. B. eine Anzeige in den *Gelben Seiten* das ganze Jahr über wirkt und daher deutlich wirtschaftlicher und auch nachhaltiger ist.

Neben den genannten Kriterien spielt gerade für Therapiepraxen mit niedrigem Budget der Aspekt der **Nachhaltigkeit** der Maßnahmen eine große Rolle. Unter Nachhaltigkeit soll hier verstanden werden, dass die Kommunikationsmaßnahme möglichst über einen mittel- bis langfristigen Zeitraum wirken kann. So ist ein Kugelschreiber mit dem Aufdruck der Praxis als nachhaltiger zu bezeichnen als ein Tütchen Gummibärchen mit Praxisaufdruck, da bei mehrmaliger Verwendung des Kugelschreibers jedes Mal ein wiederholter Werbekontakt erfolgt, im Gegensatz zur Tüte Gummibärchen, die direkt nach dem Verzehr im Mülleimer verschwindet.

Ein Arbeitsblatt für die Aufstellung eines Budgets können Sie mit Eingabe der ISBN dieses Buches unter https://extras.springer.com/ herunterladen (Arbeitsblatt 2).

3.6 Organisation, Durchführung und Kontrolle der Marketingmaßnahmen

Ausgangssituation

Praxisinhaberin L. hat einen Aktionsplan aufgestellt, mit dem sie ihre selbst gesteckten Praxisziele (20 % des Umsatzes aus dem Jahr 2025 bis 31.12.2026 mit Selbstzahlerangeboten im Bereich Wellness erzielen) erreichen möchte. Mit der Organisation, Durchführung und Kontrolle der Marketingmaßnahmen hat sie bisher noch keine Erfahrungen gesammelt. Sie fragt sich, wie alles organisiert und durchgeführt werden kann, ob sie alles allein machen muss und wie sie ggf. Mitarbeiter einbinden kann. ◄

Antworten auf diese Fragen gibt dieser Abschnitt.

Welcher Aktionsplan mit welchen Maßnahmen der Kommunikation letztlich zum Zug kommt, muss die Praxisinhaberin aufgrund ihrer wirtschaftlichen und personellen Situation entscheiden. Ihre ursprünglichen Ziele sollte sie dabei immer vor Augen haben. Nach Durchführung der Maßnahmen, spätestens aber am Jahresende, sollte auch kontrolliert werden, ob die Ziele erreicht worden sind. Wenn das Ziel einer Maßnahme z. B. die Steigerung des Bekanntheitsgrades der Praxis war, dann kann man neue Patienten fragen, wodurch sie auf die Praxis aufmerksam geworden sind. Eine solche Dokumentation kann Aufschluss darüber geben, ob die Maßnahme erfolgreich war oder nicht. Für das nächste Geschäftsjahr kann man dann die Maßnahme wiederholen oder entsprechende Veränderungen vornehmen.

Es reicht jedoch nicht aus, nur die Maßnahmen der Kommunikation zu organisieren, durchzuführen und zu kontrollieren. In der letzten Phase des Marketingmanagementprozesses muss der gesamte Marketingmix organisiert, durchgeführt und abschließend kontrolliert werden. Das bedeutet, dass die **geplanten Maßnahmen** aus allen Bereichen (4 Ps) des Marketingmix nun auch in die Tat umgesetzt werden müssen.

Die Umsetzung der geplanten Maßnahmen ist „der Prozess, durch den Pläne in Handlungsaufgaben umgewandelt werden und der festlegt, wer was wann und wie tut" (Kotler et al. 2007, S. 1170).

Die Marketingverantwortung liegt bei der Praxisinhaberin, kann aber teilweise an entsprechend qualifizierte Mitarbeiter (z. B. mit Bachelor- oder Masterstudium an der HAWK) delegiert werden. Die Praxisleitung entscheidet, wer was wann und wie tut. Das Hauptproblem ist i. d. R. die Zeit, die für die Planung, Organisation, Durchführung und Kontrolle benötigt wird. Ohne Behandlungsausfälle werden diese Aufgaben nicht zu erledigen sein. Es empfiehlt sich, wöchentlich feste Zeiten für Marketingaufgaben einzuplanen. Die Chance liegt aber in der Möglichkeit, durch Marketing zu Mehreinnahmen zu gelangen und damit langfristig die Wirtschaftlichkeit der Praxis zu verbessern.

3.6.1 Organisation

Eine gute Basis für die Organisation der Marketingmaßnahmen ist die Einführung des Marketingmanagementprozesses (Abschn. 3.1.5). Darüber hinaus sind in Bezug auf die Mitarbeiter der Praxis die Schaffung von Akzeptanz der Marketingaktivitäten und das Erreichen einer positiven Einstellung von großer Bedeutung. Dies kann u. a. durch Informationen in Teamsitzungen und Schulung der Mitarbeiter in Bezug auf Marketing erreicht werden. Die Schulungen können intern durch die Praxisinhaberin selbst oder auch extern in Marketingseminaren für Gesundheitsfachberufe erfolgen.

▶ Eine frühzeitige Einbindung der Mitarbeiter in den Marketingmanagementprozess schon in der Planungsphase ermöglicht eine schnelle Identifikation mit der Marketingkonzeption und erleichtert die Umsetzung.

3.6.2 Durchführung

Die Durchführung der Marketingmaßnahmen kann durch die Erstellung von Aktionsplänen (wer macht was wann) und eine klare Aufgabenverteilung innerhalb der Praxis erleichtert werden. Hilfreich kann die Führung von Mitarbeitern mit Zielvorgaben sein (nach dem Führungsprinzip Management by Objectives [MbO]; Abschn. 4.4.1). Dabei orientieren sich die Ziele für die Mitarbeiter an den übergeordneten Praxiszielen, aus denen klare Handlungsziele abgeleitet und mit jedem einzelnen Mitarbeiter gemeinsam festgelegt werden.

Auch können bestimmte Aufgaben an Externe vergeben werden (z. B. kleine Werbeagentur oder freier Grafiker erstellt einen Flyer). Kooperationen mit ortsansässigen Hochschulen sind ebenfalls möglich und empfehlenswert.

3.6.3 Kontrolle

Die Kontrolle liegt wieder bei der Praxisleitung. Kontrolle ist erforderlich, wenn die Ziele gesteckt und die Maßnahmen zur Zielerreichung eingeleitet sind. Bei der Kontrolle wird das Soll (der Plan) mit dem Ist (tatsächlich erreicht) verglichen, um festzustellen, ob die Ziele erreicht worden sind und um Begründungen zu liefern, warum Ziele nicht erreicht oder übererreicht wurden (s. auch Abschn. 2.3.5). Diese Begründungen können zu Veränderungen bei der Planung des nächsten Geschäftsjahres führen.

Verschiedene Kontrollparameter, die im Zusammenhang mit Marketingmaßnahmen überprüft werden müssen, sind Praxisumsatz, Produktqualität, Kommunikationsziele, Preis für Selbstzahlerangebote und Kosten. Aber auch die Mitarbeiter, die in die Organisation und Durchführung der Maßnahmen eingebunden waren, müssen auf die Erreichung ihrer individuellen Ziele hin kontrolliert werden. Nach Herzberg (1968) ist die Kontrolle der Mitarbeiter durch den Vorgesetzten ein Kriterium, um Unzufriedenheit vorzubeugen. Mitarbeiter wollen in einem bestimmten Maß kontrolliert werden.

Das folgende Fallbeispiel von Praxisinhaberin L. veranschaulicht, wie eine Kontrolle der gesteckten Ziele erfolgen kann.

Praxisbeispiel: Kontrolle der Zielerreichung

Praxisinhaberin L. wollte 20 % des Umsatzes aus dem Jahr 2025 bis zum Ende des Jahres 2026 mit Wellnessangeboten erzielen. Sie stellt sich folgende Kontrollfragen:

- Habe ich einen Umsatzanteil von 20 % mit dem neuen Selbstzahlerangebot „Entspannungsmassage" termingerecht erzielt?
- Hat das Selbstzahlerangebot zur Verbesserung der Wirtschaftlichkeit beigetragen, hat es Gewinne erwirtschaftet?

Um diese Fragen zu beantworten, kann sie die Unterlagen ihres Steuerberaters heranziehen. Falls sie ihre Verordnungen über eine Abrechnungsfirma abrechnen lässt, stehen auch diese Unterlagen zur Verfügung. Daraus ergeben sich die Umsätze und Gewinne der einzelnen Dienstleistungen, und sie kann prüfen, ob sie ihre Ziele erreicht hat.

Wenn ja, dann hat sie erst einmal alles richtig gemacht. Sie sollte aber auch in diesem Fall hinterfragen: Warum hat sich alles so entwickelt wie geplant? Was waren die fördernden Faktoren?

Wenn nein, muss hinterfragt werden, warum der Umsatz in der Höhe nicht erreicht wurde. Wurde das Angebot nicht so angenommen wie geplant, und warum nicht? War es ausreichend bekannt, war es zu teuer, waren die Räumlichkeiten nicht ansprechend? Diese und weitere Fragen sollte Praxisinhaberin L. sich stellen und dazu systematisch die 4 Ps kontrollieren.

Sie beginnt bei dem 1. P (Product), dem Leistungsangebot, das evtl. ergänzt oder in der Qualität überarbeitet werden muss. Dazu kann sie folgende Kontrollfragen stellen:

- Wurde das Angebot in der angebotenen Form (30 min) von der Zielgruppe so angenommen, oder muss etwas verändert werden (z. B. 45 statt 30 min)?
- Muss die Zielgruppe erweitert, die Qualität verbessert, der Wellnessraum optimiert, die Musik geändert werden?
- Sind die Kapazitäten ausreichend oder müssen sie wegen hoher Nachfrage ausgeweitet werden?

Auch das 2. P (Promotion), die Kommunikation, muss kontrolliert werden. Hier stellt Praxisinhaberin L. folgende Fragen:

- Hat der Flyer gut gearbeitet, oder müssen Inhalte verändert werden?
- War der Flyer an den richtigen Stellen ausgelegt, oder müssen neue Stellen hinzugenommen werden?
- Woher kommen die Nachfragerinnen – eher über die eigene Praxis oder konnten neue Kundinnen gewonnen werden?
- Wie ist der Bekanntheitsgrad des neuen Angebots?
- Werden andere Kommunikationsmittel benötigt, zusätzlich zum Flyer oder stattdessen?
- War die Zielgruppe richtig gewählt, oder müssen diesbezüglich Korrekturen vorgenommen werden (ältere/jüngere Frauen hinzunehmen)?
- Ist das Angebot für Geschenkgutscheine geeignet, gab es dazu schon Anfragen?
- Ist das Angebot so interessant, dass die Presse darüber informiert werden sollte? Gibt es Gesundheitsschwerpunkte in der örtlichen Tageszeitung?

Die Kontrolle des 3. P (Price), des Abgabepreises, ist von großer Bedeutung. Hier stellt Praxisinhaberin L. folgende Kontrollfragen:

- Ist der Preis angemessen oder zu hoch oder zu niedrig?
- Haben sich meine Kosten so entwickelt wie geplant?
- Erziele ich die Gewinne, die ich geplant hatte?

- Gibt es inzwischen Angebote von Wettbewerbern, auf die ich reagieren muss (Preissenkung, neue Argumente für den Flyer)?
- Ist die Nachfrage so stark, dass der Preis erhöht werden kann, oder so schwach, dass der Preis evtl. gesenkt werden muss?
- Wie hoch war der Gesamtumsatz für dieses neue Angebot? Kann er ausgeweitet werden oder muss mit Rückgängen gerechnet werden?

Letztlich muss das 4. P (Place), der Ort des Leistungsangebots, kontrolliert werden. Dazu stellt sie folgende Fragen:

- Gibt es Erkenntnisse, dass das Angebot auch außerhalb der Praxis angeboten werden sollte?
- Hat das benachbarte Hotel Interesse an einem solchen Angebot?
- Wäre das Angebot interessant für einen Hausbesuch?
- Gab es Probleme mit den Patientinnen der Praxis, die solch ein Angebot in den Praxisräumlichkeiten befremdlich finden?

Durch die Beantwortung all dieser Fragen ist Praxisinhaberin L. in der Lage, ihr neues Selbstzahlerangebot zu bewerten. Sie hat Anhaltspunkte für Veränderungen oder Verbesserungen erhalten und ist nun in der Lage, die Ziele für das nächste Geschäftsjahr festzulegen. ◄

3.6.4 Franchising als Option

Wer als Praxisinhaber die Marketingaufgaben nicht selbst wahrnehmen möchte und die Aufgaben auch nicht an Mitarbeiter delegieren kann, hat seit einigen Jahren die Möglichkeit, diese Aufgaben im Rahmen von Franchising nach außen zu vergeben.

Beim Franchising stellt ein Franchisegeber (z. B. Inhaber einer therapeutischen Praxis A) sein Geschäftsmodell einem Franchisenehmer (therapeutische Praxis B) gegen Entgelt zur Verfügung. Der Franchisenehmer bleibt dabei rechtlich selbstständig. Der Franchisegeber übernimmt die Planung, Durchführung und Kontrolle des Geschäftsmodells. Der Franchisenehmer setzt das Geschäftsmodell selbstständig in seiner Region um und wird dabei vom Franchisegeber unterstützt. Die Zusammenarbeit wird vertraglich geregelt.

Franchising, das außerhalb des Gesundheitswesens schon viele Jahre in verschiedensten Bereichen betrieben wird (z. B. McDonald's) und auch im Fitnessbereich (z. B. Mrs. Sporty) schon anzutreffen ist, hat aktuell auch Einzug in den Therapiebereich genommen. Ein solches Modell kann folgendermaßen aussehen: Ein Franchisegeber, der selbst aus dem Therapiebereich kommt, bietet therapeutischen Praxen (Franchisenehmern) die Nutzung seines Geschäftskonzepts (inkl. Arbeitsabläufen, Schulungen und Marke/Name der Praxis) gegen Entgelt an (Prozentsatz vom Praxisumsatz). Der Franchisegeber übernimmt u. a. das Marketing (Erstellung von Flyern, Werbung für die Praxis etc.), sodass sich Praxisinhaber ganz auf ihre Therapie konzentrieren können.

Dies ist für einige Praxisinhaber sicher ein Vorteil, andere sehen darin den Nachteil, dass man vom Geschäftskonzept des Franchisegebers abhängig ist und eigene Konzepte dann nicht umgesetzt werden können. Die unternehmerische Freiheit wird eingeschränkt. Ein mögliches Risiko stellt auch das Verhalten einzelner Franchisenehmer dar, das sich im schlechtesten Fall negativ auf die anderen Franchisenehmer auswirken kann. Jeder Praxisinhaber muss für sich bewerten, ob die Vor- oder die Nachteile des Franchisings überwiegen. Weitere Informationen findet man beim Deutschen Franchiseverband unter www.franchiseverband.com.

Wer sich jedoch darauf einlassen möchte, das Marketing für seine Praxis selbst zu betreiben, wird im Laufe der Zeit ein Gespür für seinen Markt und für neue Märkte und Arbeitsfelder bekommen. Die Entwicklungsmöglichkeiten für Praxen sind vielfältig, und der Gesundheitsmarkt bietet viele Chancen, die nur ergriffen werden müssen. Dieses Buch soll dazu beitragen, die Chancen zu erkennen und in Praxiswachstum umzusetzen, idealerweise einhergehend mit einer Erhöhung der Wirtschaftlichkeit.

Literatur

Ansoff I (1957) Strategies for diversification. Harv Bus Rev Sept–Okt 1957:113–124

ARD/ZDF Forschungskommission (2024) ARD/ZDF-Onlinestudie 2023. https://www.ard-zdf-onlinestudie.de/files/2023/ARD_ZDF_Onlinestudie_2023_Publikationscharts.pdf. Zugegriffen am 06.08.2024

Barz H (2003) Lernen Erwachsener. Hauptseminar Einführung in die Erwachsenenbildung. Philosophische Fakultät der Universität Düsseldorf. http://wwwalt.phil-fak.uni-duesseldorf.de/ew/bf/bf_veranstaltungen/ss03/Lernen%20Erwachsener%20komplett.dat.ppt. Zugegriffen am 26.10.2013

Betz B (2009) Professionell auf sich aufmerksam machen. ergopraxis 6(09):32–35

Betz B (2010a) Marketingbudget optimal nutzen. ergopraxis 11–12(10):11–15

Betz B (2010b) Entwicklung einer Therapiebetriebslehre (Spezielle BWL) als Teil einer Gesundheitsbetriebslehre unter besonderer Berücksichtigung der Gesundheitsfachberufe Ergotherapie, Logopädie und Physiotherapie. Unveröffentlichte Ergebnisse eines empirischen Forschungsprojektes auf Basis von Leitfadeninterviews mit PraxisinhaberInnen von ergotherapeutischen, logopädischen und physiotherapeutischen Praxen, durchgeführt an der HAWK, Hochschule für angewandte Wissenschaft und Kunst, Hildesheim

Betz B (2012) Unveröffentlichtes Skript zur Lehrveranstaltung Marketing. Hildesheim

Betz B (2021) Ergebnis einer Umfrage unter 26 Studierenden des Bachelorstudiengangs Ergotherapie, Logopädie, Physiotherapie an der HAWK, Hochschule für angewandte Wissenschaft und Kunst, Hildesheim, im Wintersemester 2020/2021 (Gruppe A) zur Frage: Welches Ziel würden Sie mit dem Social-Media-Einsatz in Ihrer Praxis verfolgen (Mehrfachauswahl aus 10 Antwortmöglichkeiten). Unveröffentlichte Powerpoint-Präsentation.

Boxberg E (2000) Legale Werbung für Ihre Praxis. Physiotherapie, Massage, Sporttherapie, Logopädie, Ergotherapie, Heilpraktiker, 2. Aufl. Urban & Fischer, München

Brandt K (2004) Wozu Strategien? Optimiertes Therapie- und Praxismanagement. Unveröffentlichtes Impulsreferat im Tagungsworkshop des Multiprofessionellen Forums @Hildesheim am 13.11.2004, HAWK, Hochschule für angewandte Wissenschaft und Kunst, Hildesheim

Bundesministerium der Justiz (BMJ) (2024) Einkommensteuergesetz in der Fassung der Bekanntmachung vom 8. Oktober 2009 (BGBl. I S. 3366, 3862), das zuletzt durch Artikel 6 des Gesetzes vom 27. März 2024 (BGBl. 2024 I Nr. 108) geändert worden ist. https://www.gesetze-im-internet.de/estg/EStG.pdf. Zugegriffen am 09.08.2024

Bundesministerium für Gesundheit (BMG) (2024) Gesundheitswirtschaft im Überblick. https://www.bundesgesundheitsministerium.de/themen/gesundheitswesen/gesundheitswirtschaft/gesundheitswirtschaft-im-ueberblick.html. Zugegriffen am 09.08.2024

Bundesministerium für Wirtschaft und Klimaschutz (BMWK) (2023) Gesundheitswirtschaft. Fakten & Zahlen. Ergebnisse der Gesundheitswirtschaftlichen Gesamtrechnung. Daten 2022. https://www.bmwk.de/Redaktion/DE/Publikationen/Wirtschaft/gesundheitswirtschaft-fakten-zahlen-2022.pdf?__blob=publicationFile&v=3. Zugegriffen am 09.08.2024

Deutscher Verband für Physiotherapie (ZVK) e. V. (2008) ZVK-VdAK Rahmenvertrag in der Fassung vom 01. Januar 2008. Köln

Dierks ML, Siebeneick S, Röseler S (2001) Patienten, Versicherte, Kunden – eine neue Definition des Patienten? In: Dierks ML, Bitzer EM, Lerch M, Martin S, Röseler S, Schienkiewitz A, Siebeneick S, Schwartz FW (Hrsg) Patientensouveränität. Der autonome Patient im Mittelpunkt. Arbeitsbericht der Akademie für Technikfolgenabschätzung in Baden-Württemberg, Nr. 195, Stuttgart, S 4–26

Deutscher Industrie- und Handelskammertag (DIHK) (Hrsg) (2010) Wachstumsmarkt Gesundheit – Stellschrauben und sinnvolle Rahmenbedingungen zur Entfaltung des zweiten Gesundheitsmarktes. Berlin

Elfes K (1994) Dienstleistungsmarketing für das „Produkt" Krankenhaus. In: Krezeminski M, Neck C (Hrsg) Praxis des Social Marketing: Erfolgreiche Kommunikation für öffentliche Einrichtungen, Vereine, Kirchen, Unternehmen. Verlagsgrupp FAZ, Frankfurt, S 37–60

Gabler (Hrsg) (2004) Wirtschaftslexikon, 16. Aufl. Gabler, Wiesbaden

Gesetz gegen den unlauteren Wettbewerb (UWG). http://bundesrecht.juris.de/uwg_2004/index.html. Zugegriffen am 27.05.2009

Gesetz über die Werbung auf dem Gebiete des Heilwesens (HWG) in der Fassung vom 26.04.2006 (BGBl. I 984)

Gesetz über die Werbung auf dem Gebiete des Heilwesens (HWG) in der Fassung vom 19.10.2012 (BGBl. I 2192)

Gesundheitsberichterstattung des Bundes (2012a). http://www.gbe-bund.de/gbe10/ergebnisse.prc_tab?fid=1149&suchstring=&query_id=&sprache=D&fund_typ=TXT&methode=&vt=&verwandte=1&page_ret=0&seite=1&p_lfd_nr=10&p_news=&p_sprachkz=D&p_uid=gast&p_aid=59094716&hlp_nr=2&p_janein=J. Zugegriffen am 14.10.12

Gesundheitsberichterstattung des Bundes (2012b). http://www.gbe-bund.de/oowa921-install/servlet/oowa/aw92/WS0100/_XWD_FORMPROC?TARGET=&PAGE=_XWD_2&OPINDEX=3&HANDLER=_XWD_CUBE.SETPGS&DATACUBE=_XWD_30&D.734=4520&D.733=34188. Zugegriffen am 16.10.2012

Google (2024) Google Ads: Definition. https://support.google.com/google-ads/answer/6319?hl=de#. Zugegriffen am 10.08.2024

Herbst D (2003) Praxishandbuch Unternehmenskommunikation. Cornelsen, Berlin

Herzberg F (1968) One more time: how do you motivate employees? Harv Bus Rev 46:53–63

Huber D (2012) Arzneimittelwerbung: Gesetzliche Lockerungen durch HWG-Novelle. http://www.it-rechtkanzlei.de/1/II_Arzneimittel_mit_psychotropen_Wirkstoffen/werbung-arzneimittel-hwg-novelle.html. Zugegriffen am 16.01.2013

Kaspers U (2000) Betriebswirtschaft für Sozialarbeiter und Sozialpädagogen. Basiswissen speziell für soziale Dienstleister. Walhalla, Regensburg

Kilian T (2020) Content Marketing: Mit guten Inhalten überzeugen. In: BIEG-Leitfaden Content Marketing. https://www.bieg-hessen.de/leitfaeden/online-marketing/content-marketing-mit-guten-inhalten-ueberzeugen/1-was-ist-content-marketing/. Zugegriffen am 02.11.2020

Koch W (2023) Soziale Medien werden 30 Minuten am Tag genutzt – Instagram ist die Plattform Nummer eins https://www.ard-zdf-onlinestudie.de/ardzdf-onlinestudie/artikel-social-media/. Zugegriffen am 06.08.2024

Kotler P, Bliemel F (1999) Marketing-Management. Analyse, Planung, Umsetzung und Steuerung, 9. Aufl. Schäffer-Poeschel, Stuttgart

Kotler P, Bliemel F, Keller KL (2007) Marketing-Management. Strategien für wertschaffendes Handeln, 12. Aufl. Pearson, München

Levitt T (1965) Exploit the Product Life Cycle, In: Harvard Business Review, 43:81–94

Liers J, Kampe S (2024) Zwischen Reels und Insights. Social-Media-Strategie für Praxen. Ergopraxis – Das Fachmagazin für Ergotherapie, Ausgabe 4(24):44–46

Luthe D (1995) Öffentlichkeitsarbeit für Nonprofit-Organisationen, 2. Aufl. Maro, Augsburg

Macready H (2024) Wie ihr Instagram für Unternehmen nutzt und 2024 für Erfolge sorgt. https://blog.hootsuite.com/de/instagram-fuer-unternehmen/. Zugegriffen am 07.08.2024

Meffert H (1998) Marketing. Grundlagen marktorientierter Unternehmensführung, 8. Aufl. Gabler, Wiesbaden

Meffert H, Bruhn M (2003) Dienstleistungsmarketing, 4. Aufl. Gabler, Wiesbaden

Meffert H, Burmann CH, Kirchgeorg M (2012) Marketing. Grundlagen marktorientierter Unternehmensführung. Konzepte – Instrumente – Praxisbeispiele, 1. Aufl. Gabler, Wiesbaden. https://doi.org/10.1007/978-3-8349-6916-3

Michna F (2020) Illustration „Die Verbreitung des Contents über verschiedenste Kanäle ist ein wichtiger Erfolgsfaktor" In: Kilian T (2020) Content Marketing: Mit guten Inhalten überzeugen. In: BIEG-Leitfaden Content Marketing. https://www.bieg-hessen.de/leitfaeden/online-marketing/content-marketing-mit-guten-inhalten-ueberzeugen/1-was-ist-content-marketing/. Zugegriffen am 02.11.2020

ONMAscout (2024) Was ist Google Ads. https://www.onmascout.de/lexikon/was-ist-google-ads/. Zugegriffen am 10.08.2024

Paulmann R (2005) Double loop. Basiswissen Corporate Identity. Schmidt, Mainz

Pepels W (2000) Unternehmensführung. Kohlhammer, Stuttgart

Pohl J (2023) Facebook-Seite erstellen: Eine Anleitung für Unternehmen. https://blog.hubspot.de/marketing/facebook-seite-erstellen. Zugegriffen am 07.08.2024

Reisewitz P (2004) Public Relations (PR). In: Gabler Wirtschaftslexikon, 16. Aufl. Gabler, Wiesbaden, S 2455–2459

Schmidt J (2023) So funktioniert der Facebook-Algorithmus: Eine Übersicht. https://blog.hubspot.de/marketing/facebook-algorithmus. Zugegriffen am 07.08.2024

Schwiesau D, Ohler J (2016) Der Nachrichtenaufbau. In: Nachrichten – klassisch und multimedial. Journalistische Praxis. Springer VS, Wiesbaden. https://doi.org/10.1007/978-3-658-08717-3_3

Seifert JW (2001) Visualisieren, Präsentieren, Moderieren, 16. Aufl. Gabal, Offenbach

Sozialgesetzbuch Fünftes Buch (SGB V) in der Fassung vom 21.07.2004 (BGBl. I 1791)

Statistisches Bundesamt (2023) Mikrozensus – Arbeitsmarkt 2021 (endgültiges Ergebnis). https://www.destatis.de/SiteGlobals/Forms/Suche/Servicesuche_Formular.html?resourceId=2414&templateQueryString=Angeh%C3%B6rige+Gesundheitsberufe&pageLocale=de&input_=115274&submit.x=0&submit.y=0. Zugegriffen am 08.08.2024

Statistisches Bundesamt (2024a) Gesundheitspersonalrechnung. https://www-genesis.destatis.de/genesis/online?sequenz=tabelleErgebnis&selectionname=23621-0001&zeitscheiben=10#abreadcrumb. Zugegriffen am 08.08.2024

Statistisches Bundesamt (2024b) Mikrozensus – Arbeitsmarkt 2022 (endgültiges Ergebnis). https://www.destatis.de/SiteGlobals/Forms/Suche/Servicesuche_Formular.html?nn=210856&resourceId=2414&input_=115274&pageLocale=de&templateQueryString=Angeh%C3%B6rige+Gesundheitsberufe&submit.x=0&submit.y=0. Zugegriffen am 08.08.2024

Statistisches Bundesamt (2024c) Gesundheitsausgaben: Deutschland, Jahre, Ausgabenträger. https://www-genesis.destatis.de/genesis/online?operation=abruftabelleBearbeiten&levelindex=0&levelid=1723152355983&auswahloperation=abruftabelle-AuspraegungAuswaehlen&auswahlverzeichnis=ordn

Literatur

ungsstruktur&auswahlziel=werteabruf&code=23611-0001&auswahltext=&werteabruf=Werteabruf#abreadcrumb. Zugegriffen am 08.08.2024

Trill R (2000) Krankenhaus-Management. Aktionsfelder und Erfolgspotentiale, 2. Aufl. Luchterhand, Neuwied-Kriftel

Vernon R (1966) International Investment and International Trade in the Product Cycle, in: The Quarterly Journal of Economics (QJE), 80(2):190–207

Zillesen A, Hein R (2005) Marketing für die Physiotherapie. Thieme, Stuttgart

Zukunftsinstitut (2024) Megatrendstudie Gesundheit: 10 Gesundheitstrends der kommenden Jahre. https://www.zukunftsinstitut.de/zukunftsthemen/megatrendstudie-gesundheit. Zugegriffen am 08.08.2024

Personalmanagement

Inhaltsverzeichnis

4.1   **Herausforderungen an das Personalmanagement** 124
4.1.1   Neuere Tendenzen und Entwicklungen im Personalmanagement 124
4.1.2   Rechtliche Rahmenbedingungen 127

4.2   **Auswahl neuer Mitarbeiter** 130
4.2.1   Personalplanung 130
4.2.2   Personalgewinnung 138
4.2.3   Bewerberauswahl 143

4.3   **Einstellen von Mitarbeitern** 151
4.3.1   Arbeitsvertrag 151
4.3.2   Einarbeitung neuer Mitarbeiter (Onboarding) 152

4.4   **Leistungserhalt und Förderung von Mitarbeitern** 156
4.4.1   Führung von Mitarbeitern 156
4.4.2   Motivation von Mitarbeitern 161
4.4.3   Betriebliche Anreizsysteme 166
4.4.4   Betriebliche Gesundheitsförderung 171
4.4.5   Personalentwicklung 174
4.4.6   Personalbeurteilung 177

4.5   **Ausscheiden von Mitarbeitern** 183
4.5.1   Personalfreisetzung 183
4.5.2   Erstellen von Arbeitszeugnissen 188

Literatur 189

Zusammenfassung

Während die Ausführungen in Kap. 2 „Unternehmensführung" und Kap. 3 „Marketing" für alle Praxisinhaber relevant sind – unabhängig

Ergänzende Information Die elektronische Version dieses Kapitels enthält Zusatzmaterial, auf das über folgenden Link zugegriffen werden kann [https://doi.org/10.1007/978-3-662-70371-7_4].

davon, ob sie Mitarbeiter haben oder nicht – richtet sich Kap. 4 primär an Inhaber, die bereits Mitarbeiter angestellt haben. Aber auch für Inhaber, die sich mit dem Gedanken tragen, ihre Praxis zu vergrößern und erstmalig Mitarbeiter einzustellen, sind die folgenden Ausführungen eine gute Basis für das Personalmanagement. So sollen hier Inhaber von Praxen beim Prozess von der Planung, der

Auswahl, Einstellung und Einarbeitung über den Erhalt der Leistungsfähigkeit der Mitarbeiter bis zur Entlassung von Mitarbeitern begleitet werden.

▶ Praxisinhaber A. hat schon seit vielen Jahren ein gutes Team von Mitarbeiterinnen. Die Fluktuation ist niedrig, und die Praxis hat viele Stammpatienten. Inhaber A. trifft bei einer Fortbildung Praxisinhaber B. Der klagt ihm in der Pause sein Leid und berichtet, dass im letzten Jahr drei seiner Mitarbeiter die Praxis verlassen hätten. Er musste jedes Mal ein Zeugnis schreiben, die Stellen neu ausschreiben und Bewerbungsgespräche führen. Es war nicht einfach, neue Mitarbeiter zu gewinnen, einzustellen und sie immer wieder neu einzuarbeiten. B. fragt A., was alles zu beachten ist, wenn man Mitarbeiter langfristig motivieren, aber auch fördern und die Fluktuation niedrig halten will. Anregungen hierzu gibt dieses Kapitel.

Wie die anderen Kapitel dieses Buches hat auch Kap. 4 neben Aspekten zur Gesundheit und Förderung von Mitarbeitern die Wirtschaftlichkeit im Fokus. Der Aspekt der Wirtschaftlichkeit wird auch auf das Personalmanagement angewendet, da Personalveränderungen immer auch Einfluss auf die Wirtschaftlichkeit haben. Der Einstieg in das Kapitel erfolgt über die Herausforderungen, die in den nächsten Jahren von Verantwortlichen im Gesundheitsmarkt an das Personalmanagement gestellt werden.

4.1 Herausforderungen an das Personalmanagement

Ausgangssituation

Vor 3 Monaten hat in der Praxis H. eine langjährige Mitarbeiterin gekündigt, weil sie wegen Heirat in einen anderen Ort gezogen ist. Seither sucht Frau H. eine fähige Ergotherapeutin. Sie hat das Gefühl, dass es zunehmend schwieriger wird, gutes Personal zu gewinnen. Sie fragt sich, wie sich der Arbeitsmarkt im Hinblick auf den prognostizierten Fachkräftemangel im Gesundheitswesen zukünftig entwickeln wird. Was muss sie tun, um Mitarbeiter langfristig zu halten oder neue Mitarbeiter zu gewinnen? Was wird ihr in Bezug auf Personalmanagement abverlangt? ◀

Diese und andere Fragen von Frau H. werden im Folgenden beantwortet.

4.1.1 Neuere Tendenzen und Entwicklungen im Personalmanagement

Führungskräfte im Gesundheitswesen müssen die zukünftigen Veränderungen im Gesundheitswesen kennen, um sich darauf einzustellen und ihre Praxisstrategie darauf ausrichten zu können, aber auch, um ihre Mitarbeiter auf die veränderungsbedingten Herausforderungen vorzubereiten. Ohne die tatkräftige Unterstützung der Mitarbeiter können diese Herausforderungen nicht bewältigt werden.

4.1.1.1 Veränderte Rahmenbedingungen im Gesundheitswesen

Das deutsche Gesundheitswesen befindet sich in einem grundlegenden Veränderungsprozess (nicht zuletzt durch die verschiedenen Gesundheitsreformen). Verdrängungswettbewerb zwischen den Einrichtungen, Wettbewerb um Fachpersonal, wachsender Kostendruck und zunehmende Leistungskomplexität charakterisieren das Spannungsfeld für Führungskräfte im Gesundheitswesen. In der Zukunft wird ihre Hauptaufgabe das Management von Veränderungen sein (auch Change Management genannt). Hierauf sind die meisten Führungskräfte nicht oder nicht ausreichend vorbereitet, und die Mitarbeiter stehen diesen Veränderungsprozessen skeptisch gegenüber, sodass die Führungskräfte unter erschwerten Bedingungen arbeiten müssen.

4.1 Herausforderungen an das Personalmanagement

Abb. 4.1 Anforderungen an Führungskräfte im Gesundheitswesen. (Adaptiert nach von Eiff 2000)

Abb. 4.1 zeigt, welchen Anforderungen sich Führungskräfte im Gesundheitswesen stellen müssen. Dies betrifft gleichermaßen auch therapeutische Praxen.

4.1.1.2 Allgemeine Veränderungen (unabhängig vom Gesundheitswesen)

Neben den speziellen Veränderungen im Gesundheitswesen haben einige weitere Veränderungen Einfluss auf die Entwicklungen des Personalmanagements: umfeldbedingte Veränderungen wie Kultur- und Wertewandel, wirtschaftliche und politische Entwicklung, demografische und technologische Entwicklung sowie Digitalisierung und künstliche Intelligenz (KI). Weiterhin müssen neue gesetzliche Regelungen (z. B. Änderung des Nachweisgesetzes oder der Arbeitsstättenverordnung in Bezug auf die Arbeitsbedingungen) eingehalten werden. Daneben nehmen bestimmte Trends Einfluss: Flexibilisierung, Individualisierung, Multitasking, die veränderte Rolle der Frau und das steigende Gesundheitsbewusstsein in der Bevölkerung, die steigende Bedeutung der betrieblichen Gesundheitsförderung (BGF) und des betrieblichen Gesundheitsmanagements (BGM), in therapeutischen Praxen eine überwiegend unausgeglichene Work-Life-Balance (Betz 2010), die mit der zunehmenden Komplexität der Arbeitsaufgaben und hoher Belastung einhergeht. Abb. 4.2 gibt einen Überblick über die Veränderungen, auf die sich Praxisinhaber einstellen müssen.

Nach Meinung von Experten wird der Wertewandel zukünftig eine große Bedeutung für die Führung und das Personalmanagement haben. Damit verbunden sind auch veränderte Ansprüche der Arbeitnehmer an die Arbeit und die Arbeitssituation. Darüber hinaus wird in den nächsten Jahren die Erhaltung der Gesundheit der Mitarbeiter vor dem Hintergrund des Fachkräftemangels an Bedeutung gewinnen (Abschn. 4.4.4). Nachfolgend wird der Einflussfaktor „Wertewandel" näher erläutert. Dieser

Abb. 4.2 Umfeldeinflüsse und Trends

Einflussfaktor ist insbesondere bei einer Belegschaft von Bedeutung, die sowohl aus jüngeren als auch aus älteren Mitarbeitern besteht.

Wertewandel und Generation Z

Seit den 1960er-Jahren hat sich in der Bevölkerung ein grundlegender Wertewandel vollzogen: Pflichtwerte wie Disziplin und Gehorsam haben kontinuierlich an Bedeutung verloren, während der Wunsch nach Selbstentfaltung und Partizipation ständig an Bedeutung gewonnen hat.

Ursache dieses Wertewandels ist das in den 1970er-Jahren entstandene Wohlstandsniveau, das zur Deckung der Grund- und Sicherheitsbedürfnisse geführt hat. Der Ausbau des Sozialstaates hat die sozialen Bedürfnisse befriedigt, und das Bedürfnis nach Selbstverwirklichung war in dieser Zeit am wenigsten ausgeprägt. Diese Situation führte zum Wertewandel. Menschen, die in materiellem Wohlstand aufwachsen, orientieren sich an nichtmateriellen Werten (Mitbestimmung und Einfluss am Arbeitsplatz, Ideen sind wichtiger als Geld, freie Meinungsäußerung, freie Entfaltung der Mitarbeiter). Folglich werden die Leistungsmotivation und Arbeitszufriedenheit der Arbeitnehmer durch 5 Hauptmerkmale bestimmt (nach Opaschowski 1989):

- Spaß (Wohlfühlen am Arbeitsplatz)
- Geld (Einkommen als Spiegelbild der eigenen Stellung im Betrieb)
- Sinn (Befriedigung in der Arbeit, Stolz auf die Arbeitsleistung)
- Zeit (flexiblere Arbeitszeiten, Teilzeitmodelle)
- Status (besonders bei leitenden Angestellten wichtig)

Das Bedürfnis, in der Arbeit etwas zu leisten, ist größer denn je. Diese Möglichkeit, am Arbeitsplatz individuelle Leistung zu erbringen, ist einer der Hauptgründe für Mitarbeiterzufriedenheit (Abschn. 4.4.2). Auch werden sich Praxen auf die Vorstellungen der Generation Z (Geburtsjahrgänge 1995 bis 2010, auch Digital Natives genannt; Francis und Hoefel 2018) zur Arbeit und den Arbeitsbedingungen einstellen müssen. Freizeit und Urlaub gewinnen an Bedeutung, Arbeits- und Lebensbereiche rücken näher aneinander, Internet/Kommunikation/Handys verändern den Beruf und den Alltag.

Die Führungskräfte der Zukunft

Führungskräfte der Zukunft müssen primär Organisator, Unterstützer, Katalysator und Förderer von Organisationsprozessen sein. Sie müssen Visionen vermitteln, Mitarbeiter an Veränderungsprozessen teilhaben lassen, fähig sein, sinnvolle Aufgaben zu delegieren, Gelassenheit an den Tag legen, einen offenen Kommunikationsstil pflegen und in der Lage sein, ganzheitlich und vernetzt zu denken. Der Flexibilisierung der Arbeitszeit und Teilzeitmodellen müssen sie offen gegenüberstehen.

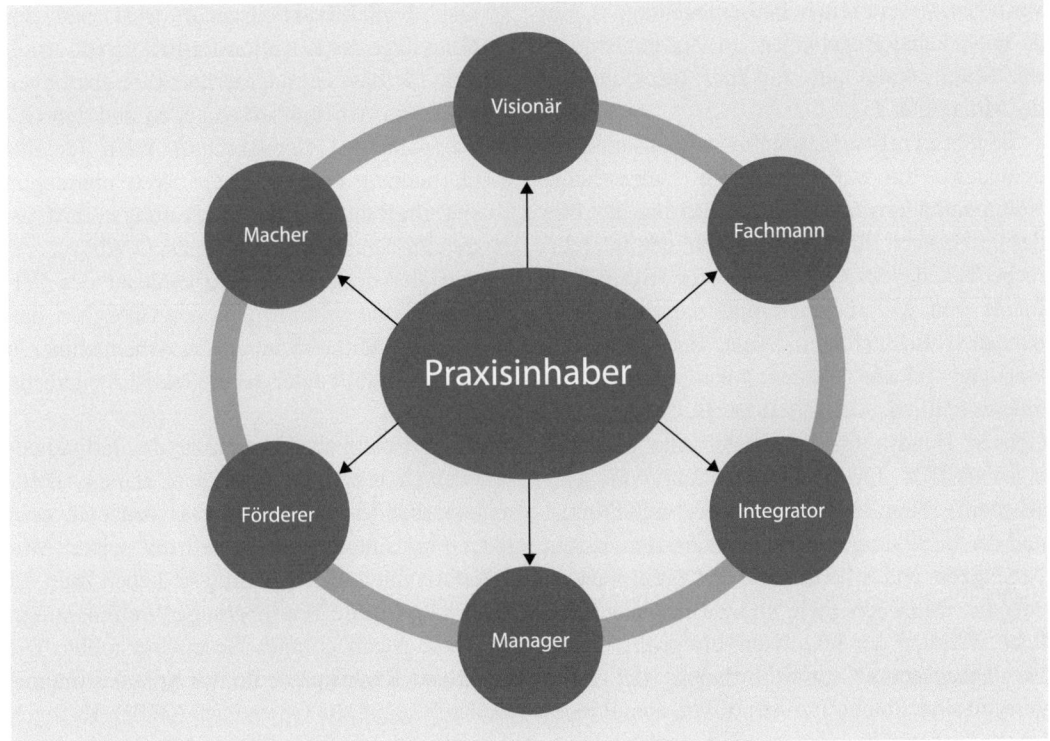

Abb. 4.3 Rollen einer Führungskraft im Gesundheitswesen. (Nach von Eiff 2000)

Abb. 4.3 veranschaulicht die unterschiedlichen Aufgaben einer Führungskraft im Gesundheitswesen.

▶ Der Erfolg von Einrichtungen im Gesundheitswesen wird zukünftig sehr stark davon abhängen, wie es gelingt, den Faktor „Personal" mental, methodisch und fachlich auf die veränderungsbedingten Herausforderungen vorzubereiten.

4.1.2 Rechtliche Rahmenbedingungen

Neben den Herausforderungen, die von Führungskräften in den nächsten Jahren bewältigt werden müssen, ist Personalmanagement eingebettet in einen umfangreichen arbeitsrechtlichen Rahmen. Die strengen Gesetze zum Schutz der Arbeitnehmer in Deutschland können aus Arbeitnehmersicht im internationalen Vergleich als sehr gut angesehen werden. Aus Arbeitgebersicht schränken sie die Autonomie z. T. deutlich ein.

Bedeutende Gesetze zum Schutz der Arbeitnehmer sind folgende:

- Kündigungsschutzgesetz (KSchG; regelt die ungerechtfertigte Entlassung von Mitarbeitern)
- Arbeitsschutzgesetze (regeln die Sicherheit am Arbeitsplatz und die Rechte bestimmter Arbeitnehmergruppen, z. B. von Schwangeren [Mutterschutzgesetz] und Jugendlichen [Jugendschutzgesetz])
- Betriebsverfassungsgesetz (regelt die Mitbestimmung von Arbeitnehmern in Praxen und Kliniken, z. B. durch einen Betriebsrat)

4.1.2.1 Arbeitsrechtlich ungeklärte Aspekte

Während viele arbeitsrechtliche Aspekte in Deutschland seit Jahren geregelt sind (z. B. Kündigungsschutz, Befristung von Arbeitsverträgen, Arbeitszeiten, Pausenregelungen), gibt es noch keine Regelungen im Zusammenhang mit Multitasking und ständiger Erreichbarkeit der Mitarbeiter.

So gibt es z. B. arbeitsrechtlich noch keine Regelungen zur Privatnutzung dienstlicher Kommunikationsmittel (z. B. Nutzung des PCs der Praxis auch für private Zwecke wie Internetrecherche oder des Praxishandys für private Telefonate von Mitarbeitern) und die damit verbundenen Rechtsfolgen. Auch die dienstliche Nutzung privater Kommunikationsmittel ist arbeitsrechtlich noch offen (z. B. Nutzung des eigenen Handys für Praxistelefonate oder des eigenen PCs für Dokumentation von Mitarbeitern). Hier sind Fragen der Freiwilligkeit und der Bezahlung solcher Nutzungen zwischen Arbeitgeber und Arbeitnehmer zu klären, genauso wie die Datensicherheit und datenschutzrechtliche Wahrung der Interessen, die primär durch die Datenschutz-Grundverordnung (DSGVO) geregelt sind. Solche Themen sollten vom Praxisinhaber aufgegriffen und geregelt werden (Geissler 2012).

Die ständige Verfügbarkeit und Einsatzbereitschaft der Mitarbeiter hat zudem arbeitsrechtliche Folgen. Wird sie vom Praxisinhaber gefordert, dann handelt es sich ggf. um Rufbereitschaft des Mitarbeiters und damit um Arbeitszeit. Hier greift das Arbeitszeitgesetz, und der Praxisinhaber muss die gesetzlich geregelten Pausenzeiten und die Höchstarbeitszeiten beachten (Freudenberg 2009).

4.1.2.2 Individual- und Kollektivarbeitsrecht

Unabhängig von den bisher gesetzlich noch nicht geregelten arbeitsrechtlichen Aspekten ist in Deutschland zwischen den beiden arbeitsrechtlichen Bereichen des Individual- und des Kollektivarbeitsrechts zu unterscheiden:

- Das **Individualarbeitsrecht** regelt individuelle Vereinbarungen zwischen Arbeitnehmern und Arbeitgebern im Rahmen von Arbeitsverträgen. Grundlage dafür ist die Berufsfreiheit gemäß Art. 12 Abs. 1 des Grundgesetzes.

- Das **Kollektivarbeitsrecht** trifft auf der Grundlage der Koalitionsfreiheit gemäß Art. 9 Abs. 3 des Grundgesetzes Vereinbarungen zwischen Arbeitgeberverbänden und den Gewerkschaften (Gewerkschaft Verdi für das Gesundheitswesen). Diese Vereinbarungen sind im Rahmen eines Tarifvertrags (Tarifvertrag für den öffentlichen Dienst [TVöD]) geregelt, der dann für alle Arbeitgeber des Verbandes und seine Mitarbeiter Gültigkeit hat. Auch die Mitbestimmung der Arbeitnehmer in Betrieben fällt unter das Kollektivarbeitsrecht.

Für Praxisinhaber ist primär das Individualarbeitsrecht relevant, da sie i. d. R. keinen Arbeitgeberverbänden angehören. Das bedeutet, dass jeder Praxisinhaber individuell mit seinen Mitarbeitern einen Arbeitsvertrag schließen kann. Er kann individuelle Vereinbarungen treffen, sofern sie nicht gegen gültiges Gesetz verstoßen. Die wichtigste Rechtsquelle für das Arbeitsverhältnis ist das Bürgerliche Gesetzbuch (BGB). Es regelt u. a. die Arbeitspflicht für den Arbeitnehmer und die Vergütungspflicht für den Arbeitgeber. Es gibt eine Vielzahl weiterer Gesetze, die sich mit dem Arbeitsverhältnis und dem Schutz der Arbeitnehmer beschäftigen, auf die im Einzelnen nicht eingegangen werden kann. Dazu gehören u. a. die Gewerbeordnung, die Arbeitsschutzgesetze, das Handelsgesetzbuch, das Allgemeine Gleichbehandlungsgesetz, das Teilzeit- und Befristungsgesetz, das Bundesurlaubsgesetz, das Entgeltfortzahlungsgesetz, das KSchG, das Mutterschutz- und das Jugendarbeitsschutzgesetz oder die Arbeitsstättenverordnung. Zur Vertiefung dieser Gesetze werden die Arbeitsgesetze in der aktuellen Ausgabe empfohlen.

Für Praxen, die mehr als 5 Beschäftigte haben, kann aber auch das Kollektivarbeitsrecht von Bedeutung sein, wenn die Mitarbeiter einen **Betriebsrat** gründen wollen. Dies steht den Mitarbeitern frei. Es besteht keine Verpflichtung zur Errichtung eines Betriebsrates. Der Betriebsrat ist die Arbeitnehmervertretung und hat weitreichende Rechte. Er vertritt die Interessen der Arbeitnehmer gegenüber dem Arbeitgeber. Gesetzliche Grundlage ist das Betriebsverfas-

4.1 Herausforderungen an das Personalmanagement

sungsgesetz (BetrVG). Welche Betriebe einen Betriebsrat wählen können und unter welchen Bedingungen die Wahl erfolgen kann, zeigt die folgende Übersicht.

Etablierung eines Betriebsrats: Voraussetzungen
- Welcher Betrieb kann einen Betriebsrat wählen? Betriebe/Praxen mit mindestens 5 ständigen wahlberechtigten Arbeitnehmern, von denen 3 wählbar sind (§ 1 BetrVG)
- Wer ist wahlberechtigt? Alle Arbeitnehmer des Betriebs, die das 18. Lebensjahr vollendet haben (§ 7 BetrVG)
- Wer ist wählbar? Alle Arbeitnehmer des Betriebs, die das 18. Lebensjahr vollendet haben und 6 Monate dem Betrieb angehören (§ 8 BetrVG)
- Für welchen Zeitraum wird der Betriebsrat gewählt? Auf 4 Jahre (§ 21 BetrVG)

Die Anzahl der Beschäftigten bezieht auch die Mitarbeiter in Zweit- oder Drittpraxen sowie Teilzeitbeschäftigte mit ein. Ehegatten, Lebenspartner und Verwandte zählen nach § 5 Abs. 2 Ziff. 5 BetrVG nicht zu den Arbeitnehmern.

Betriebsratsmitglieder genießen nach § 15 KSchG besonderen Kündigungsschutz. Sie sind vom Arbeitgeber unter Fortzahlung ihrer Bezüge für die Betriebsratstätigkeit freizustellen (z. B. für die Sichtung von Bewerbungsunterlagen). Diese Tätigkeit wie auch die Betriebsratssitzungen finden während der Arbeitszeit statt (§ 30 BetrVG). Die Kosten der Betriebsratswahl sowie die durch die Tätigkeit des Betriebsrates entstehenden Kosten trägt der Arbeitgeber (§ 20 und § 40 BetrVG).

Die Anzahl der Betriebsratsmitglieder richtet sich nach der Größe der Praxis, d. h., nach der Anzahl der insgesamt wahlberechtigten Beschäftigten (inkl. der Beschäftigten in Zweit- und Drittpraxen). Abb. 4.4 gibt einen Überblick.

Der Betriebsrat hat weitgehende Rechte. Die wichtigsten werden in Abb. 4.5 erläutert (§§ 81–103 BetrVG).

Neben den Rechten hat der Betriebsrat auch Pflichten. Besonders hervorzuheben ist die Geheimhaltungspflicht nach § 79 BetrVG.

Betriebsräte können mit dem Arbeitgeber **Betriebsvereinbarungen** treffen. Betriebsvereinbarungen sind Verträge, die zwischen dem Arbeitgeber und dem zuständigen Betriebsrat zustande kommen. Sie gelten für alle Arbeitnehmer eines Betriebs, zusätzlich zu den Regelungen im Arbeitsvertrag. Betriebsvereinbarungen können z. B. folgende Inhalte regeln:

- Maßnahmen zur Gesundheitsförderung und zur Verhinderung von Berufskrankheiten
- Arbeitszeiten (Beginn und Ende der Arbeitszeit, flexible Arbeitszeiten, Kernzeiten)

Abb. 4.4 Anzahl der Betriebsratsmitglieder nach § 9 BetrVG

Abb. 4.5 Rechte des Betriebsrates

- Überstunden
- Gehaltszulagen (Weihnachts- oder Urlaubsgeld)
- Fortbildungen
- Urlaubszeiten
- Maßnahmen zur Vereinbarkeit von Familie und Beruf

Betriebsräte haben sich in therapeutischen Praxen bisher noch nicht durchgesetzt. Dennoch sollte jeder Praxisinhaber mit mehreren Angestellten die Bedingungen kennen, unter denen Betriebsräte errichtet werden können, sowie die Rechte der Betriebsräte. Die prognostizierten Entwicklungen am Arbeitsmarkt werden insgesamt die Arbeitnehmerseite stärken. Im Rahmen dieser Entwicklung können auch Betriebsräte stärker in den Fokus der Arbeitnehmer rücken.

4.2 Auswahl neuer Mitarbeiter

Ausgangssituation

Ergotherapeut Max S. hat sich vor 1 Jahr in einer kleinen Gemeinde auf dem Land niedergelassen. Die Praxisräumlichkeiten hatte er so ausgewählt, dass er noch 1–2 Mitarbeiter einstellen kann. Seine Praxis ist die einzige im Ort. Er hatte bereits nach 2 Monaten seinen Terminkalender gut gefüllt. Im Ort wurde ein größeres Neubaugebiet erschlossen, und inzwischen sind viele Familien mit Kindern dort eingezogen. Max S. hat sehr viele Terminanfragen von Eltern, kann aber nicht alle Termine annehmen bzw. hat schon eine lange Warteliste. Da nicht absehbar ist, dass sich die Situation verändern wird, hat er beschlossen, einen Mitarbeiter einzustellen. ◄

Hätte Max S. sein Umfeld aufmerksam beobachtet, hätte er damit rechnen können, dass mehr neue Patienten zu ihm in die Praxis kommen. Er hat gewartet, bis er eine lange Warteliste hat, und muss jetzt relativ schnell einen Mitarbeiter finden. Die Einstellung von Mitarbeitern will aber gut geplant sein.

4.2.1 Personalplanung

Planung ist die gedankliche Vorwegnahme dessen, was in der Zukunft passiert. Max S. hat sich gedanklich nicht damit beschäftigt, was in seinem

4.2 Auswahl neuer Mitarbeiter

Umfeld in den nächsten Monaten passieren wird. Er war vollauf mit dem Aufbau seiner Praxis beschäftigt. Hier wird ein Hauptproblem der Personalplanung deutlich: Das Einstellen von Mitarbeitern will gut geplant sein und benötigt Zeit. Die schleppende Anpassung an die Marktgegebenheiten und der erhebliche zeitliche Vorlauf für die Steuerungsmaßnahmen sind die charakteristischen Merkmale der Planung von Personal. Dies hängt mit Kündigungsfristen zusammen, die von Bewerbern eingehalten werden müssen, sowie mit der aktuellen Arbeitsmarktsituation.

▶ Die Einstellung neuer Mitarbeiter will gut geplant sein und erfordert eine Vorlaufzeit von ca. 3 Monaten.

Doch nicht nur Kündigungsfristen und die Arbeitsmarktsituation haben Einfluss auf die Personalplanung. Die weiteren Faktoren werden im Folgenden erläutert.

4.2.1.1 Einflussfaktoren

Es gibt mehrere interne und externe Einflussfaktoren, die sich auf die Planung von Personal auswirken. Bei Max S. hat ein externer Faktor, die Besiedelung des Neubaugebiets, die Planung beeinflusst. Ein weiterer externer Faktor, der seine Planung beeinflusst, ist sein Standort. Da er sich auf dem Land niedergelassen hat, wird er die Stelle voraussichtlich nicht mit einem Ergotherapeuten aus dem Ort besetzen können, da der örtliche Arbeitsmarkt diese Chance nicht bietet. Die nachfolgende Übersicht zeigt externe und interne Faktoren auf, die die Personalplanung beeinflussen können.

Einflussfaktoren im Überblick
Externe Faktoren:

- Arbeitsmarktsituation:
  - Angebot an qualifizierten Arbeitskräften
  - Entwicklung der Absolventen von Berufsfachschulen (z. B. Ergotherapie)
  - Gehaltsniveau und -entwicklungen
- Marktsituation:
  - Nachfrage
  - Konkurrenz
  - Diagnosehäufigkeiten
  - Entwicklung von Störungsbildern
  - Entwicklung der Heilmittelerbringer insgesamt
  - Zweiter Gesundheitsmarkt
- Rechtslage:
  - Arbeitsrecht/Arbeitsschutzrechte: Kündigungsfristen, Zeitverträge, KSchG, Teilzeit- und Befristungsgesetz, Entgeltfortzahlungsgesetz, Gewerbeordnung, Arbeitszeitgesetz, Arbeitsschutzgesetz, Arbeitsstättenverordnung
  - Sondervorschriften: u. a. Mutterschutzgesetz, Schwerbehindertengesetz
  - Gesundheitspolitik
  - Sozialgesetzgebung (Sozialgesetzbuch [SGB])

Interne Faktoren:

- Situation der Praxis:
  - Wirtschaftliche Situation
  - Image/Ruf
  - Bekanntheitsgrad
  - Vor-/Nachteile gegenüber Wettbewerbern
- Arbeitsbedingungen:
  - Attraktivität gegenüber anderen Praxen
  - Betriebsklima
  - Arbeitsweise
  - Qualitätsstandards
- Personelle Faktoren:
  - Qualifikationsstruktur der Mitarbeiter
  - Altersstruktur
  - Motivation/Zufriedenheit
  - Fluktuation
- Unternehmensstrategie:
  - Leistungsangebot
  - Erschließung neuer Arbeitsfelder
  - Interdisziplinäre Kooperationen

Aufgrund der vielen möglichen Einflussfaktoren und der großen Unsicherheit bezüglich der Entwicklung externer und interner Einflussfaktoren gehen Personalplanungen selten über einen Zeitraum von 3 Jahren und fast nie über einen Zeitraum von 5 Jahren hinaus. Die Personalplanung hat betriebswirtschaftlich betrachtet die Aufgabe, den Produktionsfaktor „menschliche Arbeitsleistung" zu planen, damit die Erbringung der Dienstleistungen sichergestellt werden kann. Diese Planung erfolgt eher kurzfristig (unter 1 Jahr) bis mittelfristig (1–3 Jahre). Max S. sollte versuchen einzuschätzen, wie sich die Nachfragesituation in den nächsten 2–3 Jahren entwickeln wird (z. B. prüfen, ob ein weiteres Neubaugebiet erschlossen wird) und ob seine Personalplanung darauf abgestimmt werden kann.

Die aufgezeigten Einflussfaktoren gilt es bei der Planung, der gedanklichen Vorwegnahme zukünftigen Handelns, zu berücksichtigen. Krieg und Ehrlich (1998, S. 51) bringen dies in ihrer Definition gut zum Ausdruck. Danach ist Personalplanung „ein gezieltes und prozesshaftes Vorgehen, bei dem zukünftige Trends, Entwicklungen und Vorhaben hinsichtlich ihrer Auswirkung auf Menge, Zusammensetzung und Qualifikation des Personals bewertet und in Handlungsmaximen zur Deckung des qualitativen und quantitativen Personalbedarfs umgesetzt werden".

In dieser Definition werden die beiden Bereiche der Personalplanung angesprochen: die quantitative Planung (Anzahl der Mitarbeiter) und die qualitative Planung (Qualifikationen). Dies ist eine weitere Besonderheit der Planung von Personal – im Gegensatz zur Planung von Material oder Behandlungseinheiten.

4.2.1.2 Quantitative Personalplanung

Die quantitative Personalplanung bezieht sich auf die Anzahl der „Köpfe" des Teams. Sie erfolgt nach dem Prinzip der Bedarfsdeckung (Wie viele Mitarbeiter sind zur Bewältigung der geplanten Aufgaben erforderlich, und wie viel Über- bzw. Unterdeckung ergibt sich aus dem Soll-Ist-Vergleich?). Max S. muss sich in Bezug auf die quantitative Personalplanung fragen, ob er aufgrund der starken Nachfrage statt einen sogar zwei Mitarbeiter einstellen sollte.

Ausgangspunkt für die Ermittlung des Personalbedarfs ist die Ermittlung des Arbeitszeitbedarfs, der für die Erledigung der Aufgaben erforderlich ist. Dieser basiert auf Erfahrungswerten oder wird geschätzt. Daraus ergibt sich die Anzahl der Mitarbeiter oder die Anzahl der Arbeitsplatzeinheiten (eine Arbeitsplatzeinheit ist z. B. ein Vollzeitarbeitsplatz). Es ist genau zu überlegen, ob Mitarbeiter in Voll- oder Teilzeitbeschäftigung eingestellt werden sollen (Abschn. 1.2.4, „Praxistipp"). Darüber hinaus muss geprüft werden, welche Qualifikationen für die Erledigung der geplanten Aufgaben erforderlich sind. Daraufhin kann dann der Einsatzbedarf, also die benötigte Anzahl der Mitarbeiter und die erwünschte Qualifikation, ermittelt werden. Dann ist zu fragen, ob noch Mitarbeiter oder Arbeitsplatzeinheiten in Reserve geplant werden müssen. Diese Planung basiert i. d. R. auf Erfahrungswerten oder Einschätzungen der Praxisinhaber. Wenn Mitarbeiter häufig krank sind oder wenn bestimmte Ausfall-/Fehlzeiten bekannt sind, sollte Reservebedarf eingeplant werden. Aus dem Einsatz- und dem Reservebedarf ergibt sich dann der Personalbedarf (Soll), der mit dem Personalbestand (Ist) verglichen wird. Dazu muss der Ist-Bestand ermittelt werden. Abb. 4.6 zeigt das Vorgehen bei der Personalplanung auf.

Wie ermittelt man den Personalbestand (Ist)?
Der Personalbestand kann entweder auf Basis der Kopfzahl oder auf Basis der Arbeitsplatzeinheiten berechnet werden (Teilzeitkräfte werden dann entsprechend mit dem Anteil ihrer Stunden berücksichtigt, z. B. Halbtagskräfte = 0,5 Arbeitsplatzeinheiten).

Der Personalbestand auf Basis der Vergangenheitswerte ist nur dann aussagekräftig, wenn er um die Veränderungen in der nächsten Planungsperiode, die bekannt sind, berichtigt wird. Veränderungen können durch Erweiterung oder durch Reduzierung des Personals entstehen (vgl. Krieg und Ehrlich 1998):

4.2 Auswahl neuer Mitarbeiter

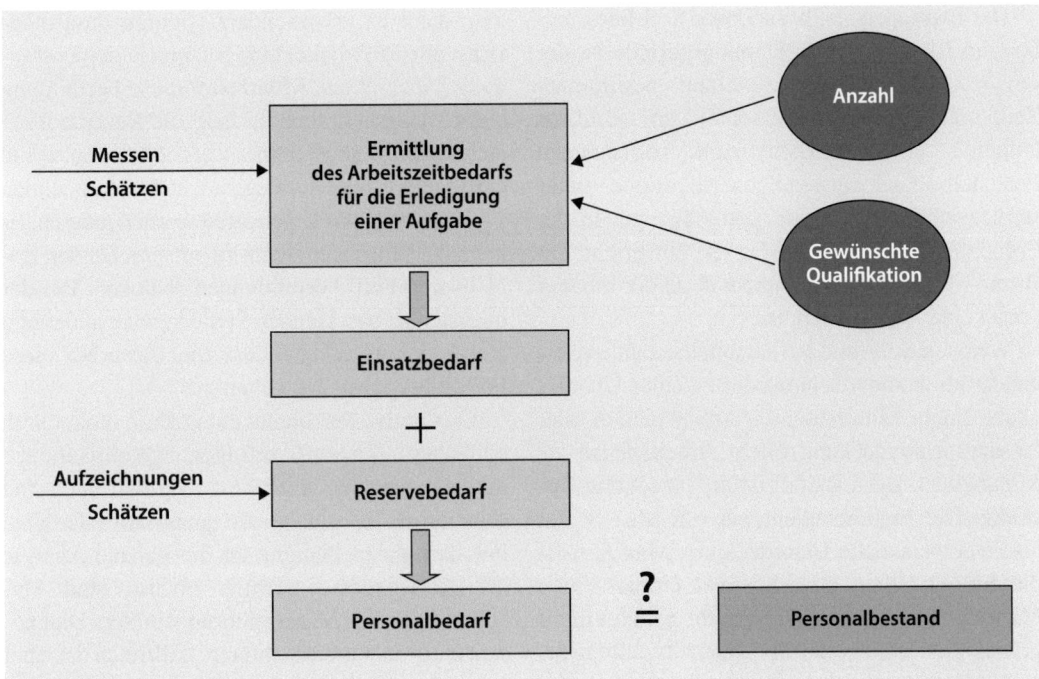

Abb. 4.6 Ermittlung des Personalbedarfs

Eine **Erweiterung** kann sich ergeben durch

- Neueinstellung,
- Wechsel von Teilzeit in Vollzeit,
- Ausweitung der Arbeitszeit oder
- Rückkehr aus Elternzeit.

Eine **Reduzierung** kann sich ergeben durch

- Eigenkündigung durch Mitarbeiter,
- Kündigung durch Praxis,
- Ruhestand,
- Tod des Mitarbeiters,
- Wechsel in Teilzeit/Altersteilzeit,
- Arbeitszeitreduzierung (halbtags statt ganztags),
- Eintritt in Mutterschutz/Elternzeit,
- langfristige Krankheit,
- Erwerbsunfähigkeit,
- Vorruhestand oder
- Ausscheiden mit Aufhebungsvertrag.

Wie ermittelt man den Personalbedarf (Soll)?
Der so festgestellte voraussichtliche Personalbestand ist die Größe, die dem geplanten Personalbedarf gegenübergestellt wird.

Es gibt verschiedene Faktoren, die die Planung des Personalbedarfs beeinflussen: Unternehmensziele, interne und externe Faktoren (s. oben) sowie Fehlzeiten, die i. d. R. nur ungenügend vorausgesagt werden können (aber es liegen zumeist Erfahrungswerte über Fehlzeiten vor).

Fehlzeiten entstehen überwiegend durch

- Urlaub/Beurlaubung,
- Krankheit/Unfall/Kuren,
- Mutterschutzzeiten,
- Fortbildungen/betriebliche Weiterbildung,
- staatsbürgerliche Pflichten (öffentliche Ämter, Schöffen, Militär-/Zivildienst) und
- unentschuldigtes Fehlen.

Beim Personalbedarf wird unterschieden in

- Bruttopersonalbedarf und
- Nettopersonalbedarf.

Der Bruttopersonalbedarf oder Soll-Personalbestand für die nächste Planungsperiode ist der gesamte Personalbedarf zu einem bestimmten Zeitpunkt. Der Nettopersonalbedarf umfasst lediglich die zusätzlich zum vorhandenen Personalbestand notwendigen Mitarbeiter unter Berücksichtigung der Zu- und Abgänge. In der Ergotherapiepraxis von Max S. entspricht der Brutto- dem Nettopersonalbedarf, da der Inhaber noch keine Angestellten hat.

Weichen Soll- und Ist-Personalbestand voneinander ab, kommt es entweder zu einer Überdeckung (mehr Mitarbeiter als Arbeitsplätze) oder zu einer Unterdeckung (mehr Arbeitsplätze als Mitarbeiter). Der Idealfall ist die personelle Deckung. Die Ergotherapiepraxis von Max S. hat also eine personelle Unterdeckung. Max S. trifft die Entscheidung, zunächst erst einmal einen Mitarbeiter einzustellen, um nicht gleich ein zu großes finanzielles Risiko (Gehaltszahlungen) einzugehen.

Nachdem die Anzahl der benötigten Mitarbeiter ermittelt ist, muss überprüft werden, welche Qualifikationen für die zu besetzenden Stellen erforderlich sind. Dazu wird die qualitative Personalplanung durchgeführt.

4.2.1.3 Qualitative Personalplanung

Nicht nur die Anzahl, sondern auch die Qualifikation der Mitarbeiter ist eine wichtige und eigenständige Planungsgröße. Deshalb muss Max S. jetzt die Qualifikationen des gesuchten Mitarbeiters festlegen, d. h. die Fähigkeiten, die Fertigkeiten und das Wissen, über das der gesuchte Mitarbeiter verfügen soll. Das könnte z. B. wegen der vielen Verordnungen für Kinder eine mindestens 1-jährige Berufserfahrung im Bereich Pädiatrie sein.

Die für die Planungsperiode (i. d. R. das Folgejahr) erforderlichen Qualifikationen werden im Fall von angestellten Mitarbeitern der vorhandenen Qualifikationsstruktur gegenübergestellt. Wenn z. B. eine Praxis aufgrund ihrer vielen neurologischen Patienten viele Rezepte hat, die mit Bobath oder propriozeptiver neuromuskulärer Fazilitation (PNF) abgerechnet werden, dann ist es besonders wichtig, dass möglichst alle Mitarbeiter eine entsprechende Fortbildung haben. Wenn Mitarbeiter diese Fortbildung nicht haben und auch deshalb die Rezepte nicht entsprechend abgerechnet werden können, sollte der Praxisinhaber überlegen, welche Maßnahmen zur Bedarfsdeckung getroffen werden müssen. Er kann die Mitarbeiter dann zu entsprechenden Bobath- und PNF-Fortbildungen schicken. Bei der nächsten zu besetzenden Stelle kann er außerdem gleich darauf achten, dass die Bewerber diese Fortbildung gemacht haben.

Qualitative Personalplanung kann nicht durch einfaches „Zählen" erfolgen, Qualifikationen müssen genauer analysiert werden und sind schwieriger zu planen als quantitative Größen. Für die exakte Planung ist die genaue Analyse der Arbeitsplätze wichtig, ebenso sind Veränderungen im Markt (Störungsbilder, Diagnosen etc.) zu berücksichtigen. Hilfreich ist aber auch eine Stellenbeschreibung, aus der die benötigten Qualifikationen hervorgehen (Abschn. 4.2.1.4).

▶ „Unter Qualifikation verstehen wir die Summe der Fähigkeiten, Fertigkeiten und des Wissens eines Mitarbeiters, soweit diese zur Wahrnehmung von Aufgaben im Unternehmen relevant sind" (Krieg und Ehrlich 1998, S. 58).

Der Begriff **Qualifikation** beinhaltet folgende Dimensionen:

- Formale Qualifikationen:
  - Ausbildungs-, Schul-, Studienabschluss
  - Lizenzen, Zertifikate, Erlaubnisse
  - Fortbildungsprüfungen
- Nicht formale Qualifikation:
  - Erfahrung aus bisherigem Werdegang
  - Erworbene Kenntnisse, Fähigkeiten (z. B. Fremdsprachen)
  - Persönliche Eignung (z. B. Teamfähigkeit)
- Vermutete Qualifikationen:
  - Eingeschätztes Potenzial (z. B. Führungseigenschaften)

4.2 Auswahl neuer Mitarbeiter

Bewerber mit Studienabschluss werden von manchen Praxen gerne genommen, was das Zitat einer Praxisinhaberin/eines Praxisinhabers widerspiegelt:

> „Ich nehme gern Therapeuten mit Bachelorabschluss, weil sie die Qualität der Arbeit langfristig sichern und weil sie sich neue berufliche Handlungsfelder erschließen können." (Betz 2010)

Die qualitative Personalplanung erfolgt anhand der gleichen Schritte wie die quantitative Personalplanung:

- Ermittlung des Bedarfs an Qualifikationen (Soll)
- Ermittlung der Ist-Qualifikationen
- Soll-Ist-Vergleich
- Ermittlung der Über- oder Unterdeckung
- Einleitung von Maßnahmen

Hat man eine **Unterdeckung** festgestellt, können folgende Maßnahmen für Mitarbeiter ergriffen werden: Fort- und Weiterbildungen oder Coaching, Hospitationen. Wenn diese Maßnahmen nicht möglich sind, dann muss eventuell ein neuer Mitarbeiter mit den entsprechenden Qualifikationen eingestellt werden.

Bei **Überdeckung**, d. h. bei Überqualifikation von Mitarbeitern, kann man versuchen, den Mitarbeitern verantwortungsvolle Zusatzaufgaben zu geben, damit sie ihre Qualifikationen auch anwenden können. Das motiviert Mitarbeiter. Gibt man den überqualifizierten Mitarbeitern diese Chance nicht, dann führt das nach Herzberg (1968) zur Unzufriedenheit (Abschn. 4.4.2).

Zur gezielten Ermittlung der Qualifikationen hat es sich bewährt, für die zu besetzenden Stellen Beschreibungen der zu erledigenden Aufgaben und Tätigkeiten, sog. Stellenbeschreibungen, zu entwickeln. Solche Stellenbeschreibungen beinhalten auch die benötigten Qualifikationen, die der Mitarbeiter mitbringen muss, der eine bestimmte Stelle ausüben soll.

4.2.1.4 Stellenbeschreibung

Die Stellenbeschreibung ist als Ausgangspunkt für die Personalplanung sehr gut geeignet. Sie wird im Unternehmen für eine bestimmte Stelle erstellt. Die Führungskraft, der die Stelle unterstellt ist, kann der Stellenbeschreibung die erforderlichen Qualifikationen entnehmen. Jeder Mitarbeiter, der diese Stelle besetzen soll, kann sich an den beschriebenen Aufgaben und Anforderungen orientieren, bereits im Bewerbungsgespräch und natürlich nach der Einstellung.

Das hat den Vorteil, dass die Aufgaben und Verantwortungsbereiche klar abgegrenzt sind und somit konflikträchtige Diskussionen um Zuständigkeiten und gegenseitige Vertretungen vermieden werden können.

Neben den Aufgaben und Verantwortungsbereichen sowie den Regelungen zur Vertretung im Krankheits- oder Urlaubsfall beinhalten Stellenbeschreibungen auch die Pflichten des Stelleninhabers. Das kann z. B. die Teilnahme an der wöchentlichen Teamsitzung oder die Erstellung von Arztberichten und deren Weitergabe sein. Es können auch Routine- und Sonderaufgaben beschrieben werden, z. B. die Organisation eines jährlichen Tages der offenen Tür.

Wie eine Stellenbeschreibung aufgebaut sein kann, zeigt Abb. 4.7 am Beispiel einer Physiotherapeutin.

Musterstellenbeschreibungen für angestellte Ergotherapeuten und Logopäden können Sie mit Eingabe der ISBN dieses Buches unter https://extras.springer.com/ herunterladen (Arbeitsblatt 6: Stellenbeschreibung Ergotherapeutin; Arbeitsblatt 7: Stellenbeschreibung Logopädin).

Die Inhalte der einzelnen Felder innerhalb der Stellenbeschreibung werden im Folgenden nochmals erläutert:

- **Stellenbezeichnung/Funktion:** genaue Bezeichnung; so wird die Stelle später im Internet oder in der örtlichen Tageszeitung inseriert.
- **Vorgesetzte Stelle:** Praxisinhaberin oder leitende Therapeutin.
- **Einsatzbereich:** z. B. nur in der Praxis oder auch Hausbesuche oder Therapie im Seniorenheim. Hier können auch Fachbereiche angegeben werden wie Neurologie, Pädiatrie etc.

Stellenbeschreibung	Name der Einrichtung:
Stellenbezeichnung/Funktion: **Physiotherapeutin, Vollzeit, 38 Std./Woche**	Vorgesetzte Stelle: (Stellenbezeichnung) **Praxisinhaberin: K. Musterfrau**
Einsatzbereich: **Praxis, Hausbesuch**	Gleichgestellte Stellen: **Physiotherapeutinnen und -therapeuten**
StelleninhaberIn (Name): **Maike Fröhlich**	Unterstellte Stellen: **Praktikantinnen und Praktikanten**
StelleninhaberIn vertritt: **Praxisinhaberin: K. Musterfrau**	StelleninhaberIn wird vertreten von: **Juliane Lustig**
Ziele: (knappe Beschreibung der Funktion und Ziele) **Die Stelleninhaberin/der Stelleninhaber hat seine Aufgaben so wahrzunehmen, dass die Einhaltung der Praxisphilosophie und der übergeordneten Praxisziele gewährleistet sind. Rahmenbedingungen für das physiotherapeutische Handeln bilden die Behandlungsstandards und -grundsätze der Praxis, aber auch übergeordnete Standards der Berufsgruppe. Verantwortlicher und reflektierter Umgang mit eigenen Kompetenzen und Grenzen zum Wohl des Patienten.**	
Befugnisse/Verantwortung: (Auflistung der Befugnisse und Verantwortungsbereiche, z. B. Unterschriften, Entscheidungen, Weisungen) **Bestellen von Therapiematerialien** **Betreuung und Anleitung von Praktikantinnen und Praktikanten**	
Pflichten: (Auflistung der Pflichten, z. B. Weitergabe von Berichten, Teilnahme an Teamsitzungen) **Verfassen von Patientenberichten und Weitergabe, Protokolle von Teamsitzungen anfertigen, Einhaltung von Datenschutzrichtlinien und Hygienevorschriften, Instandhaltung des Behandlungsplatzes, patientenbezogene Kommunikation mit Ärzten und Angehörigen, Teilnahme an internen Fortbildungen**	
Hauptaufgaben und damit verbundene Zuständigkeiten: (Auflistung der Haupttätigkeiten, die der Stelleninhaber selbstständig durchführt) **Befunderhebung, Planung und Behandlung aller Störungsbilder aus dem physiotherapeutischen Bereich, Dokumentation der Ergebnisse, Angehörigenberatung, Terminplanung, Hilfsmittelversorgung**	
Sondertätigkeiten: (Auflistung der Sondertätigkeiten) **1 x pro Monat alle Therapieräume gründlich aufräumen und Therapiematerialien kontrollieren, QM-Beauftragte Ansprechpartner[in] in allen Fragen des Qualitätsmanagements)**	
Anforderungen: (Auflistung der für diese Stelle notwendigen Anforderungen/Kenntnisse/Qualifikationen und Fähigkeiten) **Abgeschlossene Berufsausbildung als staatl. gepr. Physiotherapeut(in), mind. 2 Jahre Berufserfahrung. Geforderte Fortbildungen: Bobath, MT, erwünschte Fortbildungen: Vojta, PNF. Führerschein, Zuverlässigkeit, Empathie, Selbstständigkeit**	
Sonstiges: **Tragen praxistypischer Arbeitskleidung, die von der Praxis gestellt wird**	
Ort, Datum: **Hildesheim, 29.09.2024**	Unterschrift StelleninhaberIn: **M. Fröhlich** Unterschrift Vorgesetzte(r)/Leitung: **K. Musterfrau**

Abb. 4.7 Musterstellenbeschreibung für eine angestellte Physiotherapeutin (Struktur in Anlehnung an Deutscher Verband der Ergotherapeuten [DVE]: Stellenbeschreibung für die Ergotherapie; DVE 2008)

4.2 Auswahl neuer Mitarbeiter

- **Gleichgestellte Stellen:** Hier kann allgemein „Ergotherapeut", „Physiotherapeut" oder „Logopäde" genannt werden.
- **Name des Stelleninhabers:** Dieser wird bei Neubesetzung eingetragen.
- **Unterstellte Stellen:** Das können Berufsfachschülerinnen, Praktikanten, Ausübende eines freiwilligen sozialen Jahres (FSJ) sein.
- **Stelleninhaber vertritt:** Hier kann angegeben werden, welcher Kollege oder welche Kollegin den Stelleninhaber im Urlaubs- oder Krankheitsfall vertritt. Mit diesem Kollegen muss er sich später in der Ferienzeit abstimmen.
- **Stelleninhaber wird vertreten:** Hier wird die Person eingetragen, die den Stelleninhaber vertritt, wenn er krank oder im Urlaub ist. Das kann ein Kollege oder der Praxisinhaber sein.
- **Ziele:** z. B. optimale Behandlung aller Patienten, Gewährleistung eines reibungslosen Arbeitsablaufs, Klientenzentrierung, Orientierung am Leitbild der Praxis, evidenzbasiertes Arbeiten.
- **Befugnis/Verantwortung:** Erwähnung besonderer Befugnisse/Rechte/Verantwortung, z. B. Anleiten von Praktikanten, Einhaltung von Datenschutzrichtlinien, QM-Beauftragte (QM = Qualitätsmanagement), Bestellen von Materialien, Unterschriftenberechtigung, Verantwortung für fehlerlose Rezepte.
- **Pflichten:** Hier werden nicht die normalen Tätigkeiten beschrieben, sondern besondere Aufgaben, zu denen der Stelleninhaber verpflichtet ist, z. B. Einhaltung von Hygienestandards, Schreiben von Berichten, Teilnahme an bestimmten Fortbildungen, Verantwortung für den Materialbestand.
- **Hauptaufgaben:** Hier werden alle Aufgaben beschrieben, die hauptsächlich vom Stelleninhaber selbstständig durchgeführt werden wie Behandlungen, Terminplanung, Diagnostik (Logopädie), Training bestimmter Fähigkeiten bei Patienten, Angehörigenberatung, Durchführung von Assessments. Hier können auch Routinetätigkeiten aufgeführt werden, z. B. die Pflege des Wartebereichs oder die Desinfektion der Therapiematerialien.
- **Sondertätigkeiten:** Sondertätigkeiten können die Organisation von besonderen Events (Tag der offenen Tür) oder Samstagsdienste in regelmäßigen Abständen, das Führen des Kassenbuchs oder Marketingaufgaben sein.
- **Anforderungen:** Hier sollten alle erforderlichen Qualifikationen genau aufgeführt werden, die formalen (Schul-/Berufs-/Studienabschlüsse, Fortbildungen, Führerschein etc.) ebenso wie die nicht formalen (Berufserfahrung, PC-Kenntnisse, Sprachkenntnisse, Softskills wie Empathie, Teamfähigkeit etc.). Diese Beschreibung dient als Basis für das Anforderungsprofil und die Stellensuche!
- **Sonstiges:** Hier können z. B. das Tragen spezieller Berufskleidung oder Anforderungen an Körperhygiene aufgeführt werden.
- **Ort/Datum/Unterschrift:** Es ist wichtig, dass die Stellenbeschreibung sowohl vom Stelleninhaber als auch von seinem Vorgesetzten unterschrieben wird. Damit wird dokumentiert, dass sowohl der Mitarbeiter als auch sein Vorgesetzter die Inhalte kennen, und die Stellenbeschreibung hat arbeitsrechtliche Relevanz. Das kann in Streitfällen wichtig sein, bei denen es z. B. um die Frage geht, ob der Mitarbeiter die Therapieräume aufräumen muss oder nicht und Mitarbeiter und Vorgesetzter unterschiedlicher Auffassung sind.

Merkmale von Stellenbeschreibungen
Ziele:

- Schaffung von Orientierung, Information, Transparenz für alle Mitarbeiter
- Festlegung von Aufgaben, Befugnissen, Verantwortung
- Erleichterung bei der Einarbeitung von neuen Mitarbeitern
- Optimierung der Ablauforganisation (Klärung von Handlungsspielräumen und Zuständigkeiten, insbesondere an Schnittstellen)
- Konfliktprävention

Aufgaben:

- Strukturelle Einordnung innerhalb einer Organisation/Einrichtung
- Klärung von Aufgabenbereichen, Schnittstellen, Verantwortungsbereichen
- Grundlage für Personalplanung/Bedarfsplanung/Stellenausschreibung/Bewerbungsgespräche
- Basis für Vergütung und tarifliche Eingruppierungen
- Verwendung im Rahmen von QM

Formale Bedeutung:

- Bestandteil von Arbeitsverträgen (rechtliche Verbindlichkeit bei Streitfällen)
- Grundlage für Leistungsbeurteilungen/Personalbeurteilungsgespräche

Mögliche Probleme:

- Einengung von Handlungsspielräumen
- Leistungsdruck (durch die Möglichkeit, dass der Vorgesetzte die Erledigung der dokumentierten Aufgaben jederzeit überprüfen kann)
- Dienst nach Vorschrift
- Hoher zeitlicher Aufwand bei der Erstellung
- Gegebenenfalls behindernd bei Weiterentwicklung der Stelle

Die Erstellung von Stellenbeschreibungen erfordert zwar Zeit, erspart aber, einmal investiert, später langwierige Streit- oder Konfliktgespräche, sowohl zwischen Mitarbeiter und Vorgesetztem als auch unter den Kollegen. Praxisinhaber können sich an den in den meisten Fällen vorliegenden Musterstellenbeschreibungen der Berufsverbände orientieren oder eigene Stellenbeschreibungen erstellen.

Sofern noch keine Stellenbeschreibungen existieren, kann Praxisinhabern zur Erstellung ihrer eigenen, individuell auf die Praxisstellen ausgerichteten Stellenbeschreibungen folgendes Vorgehen empfohlen werden: Man gibt den Mitarbeitern ein Formblatt für eine Stellenbeschreibung und bittet sie, über einen Zeitraum von 1 Monat die Tätigkeiten und Verantwortungsbereiche aufzuschreiben. Parallel kann der Praxisinhaber ebenfalls das Formblatt aus seiner Sicht ausfüllen. Dann führt man ein Gespräch mit dem Mitarbeiter und klärt, ob alles enthalten ist, ob alle Aufgaben erforderlich sind und ob Aufgaben fehlen, die sinnvoll für die Tätigkeit wären. Abschließend entscheidet der Praxisinhaber, was genau die Stellenbeschreibung beinhalten soll.

Ein Formblatt für eine Stellenbeschreibung können Sie mit Eingabe der ISBN dieses Buches unter https://extras.springer.com/ herunterladen (Arbeitsblatt 4: Formblatt Stellenbeschreibung).

▶ Eine Stellenbeschreibung wird für eine **Stelle** erstellt, nicht für die ausübende Person. Sie gilt für alle nachfolgenden Stelleninhaber, unabhängig von den Personen. Sie ist nicht für alle Zeiten festgeschrieben, sondern kann in bestimmten Zeitabständen überprüft und ggf. an geänderte Bedingungen angepasst werden.

Zur Abgrenzung der Aufgaben des Praxisinhabers von denen seiner Mitarbeiter kann er auch eine Stellenbeschreibung für sich selbst erstellen. Ein Beispiel für eine Stellenbeschreibung für einen Mitinhaber einer Praxis für Ergotherapie können Sie mit Eingabe der ISBN dieses Buches unter https://extras.springer.com/ herunterladen (Arbeitsblatt 5).

Max S. kann zur Erstellung einer eigenen, individuell auf die Praxisstelle ausgerichteten Stellenbeschreibung empfohlen werden, sich an der hier vorgestellten oder an einer anderen online zur Verfügung stehenden Vorlage zu orientieren.

4.2.2 Personalgewinnung

Personalgewinnung zielt darauf ab, „die festgestellte Unterdeckung nach Anzahl (quantitativ), Art (qualitativ), Zeitpunkt und Dauer (zeitlich) sowie Einsatzort (örtlich) zu decken" (Thommen und Achleitner 2006, S. 689).

Hauptaufgabe der Personalgewinnung ist die Personalwerbung. Sie kann sowohl unternehmensintern als auch unternehmensextern erfolgen. Basis für die Personalgewinnung ist die Stellenbeschreibung der zu besetzenden Stelle/Position, aus der sich das Anforderungsprofil für die gesuchte Person ergibt.

4.2.2.1 Anforderungsprofil

Das Anforderungsprofil beinhaltet alle formalen und nicht formalen Qualifikationen, die für die Erfüllung der Aufgaben erforderlich sind. Liegt keine Stellenbeschreibung vor, der die Qualifikationen entnommen werden können, muss spätestens jetzt ein Anforderungsprofil erstellt werden. Ziel eines Anforderungsprofils ist ein Vergleich des Anforderungsprofils mit dem Eignungsprofil (auch Fähigkeits-, Leistungs- oder Qualifikationsprofil genannt) der jeweiligen Bewerber.

Kriterien für Anforderungsprofile können sein:

- Fachliche Anforderungen: Ausbildung, Studium, Kenntnisse, Berufserfahrung, Zusatzqualifikationen, Sprachkenntnisse etc.
- Persönliche Anforderungen: Teamfähigkeit, Initiative, Zuverlässigkeit, Durchsetzungsfähigkeit, Belastbarkeit, Einfühlungsvermögen, Führungsstil, Kontaktfreudigkeit etc.
- Notwendige Voraussetzungen: Studium, Spezialisierung, Führerschein, Spezialkenntnisse, Festlegung der maximalen Gehaltsforderungen, spätester Eintrittstermin etc.
- Erwünschte Voraussetzungen: PC-Kenntnisse, Erfahrungen in ähnlicher Organisation etc.
- Persönliche Fähigkeiten und ihre Gewichtung („Wichtigkeit"): z. B. geistige Flexibilität, Belastbarkeit, Teamfähigkeit, Freundlichkeit im Umgang mit Patienten, Arbeitsplanung
- Kenntnisse: Bobath, Vojta, manuelle Therapie, Aachener Aphasie Test (AAT), motorisch-funktionelles Training

Die Gewichtung der einzelnen Kriterien muss ebenfalls im Anforderungsprofil festgelegt werden.

4.2.2.2 Personalwerbung

Wie findet man den perfekten Mitarbeiter? Es gibt verschiedene Wege, wie man Mitarbeiter gewinnen kann. Personal kann grundsätzlich entweder intern (in größeren Einrichtungen) oder extern gewonnen werden.

Interne Personalgewinnung

Zunächst einmal sollte versucht werden, eine frei gewordene Stelle intern, d. h. aus dem bestehenden Team oder „aus den eigenen Reihen", zu besetzen (Kostenvorteil, Selektionsvorteil, Einarbeitungsvorteil, zeitlicher Vorteil). Dies ist eher in größeren Gesundheitseinrichtungen als in ambulanten Praxen möglich. Erst wenn intern kein Bewerber zur Verfügung steht oder eine interne Besetzung nicht möglich oder unzweckmäßig wäre, sollte extern gesucht werden.

Die interne Personalgewinnung kann erfolgen durch

- eine innerbetriebliche Stellenausschreibung,
- Personalentwicklung (z. B. zur Führungskraft),
- Versetzung oder
- Mehrarbeit (z. B. durch Wechsel von Teil- in Vollzeit).

Eine **innerbetriebliche Stellenausschreibung** kann durch Aushang, Intranet oder interner Rundmail oder Newsletter erfolgen. Sie kann durch Betriebsverfassungsgesetz sogar vorgeschrieben sein. Jeder Interessent kann sich darauf bewerben.

Im Rahmen von **Personalentwicklungsplanungen** kann die frei werdende Stelle Mitarbeitern angeboten werden, für die die neue Stelle einen Entwicklungsschritt darstellt.

Stellenbesetzung durch **Versetzung** wird i. d. R. dann vorgenommen, wenn bestimmte Arbeitsplätze abgebaut und andere aufgebaut werden müssen (z. B. bei Zweit- oder Drittpraxen). Auch in Fällen von fachlicher oder sozialer Nichteignung (Ärger mit Kollegen oder Vorgesetzten) können Mitarbeiter in andere Stellen versetzt werden. Eine Versetzung erfolgt entweder per Weisung (wenn das neue Arbeitsgebiet in etwa dem alten entspricht) oder per Änderungskündigung (wenn das neue Arbeitsgebiet inhaltlich oder örtlich von den Tätigkeiten im Arbeitsvertrag abweicht).

Mehrarbeit bietet sich bei kurzzeitigen Leistungsspitzen (z. B. Saisonhöhepunkte) an. Hierbei sind Arbeitnehmerschutzgesetze und andere rechtliche Rahmenbedingungen einzuhalten. Eine interne Besetzung ist auch dann möglich, wenn Mitarbeiter von Teil- auf Vollzeit wechseln oder ihren Teilzeitanteil erhöhen. Der Vorteil besteht darin, dass eine solche Änderung kurzfristig realisierbar ist und keine Erhöhung des Personalbestands notwendig wird.

Externe Personalgewinnung

Externe Personalgewinnung bezieht sich auf den Teil des Arbeitsmarktes, der außerhalb des eigenen Unternehmens/der eigenen Einrichtung liegt. Die externe Personalgewinnung kann auf folgenden Wegen erfolgen:

- Stellenanzeige (Printmedien oder digital)
- Internet
- Personalberater
- Eigene Mitarbeiter
- Arbeitsagentur
- Personalmarketing
- Personalleasing
- Über sonstige Gewinnungswege

Häufigste Art der externen Personalgewinnung ist die **Stellenanzeige** (Print und Internet). Sie kann nur dann erfolgreich sein, wenn die potenziellen Bewerber auch die Möglichkeit haben, das entsprechende Stellenangebot zu lesen. Es stehen grundsätzlich folgende Medien zur Verfügung:

- Regionale Tageszeitungen
- Überregionale Tageszeitungen (z. B. *FAZ*, *WELT*)
- Überregionale Wochenzeitungen (z. B. *Die Zeit*)
- Fachzeitschriften (z. B. *L.O.G.O.S.*, *Physiopraxis*, *Ergotherapie & Rehabilitation*)
- Internet (z. B. auf den Seiten der Berufsverbände unter „Stellenmarkt" oder „Jobbörse"; eigene Homepage; Social-Media-Kanäle wie Facebook, Xing und LinkedIn; s. auch Abschn. 3.4.2.6.)
- Schwarze Bretter von Berufsfachschulen, Hochschulen

Je nach gesuchter Stelle und hierarchischer Einordnung werden nichtleitende Arbeitskräfte eher in regionalen, Leitende eher in überregionalen Tageszeitungen gesucht. Arbeitskräfte mit Spezialkenntnissen werden eher in Fachzeitschriften und Mitarbeiter für Forschung und Lehre eher in der Wochenzeitung *Die Zeit* gesucht.

Die Ausschreibung der Stelle im Internet ist der schnellere und i. d. R. auch preiswertere Weg der Personalgewinnung. Präsenz im Internet ist heute unerlässlich und wird in Zukunft weiter an Bedeutung gewinnen, während die Printmedien an Bedeutung verlieren werden. Insbesondere jüngere Mitarbeitende der Generation Z können über Soziale Medien gewonnen werden (s. auch Abschn. 3.4.2.6; zur Gewinnung von Mitarbeitenden der Generation Z s. auch Kring/Hurrelmann 2019 und zur Motivation s. Abschn. 4.4.3.1). Ein Beispiel für eine gute Stellenanzeige einer Ergotherapiepraxis können Sie mit Eingabe der ISBN dieses Buches unter https://extras.springer.com/ herunterladen (Arbeitsblatt 8).

Die Stellenanzeige sollte – unabhängig davon, wo sie veröffentlicht wird – die in Abb. 4.8 aufgeführten Punkte beinhalten.

Die Festlegung des Anzeigeninhalts sollte so gewählt werden, dass sich qualifizierte Stellensuchende angesprochen fühlen und nicht qualifizierte von einer Bewerbung Abstand nehmen.

▶ Besonders wichtig bei einer Stellenanzeige ist die genaue und umfassende Beschreibung der Anforderungen und Qualifikationen, die erwartet werden. Auch dürfen die Inhalte nicht gegen das Allgemeine Gleichbehandlungsgesetz (AGG) verstoßen, wonach „Benachteiligungen aus Gründen der Rasse oder wegen der ethnischen Herkunft, des Geschlechts, der Religion oder Weltanschauung, einer Behinderung, des Alters oder der sexuellen Identität zu verhindern" sind (§ 1 AGG; BMJ 2023).

Je unpräziser die Beschreibungen sind, desto eher muss mit ungeeigneten Bewerbungen gerechnet und desto mehr Bewerbungen müssen

4.2 Auswahl neuer Mitarbeiter

1	Die Praxis:	**Aussagen über die Praxis (Beispiele)** Name der Praxis Praxislogo/Markenzeichen Standort der Praxis Größe (Mitarbeiter, Behandlungsräume) Betriebsklima Führungsstil Öffnungszeiten
2	Die Stelle:	**Aussagen über die freie Stelle (Beispiele)** Zeitpunkt der Besetzung der Stelle Vollzeit-/Teilzeitstelle Befristeter/unbefristeter Arbeitsvertrag Grund der Stellenausschreibung Aufgabenbeschreibung Zu behandelnde Störungsbilder Hausbesuche durchzuführen Entwicklungschancen
3	Die Anforderungen:	**Aussagen zum Anforderungsprofil (Beispiele)** Berufsbezeichnung (staatl. geprüfter …) Berufserfahrung (z. B. im Bereich Neurologie) Erfahrung mit bestimmten Störungsbildern Erwünschte Fortbildungen Kenntnisse, Fähigkeiten Persönliche Eigenschaften (Empathie) Führerschein
4	Unsere Leistungen:	**Aussagen über die Leistungen der Praxis (Beispiele)** Gehalt, z. B. nach TVöD Fahrgeldzuschuss Betriebliche Gesundheitsförderung Eigener Behandlungsraum Umfangreiche Therapiematerialien Arbeitskleidung gestellt Bezahlte Fortbildungen Praxisauto für Hausbesuche Modelle flexibler Arbeitszeit Digitale Ausstattung (iPad, Handy etc.)
5	Die Bewerbungs- unterlagen:	**Auflistung der gewünschten Unterlagen (Beispiele)** Bewerbungs-/Motivationsschreiben Lebenslauf Schulzeugnisse Arbeitszeugnisse Nachweis bestimmter Fortbildungen Kontaktdaten und ggf. Ansprechpartner für Rückfragen nennen Bewerbung per E-Mail erwünscht/nicht erwünscht Bewerbungsschluss (Termin)

Aus Stellenbeschreibung und Anforderungsprofil entnehmen { 3 }

Abb. 4.8 Inhalte für eine Stellenanzeige. (Nach Olfert 2012) durchgesehen werden. Das erfordert dann deutlich mehr Zeit für die Bewerberauswahl.

▶ **Praxistipp** Sie möchten mit Ihrer **Stellenanzeige** Interesse wecken? Das muss nicht mit bunten poppigen Farben geschehen. Es kann schon genügen, das hervorzuheben, worauf es Ihnen bei der ausgeschriebenen Stelle ankommt. Haben Sie ein Praxislogo oder andere Symbole, dann stellen Sie diese heraus. Wenn Ihnen die Praxisfarben wichtig sind, dann verwenden Sie sie. Bei Printmedien bedeuten Farben Zusatzkosten.

Interesse für Ihre Praxis können Sie außerdem wecken, wenn Sie folgende Aspekte hervorheben:

- Tätigkeitsfeld der Praxis
- Geografischer Raum
- Besondere Aufgaben, Position
- Ausstattung der Praxis
- Zusatzleistungen und Benefits (z. B. Gesundheitsförderung)
- Insbesondere Generation Z: Teilzeitarbeitsmodelle und ausgewogene Work-Life-Balance

Die Größe der Anzeige sollte der Bedeutung Ihrer Praxis, der Bedeutung der ausgeschriebenen Position und der Dringlichkeit der Stellenbesetzung entsprechend und unter Einhaltung Ihres Budgets gewählt werden: je größer, desto wichtiger. Eine optisch ansprechende und prominente Anzeige zeigt: Uns sind unsere Mitarbeiter wichtig und wir sind bereit, etwas dafür zu investieren.

Um das Bewerbungsverfahren so effizient wie möglich zu gestalten, sollte den Bewerbern eine Onlinebewerbung ermöglicht und der gesamte Bewerbungsprozess auf digitale Abläufe umgestellt werden (Datenschutz beachten!). Aufgrund des mit der Corona-Pandemie verbundenen Digitalisierungsschubs haben viele Unternehmen auf „Remote Recruiting" umgestellt. Das hat den Vorteil eines schnelleren Bewerbungsprozesses und der gezielten Ansprache der Generation Z, die mit der Digitalisierung aufgewachsen ist und das Smartphone selbstverständlich auch für Bewerbungen nutzen möchte. Dies erfordert auch, dass die Stellenanzeige im „responsiven Design" nutzbar sein muss (Personal aktuell 2023, S. 3).

Personalberater beraten Unternehmen bei der Personalgewinnung. Von Unternehmen werden sie meistens dann hinzugezogen, wenn man nicht im eigenen Namen suchen will. Dafür kann es mehrere Gründe geben: Die Stelle ist intern noch besetzt, und der Stelleninhaber soll nicht aufmerksam werden; Wettbewerber sollen nicht aufmerksam werden.

Personalberater haben meistens gute Kenntnisse über die Branche. Ihr Tätigkeitsfeld kann sehr vielfältig sein: von der Entwicklung der Stellenbeschreibung über die Führung der Bewerbungsgespräche bis hin zur Beratung bei der Einstellungsentscheidung. Sie berechnen für ihre Tätigkeit ein Honorar, das sich am Bruttojahresgehalt des gesuchten Mitarbeiters orientiert und zwischen 15 und 30 % liegt. Deshalb kommen sie eher für größere Gesundheitseinrichtungen in Betracht.

Preiswerter und eventuell auch effizienter kann der Weg **„Mitarbeiter werben Mitarbeiter"** sein. Laut der Zeitschrift *Personal aktuell* (2023, S. 3) sind „Mitarbeiter, die ihr eigenes Unternehmen empfehlen, die besten Botschafter, die Sie sich als Arbeitgeber vorstellen können". Diese Form des Recruitments ist nicht neu, erlebt aber gerade eine Renaissance.

Die regionalen **Agenturen für Arbeit** (auch Arbeitsämter genannt) verfügen über einen Pool von Arbeitssuchenden, die sie an suchende Praxen vermitteln können. Ein enger Kontakt zu den örtlichen Arbeitsagenturen bietet sich an, da u. a. die Arbeitsagenturen bzw. die Bundesagentur für Arbeit den Unternehmen eine Vielzahl von Fördermöglichkeiten zur Eingliederung Arbeitsloser anbieten können.

Personalmarketing umfasst alles, was ein Unternehmen zu seiner positiven Außendarstellung als Arbeitgeber gegenüber potenziellen Bewerbern unternimmt. Man spricht auch von Employer Branding (weiterführende Informationen

s. Fraunhofer IMW 2018; LinkedIn 2024). Hier werden Konzepte des Marketings angewendet, „um ein Unternehmen als attraktiven Arbeitgeber im Markt zu positionieren" (Fraunhofer IMW 2018, S. 1) bzw. um eine Arbeitgebermarke aufzubauen. Die Vorzüge einer Praxis als Arbeitgeber müssen herausgestellt werden. Dies wird vor dem Hintergrund des demografischen Wandels an Bedeutung gewinnen. Der Konkurrenzkampf um die besten Mitarbeiter hat schon begonnen. Personalmarketing muss regelmäßig betrieben werden, d. h. auch in Zeiten, in denen keine Stellen zu besetzen sind. Häufig werden zielgruppenspezifische „Informationspakete" zusammengestellt: für Berufserfahrene, für Hochschulabsolventen, für Absolventen von Berufsfachschulen, für Praktikanten. Die Maßnahmen können vielfältig sein und z. B. Flyer, Broschüren, CD-ROM, Internetauftritt, Social-Media-Kanäle, Messestände, Vorstellung der Einrichtung/des Inhabers in Berufsfach- oder Hochschulen umfassen.

Personalleasing ist keine Personalvermittlung, sondern die kurzfristige Entleihung von Personal durch einen Arbeitnehmerüberlassungsvertrag (zwischen Leasingfirma und dem entleihenden Unternehmen). Die Leasingfirma schließt mit dem Zeitarbeitnehmer einen Dienstvertrag, zahlt den Nettolohn und führt Steuern und Sozialabgaben ab. Das entleihende Unternehmen zahlt die Leasinggebühr und hat weiter keine Verwaltungsarbeit. Personalleasing bietet sich insbesondere für Rezeptionskräfte bzw. Kaufleute im Gesundheitswesen an. Therapeuten werden kaum über Leasingfirmen entliehen, da für die Arbeit am Patienten Kontinuität und aufgebautes Vertrauen wichtig sind.

Weitere externe Gewinnungswege sind z. B. regelmäßige Kontakte zu Bildungseinrichtungen (Berufsfachschulen, Hochschulen), in denen Aushänge möglich sind, sowie Tage der offenen Tür, falls diese in Praxen durchgeführt werden. Aber auch regionale Messen oder Gesundheitsevents sind für Personalwerbung geeignet, falls die Praxis dort einen Messestand hat. Weiterhin eignen sich die Kongresse, die jährlich von den Berufsverbänden organisiert werden, zur Personalakquise.

4.2.3 Bewerberauswahl

Die Bewerberauswahl umfasst den Prozess von der Analyse und Auswertung der Bewerbungsunterlagen über das Führen von Bewerbungsgesprächen bis hin zur Auswahl der Bewerber. Dieser Abschnitt soll dazu beitragen, diesen Prozess möglichst wenig nervenaufreibend und zeitintensiv zu gestalten.

4.2.3.1 Analyse der Bewerbungsunterlagen

Je präziser und umfassender die zu besetzende Stelle und die Anforderungen bei der Personalwerbung beschrieben waren, desto weniger Arbeit hat man mit der Bewerberauswahl. Je unpräziser die Beschreibungen waren, desto mehr Bewerbungen erhält man. Da die Bewerbungsunterlagen mit Ausnahme des Anschreibens das Eigentum der Bewerber sind, sind Praxisinhaber verpflichtet, die Unterlagen wieder zurückzuschicken. Je mehr Bewerbungen also auf dem Tisch liegen, desto mehr Verwaltungsaufwand entsteht. Je gezielter die Bewerbungen eingegangen sind, desto effizienter ist die Auswahl und desto geringer fällt der Verwaltungsaufwand aus.

Im 1. Schritt werden alle Bewerbungsmappen bzw. die von Bewerbern hochgeladenen Dateien gesichtet. Die Bewerbungsmappen bzw. Onlinebewerbungen bestehen üblicherweise aus folgenden Unterlagen:

- Anschreiben
- Foto (nur wenn Bewerber diese unaufgefordert mitschicken)
- Lebenslauf
- Schulzeugnisse
- Arbeitszeugnisse
- Referenzen (wenn vorhanden)
- Arbeitsproben (wenn sinnvoll)

Diese Unterlagen sollten einzeln und sorgfältig analysiert werden.

Für das **Anschreiben** gelten folgende Bewertungskriterien:

- Gliederung/Strukturierung (klar, logisch)
- Gestaltung (ordentlich, anschaulich)

- Ausdrucksweise (verständlich, gut formuliert)
- Inhalte: Bewerbungsgrund, bestehendes Arbeitsverhältnis, gekündigt/ungekündigt, wo beschäftigt, besondere Fähigkeiten, bisherige Aufgaben (bereits ähnliche Aufgaben gelöst?), ggf. letztes Einkommen bzw. Einkommenserwartungen, frühester Eintrittstermin.

Das **Bewerbungsfoto** kann einen unmittelbaren ersten Eindruck vom Bewerber vermitteln. Vor dem Hintergrund des AGG sollten Arbeitgeber aber nicht explizit ein Foto von den Bewerbern verlangen, da Bewerber vermuten könnten, dass vom Foto Rückschlüsse auf Diskriminierungsmerkmale (z. B. Abstammung) gezogen werden sollen.

Der **Lebenslauf** soll in angemessener Form einen nicht zu knappen, aber auch nicht zu langatmigen Aufschluss über die persönliche, schulische und berufliche Entwicklung des Bewerbers geben. Die tabellarische Form hat sich heute wegen der Übersichtlichkeit und der schnelleren Auswertung weitgehend durchgesetzt.

Als Bewertungskriterien haben sich neben der übersichtlichen Gestaltung/Aufteilung des Lebenslaufs folgende Analysen bewährt:

- Zeitfolgenanalyse: Häufigkeit des Arbeitsplatzwechsels und sog. Lücken, d. h. ausbildungs- und beschäftigungslose Zeiten
- Positionsanalyse: beruflicher Auf-/Abstieg, Wechsel des Berufs oder Aufgabenbereichs

Diese beiden Aspekte sollten sorgfältig analysiert werden. Sie liefern Anhaltspunkte für Fragen, die während eines persönlichen Bewerbungsgesprächs oder eines Videointerviews gestellt werden können. Bewerber, die häufig (alle 1–2 Jahre) die Stelle gewechselt haben, sollte man nach dem Grund fragen. So kann man sich persönlich einen Eindruck über die potenzielle Betriebszugehörigkeit verschaffen. Ebenfalls hinterfragt werden sollten auch berufliche Entwicklungen und ausgeübte Positionen, die zunächst erst einmal nicht logisch erscheinen. Oftmals gibt es plausible Erklärungen dafür, manchmal spielt aber auch Unzufriedenheit des Stelleninhabers mit dem gewählten Beruf eine Rolle. Mithilfe der Positionsanalyse kann man zudem eine Über- oder Unterqualifizierung feststellen.

Die Bedeutung von **Schulzeugnissen** steht eher bei jüngeren Bewerbern im Vordergrund (zeitliche Nähe zum Schulabschluss) als bei älteren Bewerbern, bei denen die mehrjährige berufliche Tätigkeit größere Bedeutung hat. Die Aussagekraft von Schulzeugnissen wird vielfach infrage gestellt, da die Noten oft vielfältigen Einflüssen unterliegen. Gute Noten können eher auf Interessengebiete hinweisen, schlechte eher auf Desinteresse oder mangelnden Willen.

Schulzeugnisse sollen Auskunft über die Eignung von Bewerbern geben, insbesondere vor dem Hintergrund, dass für die ausgeschriebene Stelle bestimmte Abschlüsse erforderlich sind (z. B. staatlich geprüfter Ergotherapeut).

Arbeitszeugnisse sollen Auskunft darüber geben, in welchen Praxen oder anderen Gesundheitseinrichtungen der Bewerber wie lange beschäftigt war, welche Tätigkeiten er durchgeführt hat, wie seine Leistungen bewertet wurden und warum er aus dem Unternehmen ausgeschieden ist. Man unterscheidet zwischen einfachem (auch Arbeitsbescheinigung genannt) und qualifiziertem Zeugnis (Abb. 4.9).

Arbeitszeugnisse müssen der Wahrheit entsprechen und dürfen keine negativen Beurteilungen enthalten, weil sie den Arbeitnehmer bei der Stellensuche nicht behindern dürfen. Dies hat dazu geführt, dass Zeugnisse indirekte Beurteilungen enthalten, die aber interpretationsbedürftig sind. Tab. 4.1 enthält Interpretationsbeispiele für qualifizierte Arbeitszeugnisse, die zwar in großen Gesundheitseinrichtungen wie Kliniken geläufig sind, in kleineren und mittleren Praxen aber nicht unbedingt bekannt sein müssen.

In qualifizierten Zeugnissen sollte immer auch der Grund für das Ausscheiden des Arbeitnehmers geannnt sein. Tab. 4.2 nennt Beispiele und Interpretationsmöglichkeiten.

Letztlich sollten Zeugnisse mit guten Wünschen enden, die man dem Mitarbeiter mit auf den Weg gibt. Fehlen solche Wünsche, könnte es so interpretiert werden, dass man froh war, dass der Mitarbeiter die Praxis verlassen hat.

4.2 Auswahl neuer Mitarbeiter

Abb. 4.9 Arten von Arbeitszeugnissen

Tab. 4.1 Beurteilungen in Arbeitszeugnissen und ihre Bewertung: Formulierungen der Arbeitsgemeinschaft selbstständiger Unternehmer. (Modifiziert nach Olfert und Steinbuch 1995)

Zeugnistext	Bewertung
Therapeutin Musterfrau hat die ihr übertragenen Arbeiten	
… stets zu unserer vollsten Zufriedenheit erledigt.	Sehr gute Leistungen
… stets zu unserer vollen Zufriedenheit erledigt.	Gute Leistungen
… zu unserer vollen Zufriedenheit erledigt.	Befriedigende Leistungen
… zu unserer Zufriedenheit erledigt.	Ausreichende Leistungen
… im Großen und Ganzen zu unserer Zufriedenheit erledigt.	Mangelhafte Leistungen
Therapeutin Musterfrau hat sich bemüht.	Sehr mangelhafte Leistungen

Tab. 4.2 Ausscheidungsgründe in Arbeitszeugnissen und ihre Bewertung. (Modifiziert nach Olfert und Steinbuch 1995)

Zeugnistext	Bewertung
Therapeut Mustermann verlässt unsere Praxis	
… auf eigenen Wunsch.	Weniger aussagekräftig, da dem Arbeitnehmer bei Problemen häufig Gelegenheit gegeben wird, selbst zu kündigen.
… auf eigenen Wunsch, weil er ein weiterführendes Studium absolvieren möchte.	Wenn Gründe angegeben werden, ist diese Formulierung unproblematisch und empfehlenswert.
… im beiderseitigen Einverständnis.	Dies kann auf Probleme hindeuten, weshalb ggf. Nachforschungen angestellt werden sollten.
… aus organisatorischen/betrieblichen Gründen/wegen interner Reorganisation.	Hierbei kann es sich um vorgeschobene oder wahrheitsgemäße Gründe handeln, weshalb ggf. Nachforschungen angestellt werden sollten.

Formulierungen für gute Wünsche können sein:

- Wir wünschen Frau Musterfrau für die Zukunft alles Gute.
- Wir wünschen Herrn Mustermann für die berufliche Entwicklung viel Erfolg.
- Wir wünschen Frau Musterfrau für ihr Studium viel Erfolg.

Hat man von einem Bewerber qualifizierte Arbeitszeugnisse von verschiedenen Arbeitgebern vorliegen, bei denen er in der Vergangenheit tätig war, dann liefern die Zeugnisse aufschlussreiche Informationen. Wenn z. B. alle Arbeitgeber in den Zeugnissen bescheinigen, dass der Bewerber sehr selbstständig arbeitet und sehr gut auf die Bedürfnisse unterschiedlicher Patienten eingegangen ist oder er sehr daran interessiert war, Fortbildungen durchzuführen, dann kann man davon ausgehen, dass dies tatsächlich die wesentlichen Merkmale des Bewerbers sind. Werden bestimmte Verhaltensweisen nur in einzelnen Arbeitszeugnissen bescheinigt, dann können diese auf den Bewerber zutreffen, müssen es aber nicht. Hier kann die selektive Wahrnehmung des Zeugnisschreibers eine Rolle spielen.

▶ Je häufiger bestimmte Verhaltensweisen in verschiedenen Zeugnissen erwähnt werden, desto eher treffen sie auf den Bewerber zu.

Werden aber typische, für die Tätigkeit des Bewerbers erforderliche Eigenschaften oder Kenntnisse nicht erwähnt, dann kann man evtl. schlussfolgern, dass der Bewerber in diesen Bereichen keine zufriedenstellende Arbeit geleistet hat.

Sind **Referenzen** von Bewerbern angegeben (z. B. ein ehemaliger Arbeitgeber oder eine Hochschulprofessorin), kann man bei den genannten Personen Auskünfte über den Bewerber einholen, ohne dass es hierfür der gesonderten Zustimmung des Bewerbers bedarf. Diese hat er mit der Nennung der Personen bereits gegeben. Die Auskünfte dürfen sich allerdings nur auf die Arbeitsweise, -inhalte oder das Verhalten des Bewerbers beziehen.

Arbeitsproben (z. B. gefertigte Handschienen in der Ergotherapie) können Auskunft über handwerkliche Fertigkeiten des Bewerbers geben. Wenn Arbeitsproben zur Beurteilung des Bewerbers sinnvoll sind, kann der Bewerber gebeten werden, solche Proben z. B. zum Bewerbungsgespräch mitzubringen. Eventuell haben Bewerber den Bewerbungsunterlagen auch entsprechende Fotos beigefügt.

4.2.3.2 Auswertung der Bewerbungsunterlagen

Im 1. Schritt werden die eingegangenen Bewerbungen grob durchgesehen und auf fachliche und persönliche Eignung geprüft. Nicht qualifizierte oder überqualifizierte Bewerber werden aussortiert. Die verbleibenden Bewerbungen können mithilfe eines Auswertungsbogens, der die wichtigsten Kenndaten enthält, miteinander verglichen werden. Der Auswertungsbogen erleichtert den Überblick. Abb. 4.10 bietet eine Entscheidungshilfe zur Auswahl der Bewerber, die zum Gespräch eingeladen werden sollen.

Aufgrund des Auswertungsbogens in Abb. 4.10 können folgende Entscheidungen getroffen werden: Bewerber 1 erhält eine Absage, da er das Kriterium der 2-jährigen Berufserfahrung nicht erfüllt. Bewerber 2 bekommt einen Zwischenbescheid, da er nicht zum gewünschten Eintrittstermin verfügbar ist und Einstellungstermine oberste Priorität haben. Die Wahl des besten Mitarbeiters ist zum falschen Zeitpunkt nicht zielführend. Bewerber 3 und 4 erfüllen bis auf die Bobath-Fortbildung alle geforderten Kriterien, wobei der „Job Hopper" im Bewerbungsgespräch ausführlich zu seinen Arbeitsplatzwechseln befragt werden muss. Ebenfalls muss die Bereitschaft zu einer Bobath-Fortbildung erfragt werden.

Ein **Personalfragebogen** wird i. d. R. nur denjenigen Bewerbern geschickt, die auch zu einem persönlichen Vorstellungsgespräch eingeladen werden. Zu diesem soll der Fragebogen dann ausgefüllt vom Bewerber mitgebracht werden. Der Fragebogen soll die persönlichen und beruflichen Daten des Bewerbers in einer für die Praxis übersichtlichen Form darstellen (z. B. für

4.2 Auswahl neuer Mitarbeiter

Auswertungsblatt für Bewerbungen				
Stelle: **Ergotherapeutin**	Abteilung: **Therapie**	Kennziffer:	Datum:	
Anforderungen	Bewerber 1	Bewerber 2	Bewerber 3	Bewerber 4
Beruf: **Staatl. gepr. Ergotherapeutin**	X	X	X	X
Berufliche Erfahrung: **Mindestens 2 Jahre (Bedingung)**	1 Jahr	5 Jahre	2 Jahre	4 Jahre
Zusatzqualifikationen/ Spezialkentnisse: **Bobath**	--	X	--	X
Gehaltswunsch: **max. 3.200 €**	3.000 €	3.100 €	2.900 €	3.200 €
frühester Eintritt: **1.6.**	1.6.	1.9.	Sofort	1.6.
Umzug notwendig?	Ja	Nein	Nein	Nein
Bemerkungen			Job Hopper	Studium B.Sc.
Entscheidung				
Vorstellungsgespräch	☐	☐	☒	☒
Zwischenbescheid	☐	☒	☐	☐
Absage	☒	☐	☐	☐

Abb. 4.10 Beispiel für einen ausgefüllten Auswertungsbogen. (Modifiziert nach Krieg und Ehrlich 1998, mit freundlicher Genehmigung)

Vergleiche der Bewerber untereinander) und ist rein rechtlich Eigentum der Praxis, im Gegensatz zu den Bewerbungsmappen. Letztere sind Eigentum der jeweiligen Bewerber und müssen von der Praxis wieder zurückgegeben werden (ausgenommen das Anschreiben).

Die Inhalte des Personalfragebogens sind von Praxis zu Praxis und von Unternehmen zu Unternehmen unterschiedlich, je nach individuellem Erfordernis. Der Bogen sollte nur die arbeitsrechtlich zulässigen Fragen beinhalten (wenn diese vom Bewerber falsch beantwortet werden, muss er mit fristloser Kündigung oder Schadenersatz rechnen). Andererseits darf der Bewerber auf unzulässige Fragen auch mit einer Lüge antworten, ohne dass dies rechtliche Konsequenzen hat. Wenn eine schwangere Bewerberin im Bewerbungsgespräch oder im Personalfragebogen nach einer bestehenden Schwangerschaft gefragt wird und diese Frage verneint, dann kann der Praxisinhaber ihr nach einer erfolgten Einstellung nicht mit der Begründung kündigen, dass sie ja nicht wahrheitsgemäß geantwortet habe.

Arbeitsrechtlich **zulässig** im Therapiebereich sind folgende Fragen nach

- beruflichen Fähigkeiten, Fertigkeiten, Kenntnissen,
- beruflichem und schulischem Werdegang, inkl. Noten,
- bisherigem Gehalt bei vergleichbarer Tätigkeit,
- chronischen Krankheiten, wenn sie in Bezug auf die Tätigkeit relevant sind (z. B. chronisches Rückenleiden, das die Ausübung der Tätigkeit beeinträchtigt),
- Schwerbehinderung, jede Beeinträchtigung,
- Vorstrafen, wenn sie mit der Tätigkeit in Zusammenhang stehen (z. B. Vorstrafe wegen Verkehrsdelikts, denn die zukünftige Tätigkeit sieht auch Hausbesuche mit dem Pkw vor),
- Verfügbarkeit des Bewerbers,
- Nebenbeschäftigung.

Arbeitsrechtlich **nicht zulässig** sind Fragen nach

- Schwangerschaft,
- Zugehörigkeit zu einer politischen Vereinigung,
- Zugehörigkeit zu einer Religionsgemeinschaft,
- Vermögensverhältnissen,
- Heiratsabsicht,
- Kinderwunsch.

Nach einem Urteil des Bundesarbeitsgerichts (BAG) gilt als Faustregel: Rechtlich zulässig sind nur sachliche Fragen, die nicht unverhältnismäßig in die Privatsphäre eingreifen und in einem direkten Zusammenhang mit der künftigen Arbeitsstelle stehen (BAG, Az. 2 AZR 467/93).

4.2.3.3 Führen von Bewerbungsgesprächen

Die Bewerber, die am ehesten dem Anforderungsprofil entsprechen, werden zu einem ersten Videointerview oder gleich zu einem persönlichen Gespräch eingeladen. Nun geht es in erster Linie darum, zu sehen, ob die „Chemie" stimmt. Ziel ist, sich einen persönlichen Eindruck zu verschaffen, der den Eindruck aus den schriftlichen Bewerbungsunterlagen bestätigen, ergänzen oder auch entkräften kann. Es sollte nicht unterschätzt werden, wie groß die Abweichungen zwischen den schriftlichen Bewerbungsunterlagen und dem Bewerbungsgespräch sein können. Falls das Erstgespräch ein Videointerview sein sollte, ist es empfehlenswert, bei Interesse ein zweites und dann persönliches Gespräch zu führen. Auf ein persönliches Kennenlernen vor einer potenziellen Einstellung sollte nicht verzichtet werden.

Die Gespräche werden in Praxen i. d. R. von den Inhabern geführt, in größeren Praxen können Bewerbungsgespräche auch auf die Fachleitung delegiert werden. In Kliniken sind neben dem zukünftigen Vorgesetzten, dem sog. Fachvorgesetzten, auch Personalfachleute beim Bewerbungsgespräch anwesend, die Fragen in rechtlichen oder tarifrechtlichen Angelegenheiten beantworten können und formale Dinge wie Fahrtkostenerstattung o. Ä. mit den Bewerbern regeln. Oftmals haben sie auch die größere Routine, die für Therapeuten mit wenig Gesprächserfahrung hilfreich sein kann.

▶ Fahrtkosten der Bewerber müssen nur dann von der Praxis bezahlt werden, wenn sie den Bewerber eingeladen und in der Einladung nicht explizit die Fahrtkostenerstattung ausgeschlossen hat. Die Erstattung ist unabhängig vom Ergebnis des Bewerbungsgesprächs.

Zur Vorbereitung und Durchführung von Bewerbungsgesprächen wird das in Abb. 4.11 dargestellte 8-phasige strukturierte Vorgehen empfohlen. So behält man als Gesprächsführender den Überblick und berücksichtigt alle wesent-

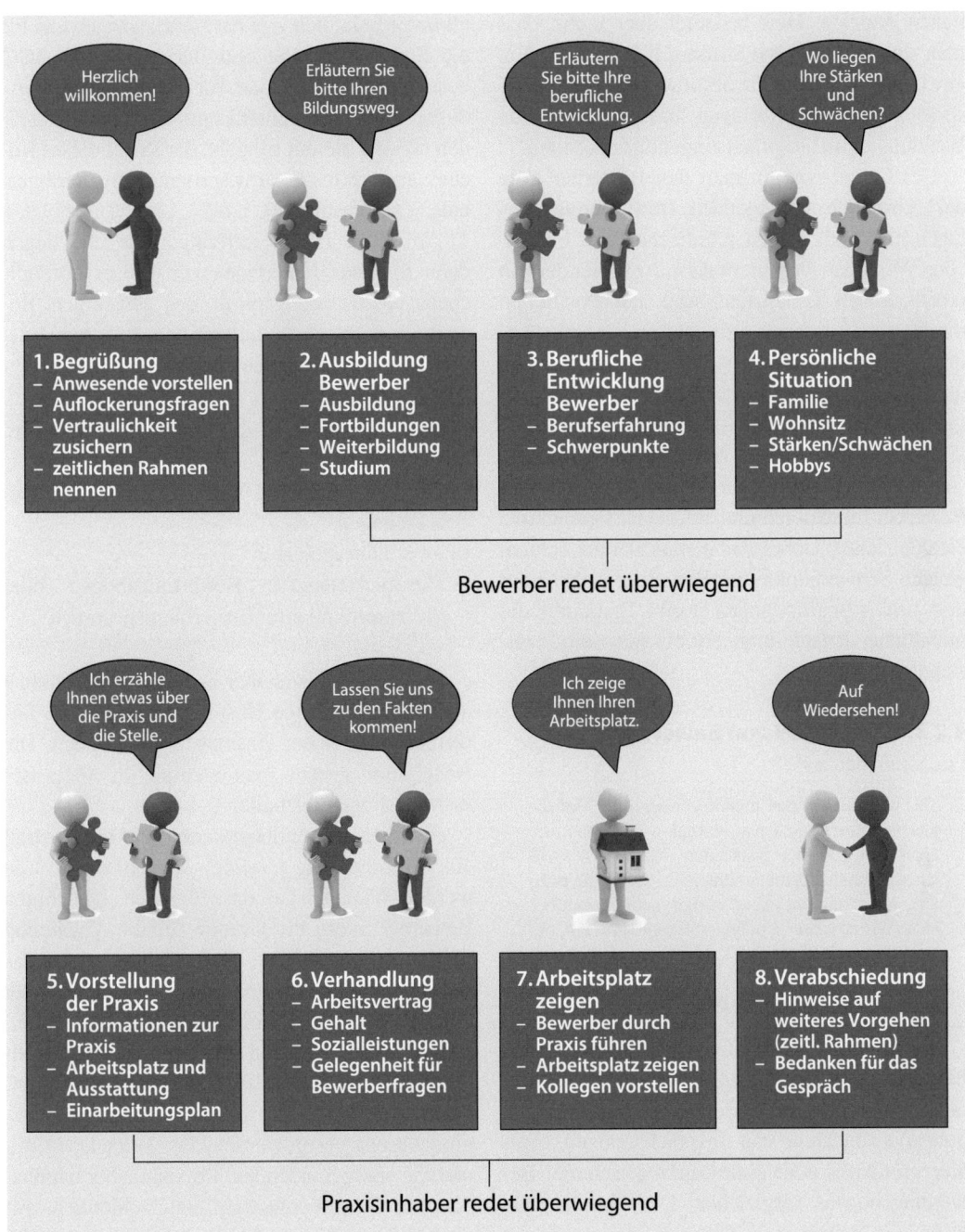

Abb. 4.11 8 Phasen des Bewerberauswahlgesprächs. (Alle drei Figuren mit freundlicher Genehmigung © fotomek – Fotolia)

lichen Aspekte. Dies bedeutet aber nicht, dass man sich stur an diese Struktur halten muss. Ein gewisses Maß an Flexibilität sollte der Gesprächsführende mitbringen, um auf bestimmte Wendungen im Gespräch eingehen zu können.

Der Grund, warum man den Bewerber trotz der schriftlich vorliegenden Bewerbungsunterlagen nochmals seinen schulischen und beruflichen Werdegang erläutern lässt, ist folgender: Im tabellarischen Lebenslauf sind alle Positionen nur kurz und stichwortartig und meistens in ähnlicher Textlänge beschrieben. Das führt dazu, dass alle Positionen, die der Bewerber bisher ausgeübt hat, in etwa gleichgewichtig wirken. Die Unterschiede zwischen den einzelnen Arbeitsstellen findet man aber nur heraus, wenn man den Bewerber reflektieren und aus seiner Perspektive erzählen lässt. Dabei sollte man darauf achten, welche Schwerpunkte der Bewerber selbst setzt und welche Begründungen er gibt. Erst durch die mündliche Erläuterung ergibt sich ein vollständiges Bild.

4.2.3.4 Auswahl von Bewerbern
Praxisinhaber/in A:

> „Ja, wir machen das immer gemeinsam. Manchmal wähle ich auch erst einmal welche aus, die überhaupt geeignet erscheinen. Manchmal weiß ich schon beim Hereinkommen, ja, das ist die richtige Mitarbeiterin. Aber einige neue Bewerber laden wir zu einer halbtägigen Hospitation ein, ein halber Tag reicht. Danach kommen wir alle zusammen, und dann geht der Daumen rauf oder runter, und wir sind uns meistens einig." (Betz 2010)

Aufgrund der geführten Gespräche mit den Bewerbern und des jeweils gewonnenen Eindrucks kann man die Bewerber jetzt noch einmal unter Zuhilfenahme von Gesprächsnotizen, eines Kurzprotokolls oder eines umfangreicheren Bewertungsbogens vergleichen. Der Vorteil: Man kann die Bewerber auch nach einigen Tagen (wenn der erste Eindruck nachlässt) noch gut unterscheiden. Oftmals zieht sich die Bewerberauswahl über 2 bis 3 Wochen hin, sodass es schwerfallen kann, sich an die Details einzelner Bewerber zu erinnern.

Welche Beurteilungskriterien ein solcher Bogen enthält, ist von Praxis zu Praxis individuell unterschiedlich – je nachdem, was jeweils für die Stellenbesetzung von Bedeutung ist (AGG beachten!). Ein Bespiel für einen Bewertungsbogen am Beispiel einer Logopädin/eines Logpäden können Sie mit Eingabe der ISBN dieses Buches unter https://extras.springer.com/ herunterladen (Arbeitsblatt 9).

Am Ende der Bewerbungsgespräche liegen dann folgende Unterlagen vor, die es ermöglichen, das Leistungsprofil des jeweiligen Bewerbers zu ermitteln und mit dem Anforderungsprofil der zu besetzenden Stelle zu vergleichen:

- Bewerbungsunterlagen mit Anschreiben, Lebenslauf etc.
- Auswertungsbogen für schriftliche Bewerbungen
- Personalfragebogen
- Gesprächsnotizen, Bewertungsbogen oder Kurzprotokoll zum Bewerbungsgespräch

Manche Praxisinhaber bevorzugen zusätzlich noch 1- bis 2-tägige Hospitationen, um die Bewerber noch besser einschätzen zu können. Die Hospitationen kann man ebenfalls in einem Bewertungsbogen festhalten.

Auf dieser Grundlage kann dann im Idealfall eine Entscheidung für einen Bewerber getroffen werden. Wichtig ist es, dass für jeden abgelehnten Bewerber intern die Gründe für die Ablehnung notiert werden. Diese dürfen nicht gegen das AGG verstoßen und sollten nur im Bereich der fachlichen Qualifikation, der beruflichen Erfahrung oder in formalen Kriterien (z. B. unvollständige Unterlagen, zu später Eintrittstermin) liegen. So kann im Fall eines Arbeitsgerichtsprozesses dargelegt werden, dass keine Diskriminierung stattgefunden hat. Praxisinhaber handhaben die Bewerberauswahl unterschiedlich. Einige treffen die Entscheidung im Team, andere nicht, was die nachfolgenden Zitate verdeutlichen.

Praxisinhaber/in D:

> „Ich wähle selbst neue Mitarbeiter aus. Die angestellten Mitarbeiterinnen werden zu ihrer Meinung befragt. Die Entscheidung fälle ich aber selbst." (Betz 2010)

Oder Praxisinhaber/in B:

„Früher habe ich das alles im Team gemacht, aber das dauert mir zu lange ... Das macht mich nervös, das entscheide ich dann." (Betz 2010)

4.3 Einstellen von Mitarbeitern

Ausgangssituation

Durch das neue Ärztehaus in der Nähe ihrer Physiotherapiepraxis verzeichnet Silke R. einen Patientenanstieg, den sie mit ihrem bestehenden Team nicht mehr bewältigen kann. Deshalb will sie eine zusätzliche Physiotherapeutin (Vollzeit) einstellen. Sie möchte zunächst einen befristeten Arbeitsvertrag abschließen, für den Fall, dass der Patientenanstieg nicht dauerhaft anhält. Im neuen Arbeitsvertrag will sie erstmalig auch eine Regelung zum Umgang mit abgesagten Terminen und zur Dokumentation aufnehmen. Hier gab es immer wieder Diskussionen mit ihren Mitarbeiterinnen, ob abgesagte Termine zulasten der Mitarbeiter gehen oder die Dokumentation nach Feierabend gemacht werden soll. Diese Inhalte können im Arbeitsvertrag geregelt werden. Silke R. macht sich auch Gedanken über die Einarbeitung der neuen Mitarbeiterin und möchte dafür einen Einarbeitungsplan aufstellen. ◄

Ist die Entscheidung für einen Bewerber getroffen, ist der eigentliche Personalgewinnungsprozess abgeschlossen. Es erfolgt die Einstellung des neuen Mitarbeiters durch Abschluss eines Arbeitsvertrags zwischen Praxis und Mitarbeiter. Zu diesem Zeitpunkt steht bereits fest, ob es sich um einen festangestellten Voll- oder Teilzeitmitarbeiter (Abschn. 1.2.4, „Praxistipp") und um einen unbefristeten oder befristeten Arbeitsvertrag handelt.

4.3.1 Arbeitsvertrag

Der Arbeitsvertrag ist grundsätzlich an keine besondere Form gebunden. Er kann sowohl mündlich als auch schriftlich erfolgen, mit einer Ausnahme:

▶ Bei befristeten Arbeitsverhältnissen ist für die Wirksamkeit die Schriftform vorgeschrieben.

Im Hinblick auf evtl. entstehende Streitigkeiten/Arbeitsgerichtsverfahren ist es auch bei unbefristeten Arbeitsverhältnissen empfehlenswert, den Vertrag in der Schriftform abzuschließen und vor Arbeitsbeginn von beiden Seiten unterzeichnen zu lassen.

Beim Abschluss eines Arbeitsvertrags sind eine Vielzahl gesetzlicher Vorschriften zu beachten, u. a. Tarifvertragsgesetz, Bundesurlaubsgesetz, Schwerbehindertengesetz, KSchG, Teilzeit- und Befristungsgesetz, Nachweisgesetz, Betriebsverfassungsgesetz, Arbeitszeitgesetz, Gewerbeordnung, Mutterschutzgesetz.

Man unterscheidet zwischen Zeit- und Dauerarbeitsverhältnissen.

Zeitarbeitsverträge (befristete Verträge) enden mit Ablauf der vereinbarten Vertragslaufzeit ohne vorherige Kündigung oder mit Abschluss eines Projekts, auf das sich die zeitliche Befristung bezieht. Die Befristung ist ohne Grund für maximal 2 Jahre möglich (mit 3-maliger Verlängerung innerhalb von 2 Jahren). Bei Praxisneugründungen ist eine Befristung ohne Sachgrund für maximal 4 Jahre möglich.

Das **Dauerarbeitsverhältnis** (unbefristeter Arbeitsvertrag) kann durch Kündigung des Arbeitnehmers oder durch Kündigung des Arbeitgebers (unter Berücksichtigung der rechtlichen Grundlagen, z. B. KSchG) beendet werden. Auch Dauerarbeitsverhältnisse können eine Begrenzung haben, und zwar den Eintritt des Rentenalters.

Inhalte eines Arbeitsvertrags
Der Arbeitsvertrag sollte folgende allgemeine Arbeitsbedingungen vertraglich regeln:

- Eintrittstermin
- Probezeit
- Arbeitszeit
- Kündigungsfrist (ist nichts vereinbart, gilt die gesetzliche Mindestkündigungsfrist von 1 Monat zum Monatsende)

- Urlaubstage (mind. 24 Werktage/Jahr inkl. Samstage)
- Art der Tätigkeit (Obliegenheiten)
- Höhe des monatlichen Verdienstes (in Kliniken Einstufung in die Tarifgruppe)
- Weihnachtsgeld oder 13. Gehalt
- Urlaubsgeld
- Prämien, Überstunden, Wochenend- und Feiertagsregelungen sowie Nachtarbeit (in Kliniken)

Darüber hinaus sollten folgende, für Therapeuten spezifische Inhalte in den Arbeitsvertrag aufgenommen werden:

- Regelung von Therapieausfällen aufgrund kurzfristig abgesagter Termine (müssen i. d. R. vom Arbeitgeber bezahlt werden)
- Zeitliche Regelung von Therapie- und Dokumentationszeiten (Dokumentationszeiten fallen arbeitsrechtlich in die Arbeitszeit)

Ein gutes Beispiel für einen Musterarbeitsvertrag für Therapeuten bietet der Deutsche Bundesverband für Logopädie (dbl) e. V. seinen Mitgliedern an. Dort sind Therapieausfälle und Dokumentationszeiten klar geregelt.

Über die genannten Inhalte hinaus können auch Vereinbarungen zu Sozialleistungen getroffen werden, z. B. Umzugskosten, vermögensbildende Leistungen, Firmenrente/Altersversorgung, Dienstkleidung, Kosten für Fortbildungen oder Bildungsurlaub.

Die Vereinbarung einer **Probezeit**, die dem Kennenlernen von Arbeitnehmer und Arbeitgeber dient, ist sinnvoll. Sie ist gesetzlich auf maximal 6 Monate begrenzt. In dieser Zeit findet das KSchG keine Anwendung. Es gilt die vereinbarte Kündigungsfrist in der Probezeit. Bei befristeten Arbeitsverträgen muss aber die Probezeit „im Verhältnis zu der erwarteten Dauer der Befristung und der Art der Tätigkeit stehen" (s. § 15 Abs. 3 Teilzeit- und Befristungsgesetz [TzBfG]; BMJ 2022a), sodass die Probezeit nicht mehr standardmäßig mit 6 Monaten festgelegt werden kann. Was „verhältnismäßig" ist, hat das Landesarbeitsgericht Berlin Brandenburg (2024) in einem Urteil festgelegt: Danach darf die Probezeit maximal 25 % der Befristungsdauer betragen, d. h. bei einem befristeten Arbeitsvertrag von 1 Jahr maximal 3 Monate Probezeit (s. auch Personal aktuell 2024, S. 3). Nach § 2 Abs. 1 Nachweisgesetz (NachwG) müssen seit dem 01.08.2022 „die wesentlichen Vertragsbedingungen des Arbeitsverhältnisses" schriftlich niedergelegt, unterzeichnet und dem Arbeitgeber ausgehändigt werden (BMJ 2022b). Dies muss vor Beginn der Arbeitsaufnahme geschehen. Welche Angaben und Informationen mindestens schriftlich niedergelegt werden müssen, ergibt sich aus § 2 Abs. 1 NachwG. Vieles davon enthält i. d. R. auch schon der Arbeitsvertrag, andere Aspekte müssen entweder im Arbeitsvertrag ergänzt oder in einer Niederschrift zusätzlich zum Arbeitsvertrag dargelegt werden. Bei bereits bestehenden Arbeitsverträgen muss geprüft werden, welche Angaben nach § 2 Abs. 1 NachwG noch separat schriftlich niedergelegt werden müssen. Dem Mitarbeiter werden diese unterschrieben ausgehändigt.

4.3.2 Einarbeitung neuer Mitarbeiter (Onboarding)

Neue Mitarbeiter gut einzuarbeiten ist das A und O – oft geht dies in der Hektik des Berufsalltags unter. Man möchte den Mitarbeiter sofort voll einsetzen und verzichtet deshalb auf eine Einarbeitung. Aber von einer guten Einarbeitung, dem Onboarding, profitieren beide Seiten, denn, so ein/e Praxisinhaber/in:

> „… das ist sehr hilfreich. Aber ich habe eine ganz geringe Fluktuation bei den Mitarbeitern, … Das spart enorm Zeit, die niedrige Fluktuation, da muss nur selten einer eingearbeitet werden. Fluktuation verschleißt Patienten, die gehen einfach weg. Das habe ich ein paar Mal erlebt bei Personalwechsel, die Patienten gehen woanders hin." (Betz 2010)

Der Einarbeitung neuer Mitarbeiter wird im Arbeitsalltag oftmals zu wenig Beachtung geschenkt. Während in der Literatur (z. B. Amstutz et al. 2007; Becker 2009; Bröckermann 2009)

Einarbeitungskonzepte entwickelt worden sind, existieren nach den Erfahrungen der Therapeutinnen Dehning et al. (2010, S. 1) im Alltag „diese Einarbeitungspläne und Konzepte nur selten und die Einarbeitung findet nach bestem Wissen und Gewissen statt". Sie erfolge nach Angaben von Praxisinhabern „meist ohne eine festgelegte Struktur", was bei neuen Mitarbeitern zu Demotivation, Stress und Unsicherheiten führe. Daraus kann nach Bröckermann (2009) wiederum ein Gefühl der Über- bzw. Unterforderung resultieren.

Auf Basis von Grundlagenwissen aus der Literatur, verknüpft mit der empirischen Ermittlung von Einarbeitungsbedarfen in therapeutischen Praxen, wurde unter Leitung der Autorin an der HAWK, Hochschule für angewandte Wissenschaft und Kunst, Hildesheim, gemeinsam mit Studierenden des Studiengangs Ergotherapie, Logopädie und Physiotherapie und Praktikern ein Einarbeitungskonzept für therapeutische Praxen entwickelt. Dieses Konzept wurde anschließend in therapeutischen Praxen evaluiert (Kehr und Scholles 2011) nach Nützlichkeit, Durchführbarkeit, Fairness und Genauigkeit, entsprechend den Standards der Deutschen Gesellschaft für Evaluation (DeGEval 2008). Die Ergebnisse der Evaluationen sind in das hier vorgestellte Einarbeitungskonzept eingeflossen.

Die Ziele und Inhalte dieses erprobten Einarbeitungskonzepts werden nachfolgend erläutert. Zur Ergänzung steht im Internet eine Beispiel-Checkliste für die Einarbeitung bereit (Dehning et al. 2010), diese können Sie mit Eingabe der ISBN dieses Buches unter https://extras.springer.com/ herunterladen (Arbeitsblatt 10). Dieses Einarbeitungskonzept gehört zu den sozial-integrierenden Strategien der Einarbeitung und ist für therapeutische Praxen sehr zu empfehlen. Vermieden werden sollten sog. Extremstrategien, wie sie Becker (2009) bezeichnet. Er spricht u. a. von einer „Wirf-ins-kalte-Wasser-Strategie".

4.3.2.1 Ziele von Einarbeitungsplänen

Praxisinhaber versprechen sich von Einarbeitungsplänen, „einen Mitarbeiter innerhalb von zwei Arbeitswochen so einzuarbeiten, dass er weitestgehend selbständig seinen Aufgaben nachgehen kann" (Dehning et al. 2010, S. 4).

Mitarbeiter haben nach Böhmer et al. (2010, S. 5 f) in Bezug auf ihre Einarbeitung folgende Wünsche: „den Arbeitsplatz schnellstmöglich kennenzulernen", „viel Zeit zum Eingewöhnen und Zurechtfinden", „Zeit für Gespräche". Erwartet werden „steigende Verantwortung, die Übernahme von Abrechnungsaufgaben, selbstständiges Arbeiten, Verlässlichkeit der Praxisleitung und eine offene, annehmende Verhaltensweise der Kolleginnen".

Diese Ziele waren Ausgangspunkt für die Entwicklung eines spezifischen Einarbeitungskonzepts für therapeutische Praxen. In der Literatur des Personalmanagements werden die Ziele weniger konkret beschrieben: Einarbeitung soll allgemein dem Entstehen einer erfolgreichen Partnerschaft zwischen Mitarbeiter und Praxis dienen, wobei als „Erfolg" i. d. R. die langfristige Bindung der Mitarbeiter, Vorbeugung von Unzufriedenheit, selbstständiges Arbeiten, qualitativ hochwertige Arbeitsleistung, effiziente Abläufe und Kosteneinsparungen genannt werden (Becker 2009; Bröckermann 2009; Kieser 2009).

Damit die vorgenannten Ziele erreicht werden können, sieht der gewählte Ansatz der sozial-integrierenden Strategie neben dem neuen Mitarbeiter und dem Praxisinhaber auch den Einbezug von Paten vor. Deren Funktion wird weiter unten näher erläutert.

4.3.2.2 Inhalte von Einarbeitungsplänen

Oft herrscht bei Praxisinhabern „Unklarheit darüber […], was genau einem Mitarbeiter vermittelt werden muss". Der Einarbeitungsplan soll sicherstellen, „dass relevante Informationen vermittelt und Zuständigkeiten geklärt werden" (Dehning et al. 2010, S. 6 f).

Um hier Klarheit zu schaffen, wurden die Anforderungen von Praxisinhabern und Mitarbeitern ermittelt und unter Hinzuziehung von theoretischen Einarbeitungskonzepten aus der Literatur zum Thema Personalmanagement zu einem praxisgerechten Einarbeitungskonzept entwickelt. Das Ergebnis des erprobten und evaluierten

Konzepts ist die Kombination eines systematischen Einarbeitungsplans über einen Zeitraum von 11 Arbeitstagen mit festgelegten Feedbackgesprächen. Der Zeitraum von 11 Arbeitstagen ist auch im Hinblick auf die Probezeit und Kündigungsfrist sinnvoll, da die gesetzliche Kündigungsfrist 2 Wochen zum 15. oder zum Ende eines Kalendermonats beträgt. So könnte man im Falle der Unzufriedenheit mit dem neuen Mitarbeiter am Ende der Einarbeitungszeit die Kündigung aussprechen.

Inhalte und Stationen einer Checkliste zur Einarbeitung

Die Einarbeitung sollte nach Empfehlung von Böhmer et al. (2010) schon vor dem 1. Arbeitstag des neuen Mitarbeiters mit einer Checkliste für den Praxisinhaber beginnen, die der Vorbereitung und zum Überblick über alle wichtigen Unterlagen dient. Die Checkliste nach Dehning et al. (2010) beinhaltet in chronologischer Reihenfolge zu jedem Tag die entsprechenden Inhalte, die vermittelt werden sollen. Dazu wurden die Inhalte unterteilt in

- einen organisatorischen/theoretischen Teil und
- die Klientenarbeit.

Der organisatorisch/theoretische Teil beinhaltet administrative Tätigkeiten, Dokumentation, Therapiemittel und -medien. Die Klientenarbeit sieht die schrittweise Übernahme von Behandlungen vor, um den neuen Mitarbeiter nicht zu überfordern. Die Anforderungen und die Übertragung von Verantwortung werden langsam gesteigert. In den ersten beiden Tagen werden die Klienten erst einmal kennengelernt und beobachtet. Ab dem 3. und 4. Arbeitstag übernimmt der neue Mitarbeiter selbst Anteile der Behandlung. Gegen Ende der Einarbeitungszeit soll er selbstständig einige Behandlungen durchführen können.

Die Checkliste nach Dehning et al. (2010) ist im organisatorisch/theoretischen Teil wie folgt aufgebaut:

- Vorbereitende Arbeiten vor Antritt des neuen Mitarbeiters: Bewerbungsunterlagen sichten, fehlende Dokumente nachfordern (z. B. Mitgliedschaft Krankenkasse, Gesundheitszeugnis), Arbeitsvertrag erstellen, Paten und Team informieren
- Grundlegende Informationen: Besprechen des Arbeitsvertrags, Verhalten im Krankheitsfall, Schweigepflichtregelungen, Orientierung in den Praxisräumen, Schlüsselübergabe, Urlaubs- und Fortbildungsanträge etc.
- Erläuterung der technischen Geräte und administrative Aufgaben: Umgang mit PC und Kopierer, Terminplanung, Ablagesystem, Akten- und Rezeptmanagement, Wochenplan
- Befundsysteme, Dokumentation und Arztberichte
- Mittel, Medien und deren Funktionalität sowie der Umgang damit: Lagerung, Ausleihe, Desinfektion, Materialbeschaffung
- Erläuterungen zum Arbeitsschutz

Ergänzt werden diese Bereiche jeweils um die Klientenarbeit.

Böhmer et al. (2010) schlagen folgende Bereiche der Einarbeitung vor:

- Vorbereitende Arbeiten: Information des Teams, Paten festlegen, Formalitäten klären (Bewerbungsunterlagen, fehlende Dokumente, z. B. Sozialversicherungsnachweis, Arbeitsvertrag, Informationsblätter, Stellenbeschreibung), Blumenstrauß
- Einführung in die Praxisgegebenheiten: Praxisziele, Leitbild, Selbstverständnis, Einarbeitungsplan, Patenkonzept, Arbeitszeit-, Pausen- und Urlaubsregelungen, Sicherheitsvorschriften, Schweigepflicht, Kennenlernrunde
- Interne Gepflogenheiten erläutern: Hygienevorschriften, Teamsitzungen, Barfußgebot
- Inhaltliche Einarbeitung: Stellenbeschreibung, Arbeitsunterlagen, Aufteilung Therapieräume
- Anmeldebereich erklären: Terminkalender, Anrufbeantworter, Karteischrank, Kasse, Rezeptmanagement
- Räumlichkeiten erklären: Behandlungsräume (Materialien, Geräte, Umgang, Ordnungssystem), Wartebereich, WC, Garage

Ergänzt werden diese Bereiche jeweils um die Klientenarbeit, die zu Beginn bis zur schrittweisen selbstständigen Behandlung von Patienten am Ende der Einarbeitungszeit begleitet wird.

4.3 Einstellen von Mitarbeitern

Die Einarbeitung wird zu Beginn unterstützt durch einen Erwartungsfragebogen (für den neuen Mitarbeiter und den Praxisinhaber zu Aufgaben, Verantwortung, Führungsstil und Team) mit anschließendem Abgleich und ggf. Anpassung des Einarbeitungsplans. Im 2. Drittel der Einarbeitungszeit erfolgt ein Austausch über die Einarbeitungsfortschritte und ein Feedbackgespräch am Ende der Einarbeitungszeit. Die Feedbackgespräche können nach erfolgter Einarbeitung in regelmäßigen Abständen fortgesetzt werden. Böhmer et al. (2010) empfehlen, nach Ablauf der Einarbeitungszeit eine Beurteilung des neuen Mitarbeiters anhand eines Personalbeurteilungsbogens durchzuführen (Abschn. 4.4.6). Gemeinsam mit den Ergebnissen des Feedbackgesprächs sei das eine gute Basis für die Entscheidung, den neuen Mitarbeiter über die Probezeit hinaus einzustellen oder die Zusammenarbeit zu beenden.

Feedbackgespräche

Ausführliche Gespräche finden zwischen Praxisinhaber, Paten und Mitarbeiter statt. Sie können sowohl am Ende der 1. als auch am Ende der 2. Woche (Dehning et al. 2010) oder aber nur am Ende der Einarbeitungszeit (Böhmer et al. 2010) durchgeführt werden. Sie sollen ein gegenseitiges Feedback ermöglichen. Dabei geben sowohl der Arbeitgeber als auch der neue Mitarbeiter aus ihrer jeweiligen Sicht ein Feedback. Das bedeutet nicht, dass zwischendurch keine Rückmeldungen gegeben werden können. Je nach Bedarf kann es auch an einzelnen Arbeitstagen ein kurzes Feedback geben.

Aufgabe des Paten

Der Pate übernimmt in Abstimmung mit der Praxisleitung die praxisspezifische, inhaltliche Einarbeitung über alle 11 Einarbeitungstage, die individuelle Ausgestaltung des Einarbeitungsplans, die Auswertung der Erwartungsfragebögen und den Abgleich sowie die Planung der Feedbackgespräche. Er nimmt an der Durchführung der Feedbackgespräche teil (Böhmer et al. 2010). Ein Pate wird aus dem Kreis der Mitarbeiter festgelegt und kann den Praxisinhaber entlasten. Für den neuen Mitarbeiter ist er die zentrale Ansprechperson, Mittler und Vertrauter. Der Pate sollte mit den Praxisgepflogenheiten sehr gut vertraut sein und die Patenrolle gerne ausüben.

4.3.2.3 Vorteile von Einarbeitungsplänen

Jeder neue Mitarbeiter sollte nach dem vorgestellten Einarbeitungskonzept eingearbeitet werden. Er sollte auch selbst einen Einarbeitungsplan erhalten. Der Aufbau des Einarbeitungsplans gewährleistet, dass alle wichtigen Bereiche durchlaufen werden und die erforderlichen Kontakte zu Teammitgliedern oder anderen Bereichen erfolgen können. Weiterhin ist sichergestellt, dass der neue Mitarbeiter von vornherein einen Überblick über die Bereiche erhält, in die er eingearbeitet wird. Er kann darüber hinaus die ihm vorgestellten Informationen jederzeit anhand der schriftlichen Unterlagen nachvollziehen.

Böhmer et al. (2010) empfehlen, die Checkliste für die einzelnen Arbeitstage in einer Mitarbeitermappe zu ordnen. Die Checkliste könne ergänzt werden um praxisinterne Informationen wie das Leitbild, Hygiene- und Sicherheitsvorschriften, Vorschriften zur Schweigepflicht und Telefonlisten bis hin zum Personalbeurteilungsbogen. Je nach individuellem Umfang kann aus der Mappe auch ein Ordner für den neuen Mitarbeiter werden.

▶ In der Einarbeitungszeit ist der Mitarbeiter noch nicht in vollem Stundenumfang einplanbar.

Einarbeitungen, die auf Basis der vorgenannten Konzepte erfolgen, sind sowohl für Arbeitnehmer als auch Arbeitgeber vorteilhaft. Der Therapeut hat „durch eine stressfreie Einarbeitung […] Zeit, sich auf die Patienten einzustellen" (Böhmer et al. 2010, S. 5). Die genannten Ziele der Mitarbeiter können erreicht werden, und das Ziel des Praxisinhabers, „einen Mitarbeiter innerhalb von zwei Arbeitswochen so einzuarbeiten, dass er weitestgehend selbständig seinen Aufgaben nachgehen kann" (Dehning et al. 2010, S. 4), wird ebenfalls erfüllt. Gleichzeitig ist die geplante und strukturierte Einarbeitung von Mitarbeitern eine QM-Maßnahme, sowohl in Bezug auf die

Strukturqualität (Rahmenbedingungen der Leistungserbringung) als auch auf die Ergebnisqualität (stressfreie Einarbeitung ermöglicht qualitativ hochwertige Patientenarbeit).

Das Einarbeitungskonzept sowie die im Internet verfügbare Checkliste (s. Arbeitsblatt 10) zur Einarbeitung sind auf jede therapeutische Praxis übertragbar. Aufgrund individueller Gegebenheiten in den Praxen ist die Checkliste auf die Bedürfnisse der Praxis anzupassen. Ist z. B. eine Bürokraft vorhanden, entfallen bestimmte Teile des Rezeptmanagements.

4.4 Leistungserhalt und Förderung von Mitarbeitern

Ausgangssituation

Sabine M. hat vor 2 Jahren eine ergotherapeutische Praxis eröffnet, die inzwischen am Ort gut eingeführt ist und eine lange Warteliste hat. Vor einem halben Jahr hat Frau M. die erste Mitarbeiterin eingestellt und im letzten Monat eine weitere Vollzeitmitarbeiterin. Sie möchte, dass beide Mitarbeiterinnen sie langfristig unterstützen und motiviert und gesund ihre Therapien durchführen können. Sie hat aber auch bemerkt, dass sie seit der Einstellung der Mitarbeiterinnen zusätzliche Führungsaufgaben wahrnehmen muss. ◄

Welche Führungsaufgaben dies genau sind, welchen Einfluss der jeweilige Führungsstil hat und wie Mitarbeiter motiviert und gesund bleiben, wird in diesem Abschnitt erläutert.

4.4.1 Führung von Mitarbeitern

Im Folgenden wird der personenbezogene Aspekt der Unternehmensführung wieder aufgegriffen, der schon in Abschn. 2.1.3 von der sachbezogenen Unternehmensführung abgegrenzt wurde.

Rosenstiel (1995) bezeichnet Führung als „zielbezogene Einflussnahme". Damit meint er, dass Mitarbeiter dazu bewogen werden sollen, bestimmte Ziele, die sich i. d. R. aus den Praxiszielen ableiten, zu erreichen (z. B. Umsatzerhöhung, Einhaltung von Qualitätsstandards).

Führung ist interaktiv, d. h., Vorgesetzter und Mitarbeiter beeinflussen sich gegenseitig. Darüber hinaus ist Führung eingebettet in einen inneren Rahmen (internes Beziehungsgeflecht zwischen Mitarbeitern, Vorgesetzten, Kollegen) und einen äußeren Rahmen (Umwelt, Gesellschaft, Kultur, Branche, Wettbewerbssituation, Besonderheiten des Absatz-, Beschaffungs- und Personalmarktes, ökonomische Gegebenheiten, Staat, politische Verhältnisse etc.).

4.4.1.1 Führungskompetenzen und Führungsaufgaben

Die **Führungskompetenzen** wurden bereits in Abschn. 2.1.3 erläutert und sind für die personenbezogene Führung ebenfalls unerlässlich. Je nach konkreter Situation in einer Praxis werden diese Schlüsselkompetenzen in unterschiedlicher Gewichtung benötigt. Bei einem Praxisinhaber mit 10 Mitarbeitern ist Sozialkompetenz evtl. deutlich stärker gefordert als bei einem Inhaber mit nur 2 Angestellten.

Aus den in Kap. 2 dargestellten Aufgaben, die Praxisinhaber im Rahmen des Managementregelkreises wahrnehmen müssen, ergeben sich weitere **Führungsaufgaben**, wenn Mitarbeiter angestellt sind.

Konkret handelt es sich um folgende 8 Führungsaufgaben:

- Zielvereinbarung
- Delegation von Aufgaben und Kompetenzen
- Weisungserteilung
- Problemlösung
- Information
- Mitarbeiterkontrolle, Supervision
- Anerkennung und Kritik
- Konfliktsteuerung

Je verantwortungsbewusster und wertschätzender die Führungsaufgaben wahrgenommen werden, desto eher tragen sie zur Personalbindung bei und beugen Fluktuation vor.

4.4 Leistungserhalt und Förderung von Mitarbeitern

Zielvereinbarung

Praxisinhaber sollten versuchen, die übergeordneten Ziele der Praxis auf jeden einzelnen Mitarbeiter herunterzubrechen. Ist z. B. das Oberziel, Kosten einzusparen, dann kann mit jedem Mitarbeiter ein individuelles Kostensenkungsziel vereinbart werden (s. auch Abschn. 4.4.1.3, „Management by Objectives"), das bei Erreichen entsprechend „belohnt" wird (z. B. über nichtmonetäre Anreize). Gleiches gilt für Therapieziele: Möchte ein Praxisinhaber die Klientenzentrierung in den Vordergrund stellen, kann er auch hier mit jedem einzelnen Mitarbeiter vereinbaren, wie der Mitarbeiter die Klientenzentrierung umsetzen soll. Allerdings müssen die Ziele messbar sein (Abschn. 2.3.1, „SMART"). Dazu sollten entsprechende Kriterien festgelegt werden.

Delegation

Führungskräfte können sowohl Aufgaben als auch Kompetenzen und Verantwortung an ihre Mitarbeiter delegieren. Bei der Delegation von Aufgaben ist es beliebt, solche Aufgaben zu delegieren, die Führungskräfte selbst nicht gerne ausführen. Hier sollte eine gesunde Mischung aus vielleicht weniger interessanten Routineaufgaben und interessanten anderen Aufgaben angestrebt werden, um die Arbeitszufriedenheit nicht zu gefährden.

Mitarbeiter übernehmen oftmals gerne Verantwortung und auch Kompetenzen. Die Führungskraft sollte mit dem Mitarbeiter gemeinsam überlegen, für welchen Bereich er Verantwortung übernehmen könnte und auch möchte. So kann Mitarbeitern die Verantwortung für die Umsetzung der Qualitätsstandards übertragen werden, verbunden mit der Kompetenz des QM-Beauftragten. Andere Mitarbeiter können die Verantwortung z. B. für das Materialmanagement übernehmen und wieder andere die Verantwortung für die Rezeptkontrolle.

Weisungserteilung

Der Praxisinhaber ist als Arbeitgeber seinen Mitarbeitern gegenüber weisungsbefugt und darf ihnen Anweisungen erteilen. Hier unterscheidet man verschiedene Formen der Weisungserteilung, vom Auftrag über die Anweisung bis hin zum Kommando oder Befehl. Während beim Auftrag ein grober Rahmen vorgegeben wird und die Ausgestaltung in der Verantwortung der Mitarbeiter liegt, ist die Anweisung schon deutlich konkreter. Sie beinhaltet die Art und Weise, wie eine Arbeit erledigt werden soll. Kommando und Befehl sind in therapeutischen Praxen ungeeignet und ggf. nur in Notsituationen erforderlich.

Problemlösung

Treten Probleme bei der Erfüllung der Arbeitsaufgabe bei Mitarbeitern auf, nehmen sie oftmals die Hilfe der Führungskräfte in Anspruch. Die Aufgabe der Führungskraft ist es, die Probleme zu erkennen, ihre Ursachen zu analysieren und gemeinsam mit dem Mitarbeiter eine Lösung zu finden.

Je mehr Angestellte eine Praxis hat, desto häufiger wird die Führungskraft von den Mitarbeitern zur Problemlösung herangezogen. Deshalb müssen Praxisinhaber für diese Tätigkeit Zeitfenster einplanen und als Ansprechpartner zur Verfügung stehen. Wer als Inhaber einen vollen Terminkalender für Behandlungen hat, der hat keine Zeit mehr für die Fragen seiner Mitarbeiter. Das führt langfristig zur Unzufriedenheit der Mitarbeiter.

Information

Eine weitere wichtige Führungsaufgabe ist die Information der Mitarbeiter. Informationen können sich einerseits auf die Erledigung der Aufgaben beziehen. Andererseits können auch Informationen wichtig sein, die nicht primär für die Aufgabenerfüllung erforderlich sind. Das können Informationen zu allgemeinen Entwicklungen in der Praxis, zur strategischen und wirtschaftlichen Entwicklung oder zu personellen Veränderungen sein. Werden solche Informationen, die über die Aufgabenerfüllung hinausgehen, den Mitarbeitern vorenthalten, entstehen schnell Gerüchte. Um solchen Gerüchten vorzubeugen, ist regelmäßige Information erforderlich. Diese kann z. B. in wöchentlichen Teamsitzungen gegeben werden. Keinesfalls sollten Informationen als Machtinstrument missbraucht werden (z. B. durch gezielte Information der „Lieblingsmitarbeiter" und bewusste Vorenthaltung bei anderen Mitarbeitern).

Mitarbeiterkontrolle, Supervision
Ein Kriterium für die Zufriedenheit von Mitarbeitern ist die Kontrolle durch den Vorgesetzten. Dies haben verschiedene empirische Untersuchungen aufgezeigt (u. a. Herzberg 1968; s. auch Abschn. 4.4.2). Mitarbeiter legen Wert darauf, dass Vorgesetzte ihr Engagement und ihre Fähigkeiten wahrnehmen. Die Kontrolle kann sich auf das Arbeitsergebnis beziehen, aber auch auf den Behandlungsprozess bzw. die Anwendung verschiedener Behandlungsmethoden.

Das Ausmaß der Kontrolle sollte sich individuell auf den Mitarbeiter beziehen. Unerfahrene Mitarbeiter erwarten eher mehr, berufserfahrene Mitarbeiter eher weniger Kontrolle.

Das Arbeitsergebnis kann gut anhand der Dokumentationen der Mitarbeiter kontrolliert werden. Die Verfahrens- und Handlungskontrolle kann mithilfe von Supervision erfolgen.

Anerkennung und Kritik
Anerkennung und Kritik werden oftmals nicht in gleichem Maße zur Personalführung eingesetzt. Meist überwiegt die Kritik. Sobald sich etwas nicht so entwickelt, wie es erwartet wurde, wird schnell Kritik geäußert. Entwickelt sich aber alles so, wie erwartet, dann wird dies als selbstverständlich hingenommen, ohne anerkennende Worte. Anerkennung der erbrachten Leistung der Mitarbeiter ist ein wichtiges, kostenloses und hoch motivierendes Instrument der Personalführung. Man unterscheidet verschiedene Ausprägungen von Anerkennung und Kritik (Abb. 4.12).

Anerkennung und Kritik sollten immer so sachlich wie möglich erfolgen, bezogen auf die Arbeitsleistung. Anerkennung sollte darüber hinaus regelmäßig erfolgen, nicht nur bei besonders anerkennungswürdigen Ereignissen.

Sind die Leistungen eines Mitarbeiters zu kritisieren, darf nicht zu lange damit gewartet werden, sonst wird Kritik schnell nicht mehr ernst genommen. Die Fehlleistungen sollten so sachlich wie möglich unter vier Augen angesprochen werden, nicht im Affekt oder aus einer Emotion heraus und möglichst nicht am Wochenbeginn (dies wirkt sich evtl. nachteilig auf die Arbeitsleistung der ganzen Woche aus). Im Kritikgespräch sollte der Praxisinhaber nie persönlich werden, und das Gespräch sollte ausreichend Raum bieten, um dem Mitarbeiter zuhören und dessen Fehlleistungen erläutern zu können.

Konfliktsteuerung
Konflikte sind unvermeidbar und entstehen dort, wo Menschen zusammenkommen. Konflikte können inter- oder intrapersonell entstehen. Von interpersonellen Konflikten spricht man, wenn es sich um Konflikte zwischen Mitarbeitern, Mitarbeitern und Vorgesetzten oder auch zwischen Mitarbeitern und Patienten/Angehörigen handelt. Intrapersonelle Konflikte entstehen im Mitarbeiter selbst, wenn er sich z. B. nicht mit den Praxiszielen identifizieren kann und selbst andere Ziele verfolgt.

Die Führungskraft hat die Aufgabe, Konflikte zu analysieren, die Ursachen zu ermitteln und Lösungsvorschläge mit den Beteiligten zu erarbeiten oder selbst Vorschläge zu machen. Weiterhin gehört zur Steuerung von Konflikten die Erarbeitung von Maßnahmen, um Konflikten vorzubeugen. Weiß man als Praxisinhaber z. B., dass es in jedem Jahr Konflikte bei der Urlaubsplanung gibt, weil Vertretungsregeln nicht klar geregelt sind, dann ist die Führungskraft dazu angehalten, Lösungen zu erarbeiten, die diesem Konflikt vorbeugen.

Abb. 4.12 Spannbreite zwischen Anerkennung und Kritik

4.4 Leistungserhalt und Förderung von Mitarbeitern

Die vorgenannten 8 Führungsaufgaben erfordern zeitliche Ressourcen, die auf jeden Fall in den Tages- oder Wochenablauf eingeplant werden müssen. Wird darauf verzichtet, können die erforderlichen Führungsaufgaben nicht ausreichend wahrgenommen werden, was sich nachhaltig negativ auf das Betriebsklima und die Mitarbeiterzufriedenheit auswirkt.

4.4.1.2 Führungsstile

Führungsstile beschreiben Verhaltensgrundsätze von Vorgesetzten zur Gestaltung der Beziehungen zu ihren Mitarbeitern. Ein Führungsstil ist das Ergebnis der Ausgestaltung der Führungsfunktionen des Managementregelkreises (Zielsetzung, Planung, Entscheidung, Aufgabenübertragung/Realisation und Kontrolle) und beschreibt, in welcher Weise Führungskräfte ihre Führungs- und Leitungsfunktionen ausüben. Dies kann individuell sehr unterschiedlich sein, z. B. in einer interdisziplinären Praxis mit mehreren Führungskräften. Dort kann es sein, dass kein einheitlicher Führungsstil vorherrscht und im Extremfall die Führungssituation durch verschiedene Führungsstile beeinflusst wird.

Der Führungsstil wird geprägt durch die

- an der Führung beteiligten Personen,
- Gestaltung der Führungsprozesse und -instrumente,
- Gestaltung der Vorgesetzten-Mitarbeitenden-Beziehung,
- Berücksichtigung der individuellen Bedürfnisse der Mitarbeiter im Führungsprozess,
- Berücksichtigung sozialer und kultureller Normen.

In Literatur und Praxis findet man verschiedene Führungsstile. Die in der Literatur bekannteste Klassifikation ist das Führungskontinuum von Tannenbaum und Schmidt aus dem Jahr 1958 (Abb. 4.13).

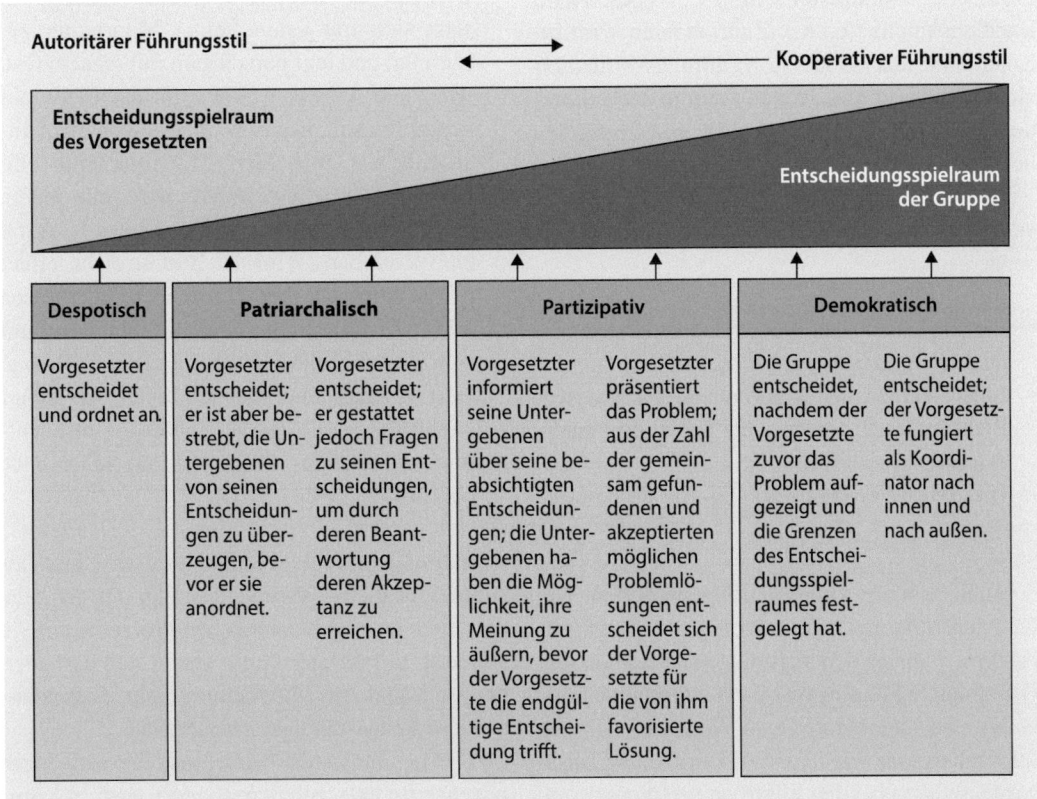

Abb. 4.13 Führungskontinuum nach Tannenbaum und Schmidt. (Modifiziert nach Thommen und Achleitner 1998)

Dieser Ansatz basiert auf dem Beteiligungsgrad der unterstellten Mitarbeiter am Entscheidungsprozess. Auf der linken Seite des Führungskontinuums werden die Mitarbeiter nicht am Entscheidungsprozess beteiligt. Entscheidungen werden in Form von Befehlen weitergegeben (wie beim Militär). Dieser Führungsstil wird „autoritär" oder „despotisch" genannt. Auf der rechten Seite geht die Beteiligung der Mitarbeiter so weit, dass die Gruppe entscheidet und dem Vorgesetzten nur noch eine Koordinationsfunktion zukommt. Die Mitarbeiter sollen durch Einbindung in den Entscheidungs- und Führungsprozess motiviert werden. Dieser Führungsstil wird „kooperativ" oder „demokratisch" genannt.

Am Führungskontinuum von Tannenbaum und Schmidt wird zum einen die vereinfachte Darstellung auf Basis nur eines einzigen Kriteriums kritisiert: der Beteiligung am Entscheidungsprozess. Realistischer scheint eine mehrdimensionale Betrachtung (z. B. unter Einbeziehung von Kontaktqualität und -häufigkeit zwischen Mitarbeiter und Vorgesetztem, Handlungsmotive o. Ä.). Zum anderen wird im Kontinuum die konkrete (Führungs-)Situation nicht berücksichtigt. Jedoch kann je nach Situation ein unterschiedlicher Führungsstil erforderlich sein.

Als wichtigste Faktoren eines solchen **situativen Führungsstils** werden in der Literatur folgende genannt:

- Eigenschaften des Vorgesetzten (Führungsqualitäten, Erfahrung, Menschenbild)
- Eigenschaften des Mitarbeiters (Fachwissen, Bedürfnis nach persönlicher Entfaltung, Interessen)
- Die Art der Problemstellung, die zu bewältigen ist

Auch weitere situative Gegebenheiten wie Gruppenstrukturen, Zeitfaktor und Organisationsform können den Führungsstil beeinflussen. Der situative Führungsstil kann zwischen autoritärem und demokratischem Verhalten ständig schwanken, was wiederum zu Unruhe und Missverständnissen bei den Mitarbeitern führen kann.

Verantwortliche Praxisinhaber sollten ihr Führungsverhalten kritisch reflektieren und überlegen, welcher Stil in welchen Situationen angemessen ist.

4.4.1.3 Führungsprinzipien

Führungsprinzipien beschreiben das Führungssystem einer Praxis, im Gegensatz zu den Führungsstilen, die die Art der Personalführung darstellen. Führungsprinzipien werden in der Literatur auch als Managementtechniken oder -konzepte bezeichnet.

Praxisbeispiel: Führungsprinzipien

Thomas M. leitet eine logopädische Praxis mit 6 Mitarbeitern. Im Team wurden neue Angebote für Selbstzahler entwickelt. Die Einführung der neuen Angebote plant Herr M. ab Januar des neuen Jahres. Er möchte, dass seine Mitarbeiter ihn dabei voll und ganz unterstützen, damit die Umsätze sich gut entwickeln. Er verfolgt folgendes Prinzip: Er setzt sich mit jedem seiner Mitarbeiter zusammen und legt gemeinsam mit diesem fest, wie viele Angebote dieser im nächsten Jahr verkaufen soll. Dabei können sowohl der Mitarbeiter als auch Herr M. Argumente einbringen. Auf diese Weise wird mit jedem einzelnen Mitarbeiter ein konkretes Umsatzziel vereinbart. Wird das Ziel erreicht, erhält der Mitarbeiter eine Umsatzbeteiligung von 10 %. Auf die Frage von Mitarbeiter A., auf welche Art er die Umsätze erzielen soll, sagt Herr M.: „Das überlasse ich Ihnen. Mir ist nur wichtig, dass Sie den vereinbarten Umsatz erreichen, und das werde ich am Jahresende überprüfen." ◄

Führungsprinzipien bieten in erster Linie Lösungen für die im Rahmen der Führungsaufgabe entstehenden organisatorischen Probleme an. Sie sollen u. a. Führungskräfte von Routinearbeiten entlasten und den Mitarbeitern mehr Kompetenzen und Selbstständigkeit zugestehen.

Die bekanntesten Prinzipien, die sich nicht gegenseitig ausschließen, sondern auch in Kom-

4.4 Leistungserhalt und Förderung von Mitarbeitern

bination in einer Praxis nebeneinander angewendet werden können, werden nachfolgend erläutert.

Management by Objectives (MbO)
Management by Objectives meint die Mitarbeiterführung auf der Grundlage von Zielen, die von Mitarbeitern und Führungskräften gemeinsam erarbeitet und festgelegt werden. Wie die Ziele erreicht werden sollen, liegt in der Entscheidungskompetenz des Mitarbeiters. Der Vorgesetzte kontrolliert den Grad der Zielerreichung, nicht die Art und Weise, wie sie erreicht worden sind.
Nun wird deutlich, dass Herr M. im genannten Beispiel nach dem Prinzip des Management by Objectives gehandelt hat. Dieses Führungsprinzip ist weitverbreitet und wird zunehmend auch im Gesundheitswesen angewendet.

▶ Es bietet sich an, gemeinsame Zielvereinbarungen mit den jährlichen Personalbeurteilungsgesprächen zu verbinden und die Ziele im Beurteilungsbogen zu dokumentieren.

Vorteile des Management by Objectives sind die Förderung der Eigeninitiative und die Motivation zur Erreichung der Ziele. Selbstständigkeit und Verantwortungsbereitschaft werden gefördert. Nachteilig ist der hohe Zeitaufwand. Sind die Ziele jedoch realistisch vereinbart, überwiegen die Vorteile.

Management by Exception (MbE)
Beim Management by Exception können die Mitarbeiter innerhalb eines ihnen vorgegebenen Rahmens selbstständig Entscheidungen treffen. Der Vorgesetzte greift nur dann ein, wenn Abweichungen von den vereinbarten Zielen drohen.

Management by Delegation (MbD)
Management by Delegation beinhaltet die Übertragung eindeutig abgegrenzter Aufgabenbereiche auf die Mitarbeiter. Innerhalb dieser Bereiche kann der Mitarbeiter selbstständig Entscheidungen treffen und diese dann auch realisieren. Management by Delegation wird auch als „Führung im Mitarbeiterverhältnis" oder „Harzburger Modell" bezeichnet. Initiative und Mitverantwortung sollen gefördert werden.

4.4.2 Motivation von Mitarbeitern

Praxisinhaber/in B:

> „Wenn Mitarbeiter nicht zufrieden sind, kriege ich auch eine Krise ... Wenn die Mitarbeiter anfangen, maulig zu werden, dann muss ich mir sofort Gedanken machen, wie ich das löse." (Betz 2010)

Damit Mitarbeiter an ihrem Arbeitsplatz zufrieden sind, müssen sie motiviert sein, ihre Arbeit gern auszuführen. Arbeitszufriedenheit und Mitarbeitermotivation tragen nicht nur entscheidend zur erfolgreichen Umsetzung des Praxisleitbildes/der Vision bei, sondern auch sehr zur Zufriedenheit der Patienten. Frustrierte Mitarbeiter können erheblichen Schaden bei Patienten anrichten. Der Zusammenhang zwischen Personalführung und Betriebserfolg (im Gesundheitswesen heißt Betriebserfolg auch in hohem Maße Heilungserfolg der Patienten) ist empirisch unbestritten.

Die Motivation von Mitarbeitern kann also verschiedene Ziele verfolgen, u. a.:

- Aktivierung der Mitarbeiterleistungen dahingehend, dass die betrieblichen Erwartungen und Pläne und die mit dem Mitarbeiter vereinbarten Ziele erreicht werden
- Bindung vorhandener Mitarbeiter an die Praxis und Vorbeugung von Austrittsentscheidungen
- Zufriedene Patienten (speziell im Gesundheitswesen)
- Gutes Praxisklima

4.4.2.1 Motivation, Motive, Bedürfnisse und Anreize

In der Literatur findet man verschiedene Definitionen von **Motivation,** die aber alle nicht so aussagekräftig sind wie ein Zitat von Saint-Exupéry (1951): „Wenn Du ein Schiff bauen willst, so trommle nicht Männer zusammen, um Holz zu beschaffen, Aufgaben zu vergeben und die Arbeit

Abb. 4.14 Grundmodell menschlichen Verhaltens. (Mit freundlicher Genehmigung, von links nach rechts: © goldencow_images/Fotolia, © fotomek/Fotolia)

einzuteilen, sondern lehre die Männer die Sehnsucht nach dem weiten, endlosen Meer."

Menschen, die eine Vision haben, braucht man nicht zu motivieren. Hier steht der selbstbewusste und verantwortungsvolle Mensch im Vordergrund, der auf der Suche nach Sinnhaftigkeit in seinem Leben ist.

Motivation ist die Frage nach dem „Warum" des menschlichen Verhaltens. Den Ausgangspunkt zur Beantwortung dieser Frage bildet das Grundmodell menschlichen Verhaltens, das sich aus der Verhaltenspsychologie ableitet (Abb. 4.14).

Gemäß Mayer und Walter (1996, S. 245) ist Motivation „das Bestreben des Individuums, durch sein Verhalten positive Verstärkungen zu erlangen (Zuwendungsmotivation) und negative Verstärkungen abzuwenden (Abwendungsmotivation)".

Motive sind Beweggründe für menschliches Verhalten. Nach Thommen und Achleitner (1998) ist ein Motiv (auch Wunsch, Verlangen, Lust) eine isolierte Verhaltensbereitschaft, die latent vorhanden ist. Motive sind von Bedürfnissen abzugrenzen: **Bedürfnisse** bezeichnen ein allgemeines Mangelempfinden und stehen rangmäßig vor den Motiven. Motive sind bereits inhaltliche Ausprägungen eines Bedürfnisses im Hinblick auf ein bestimmtes Ziel (z. B. ist Hunger ein Bedürfnis, während das Verlangen nach einem bestimmten Nahrungsmittel [z. B. Brötchen] ein Motiv darstellt).

In der Wissenschaft geht man davon aus, dass Bedürfnisse bereits angeboren und später dauernd latent vorhanden sind. Motive bilden sich erst im Laufe der Sozialisation und etablieren sich mit der Zeit als relativ stabile Werte. Um diese Motive zu aktivieren, ist Motivation erforderlich. Dazu sind wiederum **Anreize** (Aktivierungsmaßnahmen) notwendig.

4.4.2.2 Motivationstheorien

Für das Verhalten des Menschen sind jedoch nur solche Anreize bestimmend, die eine Befriedigung der aktuellen Bedürfnisse versprechen. Hier setzen die Motivationstheorien an. Abb. 4.15 gibt einen Überblick über die Obergruppen.

4.4.2.3 Prozessmodell von Staehle

Für motiviertes Verhalten lässt sich nach dem Prozessmodell von Staehle (1994) folgender Ablauf beschreiben:

1. Mangelempfindung (Bedürfnis).
2. Zielgerichtete, latente Bereitschaft zur Bedürfnisbefriedigung (Motiv).
3. Erhöhte Spannung zwischen Mangelempfinden und Bereitschaft zur Befriedigung (Aktivierung).
4. Spannung (Aktivierung) wird so stark, dass sie zu bestimmten Verhalten führt.
5. Das Resultat des Verhaltens (Ziel) ist erreicht: die Bedürfnisbefriedigung. Je nach Grad der

4.4 Leistungserhalt und Förderung von Mitarbeitern

Abb. 4.15 Motivationstheorien

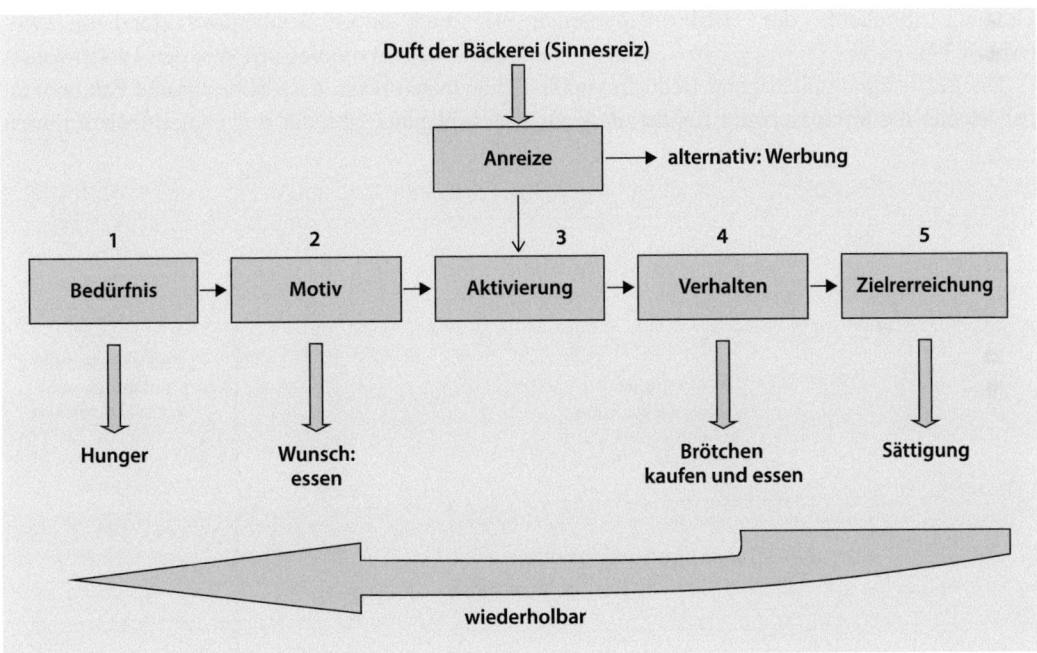

Abb. 4.16 Motivationsmodell am Beispiel des Bedürfnisses „Hunger". (Adaptiert nach Staehle 1994)

Befriedigung tritt eine Korrektur des Motivs und eine erneute Aktivierung ein, die zu neuem Verhalten führt.

Abb. 4.16 verdeutlicht dieses Prozessmodell an einem konkreten Beispiel.

Nach diesem Modell ist eine bestimmte Erwartungshaltung gegeben (an der sich die Bedürfnisbefriedigung orientiert) und ein sog. Endzustand (Mangelbefriedigung) tritt ein. Nach Beendigung des Bedürfnisses tritt dann zu einem späteren Zeitpunkt erneut der Mangelzustand wieder ein.

Die Schlussfolgerung aus diesem Modell für die Mitarbeitermotivation lautet: Praxisinhaber müssen herausfinden, welche Bedürfnisse und

Motive im Mitarbeiter vorhanden sind, damit diese durch geeignete Anreize aktiviert werden können.

4.4.2.4 Inhaltstheorien

Die beiden bekanntesten Inhaltstheorien sollen nachfolgend kurz erläutert werden.

Theorie von Maslow

Ausgangspunkt für Maslows Theorie sind die hinter den Motiven stehenden Bedürfnisse, die wiederum Motive und damit bestimmte Verhaltensweisen auslösen. Maslow (1948) führt alle beim Menschen auftretenden Verlangen auf 5 Bedürfnisgruppen (auch Motivationsgruppen genannt) zurück. Aufgrund ihrer unterschiedlichen Dringlichkeit lassen sie sich in eine hierarchische Ordnung bringen: die Bedürfnispyramide (Abb. 4.17).

Die Befriedigung niedrigerer Bedürfnisse bildet jeweils die Voraussetzung für die Befriedigung höherer Bedürfnisse. Wenn ein Bedürfnis befriedigt ist, tritt an seine Stellen ein anderes, i. d. R. höheres Bedürfnis.

Die Befriedigung verschiedener Bedürfnisse zeigt unterschiedliche Wirkung: Während Defizitbedürfnisse (-motive) in dem Maße an Stärke abnehmen, wie sie befriedigt werden, nehmen Wachstumsbedürfnisse (-motive) in dem Maße an Stärke zu, in dem sie befriedigt werden. Der nach Selbstverwirklichung strebende Mensch strebt nach persönlichem Wachstum als Selbstzweck. Dies trifft insbesondere auf die westliche Zivilisation zu, in der die Stufen 1–4 der Bedürfnispyramide weitestgehend erfüllt sind.

Theorie von Herzberg

Im Gegensatz zu Maslow ist die Theorie von Herzberg empirisch überprüft. Herzberg (1968) hat in seinen Studien schon in den 1960er-Jahren herausgefunden, dass es bestimmte Faktoren am Arbeitsplatz gibt, die zu Unzufriedenheit führen,

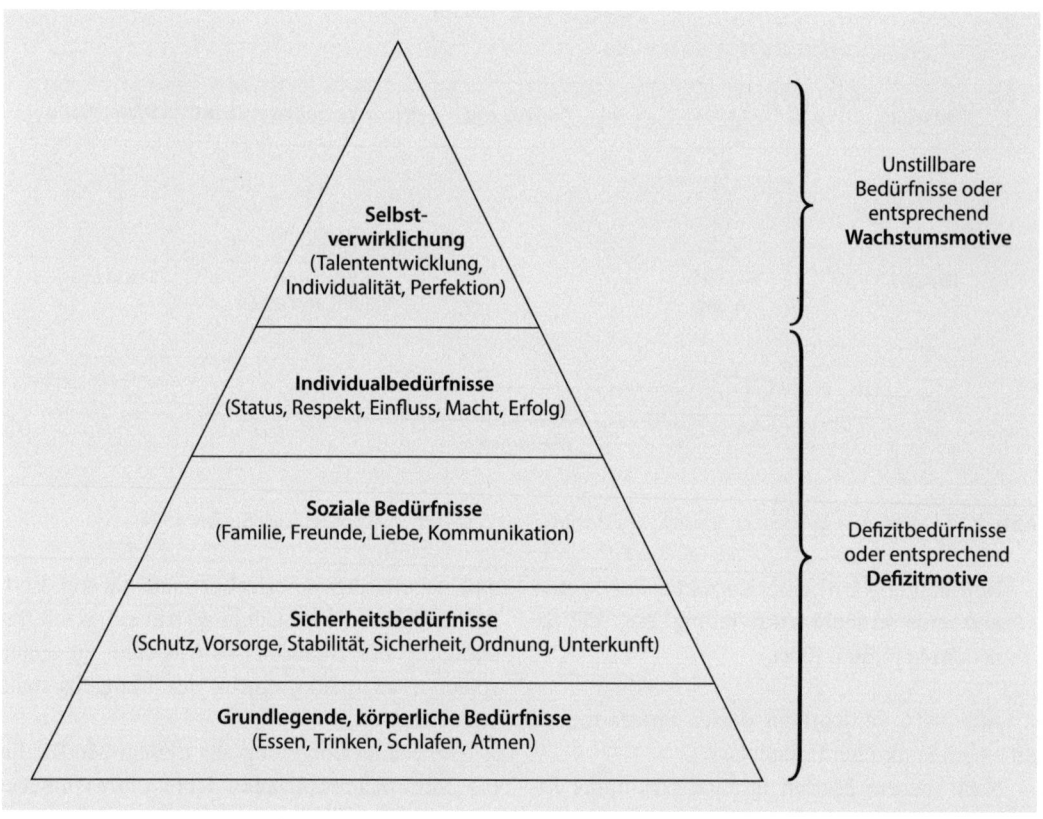

Abb. 4.17 Bedürfnispyramide von Maslow

4.4 Leistungserhalt und Förderung von Mitarbeitern

Abb. 4.18 Einflussfaktoren der Arbeitszufriedenheit nach Herzberg. (Modifiziert nach Thommen und Achleitner 1998)

und Faktoren, die zu Zufriedenheit führen. Ähnliche Ergebnisse wurden in verschiedenen Studien bis heute immer wieder erzielt. Herzberg unterteilt die Faktoren in Hygienefaktoren (auch Frustratoren genannt) und Motivatoren, wie Abb. 4.18 zeigt.

Die Kriterien, die zu Unzufriedenheit führen, sind andere als die, die zu Zufriedenheit am Arbeitsplatz führen.

Sind die **Hygienefaktoren** nicht vorhanden, dann rufen sie beim Mitarbeiter Unzufriedenheit hervor. Das kann dann der Fall sein, wenn der Praxisinhaber den Mitarbeiter nicht kontrolliert oder der Mitarbeiter das Gefühl hat, nicht kontrolliert zu werden. Sind die Hygienefaktoren vorhanden, d. h., der Chef überprüft regelmäßig die Arbeitsweise, besteht zwar keine Unzufriedenheit, aber der Mitarbeiter kann auch keine bewusst erlebte Zufriedenheit aufbauen. Die Hygienefaktoren berühren den eigentlichen Arbeitsinhalt nicht zentral, sondern sind Randbedingungen.

Die **Motivatoren** hingegen beziehen sich zentral auf den Arbeitsinhalt und können die Leistungsbereitschaft längerfristig positiv beeinflussen.

Welche Bedeutung der Arbeitsinhalt auch heute noch hat, zeigen Ergebnisse von europa- und weltweiten Studien aus dem Jahr 2009. Nach Schönfeld (zitiert nach Meinert 2009) ist „eine befriedigende Aufgabe, welche die persönlichen Fähigkeiten und das Selbstbewusstsein fördert, […] für viele Arbeitnehmer heute das Wichtigste". Laut Meinert motiviert die persönliche Leistung im Job die Mitarbeiter am meisten. Das Gehalt rangiere erst an zweiter, die Anerkennung von Vorgesetzten und Kollegen erst an dritter Stelle. Nach Bertoli (zitiert nach Meinert 2009) liegt hier gerade die Chance für kleinere Unternehmen, zu denen auch die Praxen gehören: „So haben auch kleinere Unternehmen, die vergleichsweise weniger Gehalt, dafür aber mehr Eigenverantwortung und ein spannendes Aufgabenspektrum bieten können, hervorragende Chancen, hochkarätiges Personal für sich zu gewinnen."

Im Rahmen von Befragungen von Studierenden (die meisten in einem Arbeitsverhältnis als Therapeuten) durch die Autorin in verschiedenen Lehrveranstaltungen zum Thema Motivation wurden für therapeutische Kontexte folgende spezifische Motivatoren genannt:

Spezifische Motivatoren in therapeutischen Praxen
- Therapiefortschritte der Patienten
- Motivierte Patienten
- Therapeut-Patient-Beziehung
- Ausstattung des Arbeitsplatzes (über die Mindestausstattung der gesetzlichen Krankenversicherung [GKV] hinausgehend)
- Team und Arbeitskollegen
- Gute Raumplanung
- Mitgestaltungsmöglichkeiten
- Gewünschte Spezialisierung ausleben dürfen
- Förderung von Weiterbildungen
- Bezahlte Therapieausfälle
- Anerkennung durch Patienten/Angehörige

Als Schlussfolgerungen aus der Theorie nach Herzberg ergibt sich für die Mitarbeitermotivation: Die bei Herzberg genannten Motivatoren, z. B. eine Tätigkeit, die die Mitarbeiter ausfüllt, oder Anerkennung, können, wenn sie in das betriebliche Anreizsystem integriert werden, gleichzeitig die Zufriedenheit mit der Arbeit und die Leistungsbereitschaft steigern. Als Fazit aus den dargestellten Motivationstheorien kann festgehalten werden, dass weder Inhaltstheorien (Was bestimmt das Verhalten?) noch Prozesstheorien (Wie wird Verhalten erzeugt?) allein ausreichend sind, das Verhalten der Mitarbeiter zu erklären. Erst die Kombination verschiedener theoretischer Ansätze kann menschliches Verhalten erklären.

4.4.2.5 Kennzeichen einer motivierenden Arbeitssituation

Eine gute und motivierende Arbeitssituation ist nach Rosenstiel (1995) durch folgende Merkmale gekennzeichnet:

- Autonomie: Selbst- und Mitbestimmung, Entscheidungsfreiheit, z. B. wenn Mitarbeiter bei der Entwicklung von Selbstzahlerangeboten mitbestimmen dürfen
- Komplexität und Lernchancen: Qualifizierungsangebote, z. B. Mitarbeitern ermöglichen, sich weiterzubilden, neue Therapiemethoden zu erlernen
- Variabilität und Aktivität: Reichhaltigkeit der Tätigkeit, z. B. Mitarbeitern ermöglichen, verschiedene Krankheitsbilder zu therapieren
- Kooperationserfordernisse und soziale Unterstützung: z. B. Kooperationen mit anderen Berufsgruppen, Unterstützung durch den Vorgesetzten in privaten sozialen Belangen (z. B. späterer Arbeitsbeginn, um Kinder vorher in die Tagesstätte zu bringen)
- Kommunikationsmöglichkeiten: informelle Beziehungen, z. B. Möglichkeiten schaffen, dass Mitarbeiter sich untereinander austauschen können, ohne dass der Chef dabei ist
- „Ganzheitlichkeit" und „Sinnhaftigkeit": Transparenz, z. B. frühzeitig die Mitarbeiter in Veränderungsprozesse einbinden und Hintergründe erläutern

Grundsätzlich gilt jedoch: Jeder Mitarbeiter sollte individuell motiviert werden. Dazu muss bekannt sein, welche Mitarbeiter auf welche Anreize reagieren, was sich aus dem täglichen Umgang mit den Mitarbeitern schließen lässt. Daran orientiert kann ein betriebliches Anreizsystem erarbeitet werden.

4.4.3 Betriebliche Anreizsysteme

Generell kann man die Anreize in materielle (monetäre) und immaterielle (nicht monetäre) Anreize unterteilen (Abb. 4.19).

4.4 Leistungserhalt und Förderung von Mitarbeitern

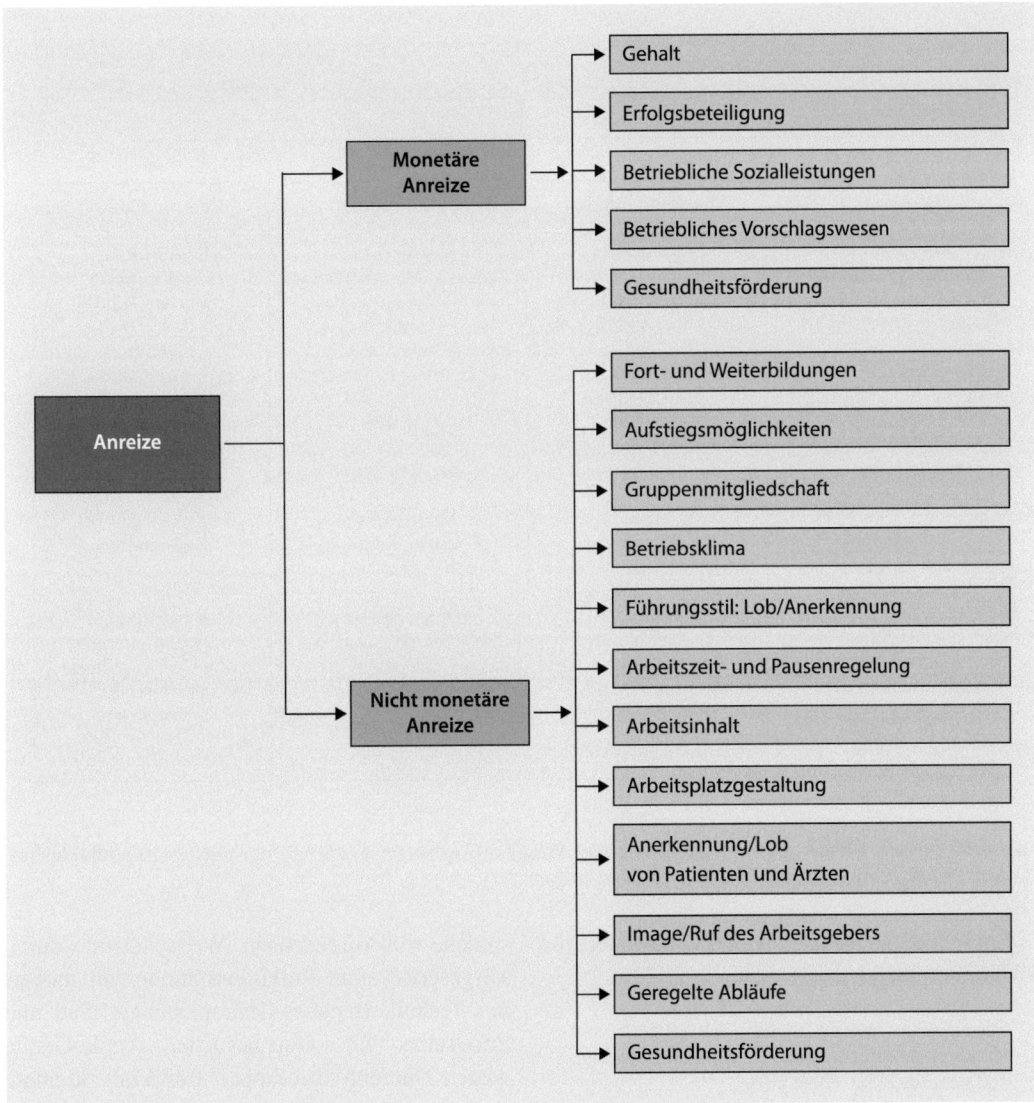

Abb. 4.19 Individuelle Mitarbeitermotivation durch Anreize. (Modifiziert nach Thommen und Achleitner 1998)

4.4.3.1 Anreize mit nicht monetärem Schwerpunkt

Da in Praxen oftmals gerade monetäre Anreize aufgrund fehlender finanzieller Ressourcen nur schwer realisierbar sind, wurde von Loth (2003) im Rahmen einer unveröffentlichten Bachelorarbeit an der HAWK speziell für physiotherapeutische Praxen ein Anreizsystem erarbeitet, das die finanziellen Möglichkeiten der Praxen berücksichtigt (Abb. 4.20). Zielsetzung war, Anreize zu entwickeln, die auch bei einem niedrigen Praxisbudget realisierbar sind.

Wenn für Gehaltserhöhungen keine Spielräume existieren, aber die Mitarbeiter dennoch motiviert werden sollen, hat ein/e Praxisinhaber/in für sich einen Weg gefunden:

„Ich zahle manchmal auch statt Gehaltserhöhung eine Fortbildung. Das hat für mich den Vorteil, dass ich dafür keine Lohnnebenkosten bezahlen muss, und für die Mitarbeiterin ist es motivierend." (Betz 2010)

Abb. 4.20 Anreize für Mitarbeiter in therapeutischen Praxen. *AG* Arbeitgeber, *AN* Arbeitnehmer, *Fobis* Fortbildungen, *MA* Mitarbeiter. (Loth 2003, mit freundlicher Genehmigung)

Ein/e andere/r Praxisinhaber/in motiviert die Mitarbeiter über

„regelmäßige Teamsitzungen à 45 Minuten und Mitarbeiterbesprechungen … Betriebsausflüge sind ganz wichtig." (Betz 2010)

Einige Praxisinhaber setzen auch im Rahmen des QM Mitarbeiterzufriedenheitsbögen ein. Die Auswertung wird im Team besprochen, und bei Unzufriedenheit werden gemeinsam Lösungen erarbeitet (Betz 2010).

Im Rahmen von Befragungen von Studierenden (die meisten in einem Arbeitsverhältnis als Therapeuten) durch die Autorin in verschiedenen Lehrveranstaltungen zum Thema Anreize wurden für therapeutische Kontexte folgende nicht monetäre Anreize genannt: regelmäßige Teamsitzungen, Zeit für Dokumentation, flexible Arbeitszeiten, Supervision, konstruktive Gespräche mit Vorgesetzten, Wertschätzung durch Vorgesetzte, gute Praxisausstattung mit moderner Technik (eigenes Therapiehandy, iPad und Praxisauto für Hausbesuche, Apple-Geräte wegen Nutzung von Apps), Bürokraft, kleinere und familiäre Strukturen, gut ausgewertetes Feedbacksystem, teambildende Maßnahmen.

Darüber hinaus legt insbesondere die Generation Z besonders Wert auf eine ausgewogene Work-Life-Balance (Personal aktuell 2023, S. 3), zu der über flexible Arbeitszeitmodelle ein Beitrag des Arbeitgebers geleistet werden kann.

Da das Gehaltsniveau in den Therapieberufen eher niedrig ist, sind monetäre Anreize aus Sicht der Mitarbeiter aber ebenfalls sehr attraktiv.

4.4.3.2 Monetäre Anreize

Nachfolgend werden die monetären Anreize erläutert:

4.4 Leistungserhalt und Förderung von Mitarbeitern

Arbeitsentgelt/Personalentlohnung
Zur Kategorie der Entlohnung zählen die Gehälter. Eine gerechte Entlohnung ist nicht immer ganz einfach. Kriterien für eine gerechte Entlohnung können folgende sein:

- Marktgerechtigkeit
- Anforderungsgerechtigkeit
- Leistungsgerechtigkeit
- Qualifikationsgerechtigkeit

Eine **marktgerechte Entlohnung** orientiert sich am Angebot und an der Nachfrage nach Arbeitskräften am Arbeitsmarkt. So sind z. B. bei hoher Arbeitslosigkeit die Gehälter eher niedriger, während bei Arbeitskräftemangel Arbeitnehmer eher höhere Gehälter erzielen können.

Basiert die Entlohnung auf den **Anforderungen**, die an den jeweiligen Arbeitsplatz gestellt werden, oder auf den Herausforderungen und Schwierigkeiten des Arbeitsplatzes, dann lagen der Gehaltsfestlegung bestimmte erwartete Leistungen zugrunde. Solche Anforderungen lassen sich auch einem sog. Anforderungsprofil und einer Stellenbeschreibung, so sie denn vorliegen, entnehmen.

Die aktuelle Diskussion um gerechte Entlohnung stellt die Arbeitsleistung des Arbeitnehmers in den Fokus. Bei der **leistungsgerechten Entlohnung** orientiert man sich an der vom Arbeitnehmer erbrachten Arbeitsleistung, im Gegensatz zur erwarteten Leistung. Arbeit ist die Tätigkeit eines Menschen zur Erfüllung einer Aufgabe. Leistung ist das bewertete Ergebnis, das aus der menschlichen Arbeit resultiert, und umfasst die Qualität, die Quantität und die benötigte Zeit. Die Arbeitsleistung wird bestimmt durch die Leistungsfähigkeit (Ausbildung, Fortbildungen, Fähigkeiten, Fertigkeiten, Erfahrungen, Gesundheit) und die Leistungsbereitschaft (abhängig vom Gehalt und von den Arbeitsbedingungen).

Die Gewerkschaft verdi (2023) strebt die leistungs- und/oder erfolgsorientierte Bezahlung (LOB) an und hat das im Tarifvertrag im § 18 geregelt. Sie soll in Form von Leistungsprämien, Erfolgsprämien, Leistungszulagen oder Jahressonderzahlungen erfolgen. Hierfür müssen die Arbeitgeber Entgeltsysteme entwickeln, um gerechte Regelungen zu treffen. Hierin liegt die Schwierigkeit, denn es muss genau festgelegt werden, welche Leistung und wie differenziert diese Leistung beurteilt werden soll. Welche Leistungsmerkmale werden herangezogen, und wer soll sie beurteilen? Diese und viele weitere Fragen muss jeder einzelne Arbeitgeber beantworten und entsprechende Konzepte zur Leistungsbeurteilung entwickeln. Die leistungs- oder erfolgsorientierten Entgelte sollen dann zusätzlich zum sog. Tabellengehalt gezahlt werden (Tabellengehalt ist das Gehalt, das sich aufgrund der tariflichen Einstufung in eine Gehaltstabelle ergibt).

Die Entwicklung, die verdi damit angestoßen hat, wird im Gesundheitswesen zunächst erst einmal für Kliniken Relevanz haben. Aber mittel- bis langfristig wird sich diese Entwicklung auch auf den Bereich der therapeutischen Praxen ausweiten. Spätestens dann werden zur Leistungsbeurteilung auch Konzepte zur Personalbeurteilung erforderlich sein (Abschn. 4.4.6).

Die **qualifikationsgerechte Entlohnung** orientiert sich an den Qualifikationen der Arbeitnehmer. Dies können die vom Arbeitgeber geforderten Qualifikationen (z. B. bestimmte Fortbildungen, Sprachkenntnisse, Führerschein) sein, aber auch die vom Arbeitnehmer mitgebrachten Qualifikationen (z. B. Bachelorabschluss) und vielseitigen Einsatzmöglichkeiten.

Die vorgenannten Kriterien können dazu beitragen, ein „gerechtes" Gehalt zu ermitteln. Ob der Mitarbeiter das Gehalt für sich als gerecht empfindet, hängt von seiner individuellen Situation ab.

Im Rahmen verschiedener Seminare im Modul Personalmanagement an der HAWK haben Ergotherapeuten, Logopäden und Physiotherapeuten gemeinsam folgende **zusätzlichen Kriterien** für eine „gerechte" Entlohnung ihrer Berufsgruppen erarbeitet:

- Orientierung an EU-Gehältern, insbesondere Großbritannien
- Abkoppelung von der Grundlohnsumme
- Mindestgehalt für Arbeitnehmer mit Familie (zur Sicherstellung der Ernährung)
- Orientierung am TVöD
- Keine finanzielle Belastung der Therapeuten durch Patientenausfälle

In den großen Einrichtungen im Gesundheitswesen ist die Entlohnung z. B. in Tarifverträgen oder Betriebsvereinbarungen für einzelne Unternehmen (zwischen Betriebsrat und Unternehmen) geregelt. In Praxen ist sie in den Einzelarbeitsverträgen (formfrei zwischen Praxis und Arbeitnehmer) vereinbart. Die Entgeltzahlung im Gesundheitswesen orientiert sich häufig am TVöD.

Tarifverträge unterscheidet man inhaltlich nach Manteltarif (regelt allgemeine Entlohnungsbestimmungen, Einstufungen etc.), der über mehrere Jahre gültig ist, und nach Lohn- oder Gehaltstarif (regelt Lohn- und Gehaltssätze, Ortsklassen, Leistungszulagen etc.), der jedes Jahr neu abgeschlossen wird.

Zusätzliche Vergütungen/Sondervergütungen/ Zuschläge
Bei diesen Formen handelt es sich um ergänzende Gehälter:

- Eine zusätzliche Vergütung ist z. B. das 13. Monatsgehalt (anteiliger Anspruch bei Kündigung).
- Sondervergütungen sind meistens anlassbezogen, z. B. Weihnachts-, Urlaubs- oder Jubiläumsvergütungen (Rückzahlungsklauseln möglich).
- Zuschläge betreffen z. B. Nacht-, Feiertags-, Sonntagsarbeit oder Überstunden.
- Geldwerte Leistungen sind z. B. finanzierte Fortbildungen, privat nutzbares Praxisauto, mietfreie Dienstwohnung (eher für Klinikarbeitgeber).

Erfolgsbeteiligungen
Erfolgsbeteiligungen können in Form von Umsatz-, Gewinn- oder Leistungsbeteiligung (z. B. Kostenersparnisbeteiligung oder Leistungsbeteiligung an Selbstzahlerleistungen) erfolgen. In der betrieblichen Praxis gibt es zahlreiche Modelle, z. B. 80 % Grundgehalt, 20 % Provision in vielen therapeutischen Praxen (Betz 2010). Sie werden oft zur Motivation der Mitarbeiter oder zur Abrundung des Sozialleistungspakets eingesetzt.

Sozialleistungen
Sozialleistungen können auf gesetzlicher, tariflicher oder freiwilliger Basis vom Arbeitgeber erbracht werden. Freiwillige Sozialleistungen können in den meisten Fällen vom Arbeitgeber widerrufen werden.

Die **gesetzliche Sozialversicherung** steht in Deutschland auf folgenden 5 Säulen:

- Unfallversicherung
- Krankenversicherung
- Pflegeversicherung
- Arbeitslosenversicherung
- Rentenversicherung

Während die Beiträge für die Unfallversicherung zu 100 % der Arbeitgeber trägt, beteiligt er sich bei den Beiträgen für Kranken-, Pflege-, Arbeitslosen- und Rentenversicherung nur zur Hälfte. Die Differenz zum vollen Beitrag trägt der Arbeitnehmer selbst. Sein Anteil an den Beiträgen zur Sozialversicherung wird ihm vom Arbeitgeber direkt vom Gehalt abgezogen und an die Sozialversicherungsträger abgeführt.

Tarifliche Sozialleistungen sind z. B. vermögenswirksame Leistungen, Urlaubs- und Arbeitszeitregelungen.

Während die gesetzlichen und tariflichen Sozialleistungen dem Arbeitgeber per Gesetz oder Tarifvertrag vorgeschrieben sind, ist er in der Gestaltung der **freiwilligen Sozialleistungen** frei. Sie steigern die Leistung, motivieren, binden den Arbeitnehmer ans Unternehmen und sind oftmals die einzige Möglichkeit, dem Mitarbeiter individuelle Leistungen anzubieten. Hierzu zählen für Praxen z. B. Fort- und Weiterbildung, Arbeitskleidung, Fahrtkostenzuschuss, Beteiligung an Kinderbetreuungskosten, freie Nutzung des angeschlossenen Fitnessstudios, Nutzung des Praxisautos für private Zwecke, Weihnachts- und Urlaubsgeld. Größere Gesundheitseinrichtungen können darüber hinaus auch Zuschüsse zum Kantinenessen, zinsgünstige Darlehen, zusätzliche Altersversorgung, Mietzuschuss oder günstige Versicherung in der Betriebskrankenkasse gewähren. Auf diese Leistungen hat der Arbeitnehmer keinen Rechtsanspruch. Diese Vorteile, die größere Gesundheitseinrichtungen bieten, können sich für kleine Praxen vor dem Hintergrund des bevorstehenden Fachkräftemangels nachteilig auf die Gewinnung von Mitarbeitern auswirken. Dies muss von Praxen durch andere Anreize (Abschn. 4.4.3) kompensiert werden, z. B. durch gezielte Maßnahmen der BGF.

4.4.4 Betriebliche Gesundheitsförderung

Praxisinhaber/in B:

> „… die Rolle als Chefin hat so viele unterschiedliche Ebenen … Ich bin Kollegin, Therapeutin, Chefin, Betriebswirtin, ich bin hier die Putzfrau, ich bin der Einkaufsdienst, Telefonseelsorge." (Betz 2010)

BGF fängt zunächst einmal beim Praxisinhaber selbst an. Schließlich ist die eigene Gesundheit für das langfristige Betreiben einer Praxis unerlässlich. Forschungsergebnisse in therapeutischen Praxen haben deutlich aufgezeigt, dass die meisten Inhaber keine ausgewogene Work-Life-Balance haben (Betz 2010).

Die meisten Therapeuten haben ihren Beruf gewählt, um die Gesundheit ihrer Patienten zu erhalten, wiederherzustellen oder Krankheiten zu lindern. Aber auch ihrer eigenen Gesundheit sowie der Gesundheit ihrer Mitarbeiter sollten leitende Therapeuten besondere Aufmerksamkeit widmen. Man spricht in diesem Zusammenhang ebenfalls von BGF. Sie ist zum Erhalt der eigenen Gesundheit und Leistungsfähigkeit sowie zum Erhalt der Gesundheit und Leistungsfähigkeit der Mitarbeiter von großer Bedeutung. Bevor man sich um die Gesundheit der Patienten kümmert, sollte man bei der Gesundheit der Therapeuten beginnen.

Dass die Gesundheit auch im Berufsleben eine große Rolle spielt, zeigt schon die Definition der Weltgesundheitsorganisation (WHO 1946). Danach ist Gesundheit „ein Zustand vollständigen körperlichen, psychischen und sozialen Wohlbefindens und nicht nur das Freisein von Beschwerden und Krankheit".

Körperliches, psychisches und soziales Wohlbefinden werden nicht nur durch das private Umfeld, sondern auch in hohem Maße durch den Arbeitsplatz beeinflusst.

4.4.4.1 Einflussfaktoren auf die Gesundheit

Die Gesundheit wird beeinflusst vom Mitarbeiter selbst (z. B. Verhalten, genetische Dispositionen, Erwartungen), von seinem Arbeitsumfeld (z. B. Tätigkeit, Arbeitsbedingungen, Arbeitsplatz, Einbindung seines Arbeitsplatzes in die Organisation, Vorgesetzte und Kollegen) sowie von seinem sozialen Umfeld/sozialen Netzwerk (privat und beruflich; Abb. 4.21).

Abb. 4.21 Einflussfaktoren auf die Gesundheit. (Mit freundlicher Genehmigung, von links nach rechts: © Dudarev Mikhail/Fotolia, © contrastwerkstatt/Fotolia, © Monkey Business/Fotolia)

4.4.4.2 Gesundheitsförderung und Gesundheitsmanagement

Im Sinne der Definition der WHO ist der Arbeitgeber für die Gesundheit seiner Mitarbeiter mit verantwortlich. Er ist sogar gesetzlich verpflichtet, ihre Gesundheit zu schützen (z. B. nach Arbeitsschutzgesetz, Arbeitssicherheitsgesetz, Arbeitsstättenverordnung). Darüber hinaus ist er nach § 84 Abs. 2 SGB IX verpflichtet, betriebliches Eingliederungsmanagement (BEM) durchzuführen, wenn ein Beschäftigter mehr als 42 Tage im Jahr arbeitsunfähig ist. Aber auch nach dem Arbeitsvertragsrecht (§ 241 Abs. 2, §§ 617–619 BGB) hat der Arbeitgeber eine Fürsorgepflicht.

Diese Verantwortung wird noch nicht von allen Arbeitgebern wahrgenommen (weder im noch außerhalb des Gesundheitswesens). Verantwortungsbewusste Arbeitgeber verfügen aber bereits über ein BGM, wobei man aktuell noch nicht von einem einheitlichen Verständnis von BGM sprechen kann. Forschungsergebnisse (Betz 2010) zeigen, dass gerade in Wirtschaftsunternehmen andere Inhalte mit BGM bzw. BGF verbunden werden als in den Gesundheitswissenschaften. Aber es sind zunehmend mehr Betriebe und Praxen bereit, sich aktiv für die Gesundheit ihrer Mitarbeiter einzusetzen.

Hier setzt die BGF an. Gesunde Mitarbeiter führen zu einer gesunden Praxis. Damit ist der Gesundheitsfaktor gleichzeitig auch ein Wettbewerbsfaktor. Gesunde Praxen mit gesunden Mitarbeitern sind attraktiv für Bewerber und Patienten. Langfristig betrachtet zahlen sich Interventionen im Bereich der BGF aus. Informierte, geschulte und gesundheitsbewusste Vorgesetzte und Mitarbeiter sind bis ins Rentenalter arbeits- und leistungsfähig und verfügen über gestärkte persönliche Kompetenzen (Luxemburger Deklaration 2007). Der leitenden Kraft kommt die Aufgabe des Gesundheitsmanagers zu. Seine Aufgaben bestehen darin, das gesundheitliche Ziel gemeinsam mit dem einzelnen Mitarbeiter festzulegen, die Interventionen zu planen, zu organisieren, durchzuführen und zu kontrollieren. Dies sind die klassischen Aufgaben des BGM.

Laut Badura (2003, S. 19) geht es beim BGM um die „Entwicklung betrieblicher Rahmenbedingungen, betrieblicher Strukturen und Prozesse, die die gesundheitsförderliche Gestaltung von Arbeit und Organisation und die Befähigung zum gesundheitsfördernden Verhalten der Mitarbeiterinnen und Mitarbeiter zum Ziel haben".

BGM und BGF unterscheiden sich insofern, als BGM für die Schaffung der Rahmenbedingungen sowie das Managen der gesundheitsbezogenen Interventionen zuständig ist, während mit BGF die Interventionen im Bereich Gesundheit selbst bezeichnet werden.

BGF soll Gesundheitsressourcen der Mitarbeiter unterstützen. Dies kann auf 2 Arten erfolgen:

- Durch effektive Ressourcenausschöpfung (materiell, organisational, personal)
- Durch Stärkung der Ressourcen der Mitarbeiter (präventiv oder vorausschauend, Vermeidung von Gefahren und dem Auftreten pathogener Faktoren)

Die Interventionen der BGF können in verschiedenen Bereichen ansetzen:

- Beim Verhalten des Mitarbeiters (verhaltensbezogene Maßnahmen, z. B. Bewegung, Ernährung, Stressabbau, Kurse zur Tabakentwöhnung)
- Bei den Arbeitsbedingungen (verhältnisbezogene Maßnahmen, z. B. Arbeitsplatzgestaltung/Ergonomie am Arbeitsplatz, Arbeitsorganisation/-abläufe, flexible Arbeitszeiten, Führungskultur, rauchfreie Praxis).

Nach Angaben des Bundesministeriums für Gesundheit (BMG 2011) ergeben sich aus der Implementierung der BGF sowohl für den Arbeitgeber als auch für den Arbeitnehmer Vorteile:

- Vorteile für Arbeitgeber:
  - Sicherung der Leistungsfähigkeit aller Mitarbeiter
  - Erhöhung der Motivation durch Stärkung der Identifikation mit der Praxis
  - Kostensenkung durch weniger Krankheits- und Behandlungsausfälle
  - Steigerung der Produktivität der Praxis und Qualität der Therapie
  - Imageaufwertung der Praxis
  - Stärkung der Wettbewerbsfähigkeit

- Vorteile für den Arbeitnehmer:
    - Verbesserung des Gesundheitszustands und Senkung gesundheitlicher Risiken
    - Verbesserung der gesundheitlichen Bedingungen in der Praxis
    - Verringerung von Belastungen
    - Verbesserung der Lebensqualität
    - Erhaltung/Zunahme der eigenen Leistungsfähigkeit
    - Erhöhung der Arbeitszufriedenheit und Verbesserung des Betriebsklimas
    - Mitgestaltung des Arbeitsplatzes und des Arbeitsablaufs
    - Reduzierung der Arztbesuche

Im Folgenden werden die Schritte genannt, die eine Praxis zur Umsetzung der BGF durchlaufen sollte.

▶ **Praxistipp** Zur Umsetzung von **BGF** sind folgende Schritte erforderlich:

Bedarfsanalyse:

- Arbeitsunfähigkeitstage (AU-Tage), Gesundheitszustand der Mitarbeiter
- Arbeitsplatzanalysen
- Gefährdungsbeurteilung (gesetzlich vorgeschrieben, s. § 5 Arbeitsschutzgesetz)
- Mitarbeiterbefragung (u. a. Zufriedenheit)
- Produktivitätskennzahlen

Planung der Maßnahmen:

- Einbeziehung der gesetzlichen Krankenkassen (Finanzierung) und Berufsgenossenschaft
- Einbeziehung des Praxisteams
- Eventuell Ernennung eines Gesundheitsbeauftragten
- Einbeziehung des Betriebsrates (wenn vorhanden)

Umsetzung der Maßnahmen:

- Maßnahmen der Verhältnisprävention (Arbeitsumfeld)
- Maßnahmen der Verhaltensprävention (Verhalten der Mitarbeiter)

- Durchführung von Gesundheitstagen
- Schulung der Mitarbeiter

Evaluation der Maßnahmen:

- Analyse der AU-Tage
- Mitarbeiterbefragung
- Produktivitätskennzahlen

4.4.4.3 Finanzierung betrieblicher Gesundheitsförderung

An der Finanzierung der Kosten für BGF beteiligen sich schon heute die **gesetzlichen Krankenkassen.** Sie sind nach § 20 a SGB V dazu verpflichtet, Leistungen der BGF zu erbringen und einen festgelegten Anteil ihrer Einnahmen aus Mitgliedsbeiträgen für präventive Maßnahmen ihrer Mitglieder wieder zu verausgaben. Solche Finanzmittel können dann den Arbeitgebern wieder für Maßnahmen der BGF zufließen. Praxisinhaber sollten Gespräche mit den örtlichen Krankenkassen führen, um Finanzierungsmöglichkeiten und Kooperationen zu prüfen. Dort kann man sich an den zuständigen Verantwortlichen für die BGF wenden. Gefördert werden Maßnahmen aus folgenden Handlungsfeldern:

- Arbeitsbedingte körperliche Belastungen
- Rückengesundheit,
- Psychosoziale Belastungen am Arbeitsplatz
- Gesundheitsgerechte Mitarbeiterführung
- Suchtmittelkonsum

Alle weiteren Maßnahmen sind individuell auszuhandeln.

Zur gesetzlich vorgeschriebenen Gefährdungsbeurteilung, die auch von therapeutischen Praxen mit nur einem Mitarbeiter durchgeführt werden muss, bietet die Berufsgenossenschaft für Gesundheitsdienst und Wohlfahrtspflege (BGW) Unterstützung an, z. B. einen Leitfaden für die Gefährdungsbeurteilung u. a. für die Arbeitsbereiche Physiotherapie, Ergotherapie und Logopädie (BGW 2015).

Darüber hinaus wurden **steuerliche Erleichterungen** für Arbeitgeber und Arbeitnehmer geschaffen, die oftmals nicht bekannt sind (s. § 3 Nr. 34 Einkommensteuergesetz; BMJ 2024). Von der Einkommensteuer befreit sind pro Arbeitnehmer bis zu 600 € für verhaltensbezogene Maßnahmen, die den allgemeinen Gesundheitszustand verbessern und der Gesundheitsförderung dienen. Das bedeutet für den Praxisinhaber, dass er für jeden Mitarbeiter Maßnahmen bis zu einer Höhe von 600 € pro Jahr für Gesundheitsmaßnahmen ausgeben kann, ohne dass sie mit der Lohnsteuer versteuert werden müssen. Sie unterliegen auch nicht der Sozialversicherungspflicht, d. h., für diese 600 € muss der Inhaber keine Lohnnebenkosten abführen und der Arbeitnehmer muss keine Einkommenssteuer und auch keine Sozialversicherungsbeiträge bezahlen.

Maßnahmen der Gesundheitsförderung sind also für den Arbeitgeber mit weniger Kosten verbunden als eine normale Gehaltserhöhung, weil die Lohnnebenkosten entfallen. Auch der Mitarbeiter muss die erhaltenen Maßnahmen im Wert von 600 € nicht als Einkommen versteuern. Es handelt sich also um ein steuerfreies „Geschenk" des Arbeitgebers. Dies betrifft alle Maßnahmen, die den Anforderungen der §§ 20 und 20 b SGB V genügen. Nicht hierunter fällt die Übernahme der Beiträge für einen Sportverein oder ein Fitnessstudio durch den Arbeitgeber. Wenn z. B. der Inhaber einer logopädischen Praxis für die Gesundheit seiner Mitarbeiter Maßnahmen ergreifen, diese aber nicht selbst in der Praxis durchführen möchte, dann kann er auch die Dienstleistungen externer Anbieter dafür in Anspruch nehmen und sich finanziell an den Kosten des externen Dienstleisters beteiligen. So können die logopädischen Mitarbeiter z. B. in einer benachbarten Physiotherapiepraxis an einem Rückenschulkurs teilnehmen, der pro Mitarbeiter 75 € kostet. Diese Kosten kann der Praxisinhaber bezuschussen oder komplett übernehmen. Sowohl der Zuschuss als auch die komplette Übernahme der Kosten sind lohnsteuer- und sozialversicherungsfrei. Nicht befreit sind Fahrt- und Übernachtungskosten.

▶ **Praxistipp** Praxisinhaber sollten im Rahmen des **BGM** folgende Maßnahmen ergreifen:

- Entwicklung betrieblicher Rahmenbedingungen: gesundheitsförderliche Arbeitszeiten, Umgang mit Krankheit, Anwendung von Führungsprinzipien etc.
- Schaffung von Strukturen: Gesundheitskonzepte entwickeln, Nutzung praxiseigener Fitness-/Gerätebereiche durch Mitarbeiter unterstützen oder Kooperationen mit Fitnesscentern eingehen
- Prozesse: Optimierung der Arbeitsprozesse unter Gesundheitsaspekten (Rückengesundheit, psychosoziale Gesundheit)

Wichtig ist es, ein Konzept zu entwickeln, das individuell auf die Möglichkeiten und Bedürfnisse der Beschäftigten der Praxis zugeschnitten ist. Die Verantwortlichen in den Therapieberufen sollten als Experten für Gesundheit mit gutem Beispiel vorangehen. Dies sollte sich auch auf die Gesundheit der Praxisinhaber beziehen.

4.4.5 Personalentwicklung

Eine Praxis ist oft so gut wie die Ausbildung ihrer Mitarbeiter. Gut ausgebildete Mitarbeiter sind immer willkommen – am besten, sie bringen schon zertifizierte Fortbildungen mit, damit der Arbeitgeber davon profitieren kann und selbst die Kosten nicht tragen muss. Wer ist für die Weiterbildung von Mitarbeitern verantwortlich und wie viel Anspruch auf Förderung hat ein Arbeitnehmer?

▶ Personalentwicklung beinhaltet Personalbildung und Personalförderung. Personalbildung beinhaltet die Ausbildung und die Fortbildung/Weiterqualifizierung. Personalförderung betrifft die persönliche Entwicklung der Mitarbeiter.

Verantwortlich für Personalentwicklung sind i. d. R. Praxisleitungen, Fachleitungen und in Kliniken auch die Klinikleitung.

4.4.5.1 Personalbildung

Physiotherapeuten, Ergotherapeuten und Logopäden gelten als fortbildungsfreudig – einerseits, weil es für manche Anstellungen zwingend ist, andererseits, weil sich diese Berufsgruppe durch ein hohes Interesse an Fortbildungen auszeichnet.

Im Folgenden sollen Gründe und Arten der Fortbildungsmöglichkeiten aufgezeigt werden.

4.4 Leistungserhalt und Förderung von Mitarbeitern

Gründe für Fortbildungen sind u. a.:

- Spezialisierung auf einen bestimmten Fachbereich
- Vermittlung neuen Wissens und neuer Erfahrungen (durch neue Therapieverfahren/-methoden, aber auch durch die zunehmende Dynamik in Wirtschaft, Forschung und Technik)
- Abrechnungsmöglichkeiten mit den GKVen
- Forderungen von GKVen oder Gesetzgeber (Fortbildungspunkte)
- Verminderung der Fluktuation
- Mitarbeitermotivation
- Für Führungskräfte/Vorgesetzte: Verbesserung des Führungsverhaltens von Vorgesetzten

Fortbildungen lassen sich, je nach Hintergrund, nach Arten zusammenfassen (Tab. 4.3).

Um **Fortbildungsbedarfe** der Mitarbeiter zu ermitteln, empfiehlt sich folgende Vorgehensweise:

Bedarfsermittlung
1. Ermittlung der Anforderungen an die Mitarbeiter im Hinblick auf die Arbeitsaufgabe (auch orientiert an den durch Verordnungen geforderten Fortbildungen)
2. Ermittlung der Mitarbeiterqualifikation (Leistungs- und Potenzialbeurteilung)
3. Ermittlung der Mitarbeiterinteressen zwecks Identifikation mit der Fortbildung
4. Vergleich zwischen Anforderungs- und Qualifikationsprofil (Über- oder Unterforderung)
5. Einleitung entsprechender Maßnahmen zur Weiterentwicklung des Mitarbeiters

▶ Ganz besonders wichtig für die Personalentwicklung ist die Abstimmung der Fortbildungen mit dem jeweiligen Mitarbeiter. Die Interessen der Mitarbeiter und des Unternehmens sollten möglichst im Einklang stehen. „Verordnete" Fortbildungen werden nicht fruchtbar sein, wenn der Mitarbeiter selbst nicht motiviert dazu ist oder seine Interessen ganz woanders liegen.

Erstellung eines Mitarbeiterportfolios
Eine gute Möglichkeit, sich einen Überblick über die Entwicklungsfähigkeit seiner Mitarbeiter zu verschaffen, ist die Aufstellung eines Mitarbeiterportfolios (Vahs et al. 2021, S. 321). Das Portfolio beinhaltet die Kriterien „Leistungsfähigkeit" und „Entwicklungsfähigkeit" der einzelnen Mitarbeiter. Diese beiden Kriterien können unterschiedlich ausgeprägt sein: entwder „gering" oder „hoch". Abb. 4.22 zeigt ein Beispiel für ein solches Mitarbeiterportfolio.

Mitarbeiter, die in die oberen beiden Quadranten eingeordnet werden, sind als förderungswürdig zu bezeichnen. Mit ihnen sollten Gespräche über Art, Umfang und Zeitpunkt einer Fortbildung geführt werden.

Mitarbeiter, die in die unteren beiden Quadranten eingeordnet werden, sollten sorgfältig analysiert werden. Hier muss geklärt werden, warum die Leistungsfähigkeit gering ausgeprägt ist und ob entweder die Entwicklungs- oder die Leistungsfähigkeit unter bestimmten Bedingungen gesteigert werden kann. Wenn weder die Leistungs- noch die Entwicklungsfähigkeit aktuell verbessert werden kann, sollte man den Mitarbeiter zunächst entsprechend seiner Stärken, die

Tab. 4.3 Arten von Fortbildungen im Überblick

Fortbildungsart	Hintergrund	Mögliche Fortbildung
Erhaltungsfortbildung	Ausgleich von Kenntnis- und Fähigkeitsverlusten/Auffrischung von Kenntnissen	Anatomie-Refresher, erste Hilfe, Bobath-Refresher
Erweiterungsfortbildung	Zusätzliche Berufsfähigkeiten	Neue Therapiemethode, Fremdsprache
Anpassungsfortbildung	Anpassung an veränderte Anforderungen des Arbeitsplatzes (PC-Kenntnisse)	Neue Dokumentationssysteme, elektronische Patientenakte
Aufstiegsfortbildung	Vermittlung von Managementwissen	Training von Führungsverhalten (Teamleitung und -bildung)

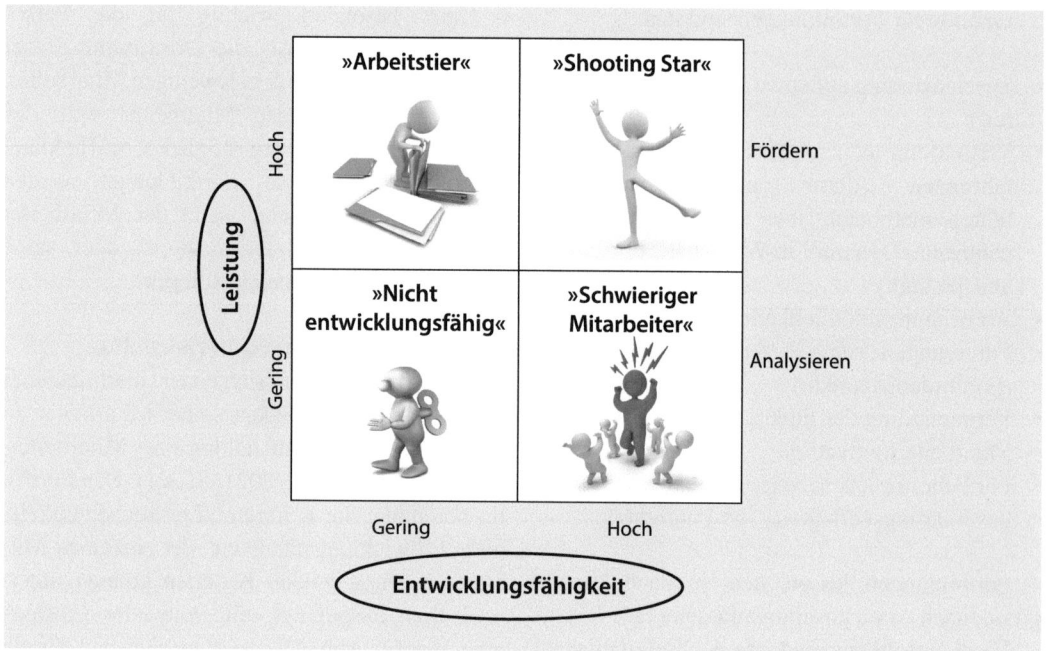

Abb. 4.22 Mitarbeiterportfolio. (Mit freundlicher Genehmigung: Shooting Star © nasir1164/Fotolia, Arbeitstier © kanchokostov/Fotolia, Nicht entwicklungsfähig © ullrich/Fotolia, Schwieriger Mitarbeiter © kharlamova_lv/Fotolia)

jeder Mitarbeiter hat, einsetzen. Das motiviert in den meisten Fällen. Zu einem späteren Zeitpunkt sollten dann erneut Gespräche über seine Entwicklungs- oder Leistungsfähigkeit geführt werden.

Interne und externe Fortbildungen
Wenn die Fortbildungsbedarfe für Mitarbeiter ermittelt worden sind, können sie entweder durch interne oder durch externe Fortbildungen gedeckt werden:

- Interne Fortbildungen finden am oder außerhalb des Arbeitsplatzes durch die Praxis selbst statt.
- Externe Fortbildungen erfolgen durch außenstehende Institutionen oder Trainer.

Interne Fortbildungen sind meist kostengünstiger, aber das Qualitätsniveau und die Angebotspalette sind oft unzureichend und ermöglichen i. d. R. keinen Zertifikatserwerb. Je nach finanzieller Lage der Arbeitgeber und den Erfordernissen für die Mitarbeitermotivation können interne Fortbildungen während der regulären Arbeitszeit erfolgen oder auf freiwilliger Basis außerhalb der Arbeitszeit. Wenn Arbeitgeber eine interne Fortbildung für die Mitarbeiter verpflichtend machen, dann sollte sie auf jeden Fall während der Arbeitszeit stattfinden, d. h. in Form einer bezahlten Fortbildung.

Interne Fortbildungen „on the job" sind z. B. die Anleitung durch Vorgesetzte, die Übertragung von Sonderaufgaben, „job rotation" (Wechsel verschiedener Arbeitsplätze/Fachbereiche innerhalb der Gesundheitseinrichtung; dies bietet sich aber patientenbedingt nur für große Einrichtungen an, z. B. 3 Monate Behandlung von pädiatrischen Patienten, 3 Monate Behandlung von neurologischen Patienten). Interne Fortbildungen „off the job" sind z. B. Seminare, Fallmethoden oder Rollenspiele.

Externe Fortbildungen haben ein hohes Qualitätsniveau und eine hohe Professionalität, sie sind motivierender, die Angebotspalette ist breiter und es besteht die Möglichkeit zum Zertifikatserwerb. Dafür sind sie aber meistens teurer (Fortbildung und Reisekosten).

Möglichkeiten externer Fortbildung sind die Teilnahme an Berufsseminaren, Fachkursen,

4.4 Leistungserhalt und Förderung von Mitarbeitern

Workshops, Lehrgängen, der Besuch von Messen, die Teilnahme an Kongressen und Foren, der Besuch einer Akademie oder Fachschule und das Studium an einer Fern- oder Präsenzhochschule. Hierbei kann der Arbeitgeber, je nach Finanzsituation, die Kosten ganz oder teilweise übernehmen und den Mitarbeiter für die Dauer der Fortbildung von der Arbeit freistellen oder beurlauben (u. a. Bildungsurlaub). Eine Verpflichtung zur Bezahlung von Fortbildungen gibt es nicht, aber eine Verpflichtung zur Gewährung von Bildungsurlaub.

Fortbildung im Rahmen von **Bildungsurlaub** bietet sich an, wenn zeitliche und finanzielle Möglichkeiten nicht in ausreichendem Maße gegeben sind. Arbeitnehmer haben in den meisten Bundesländern (mit Ausnahme u. a. von Bayern und Baden-Württemberg) einen gesetzlichen Anspruch von 5 Arbeitstagen pro Jahr auf Bildungsurlaub (jedes Bundesland hat eigene Gesetze zum Bildungsurlaub, der in jedem Bundesland an andere Voraussetzungen gebunden ist). Bildungsurlaub kann nur in rechtzeitiger Absprache (mind. 4 Wochen im Voraus) mit dem Arbeitgeber genommen werden und darf nur dann von diesem abgelehnt werden, wenn betriebliche Belange entgegenstehen. Andererseits ist der Arbeitgeber verpflichtet, innerhalb eines Jahres den zustehenden Bildungsurlaub unter Fortzahlung des Gehalts des Mitarbeiters zu gewähren. Die Fortbildung muss als Maßnahme des Bildungsurlaubs anerkannt sein. Das muss der Mitarbeiter nachweisen. Solche Nachweise werden von den Bildungsanbietern erbracht, die ihre Bildungsangebote von entsprechenden Anerkennungsstellen anerkennen lassen müssen. Diese Anerkennungsstellen werden von den jeweiligen Landesministerien festgelegt.

4.4.5.2 Personalförderung

Die persönliche und individuelle Förderung von Mitarbeitern geht über die normale Fortbildung hinaus. Sie kann dann sinnvoll sein, wenn der Arbeitgeber aufgrund längerer Zusammenarbeit bestimmte Qualifikationen bei seinen Mitarbeitern vermutet und diese fördern möchte. Sie kann aber auch dann sinnvoll sein, wenn bestimmte Interessen und Motivationen aufseiten des Mitarbeiters in Einklang mit Interessen auf-seiten des Arbeitgebers und mit den Zielen der Einrichtung stehen. Dies könnte z. B. dann der Fall sein, wenn eine Ergotherapeutin gerne mit Diabetespatientinnen arbeitet, in diesem Bereich bereits an speziellen Fortbildungen teilgenommen hat und der Arbeitgeber die Praxis zu einer Diabetes-Schwerpunktpraxis ausbauen möchte. Er könnte dann in Abstimmung mit der Mitarbeiterin weitere sinnvolle Fortbildungen gewähren und finanzieren. Er könnte darüber hinaus die Mitarbeiterin auch zu einer Fachleiterin für Diabetes befördern und eine zusätzliche Führungsfortbildung gewähren. Aber auch in diesem Fall gilt: individuelle Förderung von Mitarbeitern nur in enger Absprache mit diesen.

Eine gute Möglichkeit, Entwicklungspotenziale der Mitarbeiter zu erkennen, sind regelmäßige Mitarbeitergespräche und Personalbeurteilungen.

4.4.6 Personalbeurteilung

Professionelle Personalbeurteilung, auch Mitarbeiterbeurteilung genannt, wird in den Gesundheitsfachberufen im Bereich der Praxen kaum durchgeführt, es sei denn, es handelt sich um QM-zertifizierte Praxen. In vielen Praxen werden stattdessen sog. Feedbackgespräche geführt, die oftmals nicht mithilfe von strukturierten Beurteilungsbögen erfolgen und auch meistens nicht dokumentiert werden.

Die QM-Zertifizierer im Gesundheitswesen verlangen für die Zertifizierung und die Rezertifizierung, dass alle Mitarbeiter i. d. R. einmal pro Jahr anhand eines vorgegebenen und strukturierten Beurteilungsbogens beurteilt werden. Im Bereich der Kliniken wird die professionelle Personalbeurteilung zwar bereits in vielen Einrichtungen durchgeführt, aber in der fachspezifischen Literatur sucht man vergeblich nach Beispielen für Personalbeurteilungsbögen, die speziell für Therapeuten einsetzbar sind. Massow (2011) kommt nach einer systematischen Literaturrecherche zu der Erkenntnis, dass keine berufsgruppenspezifischen Beurteilungskriterien speziell für Physiotherapeuten existieren. Gleiches gilt auch für Ergotherapeuten und Logopäden.

Vor diesem Hintergrund wurden an der HAWK im Rahmen von Bachelor- und Hausarbeiten sowie in mehreren Studienprojekten Beurteilungsbögen entwickelt, die die therapiespezifischen Belange in Ergotherapie, Logopädie und Physiotherapie berücksichtigen und insbesondere im Bereich der Praxen eingesetzt werden können. Erste Evaluationen der Beurteilungsbögen in therapeutischen Praxen sind erfolgt und deren Ergebnisse in die Weiterentwicklung eingeflossen.

4.4.6.1 Definition

Doch was genau ist eine Personal- oder Mitarbeiterbeurteilung? Nach Wunderer (2007, S. 326) handelt es sich dabei um „eine innerbetriebliche, systematische Urteilsbildung über Mitglieder von Organisationen hinsichtlich ihrer Potenziale und Leistungen (Verhalten und Ergebnisse)".

▶ Potenzialbeurteilungen sind auf die Zukunft gerichtet und im Rahmen der Personalentwicklung sinnvoll. Leistungsbeurteilungen beziehen sich rückwirkend auf die Arbeitsleistung, die bereits in der Vergangenheit erbracht worden ist.

Üblicherweise betrachtet man im Rahmen der Leistungsbeurteilung das abgelaufene Kalenderjahr.

Personalbeurteilungen können für Mitarbeiter, Vorgesetzte oder Kollegen durchgeführt werden. Sie können einerseits Beurteilte, andererseits Beurteiler sein. Darüber hinaus können im Gesundheitswesen auch Patienten die Beurteilerrolle einnehmen und ihre Therapeuten beurteilen. Man spricht dann auch von einer sog. 360-Grad-Beurteilung.

Der häufigste Fall der Personalbeurteilung ist jedoch die Beurteilung eines Mitarbeiters durch seinen Vorgesetzten. Die nachfolgenden Ausführungen beziehen sich deshalb ausschließlich auf diesen Fall.

4.4.6.2 Ziele und Funktionen

Warum sollte man seine Mitarbeiter einmal im Jahr professionell beurteilen? Menschen brauchen Ziele und Motivation, um sich weiterzuentwickeln. Ein Vorgesetzter kann seine Mitarbeiter dann am besten motivieren, wenn er weiß, worauf es bei jedem einzelnen ankommt. Das fördert das Vertrauen und das Arbeitsverhältnis zwischen Vorgesetztem und Mitarbeiter. Die professionelle Beurteilung ist die Grundlage für ein konstruktives Miteinander und für die Beziehungspflege zwischen Vorgesetztem und Mitarbeiter und ist somit auch ein QM-Instrument. Der Arbeitgeber kann aus seiner Sicht die Stärken und Schwächen des Mitarbeiters aufzeigen, der Mitarbeiter kann sich mit seiner Sichtweise und seinen individuellen Entwicklungswünschen einbringen. Diese Möglichkeiten sollte eine professionelle Beurteilung sowohl aus Sicht des Arbeitgebers als auch aus Sicht des Arbeitnehmers bieten (Brückmann et al. 2013; Ernst und Lücking 2013).

Werden Praxisinhaber nach ihren Erwartungen an professionelle Personalbeurteilungen gefragt (Deppe et al. 2012), dann besteht der Wunsch, dass folgende **Ziele** erreicht werden:

- Positive Entwicklung und die Motivation der Mitarbeiter und das „Herausholen" ihrer Ressourcen und Potenziale.
- Erarbeiten von gemeinsamen Zielen.
- Genaue Erfassung von Entwicklungsmöglichkeiten, um eine differenzierte Entwicklung der Mitarbeiter zu garantieren.
- Geübte Mitarbeiter sollen ihre eigenen Stärken und Schwächen erkennen.

In der Literatur zum Thema Personalmanagement werden übereinstimmend folgende Ziele der Personalbeurteilung genannt:

- Motivation der Mitarbeiter durch gezielte immaterielle und – wenn möglich – materielle Belohnung des positiven Leistungsverhaltens
- Entwicklung der Mitarbeiter, d. h. optimale Ausschöpfung ihrer Begabungs- und Leistungsreserven durch gezielte Schulung ihrer Fähigkeiten und ihres Verhaltens

Als **Funktionen** der Personalbeurteilung werden genannt:

- Individuelle Orientierung der Mitarbeiter durch Beratung
- Feedback für beide Seiten
- Förderung der Mitarbeiter
- Basis für personalpolitische Entscheidungen
- Basis für Entgeltfestlegung und -differenzierung
- Leistungsstimulation
- Basis für Zeugniserstellung
- Teil des QM (Zertifizierung und Rezertifizierung)

4.4.6.3 Beurteilungskriterien

Welche Kriterien sollten zur Beurteilung von Mitarbeitern herangezogen werden? Werden Praxisinhaber nach den aus ihrer Sicht wichtigen Themenbereichen gefragt, die Personalbeurteilungsbögen beinhalten sollten, werden die folgenden genannt (Deppe et al. 2012):

- Interessen und Motivation des Mitarbeiters
- Fachliche Kompetenz (in Einzelgesprächen über die Patienten bewertbar)
- Behandlungskompetenz (über die Rückmeldung der Patienten einschätzbar)
- Sozialkompetenz (durch die Bewältigung schwerer Aufgaben bewertbar)
- Selbstkompetenzen (z. B. Zeitmanagement, Flexibilität, Engagement und berufliche Weiterentwicklung)

Auf Basis empirischer Forschungen in physiotherapeutischen, ergotherapeutischen und logopädischen Praxen wurden an der HAWK die für therapeutische Praxen relevanten Beurteilungskriterien für die folgenden 4 Kompetenzbereiche entwickelt (Massow 2011):

- Fachwissen
- Fertigkeiten
- Sozialkompetenzen
- Selbstkompetenzen

Diese Kriterien sind in mehrere Einzelaspekte untergliedert, wie die folgende Übersicht zeigt.

Beurteilungskriterien für therapeutische Praxen

Fachwissen:

- Medizinisches Fachwissen
- Physiotherapeutisches/ergotherapeutisches/logopädisches Fachwissen
- Kenntnis bezüglich des Verordnungs- und Abrechnungswesens, Abrechnungsprogramme
- Kenntnis im Umgang mit dem eigenen Kompetenzbereich
- Kenntnis im Umgang mit Hygienevorschriften

Fertigkeiten:

- Selbstständige Erstellung von fachgerechten physiotherapeutischen/ergotherapeutischen/logopädischen Therapieplänen und Übungsprogrammen
- ICF-basierte Dokumentation (ICF = International Classification of Functioning, Disability and Health) der physiotherapeutischen/ergotherapeutischen/logopädischen Befunderhebung und des Behandlungsverlaufs sowie Verfassen von Therapieberichten
- Zeitmanagement
- Arbeitsmanagement
- Problemlösungsfähigkeit
- Mitarbeit hinsichtlich einer Qualitätssicherung im therapeutischen Prozess

Sozialkompetenzen:

- Kommunikation und Zusammenarbeit mit Patienten und deren Angehörigen
- Kommunikation und Zusammenarbeit im Team
- Kommunikation und Zusammenarbeit mit dem Vorgesetzten
- Kommunikation und Zusammenarbeit mit anderen Professionen (Physiotherapeuten, Ergotherapeuten, Logopäden, Ärzte etc.)
- Konfliktfähigkeit

> **Selbstkompetenzen:**
>
> - Reflexion des eigenen Handelns und des eigenen Verhaltens
> - Flexibilität im Praxisalltag
> - Motivation zur beruflichen Weiterentwicklung
> - Verantwortungsbewusstsein
> - Kritikfähigkeit
> - Engagement

4.4.6.4 Beurteilungsbögen

Diese speziell für therapeutische Praxen entwickelten Kompetenzbereiche mit den jeweiligen Unterkriterien sind in einen Personalbeurteilungsbogen eingeflossen, der ausschließlich für therapeutische Praxen entwickelt worden ist. Jedes einzelne Unterkriterium wird im Beurteilungsbogen erläutert, z. B. wird das Kriterium „physiotherapeutisches Fachwissen" wie folgt erläutert:

- Fachwissen über physiotherapeutische Techniken und Methoden sowie Fachkenntnis über Maßnahmen aus der physikalischen Therapie, Kenntnisse aus der evidenzbasierten Physiotherapie
- Aktualität des Wissens, erforderliche Breite und Tiefe für Tätigkeit in der physiotherapeutischen Praxis
- Bei akademisch ausgebildeten Physiotherapeuten: Kenntnis wissenschaftlicher Grundlagen der Physiotherapie und der Bedeutung für die therapeutische Praxis

Am Ende des Beurteilungsbogens ist noch Platz vorgesehen für Folgendes:

- Bemerkungen zum Mitarbeitergespräch
- Fortbildungsplanung
- Zielvereinbarung
- Stellungnahme des Mitarbeiters
- Unterschriften von Vorgesetztem und Mitarbeiter

Dieser Beurteilungsbogen für ambulante Therapeuten wurde an der HAWK seit 2012 mehrmals evaluiert und optimiert, sodass inzwischen für jede Berufsgruppe ein separater Beurteilungsbogen vorliegt. Die Bögen für alle 3 Berufsgruppen können Sie mit Eingabe der ISBN dieses Buches unter https://extras.springer.com/ herunterladen (Arbeitsblatt 11: Personalbeurteilungsbogen für Physiotherapeuten; Arbeitsblatt 12: Personalbeurteilungsbogen für Ergotherapeuten; Arbeitsblatt 13: Personalbeurteilungsbogen für Logopäden). Diese spezifischen Personalbeurteilungsbögen können von Praxisinhabern so übernommen werden. Wer nicht mit einem standardisierten Fragebogen arbeiten möchte, kann die für Praxen entwickelten Beurteilungskriterien heranziehen und in ein individuell gestaltetes Mitarbeitergespräch einbinden.

Zufriedenheit mit dem für Therapiepraxen entwickelten Personalbeurteilungsbogen
Die Beurteilungsbögen wurden durch die HAWK in physiotherapeutischen, ergotherapeutischen und logopädischen Praxen sowohl bei Beurteilern (Praxisinhabern) als auch bei Mitarbeitern evaluiert. Nach Vorliegen der Ergebnisse der Evaluationen des Beurteilungsbogens können folgende Schlussfolgerungen gezogen werden (Bögel et al. 2012; Bohle et al. 2012; Brückmann et al. 2013; Deppe et al. 2012; Ernst und Lücking 2013):

- Alle 3 Bögen sind gut anwendbar. Die meisten Praxisinhaber, die an der Evaluation teilgenommen haben, können sich vorstellen, den Beurteilungsbogen für ihre Praxis zu übernehmen und ihn 1- bis 2-mal pro Jahr anzuwenden.
- Die Beurteilungskriterien sind aussagekräftig: Vorgesetzte sind in der Lage, anhand dieser Kriterien ihre Mitarbeiter umfassend zu beurteilen. Mitarbeiter fühlen sich umfassend beurteilt.
- Befürchtungen, die Beziehungen zwischen Mitarbeiter und Vorgesetzten könnten sich verschlechtern, wurden nicht bestätigt.
- Bei der Verwendung unterschiedlicher Bewertungsskalen besteht die Tendenz, keine Schulnoten, sondern eine Nominalskala zu verwenden (s. „Beurteilungsmaßstäbe").

- Der Nutzen einer Mitarbeiterbeurteilung anhand eines standardisierten Beurteilungsbogens wird nicht einheitlich beurteilt: Teilweise wird ein Mitarbeitergespräch ohne Beurteilungsbogen bevorzugt, teilweise wird es begrüßt, ein standardisiertes Instrument verwenden zu können, zumal sowohl die Mitarbeiter als auch die Vorgesetzten den Bogen ausfüllen und so Abweichungen der Beurteilungen erkennen können.
- Vorgesetzte sehen den konkreten Nutzen des Beurteilungsbogens darin, ein geeignetes Feedbackinstrument für die Mitarbeiter zu haben und einen guten Überblick bei neuen Mitarbeitern zu erhalten. Kritikpunkte könnten direkt angesprochen werden. Auch eine mögliche Qualitätsverbesserung in der Arbeit ihrer Mitarbeiter wird von den Inhabern gesehen.
- Einige Praxisinhaber sehen in dem Beurteilungsbogen auch ein Instrument zur Personalentwicklung. In diesem Fall wäre aus ihrer Sicht keine Beurteilungsskala erforderlich (Ernst und Lücking 2013).
- Mitarbeiter sehen den Nutzen in der Dokumentation des Beurteilungsergebnisses (dass es „schwarz auf weiß festgehalten ist und ein sich Nach-dem-Mund-Reden ausgeschlossen ist"; Deppe et al. 2012), was ohne einen Beurteilungsbogen i. d. R. nicht erfolgt. Der Beurteilungsbogen wird als fair empfunden, aber vereinzelt auch als unpersönlich.
- Die Dauer der Mitarbeiterbeurteilungen schwankte zwischen 20 und 60 min und wurde insgesamt als angemessen bezeichnet.

Beurteilungsmaßstäbe

Als Maßstäbe für die Beurteilung der einzelnen Kriterien haben sich Skalenverfahren bewährt, häufig numerische Skalen mit Skalenwerten z. B. von 1 bis 10 oder 1 bis 6 (Schulnoten) oder Nominalskalen („sehr gut"/„gut"/„zufriedenstellend"/„schlecht" oder „stets"/„häufig"/ „manchmal"/„selten"/„nie").

Empirische Untersuchungen in therapeutischen Praxen haben ergeben, dass Notenskalen Leistungsdruck beim Mitarbeiter erzeugen können und deshalb nicht bevorzugt werden (Deppe et al. 2012). Stattdessen wird den Nominalskalen der Vorzug gegeben.

Die Skalierung kann z. B. in Anlehnung an die „Goal Attainment Scale" (Schädler 2006) erfolgen. Danach würden die 5 Skalierungen wie folgt lauten: Der Mitarbeiter hat seine Leistungen erbracht ... wie erwartet/mehr als erwartet/viel mehr als erwartet/weniger als erwartet/viel weniger als erwartet. Diese Skalierung trifft aber nicht überall auf Zustimmung.

4.4.6.5 Durchführung

„Frau Meier, haben Sie nachher mal kurz Zeit?" – Dieser Satz löst bei den meisten Arbeitnehmern eher Ängste als Zuversicht aus. Die wenigsten Vorgesetzten rufen Mitarbeiter zu sich, um ihnen mitzuteilen, dass sie mit ihrer Arbeit sehr zufrieden sind. Doch wie kann man ein Mitarbeitergespräch oder eine Beurteilung am besten in den Praxisalltag integrieren, ohne dass es zu unnötigem Stress kommt? Ein regelmäßiges und für alle geltendes Mitarbeitergespräch baut solchen Ängsten vor und fördert einen entspannteren Austausch. Wichtig ist es hierbei, dass auch der Mitarbeiter die Möglichkeit bekommen sollte, seine Wünsche, Sorgen oder Ideen einzubringen.

In vielen nicht zertifizierten Praxen werden bereits mehr oder weniger regelmäßig Mitarbeitergespräche geführt. Dazu wird meist kein standardisierter Beurteilungsbogen verwendet, sondern man setzt sich in Zweiergesprächen „locker" zusammen. Personalbeurteilungen sollten nicht nur einmalig, sondern **regelmäßig** durchgeführt werden, um Mitarbeitern ein regelmäßiges Feedback zu geben und Veränderungen im Zeitverlauf zu erfassen. Die Regelmäßigkeit kann durch eine halbjährliche, jährliche oder 2-jährliche Beurteilung erfolgen, je nachdem, welche zeitlichen Ressourcen dem Beurteiler für die Mitarbeiterbeurteilung zur Verfügung stehen. In einer Praxis mit vielen Mitarbeitern wird eine regelmäßige Beurteilung eher nur 1-mal pro Jahr oder alle 2 Jahre möglich sein, bei geringer Mitarbeiterzahl könnte auch eine Beurteilung in kürzeren Abständen vertretbar sein.

Darüber hinaus können **anlassbezogene Beurteilungen** durchgeführt werden, z. B. nach Ablauf der Einarbeitungs- oder Probezeit, bei Wechsel des Vorgesetzten oder aufgrund der Anforderung eines Zwischenzeugnisses durch einen Mitarbeiter. Aber auch bei Gesprächsbedarf seitens der Mitarbeiter oder des Arbeitgebers kann eine Personalbeurteilung erfolgen.

Die Beurteilung der Leistungen und Potenziale der Mitarbeiter sollte anhand eines **standardisierten Beurteilungsbogens** mit festgelegten Beurteilungskriterien erfolgen. Dieser Beurteilungsbogen sollte für alle Mitarbeiter einer Berufsgruppe und einer Statusgruppe gleich sein (z. B. alle Logopäden, die keine Mitarbeiter haben). Für Leitungskräfte mit Führungsverantwortung kann ein separater Beurteilungsbogen verwendet werden, der weitere Beurteilungskriterien in Bezug auf die Führungsaufgaben enthält.

Die zu beurteilenden Kriterien und die Skalierungen sind bei einem professionellen Beurteilungsbogen genau erläutert, meistens in Form eines Anhangs. In diese Erläuterungen muss sich der Beurteiler vor der ersten Beurteilung genau einarbeiten. Bei einer erneuten Beurteilung der Mitarbeiter im Folgejahr sollten die Erläuterungen erneut durchgelesen und die Vorgehensweise wieder aufgefrischt werden.

Der unausgefüllte Beurteilungsbogen sollte inklusive der Erläuterungen auch dem zu beurteilenden Mitarbeiter ausgehändigt werden. Dies ermöglicht es ihm, sich selbst zu beurteilen und seine Ergebnisse später mit denen des Vorgesetzten zu vergleichen. Eventuelle Differenzen können dann im Rahmen des Beurteilungsgesprächs mit dem Beurteiler besprochen werden.

Der Beurteiler sollte sich ausreichend **Zeit** für das Ausfüllen des Beurteilungsbogens nehmen. Gleichzeitig sollte er sich Begründungen für das Ergebnis seiner jeweiligen Beurteilung notieren. Dies spart später im Gespräch mit dem Mitarbeiter Zeit und hinterlässt beim Mitarbeiter den Eindruck eines gut vorbereiteten Vorgesetzten. Der Mitarbeiter fühlt sich wertgeschätzt und ernst genommen.

Das Gespräch mit dem Mitarbeiter kann am gleichen Tag stattfinden, wenn dies die zeitlichen Ressourcen erlauben. Ansonsten sollte das Gespräch zeitnah geführt werden (möglichst in der gleichen Woche), damit sich der Beurteiler nicht erneut in das Thema einarbeiten muss. Als realistischer Zeitbedarf für das Gespräch sind ca. 60 min einzuplanen.

Der Beurteiler sollte die einzelnen Beurteilungskriterien erläutern und seine Beurteilung begründen. Dann sollte er dem Mitarbeiter Gelegenheit geben, Stellung zu nehmen und ggf. Differenzen aufzuzeigen. Je nachdem, ob der Beurteilungsbogen dies vorsieht, sollten im Anschluss gemeinsam Ziele und Maßnahmen (z. B. bestimmte Fortbildungen) für den nächsten Beurteilungszeitraum vereinbart werden (s. auch Management by Objectives; Abschn. 4.4.1.3).

Das Gespräch sollte möglichst konfliktfrei beendet und der Beurteilungsbogen sowohl vom Beurteiler als auch vom Mitarbeiter unterschrieben werden. Dies hat arbeitsrechtliche Bedeutung, da die dokumentierten Inhalte der Personalbeurteilungsbögen die Grundlage für die Erstellung von Arbeitszeugnissen darstellen. Das bedeutet konkret, dass der Arbeitgeber bei durchschnittlich guten Personalbeurteilungen auch dem Mitarbeiter im Arbeitszeugnis eine gute Arbeitsleistung bescheinigen muss. Diese Bewertung ist dann rechtlich einklagbar.

▶ **Praxistipp** Im Zusammenhang mit **Personalbeurteilungen** sind folgende Aspekte zu beachten:

- Arbeitsbelastung (ca. 2–3 h pro Mitarbeiter: ca. 1,5–2 h für die Bearbeitung des Beurteilungsbogens; 1 h Gespräch, inkl. Vor- und Nachbereitung)
- Konfliktauslösung (latente Konflikte und unterdrückte Frustrationen können im Verlauf eines Kalenderjahres zu erheblichen Auseinandersetzungen führen)

Das Instrumentarium zur Personalbeurteilung sollte folgende Elemente umfassen:

- Beurteilungsbogen
- Beurteilungsgespräch (Mitarbeiter und Vorgesetzter besprechen gemeinsam die Beurteilung); Einarbeitung des Beurteilers in den Beurteilungsbogen erforderlich!

4.5 Ausscheiden von Mitarbeitern

- Aktionspläne (Maßnahmenpläne, die sich aus dem Ergebnis der Personalbeurteilungen aller Mitarbeiter ergeben)

Für **Mitarbeitergespräche** empfiehlt sich folgendes Vorgehen:

- Regelmäßig durchführen (mind. 1-mal/Jahr)
- Mitarbeiter vorher über den Zeitpunkt informieren
- Beurteilungsbogen einige Tage vorher dem Mitarbeiter aushändigen
- Mitarbeiter bitten, den ausgefüllten Bogen zum Gespräch mitzubringen
- Als Beurteiler den Beurteilungsbogen inkl. der Erläuterungen vorher durchlesen und sich mit dem Bogen vertraut machen
- Beurteilungsbogen in Ruhe ausfüllen
- Begründungen erarbeiten und notieren
- Angenehme, ungestörte Atmosphäre schaffen
- Etwa 1 h Gesprächszeit einplanen
- Positiver Gesprächseinstieg (Lob/Anerkennung mit aktuellem Bezug)
- Kritische Aspekte konstruktiv und wertschätzend einbringen und begründen
- Dem Mitarbeiter Gelegenheit zur Darstellung seiner Sicht geben
- Verständnis für Probleme zeigen
- Gemeinsam Lösungen erarbeiten
- Gemeinsam Ziele für das nächste Jahr festlegen
- Positive Beendigung des Gesprächs

Wenn Personalbeurteilungen mittels Beurteilungsbögen durchgeführt werden sollen, dann hat der Betriebsrat, sofern vorhanden, ein Mitspracherecht. Deshalb sollten Betriebsratsmitglieder von Anfang an in die Entwicklung von Personalbeurteilungsbögen einbezogen werden.

4.5 Ausscheiden von Mitarbeitern

Ausgangssituation

Die Physiotherapiepraxis von Martin Z. hat 3 Mitarbeiterinnen und liegt in einer ländlichen Gemeinde, aus der in den letzten Jahren viele Bewohner weggezogen sind. Dies bekommt die Praxis seit 1,5 Jahren zu spüren. Die Patientenanzahl entwickelt sich kontinuierlich rückläufig. 3 Mitarbeiter sind für diese Situation zu viel. Martin Z. muss handeln und möchte Personal abbauen. Er würde am liebsten alle Mitarbeiterinnen weiter beschäftigen, was aber nicht möglich ist. Er ist sich nicht sicher, was er tun soll. ◄

Bevor Mitarbeiter entlassen werden, sollten alle anderen Möglichkeiten der Personalfreisetzung, also des Abbaus von Personal, geprüft worden sein. Eine Personalfreisetzung ist nicht gleichzusetzen mit einer Kündigung. Eine Kündigung ist die letzte Möglichkeit, Personal abzubauen, wenn andere Möglichkeiten ausgeschlossen werden können.

4.5.1 Personalfreisetzung

Personalfreisetzung umfasst alle Maßnahmen, um eine personelle Überdeckung abzubauen (quantitativ, qualitativ, zeitlich und örtlich).

Die Ursachen für den Abbau von Personal können sehr unterschiedlich sein. Die häufigsten sind Umsatz-/Patientenrückgang z. B. als Folge von Veränderungen im Gesundheitswesen, saisonal bedingte Beschäftigungsschwankungen (z. B. Physiotherapiepraxis im Skigebiet), neue Wettbewerber, Reorganisation durch z. B. Kooperationen/Fusionen (Praxiszusammenlegung) oder Outplacement von Leistungsbereichen (z. B. Schließung des an die Praxis angegliederten Fitnessbereichs).

4.5.1.1 Arten der Freisetzung

Es gibt verschiedene Möglichkeiten, Mitarbeiter freizusetzen. Dabei wird grundsätzlich zwischen interner und externer Freisetzung unterschieden. Bei der internen Freisetzung wird im Gegensatz zur externen kein Personal abgebaut; es werden bestehende Arbeitsverhältnisse geändert. Bei der externen Freistellung werden bestehende Arbeitsverhältnisse beendet.

Interne Freisetzung durch Versetzung von Mitarbeitern kann in Praxen mit Zweit- oder Drittniederlassungen, z. B. in verschiedenen

Stadtteilen oder Gemeinden, erfolgen. In anderen Praxen können Mitarbeiter durch Arbeitszeitverkürzung freigesetzt werden, z. B. kann mit Vollzeitmitarbeitern vereinbart werden, dass sie für eine bestimmte Zeit in Teilzeit arbeiten. Zu einem späteren Zeitpunkt, wenn die Rahmenbedingungen wieder besser sind, kann dann wieder auf Vollzeit aufgestockt werden. Kurzarbeit ist die vorübergehende Reduzierung der regelmäßigen wöchentlichen Arbeitszeit (abweichend vom Arbeitsvertrag) aufgrund erheblichen Arbeitsausfalls, der unvermeidbar ist. Das könnte z. B. dann der Fall sein, wenn die Praxis in einer kleinen Gemeinde ihre Hauptumsätze mit Behandlungen im benachbarten Seniorenheim tätigt und das Seniorenheim wegen Insolvenz geschlossen wird. Vermeidbar hingegen wäre saisonal bedingter Arbeitsausfall (Praxis im Urlaubs- oder Skigebiet). Der Mitarbeiter hat unter bestimmten Voraussetzungen Anspruch auf Kurzarbeitergeld, das er von der Bundesagentur für Arbeit erhält. Dies ist eine Entgeltersatzleistung. Der Arbeitgeber ist dann nicht mehr zur Zahlung des Gehalts verpflichtet. Nach §§ 95 ff. SGB III muss der Arbeitgeber den Arbeitsausfall der Agentur für Arbeit anzeigen und mindestens einen Mitarbeiter beschäftigen, der durch den Arbeitsausfall betroffen ist. Darüber hinaus muss Kurzarbeit im Arbeitsvertrag vereinbart worden sein. Bei Kurzarbeit arbeitet der Mitarbeiter dann weniger oder auch gar nicht. Das Kurzarbeitergeld ist grundsätzlich auf 6 Monate begrenzt. In dieser Zeit kann der Arbeitgeber versuchen, den Arbeitsausfall durch andere Maßnahmen zu kompensieren. Kurzarbeit ist dann sinnvoll, wenn der Mitarbeiter keine Kündigung erhalten und nach Wegfall des Arbeitsausfalls weiter beschäftigt werden soll.

Externe Freisetzung kann erfolgen durch Ausnutzung natürlicher Fluktuation (Ruhestand, Kündigung des Mitarbeiters), Förderung des freiwilligen Ausscheidens (Unterstützung bei der Suche nach einem neuem Arbeitsplatz, auch Outplacement genannt, finanzielle Abfindung, vorzeitiger Ruhestand) oder durch Kündigung durch den Arbeitgeber. Unter sozialen Aspekten sollten die Freisetzungsmaßnahmen in dieser Reihenfolge erfolgen. Die Kündigung sollte als allerletzte Maßnahme ergriffen werden, da sie für den Arbeitnehmer eine besondere Härte bedeutet und schwerwiegende Konsequenzen nach sich ziehen kann.

Abb. 4.23 zeigt die Möglichkeiten der Freisetzung nochmals im Überblick.

Abb. 4.23 Arten der Personalfreisetzung

4.5.1.2 Kündigung durch den Arbeitgeber

Bleibt als letzte Möglichkeit nur noch die Kündigung des Mitarbeiters, muss diese schriftlich erfolgen. Sie wird rechtswirksam, wenn sie dem Mitarbeiter zugegangen ist. Dort, wo ein Betriebsrat vorhanden ist, müssen die Mitbestimmungsrechte des Betriebsrates berücksichtigt werden, d. h., der Betriebsrat muss vor der Kündigung angehört werden. Ansonsten ist sie nicht wirksam (§ 102 BetrVG).

▶ Eine Kündigung ist eine einseitige empfangsbedürftige Willenserklärung.

Kündigungsarten

Bei der **ordentlichen Kündigung** muss zunächst geprüft werden, wie viele Arbeitnehmer dem Betrieb angehören. Bei weniger als 10 Arbeitnehmern gilt das KSchG nicht, und es müssen die Kündigungsbedingungen nach dem Arbeitsvertrag eingehalten werden. Liegt kein schriftlicher Arbeitsvertrag vor, dann gelten die gesetzlichen Kündigungsbedingungen (§ 622 BGB): Kündigungsfrist von 4 Wochen zum 15. oder zum Ende eines Kalendermonats; in der Probezeit 2 Wochen zu jedem beliebigen Tag.

Wenn dem Betrieb mehr als 10 Arbeitnehmer angehören (Teilzeitbeschäftigte werden addiert), dann gilt das KSchG. In diesem Fall kann eine Kündigung nur ausgesprochen werden, wenn ein Grund vorliegt, der in der Person (z. B. Langzeiterkrankung ohne Perspektive der Rückkehr an den Arbeitsplatz oder Unfähigkeit) oder im Verhalten (z. B. unentschuldigtes Fehlen) des Arbeitnehmers liegt. Eine weitere Bedingung ist, dass der Arbeitnehmer vor einer Kündigung eine Abmahnung erhält, in der sein Fehlverhalten genau bezeichnet wird (z. B. ständiges Zuspätkommen mit Datum, Uhrzeit, Ort und ggf. Zeugen). Weiterhin muss die Abmahnung darauf hinweisen, dass das Verhalten nicht gebilligt wird und dass im Wiederholungsfall das Arbeitsverhältnis gefährdet ist. Bei leichtem Fehlverhalten sollte man 2-mal, bei schwerwiegenderem Fehlverhalten 1-mal abmahnen. Erst wenn der Arbeitnehmer 1- bis 2-mal wegen des gleichen Fehlverhaltens abgemahnt worden ist und der Arbeitnehmer sein Verhalten weiterhin nicht ändert, kann eine wirksame Kündigung ausgesprochen werden.

Die **außerordentliche (fristlose) Kündigung** kann aus wichtigem Grund (z. B. Betrug, beharrliche Arbeitsverweigerung, Diebstahl) erfolgen und muss innerhalb von 14 Tagen *nach Kenntnis des Grundes* ausgesprochen werden.

Die **Änderungskündigung** strebt nicht die Beendigung des Arbeitsverhältnisses an, sondern ist ein Angebot, das Arbeitsverhältnis unter anderen Bedingungen fortzusetzen. Akzeptiert der Arbeitnehmer die veränderten Bedingungen nicht, kommt die Kündigung zum Tragen.

Die Regelungen zu **Massenentlassungen** gelten nur für Praxen und Betriebe mit mehr als 20 Mitarbeitern. In diesen Betrieben gilt das KSchG. Von Massenentlassungen spricht man nach § 17 Abs. 1 KSchG dann, wenn die in Tab. 4.4 genannten Bedingungen gegeben sind.

Massenentlassungen müssen dem Arbeitsamt schriftlich angezeigt werden und werden nur mit Zustimmung des Landesarbeitsamtes wirksam. Zwischen der Praxis und dem Betriebsrat, sofern vorhanden, kann ein Sozialplan abgeschlossen werden, der z. B. folgende Inhalte haben kann: Abfindungszahlungen, Freistellung von der Arbeit zur Arbeitsplatzsuche, Übernahme von Kosten der Arbeitsplatzsuche, Bezahlung von Umzugskosten. Darüber hinaus müssen der Betriebsrat informiert und die Massenentlassungen begründet werden.

Eine **betriebsbedingte Kündigung** wird dann ausgesprochen, wenn ein Mitarbeiter aus drin-

Tab. 4.4 Massenentlassung nach KSchG

Größe des Betriebs (Anzahl der Arbeitnehmer)	Anzahl der entlassenen Arbeitnehmer innerhalb von 30 Kalendertagen
Mehr als 20 und weniger als 60	Mehr als 5
Mindestens 60 bis weniger als 500	10 % der regelmäßig beschäftigten Arbeitnehmer oder mehr als 25
Mindestens 500	Mindestens 30

genden betrieblichen Gründen (Arbeitsmangel, Rationalisierung, Stilllegung von Teilen der Praxis) weder auf demselben noch auf einem anderen zumutbaren Arbeitsplatz weiterbeschäftigt werden kann. Die Kriterien der Sozialauswahl nach § 1 Abs. 3 KSchG sind bei der Auswahl der zu entlassenden Mitarbeiter anzuwenden: Betriebszugehörigkeit, Lebensalter, Unterhaltsverpflichtungen, Schwerbehinderung.

Das folgende Beispiel soll das Vorgehen bei der Sozialauswahl verdeutlichen.

Praxisbeispiel: Vorgehen bei der Sozialauswahl

Praxis Musterfrau hat 4 Mitarbeiterinnen: Frau Hahn, Frau Schmidt, Frau Friedlich und Frau Binse. Frau Schmidt und Frau Binse arbeiten schon seit vielen Jahren in der Praxis, Frau Hahn ist seit 2 Jahren und Frau Friedlich erst seit 1 Jahr in der Praxis tätig. Frau Hahn und Frau Schmidt haben Kinder zu versorgen, Frau Friedlich und Frau Binse haben keine Kinder. Frau Friedlich ist die Jüngste im Team, Frau Schmidt ist die älteste Mitarbeiterin. Frau Hahn weist eine Schwerbehinderung von 10 % auf. Praxisinhaberin Musterfrau ist mit der Leistung aller Mitarbeiterinnen sehr zufrieden. Aber seit 2 Jahren hat die Praxis einen stetigen Patientenrückgang zu verzeichnen. Hinzu kommt, dass vor 1 Jahr eine neue Praxis in der Nähe eröffnet hat, zu der jetzt viele ehemalige Patienten der Praxis Musterfrau gehen. Frau Musterfrau kann nicht mehr alle 4 Mitarbeiterinnen bezahlen und hat alle Möglichkeiten der Freisetzung ihrer Mitarbeiterinnen geprüft. Niemand ist bereit, sich von Vollzeit- auf Teilzeittätigkeit zu verändern, niemand möchte kündigen, und die Wettbewerbspraxis würde auch keine Mitarbeiterin übernehmen. Letztlich muss sie eine Mitarbeiterin entlassen, aber welche?

Sie hat beschlossen, eine sozial gerechtfertigte Kündigung auszusprechen, und stellt in einer Tabelle die Sozialkriterien für jede Mitarbeiterin auf (Tab. 4.5). Für welche Mitarbeiterin wäre die Kündigung sozial gerechtfertigt, welche soll sie entlassen?

Das Ergebnis der tabellarischen Übersicht zeigt, dass auf Frau Friedlich die wenigsten Kriterien zutreffen und Frau Schmidt am schutzwürdigsten ist. Deshalb wäre eine Entlassung von Frau Friedlich zu empfehlen. ◄

Bevor eine Kündigung ausgesprochen wird, ist zu prüfen, ob Kündigungsverbote vorliegen.

Kündigungsverbote und unwirksame Kündigung

Kündigungsverbote gibt es ausschließlich für Arbeitgeber, nicht für Arbeitnehmer. Kündigungsverbote bestehen für besonders schutzbedürftige Arbeitnehmer wie werdende Mütter, Eltern in Elternzeit, Schwerbehinderte, pflegende Angehörige, Betriebs-, Personalräte und Jugendvertreter sowie für Mitarbeiter mit befristeten Arbeitsverträgen.

Für das Beispiel der Praxis Musterfrau bedeutet dies, dass z. B. zu prüfen ist, ob für Frau Friedlich ein Kündigungsverbot aufgrund des Mutterschutzgesetzes vorliegt. Ist dem Arbeitgeber eine Schwangerschaft nicht bekannt, kann die Kündigung ausgesprochen werden.

Die Kündigung eines Arbeitgebers ist unwirksam, wenn sie sozial ungerechtfertigt ist. Das ist sie dann, wenn sie nicht in der Person oder im Verhalten des Arbeitnehmers begründet oder nicht durch dringende betriebliche Erfordernisse bedingt ist. Sie ist auch sozial ungerechtfertigt, wenn der Arbeitnehmer an einem anderen Arbeitsplatz im Betrieb beschäftigt werden könnte und wenn bei der Auswahl der zu kündigenden Mitarbeiter soziale Gesichtspunkte nicht oder nicht ausreichend berücksichtigt worden sind (Sozialkriterien, zu-

Tab. 4.5 Arbeitshilfe für die Sozialauswahl

Sozialkriterien	Frau Hahn	Frau Schmidt	Frau Friedlich	Frau Binse
Betriebszugehörigkeit (Jahre)	2	12	1	6
Lebensalter (Jahre)	36	48	24	31
Unterhaltspflichten	1 Kind	2 Kinder	Keine Kinder	Keine Kinder
Schwerbehinderung	10 %	–	–	–

4.5 Ausscheiden von Mitarbeitern

Abb. 4.24 Vorgehensweise bei Kündigungen. *KschG* Kündigungsschutzgesetz

sätzlich ggf. auch Kriterien wie Allein- oder Doppelverdiener, pflegender Angehöriger etc.).

Arbeitgeber und Arbeitnehmer sollten die möglichen Vorgehensweisen kennen, die der Arbeitnehmer im Kündigungsfall hat. Wenn der Arbeitnehmer gegen die Kündigung rechtlich vorgehen möchte, muss er eine Kündigungsschutzklage einreichen. Welchen Weg die Klage dann nehmen kann, zeigt Abb. 4.24.

Kündigungsverbote und unwirksame Kündigung

Eine Kündigung ist für beide Seiten keine schöne Angelegenheit, aber der Arbeitnehmer ist i. d. R. stärker betroffen als der Arbeitgeber. Deshalb sollte man dem Arbeitnehmer das Ausscheiden so angenhm wie möglich gestalten und eine ordentliche Abwicklung gewährleisten.

▶ **Praxistipp** Bei einer **Kündigung durch den Arbeitgeber** empfiehlt sich folgendes Vorgehen:

- Ausspruch der Kündigung (schriftlich erforderlich) unter Einhaltung der Kündigungsfrist laut Arbeitsvertrag oder Gesetz (§ 622 BGB)
- Freizeitgewährung für Vorstellungsgespräche
- Abschlussinterview
- Zeugnis (einfaches Zeugnis, auch Arbeitsbescheinigung genannt, oder qualifiziertes Zeugnis), das zeitnah erstellt wird
- Aushändigung der Arbeitspapiere (elektronische Lohnsteuerkarte, Sozialversicherungsheft, Zeugnis, Urlaubsbescheinigung)

4.5.2 Erstellen von Arbeitszeugnissen

Der Arbeitgeber ist bei Ausscheiden eines Mitarbeiters verpflichtet, unaufgefordert ein einfaches Arbeitszeugnis auszustellen. Dies gilt sowohl für den Fall, dass der Mitarbeiter gekündigt hat, als auch bei Aussprache der Kündigung durch den Arbeitgeber. Auf Verlangen des Mitarbeiters muss der Arbeitgeber ein qualifiziertes Zeugnis ausstellen, das zusätzlich zu den Inhalten des einfachen Zeugnisses eine Leistungsbeurteilung enthält. Im Zweifelsfall kann der Arbeitnehmer ein qualifiziertes Zeugnis beim Arbeitsgericht einklagen. Unterschiede und Inhalte von qualifizierten Arbeitszeugnissen werden weiter unten erläutert. Praxisinhaber, die wenig Erfahrung mit der Erstellung qualifizierter Zeugnisse haben, sollten sich an den „Formulierungen der Arbeitsgemeinschaft selbstständiger Unternehmer" orientieren (Abschn. 4.2.3).

Weiterhin sollten Ausscheidungsgründe und gute Wünsche für die Zukunft in den Zeugnistext mit aufgenommen werden. In Praxen, in denen Personalbeurteilungen durchgeführt oder Mitarbeitergespräche dokumentiert werden, dienen diese als Grundlage für die Zeugniserstellung. In diesem Fall ist es bedeutsam, dass die Zeugnisformulierungen nicht schlechter sein dürfen als die Ergebnisse der Personalbeurteilungen.

Oftmals schieben Arbeitgeber das Schreiben eines Zeugnisses immer weiter auf, da die Zeit fehlt und die meisten Praxisinhaber wenig Erfahrung mit der professionellen Erstellung qualifizierter Zeugnisse haben. In diesen Fällen besteht auch die Möglichkeit, dass Mitarbeiter einen ersten Entwurf ihres Zeugnisses selbst anfertigen, den der Arbeitgeber dann noch entsprechend ändern oder ergänzen kann. In der Wortwahl ist der Arbeitgeber autonom. Eventuellen Wunschformulierungen des Arbeitnehmers muss der Arbeitgeber nicht entsprechen.

Der Vorteil eines Entwurfs durch den Mitarbeiter liegt zum einen darin, dass der Mitarbeiter sehr genau weiß, was alles zu seinem Aufgabengebiet gehört, welche Fortbildungen er in der Zeit durchgeführt hat und innerhalb welcher Zeiten er bestimmte Tätigkeiten ausgeführt hat. Zum anderen ist dieser Weg zeitsparender, da der Arbeitgeber nur noch Änderungen, Streichungen oder Ergänzungen vornehmen muss.

▶ Wichtig ist, dass die Zeugnisinhalte der Wahrheit entsprechen. Das Zeugnis darf keine negativen Beurteilungen enthalten, weil es den Arbeitnehmer bei der Stellensuche nicht behindern darf.

Einfaches Arbeitszeugnis

Einfache Zeugnisse, auch Arbeitsbescheinigungen genannt, müssen Folgendes beinhalten:

- Personalien
- Dauer der Tätigkeit
- Art der Tätigkeit

Ein Beispiel zeigt Abb. 4.25.

Qualifiziertes Arbeitszeugnis

Ein qualifiziertes Zeugnis sollte folgenden Inhalt haben:

- Personalien (Name, Geburtsdatum)
- Ein- und Austrittsdatum
- Beschreibung der ausgeübten Tätigkeit, Funktion
- Organisatorische Zuordnung (in größeren Einrichtungen)
- Fachliche Kenntnisse und Erfahrungen
- Leistungs- und Verhaltensbeurteilung
- Grund des Ausscheidens
- Verhalten gegenüber Vorgesetzten, Kollegen, Mitarbeitern, Patienten/Klienten/Dritten
- Gute Wünsche für die Zukunft

Die Zeugnisformulierung obliegt ausschließlich dem Arbeitgeber. Der Arbeitnehmer hat keinen Anspruch auf bestimmte Formulierungen. Die Verwendung indirekter Formulierungen ist zulässig. Ein Beispiel für ein qualifiziertes Zeugnis können Sie mit Eingabe der ISBN dieses Buches unter https://extras.springer.com/ herunterladen (Arbeitsblatt 14).

**Interdisziplinäre Praxis für
Ergotherapie, Logopädie, Physiotherapie**

Musterstraße 25
90000 Musterstadt

Musterstadt, 31. März 2024

Arbeitszeugnis

Frau Sabine Beispielfrau, geboren am 15.02.1993, war vom 01.01.2022 bis zum 31.03.2024 in unserer Praxis als Ergotherapeutin beschäftigt.

Frau Beispielfrau verlässt unsere Praxis auf eigenen Wunsch. Wir bedanken uns für die gute Zusammenarbeit und wünschen ihr für die Zukunft alles Gute.

**Interdisziplinäre Praxis für
Ergotherapie, Logopädie, Physiotherapie**

B. Musterfrau

Bettina Musterfrau (Praxisleitung)

Abb. 4.25 Beispiel für ein einfaches Zeugnis

Zum Personalmanagement gehören neben den in diesem Kapitel dargestellten Aufgaben auch die Personalorganisation und -verwaltung. Welche Detailaufgaben hier auf Praxisinhaber zukommen sowie die Vor- und Nachteile von Rezeptionsfachkräften wird übersichtlich bei Betz (2024, S. 21–23) erläutert.

Literatur

Amstutz D, Küng S, Stern Y (2007) Einarbeitung neuer Mitarbeiterinnen und Mitarbeiter. Umfrage unter den öffentlichen sozialen Diensten im deutschsprachigen Teil des Kantons Bern zu deren Einarbeitungspraxis. Edition Soziothek, Bern

Badura B (2003) Betriebliche Gesundheitspolitik: Der Weg zur gesunden Organisation. Springer, Berlin Heidelberg

Becker M (2009) Personalentwicklung. Bildung, Förderung und Organisationsentwicklung in Theorie und Praxis. 5. Aufl. Schäffer-Poeschel, Stuttgart

Berthel J (1995) Personal-Management: Grundzüge für Konzeptionen betrieblicher Personalarbeit, 4. Aufl. Schäffer-Poeschel, Stuttgart

Berufsgenossenschaft für Gesundheitsdienst und Wohlfahrtspflege (BGW) (Hrsg) (2015) Gefährdungsbeurteilung in therapeutischen Praxen. https://www.bgw-online.de/resource/blob/20146/6c92a74ccbb80450105d21ddc7960b5f/bgw04-05-030-gefaehrdungsbeurteilung-in-therapeutischen-praxen-data.pdf. Zugegriffen am 17.09.2024

Betriebsverfassungsgesetz (BetrVG) in der Fassung der Bekanntmachung vom 25. September 2001 (BGBl. I S. 2518), FNA 801-7, zuletzt geändert durch Ar. 9 G zur Errichtung eines Bundesaufsichtsamtes für Flugsicherung zur Änderung und Anpassung weiterer Vorschriften vom 29.07.2009 (BGBl. I S. 2424)

Betz B (2010) Entwicklung einer Therapiebetriebslehre (Spezielle BWL) als Teil einer Gesundheitsbetriebslehre unter besonderer Berücksichtigung der Gesundheitsfachberufe Ergotherapie, Logopädie und Physiotherapie. Unveröffentlichte Ergebnisse eines empirischen Forschungsprojektes auf Basis von Leitfadeninterviews mit PraxisinhaberInnen von ergotherapeutischen, logopädischen und physiotherapeutischen Praxen, durchgeführt an der HAWK, Hochschule für angewandte Wissenschaft und Kunst, Hildesheim

Betz B (2024) Praxisorganisation. In: Reichert B (Hrsg) Patientenmanagement in der Physiotherapie, Ergotherapie und Logopädie, S. 9–28, Springer, Berlin Heidelberg

Bögel K, Götz SA, Harer S, Riefkogel A (2012) Adaption eines Personalbeurteilungsbogens für Angestellte in physiotherapeutischen Praxen auf Praxen der Ergotherapie und Logopädie. Unveröffentlichtes Studienprojekt an der HAWK, Hochschule für angewandte Wissenschaft und Kunst, Hildesheim, Studiengang Ergotherapie, Logopädie, Physiotherapie. Hildesheim

Bohle T, Brunke J, Czekay S, Otto J, Stelljes D (2012) Zweite Evaluation des Personalbeurteilungsbogens nach I. Massow (PT). Unveröffentlichtes Studienprojekt an der HAWK, Hochschule für angewandte Wissenschaft und Kunst, Hildesheim, Studiengang Ergotherapie, Logopädie, Physiotherapie. Hildesheim

Böhmer K, Klemm AC, Wächter M (2010) Einarbeitungskonzept für eine Physiotherapiepraxis. Unveröffentlichtes Studienprojekt an der HAWK, Hochschule für angewandte Wissenschaft und Kunst, Hildesheim, Studiengang Ergotherapie, Logopädie, Physiotherapie. Hildesheim

Bröckermann R (2009) Personalwirtschaft: Lehr- und Übungsbuch für Human Ressource Management, 5. Aufl. Schäffer-Poeschel, Stuttgart

Brückmann S, Conradi H, Schwochow N (2013) Erste Evaluation eines Personalbeurteilungsbogens für logopädische Praxen. Unveröffentlichtes Studienprojekt an der HAWK, Hochschule für angewandte Wissenschaft und Kunst, Hildesheim, Studiengang Ergotherapie, Logopädie, Physiotherapie. Hildesheim

Bühner R (1997) Personalmanagement, 2. Aufl. Moderne Industrie, Landsberg/Lech

Bundesministerium der Justiz (BMJ) (2022a) Teilzeit- und Befristungsgesetz vom 21. Dezember 2000 (BGBl. I S. 1966), das zuletzt durch Artikel 7 des Gesetzes vom 20. Juli 2022 (BGBl. I S. 1174) geändert worden ist. https://www.gesetze-im-internet.de/tzbfg/TzBfG.pdf. Zugegriffen am 18.09.2024

Bundesministerium der Justiz (BMJ) (2022b) Nachweisgesetz vom 20. Juli 1995 (BGBl. I S. 946), das zuletzt durch Artikel 1 des Gesetzes vom 20. Juli 2022 (BGBl. I S. 1174) geändert worden ist. https://www.gesetze-im-internet.de/nachwg/BJNR094610995.html. Zugegriffen am 18.09.2024

Bundesministerium der Justiz (BMJ) (2023) Allgemeines Gleichbehandlungsgesetz vom 14. August 2006 (BGBl. I S. 1897), das zuletzt durch Artikel 15 des Gesetzes vom 22. Dezember 2023 (BGBl. 2023 I Nr. 414) geändert worden ist. https://www.gesetze-im-internet.de/agg/BJNR189710006.html. Zugegriffen am 15.09.2024

Bundesministerium der Justiz (BMJ) (2024) Einkommensteuergesetz in der Fassung der Bekanntmachung vom 8. Oktober 2009 (BGBl. I S. 3366, 3862), das zuletzt durch Artikel 6 des Gesetzes vom 27. März 2024 (BGBl. 2024 I Nr. 108) geändert worden ist. https://www.gesetze-im-internet.de/estg/EStG.pdf. Zugegriffen am 17.09.2024

Bundesministerium für Gesundheit (BMG) (2011) Unternehmen unternehmen Gesundheit. Betriebliche Gesundheitsförderung in kleinen und mittleren Unternehmen, 2. Aufl. Berlin

Bürgerliches Gesetzbuch (BGB) in der Fassung der Bekanntmachung vom 2. Januar 2002 (BGBl. I S. 42, ber. S. 2909 und BGBl. 2003 I S. 738. FNA 400-2

Dehning C, Küster L, Peter M (2010) Einarbeitungskonzept für neue MitarbeiterInnen in Praxen am Beispiel einer ergotherapeutischen Praxis. Unveröffentlichtes Studienprojekt an der HAWK, Hochschule für angewandte Wissenschaft und Kunst, Hildesheim, Studiengang Ergotherapie, Logopädie, Physiotherapie. Hildesheim

Deppe K, Kipp J, Noak, B (2012) Evaluation eines Personalbeurteilungsbogens für angestellte Physiotherapeut/innen in PT-Praxen. Unveröffentlichtes Studienprojekt an der HAWK, Hochschule für angewandte Wissenschaft und Kunst, Hildesheim, Studiengang Ergotherapie, Logopädie, Physiotherapie. Hildesheim

Deutsche Gesellschaft für Evaluation (DeGEval) (Hrsg) (2008) Standards für Evaluation, 4. Aufl. Mainz

Deutscher Verband der Ergotherapeuten e. V. (DVE) (2008) Stellenbeschreibungen für die Ergotherapie, S. 18–23, Karlsbad

Dorfmeister G (1999) PflegeManagement: Personalmanagement im Kontext der Betriebsorganisation von Spitals- und Gesundheitseinrichtungen. Theoretische Grundlagen und Beispiele aus der Praxis. Maudrich, Wien

von Eiff W (2000) Führung und Motivation in Krankenhäusern: Perspektiven und Empfehlungen für Personalmanagement und Organisation. Kohlhammer, Stuttgart

Ernst A, Lücking R (2013) Dritte Evaluation des Personalbeurteilungsbogens nach I. Massow. Unveröffentlichtes Studienprojekt an der HAWK, Hochschule für angewandte Wissenschaft und Kunst, Hildesheim, Studiengang Ergotherapie, Logopädie, Physiotherapie. Hildesheim

Finke J, Serowy F, Steffen A (2013) Projektbericht zweite Evaluation eines Personalbeurteilungsbogens für logopädische Praxen. Unveröffentlichtes Studienprojekt an der HAWK, Hochschule für angewandte Wissenschaft und Kunst, Hildesheim, Studiengang Ergotherapie, Logopädie, Physiotherapie. Hildesheim

Francis T, Hoefel F (2018) 'True Gen': Generation Z and its implications for companies. The influence of Gen Z – the first generation of true digital natives – is expanding. https://www.mckinsey.com/industries/consumer-packaged-goods/our-insights/true-gen-generation-z-and-its-implications-for-companies. Zugegriffen am 13.09.2024

Fraunhofer-Zentrum für internationales Management und Wissensökonomie IMW (Hrsg) (2018) Auf der Suche nach den richtigen Kandidaten? Schritt für Schritt zum erfolgreichen Employer Branding. https://de.readkong.com/page/auf-der-suche-nach-den-richtigen-kandidaten-schritt-f-r-1272893. Zugegriffen am 14.04.2025

Freudenberg T (2009) Die Schattenseite ständiger Erreichbarkeit. In: Handelsblatt. 24.09.2009. http://www.handelsblatt.com/finanzen/recht-steuern/arbeitsrecht/risiken-fuer-firmen-die-schattenseite-staendiger-erreichbarkeit/3265604.html. Zugegriffen am 04.06.2013

Geissler K (2012) Man traut sich was. Arbeitsrecht in guten Zeiten. Personalwirtschaft – Magazin für Human Resources, Sonderheft 10/2012:11 f

Gewerkschaft verdi (2023) Durchgeschriebene Fassung des TVöD für den Dienstleistungsbereich Krankenhäuser im Bereich der Vereinigung der kommunalen Arbeitgeberverbände (TVöD-K). https://gesundheit-soziales-bildung.verdi.de/++file++6641d02ebd4bea5287c166f4/download/2023-04-22-TVo%CC%88D-K%20i.d.F.%2016%20%C3%84nderungsvereinbarung.pdf#:~:text=Durchgeschriebene%20Fassung%20des%20TV%C3%B6D%20f%C3%BCr%20den%20Dienstleistungsbereich%20Krankenh%C3%A4user,der%20%C3%84nderungsvereinbarung%20Nr.%2016%20vom%2022.%20April%202023. Zugegriffen am 14.04.2025

Herzberg F (1968) One more time: how do you motivate employees? Harv Bus Rev 46:53–63

Hohmeister F (2002) Grundzüge des Arbeitsrechts. Schäffer-Poeschel, Stuttgart

Jung H (1999) Personalwirtschaft, 3. Aufl. Oldenbourg, München

Kehr F, Scholles S (2011) Evaluation des Einarbeitungskonzeptes für eine Ergotherapiepraxis in Hildesheim. Unveröffentlichtes Studienprojekt an der HAWK, Hochschule für angewandte Wissenschaft und Kunst, Hildesheim, Studiengang Ergotherapie, Logopädie, Physiotherapie. Hildesheim

Kieser A (1990) Die Einführung neuer Mitarbeiter in das Unternehmen, 2. Aufl. Kommentator, Frankfurt

Kieser A (2009) Einarbeitung neuer Mitarbeiter. In: Rosenstiel L von, Regnet E, Domsch ME (Hrsg) Führung von Mitarbeitern. Handbuch für erfolgreiches Personalmanagement, 6. Aufl. Schäffer-Poeschel, Stuttgart, S 148–157

Koch G (1998) Personalführung in der Arztpraxis: motivierte Mitarbeiterinnen – zufriedene Patienten. pmi, Frankfurt

Krieg HJ, Ehrlich H (1998) Personal: Lehrbuch mit Beispielen und Kontrollfragen. Schäffer-Poeschel, Stuttgart

Kring W, Hurrelmann K (Hrsg) (2019) Die Generation Z erfolgreich gewinnen, führen, binden. Kiehl, Herne

Kündigungsschutzgesetz (KSchG) in der Fassung der Bekanntmachung vom 25. August 1969 (BGBl. I S. 1317), FNA 800-2, zuletzt geändert durch Art 3 G zur Änderung des SozialgerichtsG und ArbeitsgerichtsG vom 26.3.2008 (BGBl. I S. 444)

Landesarbeitsgericht Berlin-Brandenburg (2024) Urteil vom 2.Juli 2024, Az: 19 Sa 1150/23. https://www.juris.de/static/infodienst/autoren/D_NJRE001583147.htm. Zugegriffen am 20.09.2024

Liebig C, Schäfer Y (2013) Musterbeispiel einer Stellenanzeige für Ergotherapeuten. Unveröffentlichte Gruppenarbeit an der HAWK, Hochschule für angewandte Wissenschaft und Kunst, Hildesheim, Studiengang Ergotherapie, Logopädie, Physiotherapie. Hildesheim

LinkedIn (2024) Employer Branding – Ein Leitfaden. https://business.linkedin.com/content/dam/business/talent-solutions/regional/de-de/site/pdf/tipsheets/linkedin-employer-brand-tipsheet-de-de.pdf. Zugegriffen am 19.09.2024

Loth A (2003) Mitarbeitermotivation durch Anreizsysteme in physiotherapeutischen Praxen. Unveröffentlichte Bachelorarbeit an der HAWK, Hochschule für angewandte Wissenschaft und Kunst, Hildesheim, Studiengang Ergotherapie, Logopädie, Physiotherapie. Hildesheim

Luxemburger Deklaration zur betrieblichen Gesundheitsförderung in der Europäischen Union (2007) in der Fassung von Januar 2007. Europäisches Netzwerk zur betrieblichen Gesundheitsförderung, BKK Bundesverband Essen. http://www.luxemburger-deklaration.de/fileadmin/rs-dokumente/dateien/LuxDekl/Luxemburger_Deklaration_09-12.pdf. Zugegriffen am 16.09.2013

Maslow AH (1948) Motivation and personality. Psychol Rev 50:370–396

Massow I (2011) Mitarbeiterbeurteilung in der physiotherapeutischen Praxis. Unveröffentlichte Bachelorarbeit an der HAWK, Hochschule für angewandte Wissenschaft und Kunst, Hildesheim, Studiengang Ergotherapie, Logopädie, Physiotherapie. Hildesheim

Mayer E, Walter B (1996) Management und Controlling im Krankenhaus. Schäffer-Poeschel, Stuttgart

Meinert S (2009) Eigene Leistung spornt am meisten an. Ergebnisse einer Studie des Karriereportals Monster. Financial Times Deutschland 31.05.2009 (Online-Zugriff)

Nakajima H, Grant J, Sommer A (Hrsg) (1992) WHO Verfassung von 1946. 75. Jubilees der John Hopkins School of Hygiene and Public Health Baltimore. www.api.or.at/sp/download/whodoc. Zugegriffen am 18.09.2013

Niederberger J, Rohn L, Theiner S (2013) 4. Evaluation eines Personalbeurteilungsbogens für angestellte Physiotherapeut/innen/en in physiotherapeutischen Praxen. Unveröffentlichtes Studienprojekt an der HAWK, Hochschule für angewandte Wissenschaft und Kunst, Hildesheim, Studiengang Ergotherapie, Logopädie, Physiotherapie. Hildesheim

Olfert K (2012) Personalwirtschaft, 5. Aufl. NWB, Herne

Olfert K, Steinbuch PA (1995) Personalwirtschaft, 6. Aufl. Kiehl, Ludwigshafen

Opaschowski HW (1989) Arbeiten nach dem Jahr 2000: Freizeitwerte verändern das Arbeitsleben. Freizeit aktuell 84(10), 13.09.1989. www.stiftungfuerzukunftsfragen.de/de/newsletter-forschung-aktuell/084.html. Zugegriffen am 17.09.2013

Personal aktuell (2023) Themenausgabe: Bewerbungen – Finden sie den „Perfekten" Mitarbeiter. Bewerbungsverfahren heute – nur wer sehr schnell ist, hat Erfolg! November 2023

Personal aktuell (2024) 1 Jahr Befristung, 4 Monate Probezeit: Probezeit ist unwirksam. Ausgabe 40–41/2024

Richardi R (2013) Einführung. In: Arbeitsgesetze. 82. Aufl. München, S XIII–XLII

Rosenstiel L (1995) Führung von Mitarbeitern. Handbuch für erfolgreiches Personalmanagement, 3. Aufl. Schäffer-Poeschel, Stuttgart de Saint-Exupéry A (1951) Die Stadt in der Wüste. Rauch, Bad Salzig

Sanders JR (2006) Handbuch der Evaluationsstandards. Die Standards des Joint Committee on Standards for Educational Evaluation, 3. Aufl. Verlag für Sozialwissenschaften, Wiesbaden

Schädler S (2006) Assessment goal attainment scale. Physiopraxis 9:34 f

Scholz C (2000) Personalmanagement: Informationstheoretische und verhaltenstheoretische Grundlagen, 5. Aufl. Vahlen, München

Sozialgesetzbuch (SGB) Neuntes Buch (IX). Rehabilitation und Teilhabe behinderter Menschen. In der Fassung vom 19. Juni 2001 (BGBl. I S. 1046). FNA 860-9, zuletzt geändert durch Art. 3 G zur Änderung personenbeförderungsrechtlicher Vorschriften v. 14.12.2012 (BGBl. I S. 2598)

Sozialgesetzbuch (SGB) Fünftes Buch (V). Gesetzliche Krankenversicherung. In der Fassung vom 20. Dezember 1988 (BGBl. I S. 2477). FNA 860-5

Staehle WH (1994) Management. Eine verhaltenswissenschaftliche Perspektive, 7. Aufl. Vahlen, München

Tannenbaum R, Schmidt WH (1958) How to choose a leadership pattern. Harv Bus Rev March/April:95–101

Thommen P, Achleitner AK (1998) Allgemeine Betriebswirtschaftslehre. Umfassende Einführung aus managementorientierter Sicht, 2. Aufl. Gabler, Wiesbaden

Thommen P, Achleitner AK (2006) Allgemeine Betriebswirtschaftslehre. Umfassende Einführung aus managementorientierter Sicht, 5. Aufl. Gabler, Wiesbaden

Trill R (2000) Krankenhaus-Management. Aktionsfelder und Erfolgspotentiale, 2. Aufl. Luchterhand, Neuwied-Kriftel

Vahs D, Schäfer-Kunz J (2021) Einführung in die Betriebswirtschaftslehre, 8. Aufl. Schäffer-Poeschel, Stuttgart

vnr Verlag für die Deutsche Wirtschaft (2008). http://www.vnr.de/vnr/nonprofit/schulekindergarten/praxistipp_16463.html. Zugegriffen am 18.02.2008

Weltgesundheitsorganisation (WHO) (1946) WHO definition of health. http://www.who.int/about/definition/en/print.html. Zugegriffen am 18.09.2013

Wunderer R (2007) Führung und Zusammenarbeit. Eine unternehmerische Führungslehre, 7. Aufl. Luchterhand, Köln

Kostenmanagement 5

Inhaltsverzeichnis

5.1	Bedeutung des Kostenmanagements in Therapieberufen	194
5.2	**Kosten und Leistungen**	196
5.2.1	Kosten	197
5.2.2	Leistungen	200
5.2.3	Gegenüberstellung von Kosten und Leistungen: Kostenträgerrechnung	203
5.2.4	Kalkulation von Selbstzahlerleistungen	204
5.3	**Break-Even-Analyse als Entscheidungshilfe**	209
5.3.1	Definition	210
5.3.2	Praxisbeispiel: Entscheidungshilfe für die Gesamtsituation der Praxis	211
5.3.3	Praxisbeispiel: Entscheidungshilfe für Selbstzahlerangebote	214
5.3.4	Praxisbeispiel: Entscheidungshilfe für Personalentscheidungen	215
5.4	**Bedeutung des Rechnungswesens im Gesundheitswesen**	216
5.4.1	Aufgaben und Gebiete des Rechnungswesens	217
5.4.2	Rechnungswesen in Praxen und Krankenhäusern	218
5.5	**Grundlagen der Rechenschaftslegung**	219
5.5.1	Buchführungs- versus Aufzeichnungspflicht	219
5.5.2	Gewerbliche Tätigkeit im freien Beruf	221
5.5.3	Steuerliche Behandlung von Präventions- und Selbstzahlerleistungen	224
5.5.4	Grundlagen der Buchführung	226
5.5.5	Einnahmenüberschussrechnung	229
5.5.6	Abschreibung: Absetzung für Abnutzung (AfA)	231
5.5.7	Gehaltsabrechnung für angestellte Mitarbeiter	236
5.5.8	Vermögensvergleich bei Praxisaufgabe oder -veräußerung	240
	Literatur	243

© Der/die Autor(en), exklusiv lizenziert an Springer-Verlag GmbH, DE, ein Teil von Springer Nature 2025
B. Betz, *Praxismanagement für Physiotherapeuten, Ergotherapeuten und Logopäden*,
https://doi.org/10.1007/978-3-662-70371-7_5

Zusammenfassung

Vor dem Hintergrund der permanenten Kostensteigerungen und der nicht deutlich gestiegenen Vergütungssätzen der gesetzlichen Krankenversicherungen (GKVen) zeigt dieses Kapitel die Bedeutung des Kostenmanagements für therapeutische Praxen auf und gibt Anstöße, aktives Kostenmanagement zu betreiben. Einerseits werden Kostensenkungspotenziale aufgezeigt, andererseits werden Anregungen und Entscheidungshilfen gegeben, um zusätzliche Einnahmen zu generieren. Anhand von Beispielen wird erläutert, wie Selbstzahlerangebote kalkuliert werden, um eine marktgerechte Preisfindung zu ermöglichen. Darüber hinaus wird verdeutlicht, wie Praxisinhaber ihrer Rechenschaftspflicht gegenüber dem Finanzamt nachkommen und wie die Auswertungen des Steuerberaters für das Kostenmanagement genutzt werden können.

▶ Die Praxis von Inhaberin L. ist gut ausgelastet und Frau L. selbst auch. Doch wenn sie am Monatsende schaut, was nach Abzug der Kosten von den Einnahmen übrig bleibt, dann fragt sie sich, was sie noch tun kann, damit „unter dem Strich" mehr Geld zur Verfügung steht. Sie würde auch gerne Selbstzahlerangebote machen, ist sich aber nicht sicher, wie sie diese kalkulieren muss. Momentan hat sie wenig Zeit, sich darüber Gedanken zu machen, da das Finanzamt eine Betriebsprüfung angekündigt hat und Frau L. ihre Zeit, in der sie nicht therapiert, für die Zusammenstellung der Unterlagen für die Betriebsprüfung benötigt. Sie ist unsicher, welche Unterlagen der Prüfer sehen möchte. Die Fragen, die Frau L. bewegen, werden in diesem Kapitel beantwortet. Sie bekommt Anhaltspunkte, wie sie aktives Kostenmanagement betreiben kann. Darüber hinaus findet sie Beispiele, wie man Selbstzahlerangebote kalkuliert, und sie erfährt, welche Unterlagen erforderlich sind, um dem Finanzamt gegenüber Rechenschaft über ihre betriebliche Tätigkeit abzulegen. Zu diesem Zweck wird zunächst erläutert, welche Bedeutung das Kostenmanagement insbesondere für Therapieberufe hat.

5.1 Bedeutung des Kostenmanagements in Therapieberufen

Ausgangssituation

Praxisinhaber K. bekommt von seinem Steuerberater monatlich Auswertungen zugeschickt. Sie zeigen auf, welche Kosten in dem entsprechenden Monat entstanden sind und welche Einnahmen seine Praxis erzielt hat. Die Übersichten sind sehr detailliert, und Praxisinhaber K. hat weder die Zeit noch das Interesse, sich mit den Unterlagen auseinanderzusetzen. Er nimmt sie zur Kenntnis und legt sie im Ordner ab. ◀

Warum es sinnvoll ist, die Auswertungen des Steuerberaters genauer zu sichten, und wie man diese Auswertungen nutzen kann, wird in diesem Abschnitt verdeutlicht.

Unter dem Aspekt der Sicherstellung der Wirtschaftlichkeit einer Praxis ist aktives Kostenmanagement unerlässlich. Die Ausführungen in Abschn. 1.3.1 zeigen, dass der Bereich „Kosten" neben dem Bereich „Einnahmen" einen der Einflussfaktoren auf die Wirtschaftlichkeit einer Praxis darstellt.

Den permanenten Kostensteigerungen der letzten Jahre, insbesondere im Energiesektor, und der künftigen Steigerung bei den Personalkosten aufgrund des bevorstehenden Fachkräftemangels stehen Vergütungssätze der gesetzlichen Krankenversicherungen (GKVen) gegenüber, die zwar in den letzten Jahren gestiegen sind, aber nicht in dem Maße, wie sich die Kosten entwickelt haben. Die Steigerung liegt deutlich unter dem Inflationssatz der Eurozone, was einer Senkung der Vergütungssätze gleichkommt. Dies verdeutlicht Abb. 5.1.

Es ist davon auszugehen, dass die Lücke zwischen den Kosten einer Praxis und den Vergütungen der GKVen auch in den nächsten Jah-

5.1 Bedeutung des Kostenmanagements in Therapieberufen

ren bestehen bleibt, ja sogar größer wird. Diese Lücke muss allerdings von den Praxisinhabern geschlossen werden, wenn die Praxis am Markt bestehen bleiben soll. Da Praxisinhaber keinen Einfluss auf die Entwicklung der Vergütungen nehmen können, sind andere Maßnahmen zur Schließung dieser Lücke erforderlich. Diese Maßnahmen sind überschaubar, wie Abb. 5.2 zeigt.

Aktives Kostenmanagement bedeutet, dass man sich gezielt und bewusst mit den Kosten, die in einer Praxis entstehen, auseinandersetzt. Auch die aktive monatliche Kontrolle der Kostenentwicklung gehört dazu und gewinnt zunehmend an Bedeutung. Wer Unterlagen vom Steuerberater nach kurzer Sichtung in einem Ordner ablegt, der betreibt kein aktives, sondern bestenfalls passives Kostenmanagement. Dies ist vor dem Hintergrund der Entwicklung der Rahmenbedingungen im Gesundheitsmarkt nicht zu verantworten. Deshalb gehört zu einem aktiven Kostenmanagement auch, dass man alle Kostenpositionen daraufhin überprüft, ob

Abb. 5.1 Kostensteigerung in therapeutischen Praxen

Abb. 5.2 Maßnahmen zur Schließung der Deckungslücke im Gesundheitswesen

Möglichkeiten bestehen, Kosten zu vermeiden oder Kosten zu senken (Beispiele für Kostensenkungsmöglichkeiten s. Abschn. 1.3.2). Um dies zu ermöglichen, muss bekannt sein, welche Kosten entstehen und in welcher Höhe. Einen Überblick über den Kostenbegriff und die unterschiedlichen Kostenbereiche gibt Abschn. 5.2.1.

Kommt man zu dem Schluss, dass alles getan ist, um Kosten zu vermeiden und Kosten zu senken, dann sollte nach dem ökonomischen Maximalprinzip (Abschn. 1.1) gehandelt werden: Mit der gegebenen Kostensituation soll eine **maximale Praxisleistung**, d. h. ein maximaler Praxisertrag, erzielt werden. Das bedeutet, dass z. B. im Bereich der Einnahmen darauf geachtet werden muss, dass mit den gegebenen Personalkosten (Anzahl der Mitarbeiter) und den gegebenen Kosten für Räumlichkeiten (Miete) die maximale Anzahl an Behandlungseinheiten (BE) erzielt wird. Das wiederum heißt, dass Mitarbeiter und Räumlichkeiten maximal ausgelastet werden sollten, also möglichst keine Terminausfälle stattfinden und die Behandlungsräume möglichst zu keiner Zeit leerstehen sollten.

Wie viele Patienten und Kunden man im Monat oder Jahr behandeln muss, damit die Kosten gedeckt, aber darüber hinaus auch Gewinne erwirtschaftet werden können, kann mithilfe der Break-Even-Analyse ermittelt werden. Dazu müssen Praxisinhaber ihre Kosten, Einnahmen und Behandlungskapazitäten kennen. Die Break-Even-Analyse ist ein Instrument des Kostenmanagements und wird in Abschn. 5.3 noch genau erläutert.

Im Kostenmanagement werden die in einer Praxis entstehenden Kosten den Leistungen, die eine Praxis erbringt, gegenübergestellt (internes Rechnungswesen). Die Kosten und die für die erbrachten Leistungen erzielten Einnahmen sind am Jahresende dem Finanzamt zu dokumentieren, z. B. in einer Einnahmenüberschussrechnung (externes Rechnungswesen). Der Praxisinhaber hat dem Finanzamt gegenüber eine Rechenschaftspflicht.

Die Begriffe „Kosten" und „Leistungen" werden im folgenden Abschnitt erläutert.

5.2 Kosten und Leistungen

Ausgangssituation

Inhaber N. möchte zur Verbesserung seiner Wirtschaftlichkeit und zur Schließung der Deckungslücke Selbstzahlerangebote entwickeln. Er weiß aber nicht, wie er solche Angebote kalkulieren kann und welchen Preis er letztlich dafür nehmen muss. ◄

Woran sich der Preis für ein Selbstzahlerangebot orientiert und welche Bestandteile der Kalkulation berücksichtigt werden müssen, zeigt dieser Abschnitt auf. Darüber hinaus wird erläutert, wie man erkennen kann, ob die Kosten, die für eine bestimmte Behandlung entstehen, auch durch die Vergütung der GKV gedeckt sind oder nicht.

In der betriebswirtschaftlichen Literatur wird von einer sog. Kosten- und Leistungsrechnung gesprochen. In dieser internen Rechnung sollen die Kosten den erbrachten Leistungen einer Praxis verursachungsgerecht zugeordnet werden. Hier schaut man genau, welche Art der Leistungserbringung welche Kosten verursacht hat. Dann erst ist man in der Lage, die insgesamt für ein Leistungsangebot entstandenen Kosten (z. B. für das Heilmittel Krankengymnastik) den für dieses Heilmittel erzielten Einnahmen (GKV-Vergütung) gegenüberzustellen. Das Ergebnis dieser Gegenüberstellung ergibt dann entweder eine Kostendeckung, einen Gewinn oder einen Verlust für dieses Heilmittel. Dazu muss man aber zunächst seine Kosten ermitteln.

Das Ziel dieses Abschnitts besteht **nicht** darin, die Grundlagen der Kosten- und Leistungsrechnung zu vermitteln. Dies würde für Praxen zu weit führen, und eine Kosten- und Leistungsrechnung ist, im Gegensatz zu Krankenhäusern, für Praxen nicht vorgeschrieben. Vielmehr soll ein Überblick über die verschiedenen Kostenarten und -stellen einer Praxis gegeben werden. Als Basis für die Kalkulation von Selbstzahlerleistungen wird in die Kostenträgerrechnung eingeführt, wobei der Begriff „Kostenträger" hier betriebswirtschaftlich und betriebsintern zu verstehen ist und der Begriff **nicht** die gesetzlichen Krankenkassen meint.

5.2.1 Kosten

Als Kosten werden die betrieblichen Aufwendungen oder Ausgaben bezeichnet, die für die Erbringung der therapeutischen Dienstleistungen einer Praxis anfallen. Im Folgenden wird der Kostenbegriff erläutert, und es wird dargelegt, wie Kosten vermieden, reduziert und kalkuliert werden können.

5.2.1.1 Kostenbegriff und Kostenbezeichnungen

Kosten sind i. d. R. Aufwendungen für die

- Beschaffung der erforderlichen Materialien (z. B. Therapie- und Büromaterial),
- Gewinnung von Personal (z. B. Stellenausschreibung, Führen von Bewerbungsgesprächen),
- Durchführung der Behandlungen (z. B. Personal-, Material- und Raumkosten, Fahrtkosten für den Hausbesuch),
- Kommunikation der Dienstleistungen (Marketing),
- Abrechnung der Honorare mit den GKVen (z. B. Personal, Büromaterial, Abrechnungssoftware).

Dies sind die Kosten der **betrieblichen Tätigkeit**. Unter betriebliche Tätigkeit fallen in therapeutischen Praxen alle Dienstleistungen, die in der Prävention, Kuration und Rehabilitation für Kassen- und Privatpatienten, aber auch für Selbstzahler erbracht werden.

Kosten, die im Zusammenhang mit **betriebsfremden Tätigkeiten** entstehen, z. B. Kosten für eine Zeitungsanzeige für die Vermietung von Behandlungsräumen an Freiberufler, zählen nicht zum engen Kostenbegriff. Der Grund dafür liegt in der „sauberen" Gegenüberstellung von Kosten für die erbrachten therapeutischen Dienstleistungen mit den Einnahmen aus diesen therapeutischen Dienstleistungen. Würde man noch die betriebsfremden Aufwendungen mit hinzuzählen, dann würde das die Gegenüberstellung verfälschen.

▶ Für die Dokumentation der Kosten gegenüber dem Finanzamt zählen **alle** Kosten, sowohl die der betrieblichen Tätigkeit als auch die betriebsfremden Kosten.

Man unterscheidet fixe und variable Kosten. Zu den **fixen Kosten** zählen alle Kosten, die unabhängig von der Anzahl der Patienten oder der Anzahl der durchgeführten BE anfallen. Dazu gehören insbesondere die Miete für die Praxis, die Gehälter für fest angestellte Mitarbeiter, Monatsraten für Telekommunikation, Kfz-Steuern, Versicherungsbeiträge, Pauschalabgaben für Energielieferanten. Diese Kosten fallen auf jeden Fall an, ob die Praxis Patienten behandelt oder nicht. Je mehr Patienten die Praxis behandelt, desto geringer fallen die Fixkosten pro BE aus; je weniger Patienten sich in Behandlung befinden, desto höher sind die Fixkosten pro BE.

Variable Kosten entstehen mit jedem Patienten bzw. jeder BE, die die Praxis durchführt. Sie steigen in Abhängigkeit von der Anzahl der Patienten. Je mehr Patienten behandelt werden, desto höher sind die variablen Kosten. Zu den variablen Kosten gehören die Materialkosten, die für jede BE benötigt werden, z. B. Massageöl in der Physiotherapie, Ton in der Ergotherapie und Spatel in der Logopädie. Aber auch Kosten für die Toilettenbenutzung der Patienten (Wasser, Seife, Handtücher), für das Waschen der Handtücher auf den Behandlungsbänken oder für Druckerpapier (Ausdrucken von Rechnungen oder Heimübungsprogrammen) entstehen mit jeder BE und gehören zu den variablen Kosten.

Darüber hinaus gibt es noch **Investitionskosten**. Dies sind Kosten, die im Zusammenhang mit Investitionen anfallen, z. B. die Kosten für eine neue Behandlungsbank. Investitionen sind Anschaffungen von Gütern, die langfristig Kapital binden (Gabler 2004). In der Regel sind das Güter, die einen Wert von 250 € netto (ohne Mehrwertsteuer [MWSt.]) überschreiten. Investitionen können sich auf Neuanschaffungen oder Ersatzanschaffungen von Gütern beziehen (Einrichtungsgegenstände, Computer, Praxisauto etc.). Sie werden in der Einnahmenüberschussrechnung anteilig pro Jahr abgeschrieben, in Abhängigkeit von ihrer Nutzungsdauer. So hat z. B. ein Praxis-Pkw eine Nutzungsdauer von 6 Jahren. Seine Kosten werden über 6 Jahre abgeschrieben, d. h., pro Jahr kann ein Sechstel der Investitionskosten als Ausgaben von den Einnahmen abgezogen werden (s. auch Abschn. 5.5.6).

Bei der Einteilung in fixe und variable Kosten schaut man darauf, **wann** die Kosten entstehen. Die fixen Kosten entstehen permanent, auch ohne dass nur eine Behandlung durchgeführt wurde. Die variablen Kosten entstehen erst dann, wenn eine Behandlung durchgeführt wird. Eine andere Betrachtungsweise wirft den Blick darauf, **welche** Art von Kosten entstanden ist.

Es gibt verschiedene Kostenarten. **Kostenarten** geben Aufschluss darüber, welche Kosten in welchen Bereichen entstanden sind. Einen Überblick gibt die nachfolgende Übersicht.

Kostenarten in einer therapeutischen Praxis
Personalkosten:
- Gehälter von Mitarbeitern und Aushilfen
- Sozialversicherungsbeiträge (Arbeitgeberanteil)
- Kalkulatorischer Unternehmerlohn (Inhaber)

Sachkosten:
- Verwaltungskosten (Büromaterial, Porto, Rundfunkbeitrag, Telekommunikation, Steuerberater, Abrechnungsfirma, Kontoführungsgebühren)
- Therapiematerial
- Miete und Nebenkosten (Energie, Wasser, Müll)
- Kfz-Kosten (Steuern, Versicherung, Benzin)
- Versicherungen (Berufshaftpflicht, Sozialversicherungen der Inhaber, Inventarversicherung, Praxisausfallversicherung)
- Marketing (Werbematerial, Fotos, Homepage, Social Media)
- Beiträge zu Berufsverbänden
- Finanzierungskosten (Zinsen, Leasingraten)
- Fortbildungskosten
- Fachbücher
- Reise-/Fahrtkosten (für Fortbildungen, Hausbesuche)
- Reinigungskosten (Putzhilfe, Reinigungsmittel, Seife, Handtücher)
- QM-Zertifizierung/Rezertifizierung (QM = Qualitätsmanagement)
- Abschreibung (Absetzung für Abnutzung [AfA])

Wenn die Kostenarten in einer Praxis erfasst werden (i. d. R. erfasst der Steuerberater die Kostenarten), hat jeder Praxisinhaber die Möglichkeit, diese Kosten zu analysieren. Die Analyse sollte sich auf 2 Kriterien beziehen:

- Vermeidung von Kosten
- Reduzierung von Kosten

5.2.1.2 Vermeidung von Kosten

Jeder Verantwortliche sollte bei jeder einzelnen Kostenart hinterfragen, ob diese Kosten vermeidbar gewesen wären oder ob sie in Zukunft vermieden werden können. Findet man solche Kostenpositionen, sollte man für das nächste Geschäftsjahr einplanen, diese Kosten gar nicht mehr entstehen zu lassen.

Praxisbeispiel: Kostenvermeidung

Beispiel 1: In einer ergotherapeutischen Praxis sind Handwerkerkosten in Höhe von 79 € für eine Rohrreinigung entstanden, weil der Abfluss der Spüle in der Therapieküche verstopft war. Ursache für die Verstopfung war heißes Fett, das in den Abfluss gekippt worden und ausgehärtet war. Damit so etwas nicht noch einmal passiert, müssen klare Verhaltensregeln aufgestellt werden, sodass in

Zukunft keine Handwerkerkosten für einen verstopften Abfluss mehr anfallen.

Beispiel 2: In einer physiotherapeutischen Praxis sind hohe Kosten für farbige Druckerpatronen entstanden. Ursache sind Hausaufgabenprogramme für Patienten, die bei Bedarf mit einem Farbdrucker ausgedruckt werden. Für andere Zwecke werden keine farbigen Ausdrucke erstellt. Damit diese Kostenposition in Zukunft vermieden werden kann, ist zu prüfen, ob die Hausaufgabenprogramme auch in schwarz-weiß ausgedruckt werden können oder ob man den Patienten eine entsprechende Druckgebühr für farbige Ausdrucke berechnet. Die Gebühr sollte so bemessen sein, dass die Farbpatronen davon bezahlt werden können. ◄

5.2.1.3 Reduzierung von Kosten

In den meisten Fällen wird man feststellen, dass eine Vermeidung der Kosten nicht möglich war oder ist. Oftmals ist aber eine Reduzierung von Kosten möglich. Welche Kostensenkungsmöglichkeiten es je nach individueller Situation einer Praxis gibt, zeigt die folgende Übersicht.

Kostensenkung: mögliche Ansatzpunkte

- **Betriebskosten:** Energiespargeräte bei Ersatzbeschaffung anschaffen; normale Glühlampen gegen Energiesparlampen austauschen; Energieversorger, Telekommunikationsanbieter und Versicherungen ggf. wechseln; Heizkörper nicht mit Therapiematerialien zustellen; Zeitschaltuhr für den Betrieb der Heizung (abends und am Wochenende abschalten); Synergieeffekte durch Praxisgemeinschaften oder gemeinsame Rezeptionskraft nutzen; Patienten bringen Handtücher selbst mit; Praxisauto durch ein Auto mit niedriger Steuer, niedrigen Versicherungsbeiträgen und niedrigem Verbrauch (z. B. E-Auto) ersetzen; Angebotspalette ändern bzw. Anbieter für Zeitschriften im Wartebereich wechseln; Mitarbeiter zum Energiesparen anhalten: Licht und Heizung bei Nichtbenutzung ausschalten; Wasserkasten mit Spartaste auf der Toilette; Software für Abrechnungen mit den gesetzlichen Krankenkassen anschaffen und Abrechnungsfirma kündigen
- **Personal:** Vollzeitkräfte statt Teilzeitmitarbeiter oder 556-Euro-Kräfte (Minijobber)
- **Hausbesuche:** gute Routenplanung
- **Material:** auf Mengenrabatte achten; Vielfalt der Materialien auf ein vertretbares Mindestmaß begrenzen; Materialverbräuche kritisch prüfen; Ausdrucke nur, wenn unvermeidbar (Kosten für Papier und Druckerpatronen senken); doppelseitig statt einseitig drucken; Praxisbedarf (Toilettenpapier, Seife, Reinigungsmittel) beim Discounter kaufen; Werbematerialien von Internetdruckereien drucken lassen statt in der Druckerei vor Ort
- **Fortbildungen:** praxisinterne statt externe Fortbildungen; Kooperationen mit anderen Praxen mit dem Ziel gemeinsamer Fortbildung zum niedrigeren Preis; Häufigkeit der Fortbildungen bei Teilzeitkräften am Teilzeitanteil orientieren
- **Sonstiges:** Zusammenarbeit mit örtlichen Hochschulen statt Dienstleistern vor Ort in Bezug auf Marketingprojekte und Internetauftritt (spart Geld)

Die Analyse der Kosten sollte mindestens einmal pro Jahr erfolgen, da sich i. d. R. immer wieder Möglichkeiten ergeben, Kosten zu vermeiden oder zu senken.

5.2.1.4 Kostenkalkulation

Damit man die Kosten, die in einer Praxis entstanden sind, den erbrachten Dienstleistungen zuordnen kann (dies ist z. B. bei der Kalkulation von Selbstzahlerleistungen und bei der Preisfindung wichtig), unterscheidet man

- Einzelkosten und
- Gemeinkosten.

Bei dieser Einteilung richtet man den Blick darauf, ob entstandene Kosten einer erbrachten Dienstleistung direkt oder nur indirekt zugeordnet werden können.

Einzelkosten können auch als direkte Kosten bezeichnet werden, da sie einer Dienstleistung direkt zugerechnet werden können. Es besteht eine direkte Beziehung zwischen dem Erbringen einer Dienstleistung und z. B. dem Verbrauch von Material. Beispiele hierfür sind folgende: Physiotherapeut Schmidt wendet bei Patientin Meier eine Fangopackung an, Ergotherapeut Bauer wendet bei Patient Schulz eine Therapie unter Verwendung von Holzmaterial an, Logopädin Neumann verwendet Strohhalme zur Therapie.

Gemeinkosten können demgegenüber nicht einer einzelnen Dienstleistung direkt zugerechnet werden. Man bezeichnet sie auch als indirekte Kosten. Der Grund für die Nichtzurechenbarkeit kann darin liegen, dass die Kosten gemeinsam für mehrere Dienstleistungen anfallen oder dass eine Einzelverrechnung zu umständlich, d. h. zu zeit- oder kostenintensiv, wäre. Beispiele für Gemeinkosten sind Verwaltungskosten (Miete, Strom, Wasser, Heizung, Arbeitskleidung etc.) oder Kosten für das Praxisauto (Steuern, Versicherung, Benzin).

Gemeinkosten müssen nach einem bestimmten **Umrechnungsschlüssel** oder Verrechnungssatz auf die einzelnen Patienten oder BE umgelegt werden. Dieser Verrechnungssatz kann z. B. nach Anzahl der Patienten oder Anzahl der BE oder nach Stundenzetteln umverteilt werden. So können z. B. die Kosten für Strom oder Heizung auf Basis der BE verrechnet werden, sodass jede BE einen Teil der Gemeinkosten übernehmen muss. Ein weiteres Beispiel (aus dem privaten Bereich) für einen solchen Verrechnungssatz ist die Umlage der Müllkosten nach Anzahl der Hausbewohner oder die frühere Umlage der Heizkosten nach Quadratmetergröße der Wohnung. In bestehenden Organisationen hat man i. d. R. Erfahrungswerte, auf die man zurückgreifen kann.

Das folgende Beispiel zeigt, wie man errechnen kann, wie hoch die Gemeinkosten pro einzelner BE sind (Wunderlich 2007).

Praxisbeispiel: Berechnung der Gemeinkosten

Eine physiotherapeutische Praxis mit 1 Angestellten hat pro Monat Ausgaben in Höhe von 3355,20 €. Im Jahr betragen die Ausgaben insgesamt 40.262,40 €. Die meisten Kostenpositionen sind Gemeinkosten. Geht man davon aus, dass die Praxis pro Tag maximal 48 BE durchführen kann (3 BE pro Stunde × 8 h × 2 Therapeuten pro Tag) und 11 Monate à 20 Arbeitstage im Jahr behandelt (1 Monat keine Behandlungen wegen Urlaub), dann ergeben sich maximal 10.560 BE pro Jahr. Teilt man die Gemeinkosten in Höhe von 40.262,40 € durch 10.560 BE, dann erhält man einen Gemeinkostenanteil von 3,81 € pro BE. ◄

▶ Mit jeder BE, die abgesagt wird oder aus anderen Gründen ausfällt (Krankheit der Therapeuten, Dokumentation), steigt der Gemeinkostenanteil pro BE. Je höher der Gemeinkostenanteil pro BE ist, desto weniger Gewinn bleibt für das Gehalt des Praxisinhabers übrig.

Zu den Gemeinkosten müssen jetzt noch die Einzelkosten addiert werden, um die Gesamtkosten der Dienstleistung zu ermitteln. Die gesamten Kosten werden nun den Leistungen gegenübergestellt, die von der Praxis erbracht werden.

5.2.2 Leistungen

Im Folgenden wird der Leistungsbegriff geklärt, und es wird erläutert, wie man ungenutzte Kapazitäten ausschöpfen, die Einnahmen pro BE steigern und zusätzliche Einnahmen generieren kann.

5.2.2.1 Leistungsbegriff und Leistungsbereiche

Als Leistungen werden die betrieblichen Erträge (Einnahmen) bezeichnet, die aufgrund der erbrachten therapeutischen Dienstleistung berechnet und bezahlt worden sind. Hierbei handelt es sich i. d. R. um die Zahlungen der GKVen an die Praxen. Betriebsfremde Einnahmen, z. B. Mieteinnahmen aus der Vermietung von Räumen an freiberufliche Therapeuten, werden dem engen Leistungsbegriff nicht zugeordnet. Sie werden als neutrale oder betriebsfremde Erträge bezeichnet, da diese Erträge nicht durch die in der Praxis (Betrieb) üblichen therapeutischen Tätigkeiten erzielt worden sind.

Die betrieblichen Einnahmen werden den betrieblichen Ausgaben (Kosten) gegenübergestellt. Jetzt kann ermittelt werden, ob es zur Kostendeckung, zum Gewinn oder zum Verlust gekommen ist. Durch diese Gegenüberstellung von Kosten und Leistungen können ggf. auch Möglichkeiten zur Kosteneinsparung erkannt oder Maßnahmen für das Praxismanagement abgeleitet werden (z. B. Verlagerung der therapeutischen Aktivitäten in höher dotierte Leistungsarten).

▶ Für die Dokumentation der Einnahmen aus der Leistungserbringung gegenüber dem Finanzamt zählen **alle** Einnahmen, sowohl die der betrieblichen Tätigkeit als auch die betriebsfremden Einnahmen.

Eine therapeutische Praxis kann in verschiedenen Bereichen Leistungen erbringen und aus diesen Leistungen Einnahmen erzielen, wie die folgende Übersicht zeigt.

- Verkauf von Materialien, z. B. Therabänder, Igelbälle, Massageöl, Therapiesauger, Einhänder-Frühstücksbrettchen
- Verkauf von Produkten aus der Arbeitstherapie
- Verkauf von Hausaufgabenprogrammen
- Verkauf von Büchern, Videos
- Verkauf von Gutscheinen (z. B. zum Muttertag, zu Weihnachten)
- Honorare für Vorträge, die Praxisinhaber oder Mitarbeiter z. B. in Kindertagesstätten halten
- Honorare für Fortbildungen, die der Praxisinhaber durchführt

Betriebsfremde Einnahmequellen:

- Mieteinnahmen für untervermietete Behandlungsräume
- Zinseinnahmen für bei der Bank angelegte Praxisgewinne
- Praxisräumlichkeiten für Ausstellungen zur Verfügung stellen, mit prozentualer Beteiligung an den verkauften Ausstellungsstücken

Leistungsbereiche als Einnahmequellen
- Therapeutische Behandlungen für gesetzlich (GKV) und privat krankenversicherte (PKV) Patienten
- Berechnung einer Ausfallgebühr für abgesagte Termine
- Selbstzahlerangebote, z. B. im Bereich Prävention (Einzel- oder Gruppenangebote)
- Angebote für Unternehmen, z. B. im Bereich der betrieblichen Gesundheitsförderung (BGF)
- Betreuung von Sportmannschaften (Physiotherapie), Betreuung eines Seniorentreffs (Ergotherapie), Betreuung von Chören (Logopädie)

Je nach individueller Situation einer Praxis gibt es verschiedene Möglichkeiten, die Einnahmen einer Praxis zu erhöhen:

- Mehrarbeit durch Kapazitätsauslastung
- Höhere Einnahmen pro BE
- Zusätzliche Einnahmen

Diese Möglichkeiten werden im Folgenden näher betrachtet.

5.2.2.2 Mehrarbeit durch Kapazitätsauslastung

Unter Mehrarbeit wird hier **nicht** verstanden, dass Praxisinhaber ihre Tätigkeit über die normale Arbeitszeit hinaus ausweiten. Das führt i. d. R. zu einer unausgewogenen Work-Life-Balance. Vielmehr ist damit gemeint, nicht (hinreichend) genutzte Kapazitäten (sowohl räumlich als auch personell) auszuschöpfen.

Was die **personellen Kapazitäten** betrifft, ist zu prüfen, ob die Mitarbeiter die Anzahl an BE erbringen, die sie laut Arbeitsvertrag erbringen sollen. Wenn diese nicht in vollem Umfang erbracht werden, ist zu prüfen, warum das so ist. Bei Krankheit sollte eine Vertretung die Behandlungen übernehmen. Wenn Patientenabsagen die Ursache sind, sollten Patienten von der Warteliste die Lücken füllen. Ist es aber die fehlende Nachfrage, die bei fest angestellten Mitarbeitern zur Unterauslastung führt, dann müssen Wege gefunden werden, die zusätzlichen Kapazitäten auszulasten (z. B. durch Zusatzangebote oder die Ansprache weiterer Zielgruppen, Kooperationen mit Ärzten). Bis solche Zusatzangebote greifen, kann geprüft werden, ob Mitarbeiter bereit sind, für einen überschaubaren Zeitraum ihre Arbeitszeit zu reduzieren (von Vollzeit auf Teilzeit gehen), um die Personalkosten der geringeren Nachfrage anzupassen.

Wenn die Mitarbeiter die vereinbarte Anzahl an BE erbringen, kann durch Verkürzung der Therapiezeiten auf die von den GKVen vorgegebenen Behandlungszeiten eine höhere Anzahl an BE erbracht werden (in der Physiotherapie z. B. die Verkürzung von 30 auf 20 min). Dies ist jedoch nur dort möglich, wo es therapeutisch vertretbar ist.

Sind die personellen Kapazitäten bereits ausgeschöpft, aber noch **räumliche Kapazitäten** vorhanden, ist zu überlegen, ob weitere Mitarbeiter eingestellt werden können, um diese auszulasten. Wenn z. B. nachmittags oft ein Behandlungsraum leer steht, dann sollte überlegt werden, ob nicht eine Teilzeitkraft zur Auslastung der freien Raumkapazitäten nachmittags eingestellt wird. Eine bessere Möglichkeit wäre allerdings, Teilzeitkräfte, die nur vormittags arbeiten, zur Aufstockung ihrer Stunden zu motivieren, um die Nachmittage zu füllen.

5.2.2.3 Höhere Einnahmen pro Behandlungseinheit

Die Struktur einer Praxis (Personal, Räumlichkeiten) gibt die maximale Behandlungskapazität vor. Wenn diese sowohl personell als auch räumlich ausgeschöpft ist, sollten Überlegungen angestellt werden, ob und wie die Einnahmen pro BE erhöht werden können. Im GKV-Bereich ist das möglich, indem eine Umschichtung von niedriger vergüteten zu höher vergüteten Behandlungen erfolgt. Dort, wo es ethisch unbedenklich ist, kann so eine Umschichtung erfolgen. Sie muss aber auch aktiv steuerbar sein und darf nicht dazu führen, dass Patienten abgewiesen werden.

Außerhalb des GKV-Bereichs können höhere Einnahmen pro BE dann erzielt werden, wenn Angebote für Selbstzahler durchgeführt werden. Voraussetzung ist natürlich, dass diese Angebote so kalkuliert sind, dass höhere Einnahmen als im GKV-Bereich erzielt werden.

Eine weitere Möglichkeit besteht darin, Angebote für Unternehmen zu entwickeln, z. B. im Bereich der BGF. In der freien Wirtschaft können deutlich höhere Stundensätze kalkuliert werden als im Gesundheitswesen.

Praxen, die diesen Weg gehen wollen, sollten festlegen, welchen Anteil solche Angebote am Gesamtumsatz der Praxis erreichen sollen. Die in diesem Bereich erzielten höheren Einnahmen können die geringeren Einnahmen im GKV-Bereich ausgleichen.

5.2.2.4 Zusätzliche Einnahmen

Zusätzliche Einnahmen können aus zusätzlichen Einnahmebereichen entstehen, die bisher von einer Praxis noch nicht ausgeschöpft wurden. Wer bisher noch keine Produkte oder Materialien verkauft hat, kann hier ein neues Feld erschließen. Gleiches gilt für Vortragstätigkeit oder die Durchführung von Fortbildungen. Wer seine Behandlungsräume z. B. vormittags nicht benötigt, da man überwiegend Kinder als Patienten hat und vormittags Hausbesuche durchführt, kann überlegen, ob er die Räumlichkeiten vormittags an andere Freiberufler vermietet und so zusätzliche Mieteinnahmen erzielt. Dies führt gleichzeitig zur Reduzierung der eigenen Betriebskosten, da Kosten für Energie und Wasser anteilig auf den Untermieter umgelegt werden können (weitere Möglichkeiten zusätzlicher Einnahmen sind oben in der Übersicht über „Leistungsbereiche als Einnahmequellen" aufgeführt).

Um als Praxisinhaber und Verantwortlicher einen Überblick zu bekommen, welche der angebotenen Dienstleistungen wirtschaftlich und

5.2 Kosten und Leistungen

welche nicht wirtschaftlich sind, kann man sich anschauen,

- welche angebotene Dienstleistung welche Kosten (Höhe und Kostenart) verursacht hat und
- welche Einnahmen für diese Dienstleistung erzielt worden sind.

Die Gegenüberstellung der Kosten und der Einnahmen zeigt deutlich auf, mit welchen Dienstleistungen ein Gewinn oder Verlust erzielt worden ist und welche Dienstleistungen gerade die Kosten decken. Diese Gegenüberstellung kann sowohl für GKV-Dienstleistungen als auch für Selbstzahlerangebote durchgeführt werden. Das entsprechende Datenmaterial liegt in den meisten Praxen vor. Solche Gegenüberstellungen sind der erste Schritt zu einer Verbesserung der Wirtschaftlichkeit. Sie können darüber hinaus die Grundlage für die strategische Ausrichtung der Praxis bilden.

5.2.3 Gegenüberstellung von Kosten und Leistungen: Kostenträgerrechnung

In Abschn. 5.2.2 wurde die Notwendigkeit der Gegenüberstellung von Kosten und Einnahmen aus Dienstleistungen erläutert. Damit dies möglich ist, muss die erbrachte Dienstleistung zunächst benannt oder beschrieben werden. Dann müssen die Kosten, die diese Dienstleistung verursacht hat, ermittelt und dieser Dienstleistung zugeordnet werden. Dieses Vorgehen nennt man betriebswirtschaftlich Kostenträgerrechnung und soll am Beispiel einer physiotherapeutischen Praxis anhand der Dienstleistung „Heilmittel Krankengymnastik (KG)" erläutert werden.

Kostenträger ist in diesem Fall die Dienstleistung „Heilmittel KG". Als Kostenträger wird nicht, wie im Gesundheitswesen üblich, die GKV bezeichnet, die das Heilmittel KG vergütet. Im Kostenmanagement wird als **Kostenträger** immer der Verursacher der Kosten bezeichnet, also entweder eine bestimmte Dienstleistung (hier: KG), ein Patient oder im Krankenhaus ein Leistungsbündel, eine sog. Diagnosis Related Group (DRG).

Wittneben (2008) hat in ihrer Kostenträgerrechnung für eine physiotherapeutische Praxis die in ihrer Praxis tatsächlich angefallenen Kosten für das Heilmittel KG ermittelt. Dazu hat sie im 1. Schritt zunächst die insgesamt angefallenen Kosten unterteilt in die der KG direkt zurechenbaren Einzelkosten. Sie hat die Zeit des Therapeuten gerechnet und hat weiterhin genau ausgerechnet, wie viel Material für eine Behandlung in ihrer Praxis verbraucht worden ist. Im 2. Schritt hat sie dann die Gemeinkosten ihrer Praxis ermittelt und anteilig (nach der veranschlagten Arbeitszeit) der KG zugeordnet. Im 3. Schritt hat sie die so ermittelten Kosten (7,91 € Einzelkosten + 6,15 € Gemeinkostenanteil = 14,06 € Gesamtkosten) den Einnahmen (Erlösen) für KG gegenübergestellt. Bei den Einnahmen handelt es sich um den durchschnittlichen Vergütungssatz aller GKVen für KG, der für die Praxis über das EDV-System Theorg seinerzeit (2008) ausgewiesen wurde.

Dieses Vorgehen in 3 Schritten zeigen die tabellarischen Übersichten. In Tab. 5.1 werden zunächst die der KG zurechenbaren Einzelkosten aufgeführt und addiert. In Tab. 5.2 werden dann die der KG nicht direkt zurechenbaren Gemeinkosten aufgeführt und addiert. Anschließend werden in Tab. 5.3 die so errechneten Gesamtkosten den Honoraren der GKV gegenübergestellt.

Tab. 5.1 Kostenträgerrechnung für das Heilmittel Krankengymnastik: Einzelkosten. (Nach Wittneben 2008)

Kostenart	Zeit	Personal	Material	Kosten/Einheit	Gesamt
Personal	25 min	1 Therapeut	–	0,29 €/min	7,25 €
Material	–	–	10 ml Massageöl	0,60 €/10 ml	0,60 €
	–	–	Seife	0,03 €/Wäsche	0,03 €
	–	–	3 Papiertücher	0,01 €/Stück	0,03 €
Gesamt	25 min	1 Therapeut	–	–	7,91 €

Tab. 5.2 Kostenträgerrechnung für das Heilmittel Krankengymnastik: Gemeinkosten. (Nach Wittneben 2008)

Zuschlag	Verwendung	Kosten
Zuschlag A	Praxiseinrichtung, Geräte etc.	0,92 €
Zuschlag B	Verwaltung, Praxisgrundkosten	5,23 €
Gesamt	–	6,15 €

Tab. 5.3 Erlösrechnung Krankengymnastik und Massage. (Nach Wittneben 2008)

Heilmittel	Kosten	Erlös/Einnahmen	Gewinn (+)/Verlust (–)
Krankengymnastik	14,06 €	14,31 €	+0,25 €
Massage	14,06 €	9,89 €	–4,17 €

In Tab. 5.3 werden Einzelkosten (7,91 €) und Gemeinkosten (6,15 €) addiert zu Gesamtkosten von 14,06 € pro BE. Die GKV honorierte seinerzeit KG mit 14,31 €. Damit führte die Leistung „KG" zu einem Gewinn von 0,25 €. Die Tabelle zeigt weiterhin, dass eine zweite Dienstleistung kalkuliert wurde: Massage. Da für Massage im Durchschnitt geringere Einnahmen (Erlöse) erzielt wurden als für KG, aber die gleichen Kosten entstehen, sieht man sehr schön, dass die Leistung „Massage" zu Verlust und die Leistung „KG" zu einem leichten Gewinn führte.

Wittneben (2008) hat für dieselbe Praxis weitere Kostenträger kalkuliert: „KG mit Fango" und „Massage mit Fango". Das Ergebnis ist sehr aufschlussreich: Sobald die Leistung „Fango" zusätzlich abgerechnet werden konnte, verbesserte sich sowohl für die KG als auch für die Massage die Wirtschaftlichkeit. „KG mit Fango" führte zu einem Gewinn von 6,28 €, „Massage mit Fango" führte zu einem Gewinn von 1,86 € (im Gegensatz zu einem Verlust von 4,17 € ohne Fango).

Der Praxisinhaber kann durch die Erstellung einer solchen Kostenträgerrechnung Überlegungen zur Verbesserung der wirtschaftlichen Situation der Leistung „Massage (ohne Fango)" anstellen. Da die zugrunde gelegte Behandlungszeit 25 min beträgt, ist zu überlegen, ob man die Behandlungszeit nicht auf 20 min bzw. auf die im Heilmittelkatalog vorgesehene Behandlungszeit anpasst. Eine derartige Anpassung würde die Personalkosten senken und damit die Wirtschaftlichkeit der Leistung „Massage" verbessern.

Eine Kostenträgerrechnung kann also Ansatzpunkte aufzeigen, um die Wirtschaftlichkeit zu verbessern. Ohne eine solche Berechnung wären die Verbesserungspotenziale kaum erkennbar. Wer diese detaillierte Rechnung nicht machen möchte, sollte auf jeden Fall eine Überschlagsrechnung vornehmen.

5.2.4 Kalkulation von Selbstzahlerleistungen

Die Kalkulation von Selbstzahlerleistungen fällt Praxisinhabern nicht leicht – insbesondere, wenn bisher noch keine Angebote für Selbstzahler entwickelt worden sind. Als „Selbstzahler" sollen hier alle Nachfrager bezeichnet werden, die ihre in Anspruch genommene Dienstleistung nicht von einer GKV oder PKV bezahlt bekommen, sondern die Dienstleistung selbst bezahlen müssen. Das können Privatpersonen oder auch Firmen sein. Vor dem Hintergrund der zu erwartenden Kostensteigerungen und des zunehmenden Wettbewerbs im Gesundheitsmarkt werden Dienstleistungen, die nicht über die GKV abgerechnet werden, zunehmend an Bedeutung gewinnen. Damit diese Angebote die Wirtschaftlichkeit einer Praxis verbessern können, wird nachfolgend erläutert, was bei der Kalkulation von Angeboten für Selbstzahler zu berücksichtigen ist und welches Vorgehen wirtschaftlich sinnvoll ist.

5.2.4.1 Vorgehen

In Abschn. 3.4.3 wurden die grundsätzlichen Kriterien der Preisfindung erläutert: Kosten, Wettbewerber und Nachfrager (Kunden). Der Fokus dieses Abschnitts liegt in der Ermittlung der Kosten

5.2 Kosten und Leistungen

für ein Selbstzahlerangebot. Die so ermittelten Kosten bilden dann die Basis für die Preisfestlegung. Die Vorgehensweise ähnelt der in Abschn. 5.2.3 (Tab. 5.1 und 5.2) und umfasst folgende Schritte:

1. Beschreibung der Dienstleistung (Was soll angeboten werden?)
2. Ermittlung der direkt zurechenbaren Einzelkosten
3. Ermittlung der nicht zurechenbaren Gemeinkosten
4. Ermittlung der Investitionskosten für die neue Dienstleistung
5. Gewinnaufschlag
6. Eventuell Aufschlag der MwSt.
7. Prüfung der Zahlungsbereitschaft der Nachfrager
8. Prüfung von Wettbewerberangeboten und -preisen

Kommt der Praxisinhaber nach diesem Vorgehen zu dem Schluss, dass sein ermittelter Preis marktfähig ist, dann sollte er überprüfen, ob die Einnahmen durch das neue Selbstzahlerangebot mindestens so hoch sind wie die Einnahmen, die in 1 h mit Behandlungen erzielt werden können, die von der GKV vergütet werden. Geht man davon aus, dass in 1 h pro Therapeut maximal 3 Patienten physiotherapeutisch behandelt werden können, sollten die Einnahmen, die im Durchschnitt pro Behandlung erzielt werden können, als Berechnungsbasis herangezogen werden. Geht man von 27,80 € Einnahmen/KG Einzelbehandlung aus (GKV Spitzenverband 2024), dann ergibt sich für 60 min eine Einnahme von maximal 83,40 €. Diese Einnahme würde erzielt, wenn der Therapeut kein neues Selbstzahlerangebot durchführen und in dieser Zeit in der Praxis 3 Patienten mit Verordnung behandeln würde. Bei einem Behandlungstakt von 30 min/Patient würde sich die maximale Einnahme/h auf 55,60 € reduzieren.

Kommt der Praxisinhaber aber zu dem Schluss, dass sein ermittelter Preis nicht marktfähig ist (von den Nachfragern nicht akzeptiert oder von Wettbewerbern unterboten wird), dann sollte geprüft werden, ob die GKV sich an den Kosten beteiligt (z. B. bei Präventionsangeboten) oder ob andere Sponsoren gefunden werden können. Weiterhin kann geprüft werden, ob die Kosten gesenkt werden können. Ist das nicht möglich, kann geprüft werden, ob ein geringerer Gewinnaufschlag das Problem lösen würde. Ist das ebenfalls nicht möglich, dann sollte die geplante Selbstzahlerleistung nicht angeboten werden. Auf keinen Fall sollte der Praxisinhaber komplett auf seinen Gewinn verzichten, da zur Erwirtschaftung seines eigenen Einkommens Gewinne erzielt werden müssen und über die Selbstzahlerleistungen die Wirtschaftlichkeit der Praxis verbessert werden soll.

5.2.4.2 Praxisbeispiel: Nordic-Walking-Kurs

Zur Veranschaulichung dieser Vorgehensweise soll eine Kalkulation am Beispiel des Selbstzahlerangebots „Nordic-Walking-Kurs" durchgeführt werden. Die einzelnen Schritte werden nachfolgend erläutert und sind in Tab. 5.4 nochmals übersichtlich zusammengefasst.

Schritt 1: Beschreibung der Dienstleistung (Was soll angeboten werden?)

Die Hamburger Physiotherapiepraxis Neumann (1 Inhaber und 1 angestellte Physiotherapeutin) möchte erstmalig einen Nordic-Walking-Kurs für Selbstzahler anbieten. Es soll ein Gruppenangebot für eine Gruppe mit maximal 10 Teilnehmern sein, da bei mehr als 10 Teilnehmern keine qualitativ gute Arbeit geleistet werden kann. Der Kurs soll einmal pro Woche stattfinden und über 10 Wochen laufen. Die Kurseinheit pro Woche beläuft sich auf 60 min. Nordic-Walking-Stöcke werden den Teilnehmern leihweise für die geplanten 10 Wochen zur Verfügung gestellt. Die Kursleitung besteht aus einer Physiotherapeutin.

Schritt 2: Ermittlung der direkt zurechenbaren Einzelkosten

Die zurechenbaren Einzelkosten kann man zunächst einmal unterteilen nach Personal- und Sachkosten.

Die **Personalkosten** für 1 Therapeutin à 60 min lassen sich wie folgt berechnen:

Als Berechnungsbasis kann man zunächst einmal das Monatsgehalt der Physiotherapeutin

Tab. 5.4 Kalkulation der Selbstzahlerleistung „Nordic-Walking-Kurs" pro Kursstunde à 60 min

Kalkulationsbestandteile	Berechnung	Ergebnis (€/h)
Einzelkosten insgesamt		**24,82**
– davon Personal + Fahrtzeit	14,47 € + 7,24 € = 21,71 €	
– davon Sachkosten	3,00 € + 0,11 € = 3,11 €	
Gemeinkosten	40.000 € : 3520 h = 11,36 €/h	**11,36**
Investitionskosten insgesamt	287,78 € : 3 Kurse : 10 Wochen	**9,59**
– davon Nordic-Walking-Stöcke	229,90 €	
– davon Konzeption des Kurses	57,88 €	
Gewinnaufschlag insgesamt		**10,80**
– davon Investitionsrücklage	2000 € : 3520 h = 0,57 €/h	
– davon Gewinn für Einkommen des Inhabers	36.000 € : 3520 h = 10,23 €/h	
Abgabepreis (netto) pro Stunde		**56,57**
+ MwSt. (7 oder 19 %)	entfällt	–
Abgabepreis (brutto) pro Stunde		**56,57**

heranziehen und durch die zu erbringenden Arbeitsstunden dividieren. Geht man von einem Gehalt (inkl. Lohnnebenkosten) von 2200 € bei einer 38-Stunden-Woche aus, kommt man auf einen Stundenlohn von 14,47 € (38 h × 4 Wochen = 152 h/Monat; 2200 €/Monat : 152 h/Monat = 14,47 €/h).

Es ist zu prüfen, ob die Therapeutin den Kurs direkt vor der Praxis starten lassen kann oder ob sie zu einem geeigneten Waldstück fahren muss. Die Fahrtzeit muss als Arbeitszeit berechnet werden; zudem müssen die Fahrtkosten ebenfalls hinzuaddiert werden.

Es wird angenommen, dass sie ca. 15 min (5 km) von der Praxis entfernt den Kurs beginnen kann, sodass 2 × 15 min Arbeitszeit (Hin- und Rückweg) berechnet werden müssen, also 7,24 € pro 30 min (14,47 €:2).

Addiert man nun die Personalkosten für die Arbeitszeit und die Fahrtzeit, entstehen pro Einheit à 60 min insgesamt 21,71 € Personalkosten.

Die **Sachkosten** errechnen sich folgendermaßen:

Die Fahrtkosten für 5 km mit dem Praxisauto liegen bei ca. 0,30 €/km; das ergibt 3,00 € für Hin- und Rückfahrt.

Hinzu kommen die Kosten für ein 2-seitiges Angebotsblatt (Einleger), mit dem der Nordic-Walking-Kurs beworben wird: 27,62 €, Auflage 250 Stück, Kosten pro Stück 0,11 € (diedruckerei 2013). Weitere Sachkosten fallen nicht an.

Addiert man alle Sachkosten, ergibt sich ein Betrag von 3,11 €. Da alle geplanten 10 Kursteilnehmer 1 Werbeblatt erhalten, müsste man eigentlich 10 × 0,11 € berechnen. Im konkreten Beispielfall wird aber an dieser Stelle darauf verzichtet, da die errechneten Kosten am Ende auf 10 Wochen Kurszeit hochgerechnet werden. Da jeder Teilnehmer aber nur 1 Werbeblatt für den gesamten Kurs erhält, ist das Werbeblatt am Ende dann in den Kosten enthalten.

Die Addition der Personal- und Sachkosten ergibt die direkt zurechenbaren Einzelkosten.

Schritt 3: Berechnung der nicht zurechenbaren Gemeinkosten

Bei den nicht zurechenbaren Gemeinkosten handelt es sich überwiegend um **Fixkosten**, die in der Praxis entstehen (Miete, Energie, Versicherungen, Telekommunikation, Gehalt, Reinigung, Verwaltung etc.). Jede Dienstleistung sollte anteilig die Gemeinkosten erwirtschaften. Zur Berechnung des Gemeinkostenanteils wird empfohlen, die Summe der in einem Jahr angefallenen Gemein-/Fixkosten durch die Anzahl der behandelten Stunden pro Jahr zu dividieren, sodass sich der Gemeinkostensatz pro Stunde ergibt.

Nehmen wir für die Praxis Neumann Gemeinkosten in Höhe von 40.000 € pro Jahr an, gehen von 220 Arbeitstagen aus (20 Arbeitstage pro Monat, 11 Monate, 1 Monat Urlaub) à 8 h × 2 Therapeuten (Inhaber und Angestellte),

5.2 Kosten und Leistungen

dann ergeben sich 3520 Behandlungsstunden à 60 min. Auf die Stunde berechnet, bedeutet dies 40.000 € : 3520 h = 11,36 € Gemeinkosten/h.

Die realen Kosten erhält jeder Praxisinhaber aus seinen eigenen Aufzeichnungen oder den Unterlagen seines Steuerberaters. Einmal ausgerechnet, kann man diese Gemeinkosten für jede Selbstzahlerleistung wieder heranziehen. Da man die Gemeinkosten pro Stunde errechnet hat, kann man Angebote, die z. B. nur 30 min dauern, entsprechend auf diese Zeitspanne umrechnen.

Schritt 4: Ermittlung der Investitionskosten für die neue Dienstleistung
Nun ist zu prüfen, ob und ggf. welche Investitionen für die neue Dienstleistung erforderlich sind. Als Investitionen werden in diesem Zusammenhang solche Kosten bezeichnet, die einmalig anfallen, aber für mehrere Kurse genutzt werden können. In diesem Beispiel ist das auf jeden Fall die Investition in Nordic-Walking-Stöcke, die ja an die Kursteilnehmer ausgeliehen werden sollen und für mehrere Kurse genutzt werden können.

Die Stöcke müssen angeschafft werden. Sie sollten in der Höhe verstellbar sein, damit sie für viele verschiedene Teilnehmer genutzt werden können. Sie kosten pro Paar 22,99 € (Sportbanditen 2013). 10 Stockpaare kosten dann 229,90 €.

Als weitere Investition kann man die Vorarbeiten zur Konzipierung des Nordic-Walking-Kurses berechnen. Dazu gehören die inhaltliche Konzeption des Kurses sowie die Konzeption des 2-seitigen Angebotsblatts, das in den Werbeflyer der Praxis eingelegt werden soll. Berechnen wir dafür einen halben Arbeitstag, also 4 h à 14,47 € Stundenlohn, kommen wir auf 57,88 €.

Weitere Investitionskosten fallen nicht an.

Die Investitionskosten belaufen sich damit auf insgesamt 287,78 €. Diese Kosten sollten nicht direkt den Kurskosten zugeordnet werden, sondern über einen längeren Zeitraum bzw. über mehrere Nordic-Walking-Kurse verteilt werden. Es wird angenommen, dass der Kurs eher im Frühjahr/Sommer durchgeführt wird als im Herbst/Winter. Deshalb werden maximal 3 Kurse pro Jahr angeboten. Wenn die Investitionskosten nach 1 Jahr wieder erwirtschaftet worden sein sollen, dann müssen pro 10-Wochen-Kurs 95,93 € berechnet werden. Das bedeutet pro Woche 9,59 €. Üblich ist es allerdings, dass sich Investitionen erst nach mehreren Jahren (z. B. nach 3 Jahren) amortisiert haben müssen. Es sollte eine Prognose abgegeben werden, über welchen Zeitraum Interesse an einem Nordic-Walking-Kurs bestehen wird und über welchen Zeitraum er durchgeführt werden kann. Dieser Zeitraum sollte zur Berechnung der anteiligen Investitionskosten herangezogen werden.

Schritt 5: Gewinnaufschlag
Der Gewinnaufschlag ist von folgenden Einflussgrößen abhängig:

- Vom Umfang der regelmäßigen Ersatzinvestitionen für die Praxis (Geräte, Computer, Auto, Behandlungsbank etc.): Solche Ersatzinvestitionen müssen aus dem Gewinn finanziert werden. Dafür wird eine Investitionsrücklage gebildet (der Begriff „Investition" hat in diesem Zusammenhang eine andere Bedeutung als in Schritt 4. Hier sind Investitionen im Sinne des Begriffs in Abschn. 5.2.1 gemeint, also Investitionen in den Erhalt der Praxisausstattung).
- Von der Preisbereitschaft der Nachfrager (Preiselastizität).
- Von der Wettbewerbssituation: Alleinanbieter?
- Von den eigenen Gewinnzielen: Das Gehalt des Praxisinhabers wird aus dem Gewinn finanziert!

Für die Berechnung des Gewinnaufschlages werden folgende Größen herangezogen:

- Höhe der erforderlichen Investitionsrücklage
- Eigene Gewinnziele des Praxisinhabers

Die Höhe der erforderlichen **Investitionsrücklage** richtet sich nach den voraussichtlichen Ersatzinvestitionen für Geräte, Computer etc., die für die Praxen zu erwarten sind. Im Regelfall hat die Praxis im Blick, wann welche Geräte erneuert werden müssen.

Für die Praxis Neumann wird eine Investitionsrücklage von 2000 € pro Jahr angenommen. Diese wird, wie bei den Gemeinkosten, auf die 3520 Behandlungsstunden verteilt, sodass sich pro Behandlungsstunde eine Investitionsrücklage von 0,57 € ergibt.

Die Höhe des erforderlichen **Gewinns** richtet sich primär nach den Einkommenswünschen des Praxisinhabers. Geht man von 3000 € Gewinnentnahme pro Monat aus (entspricht einem Bruttogehalt von 3000 €), dann ist ein Praxisgewinn von 36.000 € pro Jahr erforderlich. Dieser erforderliche Jahresgewinn wird, wie bei den Gemeinkosten, auf die 3520 Behandlungsstunden verteilt, sodass sich pro Behandlungsstunde ein Gewinn von 10,23 € ergibt.

Schritt 6: Eventuell Aufschlag der Mehrwertsteuer
Auf diesen Abgabepreis muss im Fall des Nordic-Walking-Kurses keine MwSt. aufgeschlagen werden, weil für die Praxis Neumann die **Sonderregel für Kleinunternehmen** (§ 19 Abs. 1 Umsatzsteuergesetz [UStG]) gilt. Nach dieser Regel ist eine Praxis dann nicht umsatzsteuerpflichtig, wenn ihre Umsätze mit solchen umsatzsteuerpflichtigen Leistungen im Vorjahr nicht höher als 25.000 € zuzüglich Umsatzsteuer waren und der Umsatz im laufenden Jahr nicht höher als 100.000 € zuzüglich Umsatzsteuer ist. Da die Praxis Neumann im Vorjahr noch keine umsatzsteuerpflichtigen Angebote gemacht hat und im laufenden Jahr maximal 3 Kurse durchführen will, mit denen sie maximal 1698 € (3 × 566 €) Umsatz erwirtschaftet, kann sie die Sonderregel für Kleinunternehmen anwenden (s. auch Abschn. 7.3). Der Umsatz, der mit der Erbringung physiotherapeutischer Heilmittel erzielt wird, zählt nicht zu diesen Umsätzen.

Wenn aber die Umsätze mit Zusatzangeboten die vorgenannten Grenzen überschreiten und deshalb die Zusatzangebote **umsatzsteuerpflichtig** sind, dann kann mithilfe von Abb. 7.1 (Abschn. 7.3) ermittelt werden, ob der reduzierte MwSt.-Satz von 7 % aufgeschlagen werden kann oder ob der volle MwSt.-Satz von 19 % aufgeschlagen werden muss.

Die therapeutisch heilkundlichen Leistungen der Heilmittelerbringer sind generell von der MwSt. befreit, um die Sozialgemeinschaft (Mitglieder der Sozialversicherungen) nicht mit einer Steuer zu belasten (§ 4 UStG). Da Praxen zusätzlich zu den therapeutisch heilkundlichen Leistungen vermehrt auch Zusatzangebote machen, achten die Finanzämter inzwischen verstärkt darauf, welche Leistungen von Heilmittelerbringern genau erbracht werden. Seit 2011 gab es mehrere inhaltlich ähnlich lautende Anweisungen von Oberfinanzdirektionen, wie solche Zusatzangebote steuerlich zu behandeln sind. Auch das Bundesministerium der Finanzen (BMF) hat sich der Auffassung der Finanzverwaltungen angeschlossen (Ketteler-Eising 2012). Danach sind weiterhin alle Heilbehandlungen umsatzsteuerbefreit, die aufgrund einer ärztlichen Verordnung (Kassen- oder Privatrezept) oder einer Verordnung durch einen Heilpraktiker durchgeführt oder im Rahmen einer Vorsorge- oder Rehabilitationsmaßnahme erbracht werden.

Handelt es sich jedoch um Leistungen, die nicht ärztlich verordnet wurden und die normalerweise von den GKVen nicht finanziert werden, dann wird bei Abgabe dieser Leistungen die MwSt. fällig. Diese wird aber auch erst dann fällig, wenn mit solchen Leistungen die oben genannten Umsatzgrenzen überschritten werden (s. auch Abschn. 7.3).

Für die Praxis ist die MwSt. nur ein sog. durchlaufender Posten. Das bedeutet, dass sie die erhobene MwSt. direkt ans Finanzamt abführen muss. Die Praxis hat sogar den Vorteil, dass die MwSt., die die Praxis selbst für bestimmte Waren (z. B. Büromaterial, Drucker, PC) bezahlt hat, gegen die MwSt., die sie ans Finanzamt abführen muss, gegenrechnen kann (Vorsteuerabzug). Die Praxis muss dann weniger MwSt. ans Finanzamt abführen, als sie über die Selbstzahlerangebote eingenommen hat.

Für die Kunden führt der MwSt.-Aufschlag zu einem um 7 bzw. 19 % erhöhten Preis. Im Beispiel des Nordic-Walking-Kurses würde sich der Abgabepreis (56,60 €) mit einem Aufschlag von 7 % MwSt. auf 60,56 €, bei einem Aufschlag von 19 % MwSt. auf 67,35 € erhöhen. Das kann bei bestimmten Selbstzahlerangeboten dazu führen, dass sie als zu teuer empfunden und die Angebote dann nicht nachgefragt werden. Im Beispiel wäre der MwSt.-Aufschlag aufgrund der Möglichkeit des GKV-Zuschusses sicher unproblematisch.

Schritt 7: Prüfung der Zahlungsbereitschaft der Nachfrager

Der in Tab. 5.4 errechnete Abgabepreis von 56,57 € muss pro Stunde erzielt werden. Da der Kurs für 10 Teilnehmer konzipiert ist, entfallen pro Teilnehmer pro Kursstunde 5,66 € (56,57 € : 10). Da der Kurs über 10 Wochen läuft, fällt pro Teilnehmer eine Kursgebühr von 56,60 € an. Nordic-Walking-Kurse werden von den GKVen i. d. R. bezuschusst, sodass mit den örtlichen GKVen eine Kooperation eingegangen werden kann. Da sie sich i. d. R. mit 80 % an den Kosten beteiligen, ist davon auszugehen, dass die GKVen 45,28 € übernehmen und die Teilnehmer den Restbetrag von 11,32 € für einen 10-wöchigen Kurs bezahlen müssen. Der Betrag, der den GKVen genannt wird, sollte 56,60 € pro Teilnehmer für den gesamten Kurs nicht unterschreiten.

Es wäre zu prüfen, welchen Preis die Nachfrager für einen Nordic-Walking-Kurs maximal zu zahlen bereit sind. Wenn noch „Luft nach oben" gegeben ist, dann ist zu prüfen, ob ein höherer Gewinnaufschlag möglich ist. Dies hängt aber auch davon ab, ob und ggf. zu welchen Preisen die Konkurrenz solche Kurse anbietet (s. Schritt 8).

Anhand der Beispielrechnung in Schritt 5 kann auch geprüft werden, wie viele Teilnehmer den Kurs mindestens belegen müssen, damit er stattfinden kann. Ausgangsbasis sind die 56,57 € pro Einzelstunde. Bei z. B. 5 Teilnehmern würde pro Teilnehmer eine Gebühr von 11,31 €/h anfallen, daraus ergeben sich für den gesamten Kurs 11,31 €/h × 10 h = 113,10 €. Wenn sich die GKV daran mit 80 % beteiligt, dann wäre das für jeden Kursteilnehmer ein Restbetrag von 22,62 €, den er für den gesamten 10-wöchigen Kurs zu bezahlen hätte. Hier gilt es zu prüfen, ob die Nachfrager bereit wären, bis zu ca. 23 € selbst zu bezahlen. Die Bereitschaft kann man durch Befragung potenzieller Kursteilnehmer ermitteln.

Schritt 8: Prüfung von Wettbewerberangeboten und -preisen

Eine Internetrecherche in Hamburg (Standort der Praxis im Beispiel) hat ergeben, dass ein ähnlicher Kurs vom Universitätsklinikum Hamburg-Eppendorf (UKE) im Mai 2013 für 135 € inkl. MwSt. pro Teilnehmer angeboten wurde (ohne Abzug des GKV-Zuschusses; UKE 2013). Dies ist ein Hinweis darauf, dass der im Beispiel kalkulierte Abgabepreis zu niedrig angesetzt ist und der Gewinnaufschlag erhöht werden kann.

Legt man den Wettbewerbspreis von 135 € des UKE zugrunde, an dem sich die GKV mit 80 % beteiligt, dann wäre pro Teilnehmer ein Restbetrag von 27 € zu bezahlen. Es kann vor dem Hintergrund des Preisniveaus sowie der Wettbewerbssituation davon ausgegangen werden, dass die Bereitschaft zur Zahlung eines Eigenbeitrags von unter 30 € bei den Teilnehmern vorhanden ist und deshalb die Mindestteilnehmerzahl auf 5 Teilnehmer gesenkt werden könnte. Da solche Kurse i. d. R. mit mehr als 5 Teilnehmern durchgeführt werden, wäre im konkreten Beispielfall zu empfehlen, den Gewinnaufschlag und damit die Wirtschaftlichkeit zu erhöhen.

Im Praxisbeispiel dieses Abschnitts wurde die Mindestteilnehmerzahl an dem Nordic-Walking-Kurs durch Ausprobieren ermittelt. Man kann zur Berechnung der Mindestteilnehmerzahl auch die Break-Even-Analyse heranziehen. Wie man hierbei vorgeht, wird in Abschn. 5.3.3 erläutert. Zunächst wird jedoch die Break-Even-Analyse im Allgemeinen dargestellt.

5.3 Break-Even-Analyse als Entscheidungshilfe

Ausgangssituation

Praxisinhaber O. hat mehrere Mitarbeiterinnen, einige sind teilzeitbeschäftigt, andere arbeiten in Vollzeit. Er fragt sich schon seit längerer Zeit, was jede einzelne Mitarbeiterin erwirtschaften muss, damit sie die Personalkosten deckt. ◀

Die Frage von Praxisinhaber O. beschäftigt auch viele seiner Kollegen, was die nachfolgenden Aussagen vermuten lassen.

Praxisinhaber/in C:

„Also was bei uns fehlt ist im Grunde genommen die Verteilung, was darf Personal kosten, was darf Personal erwirtschaften, was darf Miete, also im Grunde die Aufteilung der Kosten im Bezug zum Umsatz." (Betz 2010)

Praxisinhaber/in B:

„… wie muss das Verhältnis sein zwischen Gewinn und Ausgaben. Was gibt es für Möglichkeiten, das so optimal wie möglich zu führen…" (Betz 2010)

Die beiden Zitate zeigen Bedarfe nach Entscheidungshilfen auf, die aufseiten der Inhaber gegeben sind. Die Break-Even-Analyse ist eine solche Entscheidungshilfe, die sowohl vor einer Praxisgründung zur Planung als auch in bestehenden Praxen zur Steuerung angewendet werden kann. Sie kann für eine komplette Praxis, aber auch für Selbstzahlerangebote und als Entscheidungshilfe für Personalentscheidungen herangezogen werden.

Zunächst wird die Break-Even-Analyse kurz vorgestellt, dann werden ihre Einsatzmöglichkeiten als Entscheidungshilfe aufgezeigt.

5.3.1 Definition

Mithilfe der Break-Even-Analyse ist es möglich, den Kostendeckungspunkt zu ermitteln. Laut Wöhe und Döring (2000, S. 1092) bezeichnet der Break-Even-Point „jene kritische Ausbringungsmenge […], bei deren Überschreiten ein Unternehmen die Verlustzone verlässt und in die Gewinnzone eintritt".

Der Break-Even-Punkt gibt an, wo die Gesamtkosten durch den Umsatz/die Einnahmen gedeckt werden. An diesem Punkt beginnt die Gewinnzone. Übertragen auf die Gesundheitsfachberufe ist die sog. „kritische Ausbringungsmenge" die Anzahl an Patienten bzw. BE, die benötigt wird, um die Gesamtkosten zu decken. Mit jedem weiteren Patienten bzw. jeder weiteren BE wird Gewinn erzielt.

Der Break-Even-Punkt gibt also die Anzahl der Patienten bzw. BE an, die benötigt wird, um die Gesamtkosten zu decken, und zeigt an, wie viele Patienten bzw. BE benötigt werden, um Gewinn zu erzielen. Soll ein bestimmter vorgegebener Gewinn erzielt werden, dann lässt sich die entsprechende Anzahl der BE errechnen, die dazu benötigt wird.

Voraussetzung für die Ermittlung des Break-Even-Punkts ist die Kenntnis der Gesamtkosten. Die Gesamtkosten setzen sich zusammen aus den fixen Kosten (K_f) und den variablen Kosten (K_v) pro Patient bzw. pro BE, auch Stückkosten genannt. Darüber hinaus muss bekannt sein, welche Einnahmen/Umsatz (P) pro Patient bzw. BE erzielt werden, d. h., welche Honorare/Preise für Heilmittel abgerechnet werden können.

Nachdem diese Informationen vorliegen, kann der Break-Even-Punkt nach folgender Formel berechnet werden:

$$K_f + K_v \times x = P \times x$$

K_f = fixe Kosten, K_v = variable Kosten, P = Preis (Einnahmen, z. B. GKV-Honorar für eine BE), x = kritische Ausbringungsmenge = kritische Anzahl an BE = Gewinnschwelle

$$Gewinn = Umsatz - Gesamtkosten$$

$$Umsatz = P \times x$$

$$Gesamtkosten = K_f + K_v \times x$$

Abb. 5.3 zeigt, wo der Break-Even-Point, also die Gewinnschwelle, liegt: an der Stelle, an der die Einnahmen (Umsatz) die Gesamtkosten decken. An diesem Punkt ist der Gewinn 0. Rechts dieses Punkts beginnt die Gewinnzone. Zieht man von diesem Punkt eine Gerade nach unten, kann man die Anzahl der BE ablesen, die erforderlich sind, um die Kosten zu decken und Gewinn zu erzielen. Das ist die Break-Even-Menge.

Bei der Break-Even-Rechnung ist auch die Kapazitätsgrenze der Praxis zu beachten, d. h. die maximale Anzahl an BE, die in einem bestimmten Zeitraum (Jahr, Monat, Tag) abgeleistet werden kann. Sie kann für die Gesundheitsfachberufe wie folgt berechnet werden:

5.3 Break-Even-Analyse als Entscheidungshilfe

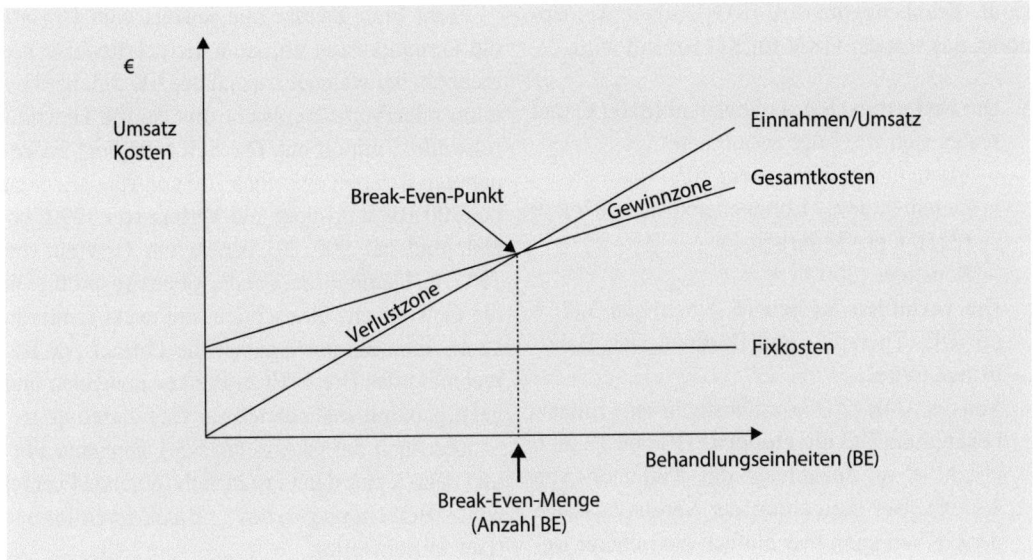

Abb. 5.3 Grafische Darstellung des Break-Even-Punkts

- In der Physiotherapie z. B. maximal 24 BE/Vollzeittherapeut/Tag (8 h × 3 BE/h im 20-Minuten-Takt) oder 5280 BE pro Jahr (bei 220 Arbeitstagen)
- In der Ergotherapie und Logopädie z. B. maximal 8 BE/Vollzeittherapeut/Tag (8 h im 45-Minuten-Takt, inkl. Vor- und Nachbereitung) oder 1760 BE pro Jahr (bei 220 Arbeitstagen)

Zu bedenken ist, dass hier die maximal mögliche Kapazität einer Praxis errechnet wurde, in der nur ein Therapeut (Inhaber selbst) arbeitet. Durch Verlängerung der oben berechneten Behandlungszeiten oder längere Vor- und Nachbereitungszeiten reduziert sich die Kapazitätsgrenze. Sind in der Praxis Mitarbeiter angestellt, erhöht sich die Kapazitätsgrenze entsprechend der Arbeitsstunden der einzelnen Mitarbeiter.

Links des Break-Even-Punktes wird mit Verlust gearbeitet, rechts dieses Punkts wird mit Gewinn gearbeitet. Der Break-Even-Punkt gibt an, ab der wievielten BE Gewinn erzielt wird. Jede weitere BE trägt zur Erhöhung des Gewinns bei.

Der Gewinnpunkt (Break-Even-Punkt) kann durch die Verwendung der genannten Formel von jedem Praxisinhaber schnell berechnet werden.

Dies wird im Folgenden an einem praktischen Beispiel verdeutlicht.

5.3.2 Praxisbeispiel: Entscheidungshilfe für die Gesamtsituation der Praxis

Eine physiotherapeutische Praxis auf dem Land hat neben der Inhaberin, Frau Zander, 3 Vollzeitmitarbeiterinnen. Die Praxis verfügt über 4 Behandlungsräume und 1 Büro. Frau Zander hat nach langer Krankheit beschlossen, selbst keine Behandlungen mehr durchzuführen. Sie hat aber Spaß an der Organisation der Praxis. Sie arbeitet noch 20 h die Woche, die restliche Zeit widmet sie ihrer Familie und ihren Hobbys. Frau Zander möchte nun wissen, wie viele Therapieeinheiten ihre Mitarbeiterinnen im Monat leisten müssen, damit sie monatlich Gewinn erwirtschaftet. Sie möchte zudem wissen, wie viel Gewinn am Jahresende erwirtschaftet worden ist, da sie von dem erwirtschafteten Gewinn ihren Lebensunterhalt finanzieren muss. Hierzu muss sie zunächst ihre Gesamtkosten ermitteln (z. B. aus den Unterlagen ihres Steuerberaters), dann ein Heilmittel, das häufig in ihrer Praxis erbracht wird

(z. B. Krankengymnastik [KG]), sowie das Honorar, das von der GKV für KG bezahlt wird.

- Die **Fixkosten (K_f)** sind bekannt (8100 €) und setzen sich wie folgt zusammen:
  - Miete und Nebenkosten: 1050 €
  - Gehälter, inkl. Lohnnebenkosten: 6750 € (2250 € pro Mitarbeiter)
  - Sonstiges (300 €)
- Die **variablen Kosten (K_v)** betragen 3,00 € pro BE (Therapie- und Büromaterial, Handtücher, Seife).
- Von der AOK (2013) erhält sie für eine Einzelbehandlung KG ein **Honorar (P)** von 13,53 € (12,30 € + Zuzahlung des Patienten von 1,23 €). Bei Steigerung der Vergütungssätze der GKVen kann hier einfach ein höherer Betrag oder alternativ eine anders vergütete Behandlungsart eingesetzt werden. Das Vorgehen zur Berechnung ist immer gleich.

Für die Break-Even-Analyse musste Frau Zander eine Behandlungsart (KG) auswählen, die häufig in ihrer Praxis vorkommt, damit sie zunächst erst einmal nur eine Break-Even-Rechnung durchführen kann. Sie kann natürlich auch eine andere Leistungsart wählen, dann müsste sie dafür eine weitere Break-Even-Rechnung durchführen. Sie hat den Vergütungssatz der AOK verwendet, da dieser im Vergleich zu anderen gesetzlichen Krankenkassen der niedrigste Satz ist. Sie geht also eher pessimistisch als optimistisch in die Break-Even-Analyse. Dies ist genau der richtige Weg.

Frau Zander kann einerseits aufgrund ihrer Erfahrungswerte und durch Ausprobieren (durch Variieren der Anzahl der BE) versuchen, die Gewinnschwelle ohne Anwendung einer Formel zu ermitteln. Wie sie dabei vorgeht, zeigt Tab. 5.5.

Zieht Frau Zander nun jeweils vom Umsatz die Gesamtkosten ab, kann sie schrittweise berechnen, bei welcher Anzahl der BE welcher Gewinn oder Verlust entsteht, bis sie die Gewinnschwelle ermittelt hat. Die Schwelle liegt im genannten Beispiel zwischen 700 und 900 BE, denn bei 700 BE wird noch ein Verlust von 729 € erzielt und bei 900 BE bereits ein Gewinn von 1377 €. Damit Frau Zander ohne Ausprobieren die Gewinnschwelle schnell und exakt ermitteln kann, kann sie auch gleich die Formel zur Berechnung des Break-Even-Punkts anwenden und gelangt damit sehr schnell zur Gewinnschwelle.

Löst man die in Abschn. 5.3.1 genannte Formel nach x auf, dann ergibt sich folgende Formel zur Berechnung des Break-Even-Punkts (Gewinnschwelle):

$$x = K_f : (P - K_v)$$

Tab. 5.6 zeigt, wie sich die Break-Even-Rechnung für die Physiotherapiepraxis Zander zusammensetzt.

Die Berechnung nach der Formel liefert Frau Zander folgende Informationen:

$$x = K_f : (P - K_v)$$

$$x = 8100\,€ : (13{,}53\,€ - 3{,}00\,€)$$

$$x = 769{,}23$$

Tab. 5.6 Break-Even-Rechnung für die Physiotherapiepraxis Zander

Formelbestandteil	Angaben in €
Fixkosten (K_f)/Monat	8100,00
Variable Kosten (K_v)/BE	3,00
Einnahmen GKV (P)/BE	13,53
Gewinnschwelle (x)	769,23

Tab. 5.5 Kosten- und Leistungstabelle der Physiotherapiepraxis Zander (pro Monat). Alle Angaben in € (außer BE)

Anzahl BE	Fixkosten (K_f)	Variable Kosten (K_v) (BE × 3,00 €)	Gesamtkosten ($K_f + K_v$)	Umsatz (BE × 13,53 €)	Gewinn (+) Verlust (−)
100	8100	300	8400	1353	−7047
…					
700	8100	2100	10.200	9471	−729
900	8100	2700	10.800	12.177	+1377

5.3 Break-Even-Analyse als Entscheidungshilfe

Zunächst einmal erfährt sie die Gewinnschwelle, d. h., wie viele BE pro Monat von allen 3 Mitarbeiterinnen geleistet werden müssen, damit die Gesamtkosten ($K_f + K_v$) gedeckt sind. Das sind im Beispiel 769,23 BE, gerundet also 770 BE pro Monat. Wenn man diese BE durch die Anzahl der Arbeitstage pro Monat (20) teilt, dann erhält man die Anzahl der BE pro Tag. Das sind im Beispiel gerundet 39 BE.

Frau Zander hat nun erfahren, dass sie ab der 40. BE pro Tag einen Gewinn erwirtschaften wird. Nun muss sie prüfen, ob die erforderlichen Behandlungskapazitäten auch pro Tag zur Verfügung stehen und ob ihre Personal- und Praxisstruktur dies zulässt. Sie hat 3 Vollzeitmitarbeiterinnen, die am Tag 2–3 Patienten pro Stunde behandeln (16–24 Therapien pro Tag pro Mitarbeiterin). Jede Mitarbeiterin hat ihren eigenen Behandlungsraum. So kommt man zu einer Behandlungskapazität für die Praxis, die zwischen 48 und 72 BE pro Tag liegt. Da laut Break-Even-Rechnung nur 39 BE pro Tag geleistet werden müssen, damit die Gesamtkosten gedeckt sind, hat die Praxis Zander ausreichend Behandlungskapazitäten. Darüber hinaus können mindestens weitere 9 BE (48 BE – 39 BE) durchgeführt werden, die zu einem Gewinn von 94,77 € pro Tag führen:

$$13{,}53 \text{ €} / \text{BE Einnahmen} - 3{,}00 \text{ €} \, K_v / \text{BE} = 10{,}53 \text{ €} \text{ Gewinn} / \text{BE}$$

$$9 \text{ BE} / \text{Tag} \times 10{,}53 \text{ €} \text{ Gewinn} / \text{BE} = 94{,}77 \text{ €} \text{ Gewinn} / \text{Tag}$$

Das ist der Gewinn, der pro Tag mindestens erzielt wird, wenn die Behandlungskapazitäten im unteren Bereich (48 BE) ausgeschöpft werden. Würde man sie im oberen Bereich ausschöpfen, dann wären maximal 72 BE pro Tag möglich. Zieht man davon die 39 BE ab, die zur Deckung der Kosten benötigt werden, dann könnten insgesamt weitere 33 BE geleistet werden, was zu einem Tagesgewinn von 347,49 € führen würde (33 BE × 10,53 €). Der erzielbare Tagesgewinn schwankt also, je nach Kapazitätsauslastung, zwischen 94,77 € und 347,49 €.

Rechnet man diese Gewinnmöglichkeiten auf 1 Monat (20 Arbeitstage) hoch, dann ergäbe sich eine Gewinnspanne zwischen 1895,40 € und 6949,80 €. Rechnet man diese Spanne auf ein komplettes Jahr hoch (pessimistisch 10 Monate, da Ausfälle wegen Urlaub, Fortbildung und Krankheit eingeplant werden müssen), dann ergäbe sich eine Gewinnspanne zwischen 18.954 € und 69.498 €. Diese Spanne ist gleichzeitig die Einkommensspanne für Frau Zander.

Wichtig für diese Berechnung ist die Kenntnis der Fixkosten und der variablen Kosten. Für Inhaber bestehender Praxen ist die Kenntnis der Kosten möglich, da ausreichend Daten vom Steuerberater oder aus der Einnahmenüberschussrechnung vorliegen.

Potenzielle **Existenzgründer**, also Therapeuten, die noch keine eigene Praxis haben und sich mit dem Gedanken tragen, sich mit einer Praxis niederzulassen, können ebenfalls eine Break-Even-Rechnung durchführen. Das sollten sie sogar, denn Break-Even-Rechnungen sind Bestandteil eines jeden Businessplans. Existenzgründer stehen allerdings vor der Situation, dass sie ihre Kosten und Einnahmen noch nicht kennen. Deshalb müssen sie dazu bestimmte Annahmen treffen. Selbst wenn Existenzgründer noch keine Miete bezahlen, können sie die Mietpreise für Praxen am Ort heranziehen. Auch kann man Annahmen über die anderen Kostenpositionen treffen. Anhaltspunkte für variable Kosten pro BE liefert Abschn. 5.2. Die Vergütungssätze der GKVen kann man im Internet recherchieren. Existenzgründern ist ebenfalls zu empfehlen, für ihre eigene therapeutische Tätigkeit einen Unternehmerlohn zu kalkulieren. Sie müssen sich überlegen, welches Einkommen sie pro Monat mit der Praxis erzielen wollen. Dieses wird dann bei den Fixkosten als Gehalt eingesetzt. Auf diese Art und mit dieser einfachen Berechnung können Existenzgründer vorab, bevor sie Geld für eine Praxis ausgegeben haben, erkennen, ob die zu gründende Existenz eine gute oder eher eine schlechte wirtschaftliche Basis bietet. Diese Erfahrung muss man nicht in der Realität machen. Probleme kann man schon vorher in der Planung feststellen.

Die Break-Even-Analyse bietet aber nicht nur eine Entscheidungshilfe für die gesamte Praxis, sie kann auch bei einzelnen Fragestellungen als Entscheidungshilfe herangezogen werden, wie die folgenden Beispiele zeigen.

5.3.3 Praxisbeispiel: Entscheidungshilfe für Selbstzahlerangebote

Wenn Praxisinhaber zur Verbesserung ihrer Wirtschaftlichkeit Zusatzangebote entwickeln, dann wollen sie oft im Voraus wissen, ob sich so ein Zusatzangebot auch „rechnet", d. h. in erster Linie, ob es Gewinne erwirtschaften wird. Auch hier ist die Frage von Bedeutung, **ab wann** dies der Fall ist. Diese Frage kann ebenfalls mithilfe der Break-Even-Rechnung beantwortet werden.

Die ergotherapeutische Praxis Wiese möchte für Schulanfänger ein Training für Linkshänder anbieten. Das Training soll als Gruppentraining durchgeführt werden und pro Einheit 45 min dauern. Insgesamt sind 6 Trainingseinheiten vorgesehen. Praxisinhaberin Wiese möchte wissen, wie viele Teilnehmer an dem Kurs mindestens teilnehmen müssen, damit Gewinn erwirtschaftet wird. Die Praxis ermittelt folgende Kalkulationsgrundlagen:

- **Fixkosten (K_f): 189,06 €**, die sich zusammensetzen aus
  – Personalkosten: 1 Therapeutin à 60 min (inkl. 15 min Vor- und Nachbereitung); Gehalt der Therapeutin inkl. Lohnnebenkosten: 2509,52 €/Monat; Arbeitsstunden laut Arbeitsvertrag: 38 h/Woche = 152 h/Monat. Daraus ergibt sich ein Stundenlohn inkl. Lohnnebenkosten von 16,51 €. 16,51 € × 6 Trainingseinheiten = 99,06 €.
  – Gemeinkosten/Verwaltungskosten: Angenommen werden 15 €/h × 6 Trainingseinheiten = 90 €.
- **Variable Kosten (K_v) pro Teilnehmer: 6 €**, die sich aus den Sachkosten für Papier, Stift, Kopien für alle 6 Trainingseinheiten ergeben.
- **Einnahmen (P) pro Schulkind: maximal 30 € für den gesamten Kurs.** Mehr sind Eltern am Standort der Praxis Wiese nicht bereit zu bezahlen. Wettbewerbspraxen verlangen ähnliche Preise.

Nun liegen für Praxis Wiese alle Informationen vor, die benötigt werden, um die Break-Even-Analyse durchzuführen und die entsprechende Formel anzuwenden:

$$x = K_f : (P - K_v)$$
$$x = 189,06 \, € : (30,00 \, € - 6,00 \, €)$$
$$x = 189,06 \, € : 24,00 \, €$$
$$x = 7,9$$

Frau Wiese kann dieser Rechnung entnehmen, dass sie mindestens 8 (gerundet) Schulanfänger für den Kurs benötigt, um die Gesamtkosten zu decken. Mit jedem weiteren Schulanfänger erwirtschaftet sie einen Gewinn in Höhe von 24 € pro Kind (30 € – 6 € Sachkosten).

Frau Wiese muss nun prüfen, ob sie einen Kurs mit 9 Schulanfängern durchführen kann oder ob das unter qualitativen Aspekten zu viele Kinder sind. Auf jeden Fall sollte sie den Kurs nicht durchführen, wenn weniger als 8 Schulkinder angemeldet werden.

Befindet sich Frau Wiese allerdings in der Situation, dass ihre jährlichen Gemeinkosten bereits durch die GKV-Behandlungen gedeckt werden und sie noch räumliche Kapazitäten frei hat, kann sie die Gemeinkosten auch unberücksichtigt lassen. Dann hat sie als Fixkosten (K_f) nur die Personalkosten der Therapeutin in Höhe von 99,06 €. Hinzu rechnet sie die variablen Kosten (K_v) von 6,00 € und kommt auf Gesamtkosten von 105,06 €. Diese müssen dann durch das Angebot gedeckt werden.

In diesem Fall ergibt sich folgende Rechnung:

5.3 Break-Even-Analyse als Entscheidungshilfe

$$x = K_f : (P - K_v)$$
$$x = 99,06\,€ : (30,00\,€ - 6,00\,€)$$
$$x = 99,06\,€ : 24,\,€$$
$$x = 4,13$$

Das Ergebnis zeigt auf, dass zur reinen Auslastung von Räumlichkeiten dann nur noch 5 Schulanfänger benötigt werden, um die Kosten zu decken. Ab dem 6. Schulanfänger erzielt Frau Wiese dann pro Schüler einen Gewinn von 24 €.

Nicht nur bei Zusatzangeboten ist die Break-Even-Rechnung hilfreich, auch bei Personalentscheidungen kann sie herangezogen werden, wie das folgende Beispiel zeigt.

5.3.4 Praxisbeispiel: Entscheidungshilfe für Personalentscheidungen

Frau Zander (Abschn. 5.3.2) hat in ihrer Praxis 4 Behandlungsräume, aber nur 3 Mitarbeiterinnen. Sie hat schon darüber nachgedacht, ob sie eine weitere Mitarbeiterin einstellen soll. Die neue Mitarbeiterin könnte den 4. Behandlungsraum nutzen. Frau Zander ist sich aber nicht sicher, ob sich eine 4. Mitarbeiterin finanziell rechnet. Auch hier kann die Break-Even-Rechnung Hilfestellung leisten. Sie kann Frau Zander aufzeigen, ob und unter welchen Bedingungen eine weitere Mitarbeiterin kostendeckend oder sogar gewinnbringend arbeitet.

Zur Berechnung muss sie u. a. folgende Informationen haben bzw. Entscheidungen treffen:

- Voll- oder Teilzeitstelle
- Höhe des Gehalts
- Behandlungsschwerpunkte
- Eventuell erforderliche Fortbildungen, um mit den GKVen abrechnen zu können
- Anfängerin oder berufserfahrene Mitarbeiterin

Die Frage nach der Einstellung einer weiteren Mitarbeiterin lässt sich allerdings nicht nur unter finanziellen Aspekten betrachten. Zunächst muss Frau Zander sicher sein, dass eine entsprechende Nachfrage im Umfeld der Praxis vorhanden ist, damit einer neuen Mitarbeiterin auch ein voller Terminkalender ermöglicht wird. Nehmen wir an, dass diese Voraussetzungen gegeben sind.

Der Einfachheit halber und unter pessimistischen Annahmen hat Frau Zander sich für eine Teilzeitmitarbeiterin mit einer Arbeitszeit von 20 h/Woche entschieden. Es kann eine Berufsanfängerin sein. Frau Zander möchte ein maximales Gehalt von 1125 €, inkl. Lohnnebenkosten, pro Monat bezahlen. Bestimmte Fortbildungen sind nicht erforderlich.

Um die Formel anwenden zu können, müssen die Fixkosten, die variablen Kosten und die Einnahmen bekannt sein.

- Die **Fixkosten (K_f)** sind in diesem Fall das Gehalt der neuen Mitarbeiterin.
- Die **variablen Kosten (K_v)** werden mit 3,00 € pro Therapieeinheit so berechnet, wie bereits in der Praxis bekannt.
- Die **Einnahmen (P)** werden pessimistisch für die Leistungsart „Klassische Massagetherapie (KMT)" angenommen. Die AOK (2013) vergütet diese Leistungsart mit 9,32 € (8,47 € + 0,85 € Zuzahlung). Auch hier wird darauf hingewiesen, dass bei zwischenzeitlich höherer Vergütung durch die GKV einfach die höhere Einnahme (P) eingesetzt werden kann. Gleiches gilt für ein höheres Gehalt (K_f).

Anhand dieser Angaben kann Frau Zander berechnen, wie viele Therapieeinheiten die neue Mitarbeiterin im Monat leisten muss, damit sie ihr Gehalt und die variablen Kosten pro Therapieeinheit erwirtschaftet:

$$x = K_f : (P - K_v)$$
$$K_f = 1125,00\,€$$
$$K_v = 3,00\,€$$
$$P = 9,32\,€$$
$$x = 1125,00\,€ : (9,32\,€ - 3,00\,€)$$
$$x = 1125,00\,€ : 6,32\,€$$
$$x = 178$$

Das Ergebnis zeigt, dass die neue Mitarbeiterin 178 BE im Monat leisten muss, um ihr Gehalt plus der variablen Kosten pro BE zu erwirtschaften. Ab der 179. BE wird Gewinn erwirtschaftet. Frau Zander muss nun prüfen, ob bei einem Teilzeitanteil von 20 h pro Woche diese Menge an BE geleistet werden kann. Gehen wir wieder von 2–3 BE pro Stunde aus, dann sind das in der Woche (20 h) 40–60 BE und im Monat 160–240 BE.

Frau Zander kann aufgrund dieser schnellen und einfachen Rechnung erkennen, dass die neue Mitarbeiterin überwiegend 3 BE pro Stunde ableisten muss, damit sie die Kosten erwirtschaftet. Geht man von der maximalen monatlichen Kapazität von 240 BE aus, dann bleiben nach Abzug der 178 BE insgesamt 62 BE übrig, die zu einem Gewinn im Monat von 391,84 € (62 × 6,32 €) führen würden (das wäre pro Tag ein Gewinn von 19,59 €).

Wenn die Mitarbeiterin krank wird oder Termine von Patienten kurzfristig abgesagt werden, kommt Frau Zander mit der neuen Mitarbeiterin sogar in die Verlustzone. Das kann nicht das Ziel der Neueinstellung sein. Im Idealfall sollte eine neu eingestellte Mitarbeiterin dazu beitragen, den Gewinn der Praxis zu erhöhen. Da Frau Zander die Berechnung mit einer pessimistischen Einnahmesituation (niedrig honoriertes Heilmittel „KMT") durchgeführt hat, sollte sie prüfen, ob im Umfeld der Praxis Chancen bestehen, höher dotierte Leistungsarten abzurechnen. Dann ist eine Neueinstellung sinnvoller. Auch wenn Frau Zander gute Chancen für Zusatzangebote sieht, die zu höheren Einnahmen pro BE führen, wäre es sinnvoll, eine neue Mitarbeiterin für die Zusatzangebote einzustellen. Unter den von Frau Zander angenommenen pessimistischen Bedingungen wäre es hingegen risikoreich, eine neue Mitarbeiterin einzustellen.

Dieses Beispiel macht deutlich, dass solche Break-Even-Berechnungen von großer Bedeutung und sehr hilfreich sind. Die Berechnung kann aber auch nur so gut sein wie die ihr zugrunde gelegten Annahmen. Deshalb ist es sinnvoll, eher von pessimistischen als von allzu optimistischen Annahmen auszugehen.

Auch die Problematik der Deckungslücke wird anhand dieses Beispiels nochmals deutlich. Um die Wirtschaftlichkeit der Praxis zu erhöhen, muss Frau Zander entweder die Kosten senken (was kaum möglich ist) oder die Einnahmen auf eine der in Abschn. 5.1 dargestellten Arten erhöhen.

5.4 Bedeutung des Rechnungswesens im Gesundheitswesen

Ausgangssituation

Praxisinhaber L. hat seine logopädische Praxis vor 10 Jahren gegründet, um so arbeiten zu können, wie er es sich immer gewünscht hat. Er ist mit Leib und Seele Logopäde und geht in seinem Beruf auf. Alles, was keine therapeutische Arbeit ist, macht er ungern. Er schiebt solche Arbeiten häufig auf und fragt sich, warum der „Verwaltungskram" überhaupt erledigt werden muss. ◄

Der zu erledigende „Verwaltungskram", den Praxisinhaber L. anspricht, resultiert aus verschiedenen Gesetzen und Verordnungen, die Dokumentations- und Nachweispflichten nach sich ziehen. Neben den Pflichten, die z. B. aus der Datenschutzgrundverordnung resultieren oder den Dokumentationspflichten, die aus dem Patientenrechtegesetz von 2013 resultieren, gibt es zwei bedeutende Gründe, warum sich Praxisinhaber auch mit Aufgaben des Rechnungswesens befassen müssen:

- **Rechtliche Gründe** in Form gesetzlicher Anforderungen, die nur durch ordnungsgemäßes Rechnungswesen erfüllt werden können. Für Praxisinhaber ist das primär die Rechen-

schaftslegung gegenüber dem Finanzamt. Dieser können sich Praxisinhaber nicht entziehen.
- **Betriebswirtschaftliche Gründe:** Das Rechnungswesen erfasst, überwacht und wertet betriebliche Vorgänge aus. Dies ist von Bedeutung, wenn Kosten gesenkt oder Selbstzahlerangebote kalkuliert werden müssen. Der Praxisinhaber ist aber nicht gesetzlich verpflichtet, die erfassten Daten auch zu überwachen oder auszuwerten. Das ist seine freie Entscheidung, im Gegensatz zu den gesetzlichen Anforderungen, denen er genügen muss.

Im Rechnungswesen unterscheidet man generell das

- externe Rechnungswesen: Finanzbuchhaltung/Jahresabschluss und
- interne Rechnungswesen: Betriebsbuchhaltung/Kosten- und Leistungsrechnung.

Während das externe Rechnungswesen Rechenschaft gegenüber Externen ablegt, z. B. gegenüber dem Finanzamt oder den Banken, dient das interne Rechnungswesen der internen Überwachung, Analyse und Steuerung der Praxis. Internes Rechnungswesen wird für das Praxismanagement benötigt.

Aufgrund der unterschiedlichen Ausrichtungen des Rechnungswesens (extern und intern) ergeben sich unterschiedliche Aufgaben und Gebiete des Rechnungswesens.

5.4.1 Aufgaben und Gebiete des Rechnungswesens

Das Rechnungswesen umfasst folgende Aufgaben:

- Dokumentation
- Rechenschaftslegung und Information
- Kontrolle
- Disposition

Die **Dokumentationsaufgabe** bezieht sich auf die zeitlich und sachlich geordnete Aufzeichnung aller Geschäftsvorfälle auf Basis von Belegen, die die Vermögenswerte, das Eigen- und Fremdkapital sowie den Jahreserfolg (Gewinn oder Verlust) der Praxis verändern.

Aufgrund gesetzlicher Vorschriften muss eine jährliche **Rechenschaftslegung und Information** der Unternehmenseigner, der Finanzbehörde und evtl. der Gläubiger (Kreditgeber) über die Vermögens-, Schulden- und Erfolgslage des Unternehmens (Jahresabschluss) erfolgen.

Das Rechnungswesen sollte so ausgestaltet sein, dass es ein aussagefähiges Informations- und **Kontrollsystem** darstellt, das der Praxisleitung jederzeit eine Überwachung der Wirtschaftlichkeit der betrieblichen Prozesse sowie der Zahlungsfähigkeit (Liquidität) der Praxis ermöglicht.

Die **Dispositionsaufgabe** betrifft die Bereitstellung des aufbereiteten Zahlenmaterials als Grundlage für alle unternehmerischen Planungen und Entscheidungen, z. B. über Investitionen u. a.

Die Verschiedenartigkeit der oben aufgeführten Aufgaben des Rechnungswesens bedingt eine Aufteilung des Rechnungswesens in folgende 4 Gebiete:

- Buchführung
- Kosten- und Leistungsrechnung
- Statistik
- Planung

Die **Buchführung** (auch Finanz- oder Geschäftsbuchhaltung) ist die Zeitrechnung für eine Rechnungsperiode (Geschäftsjahr, Quartal, Monat). Sie erfasst die Höhe der Veränderungen der Vermögens- und Kapitalanteile der Praxis sowie alle Arten von Aufwendungen (Werteverbrauch) und Erträgen (Wertezuwachs). Sie zeichnet alle Geschäftsfälle auf (Dokumentation), erfasst alle Zahlen, die aufgrund von Belegen anfallen, und liefert Zahlenmaterial für die 3 anderen Bereiche des Rechnungswesens. Die Buchführung ermög-

Tab. 5.7 Das Rechnungswesen als Informationssystem. (Nach Jòrasz 2000)

Externes Informationssystem Externes Rechnungswesen	Internes Informationssystem Internes Rechnungswesen
Finanz- oder Geschäftsbuchhaltung	**Kosten- und Leistungsrechnung**
Jahresabschlussrechnung	Gegenüberstellung von Kosten und Leistungen, Gewinnermittlung
Abbildung der **Finanzströme** (Einnahmen/Ausgaben)	**Abbildung** des **wirtschaftlich bedeutsamen Geschehens**
Abbildung des internen Leistungserstellungsprozesses, Ressourcenverbräuche (Personal, Material)	Erfassung, Überwachung, Analyse und Steuerung des Leistungserstellungsprozesses
Rechenschaftslegung durch den Jahresabschluss	**Praxismanagement**
In der Regel Einnahmenüberschussrechnung (Praxis), Bilanz (GmbH)	Planung, Steuerung und Kontrolle des Praxisgeschehens
Informationsempfänger	
Finanzamt, Behörden, Banken, Sozialversicherungsträger, Inhaber; bei GmbH auch Kunden, Lieferanten	Interne Entscheidungsträger, Inhaber, Mitinhaber und Fachleitungen

licht die Erstellung eines Jahresabschlusses (Rechenschaftslegung), entweder als Einnahmenüberschussrechnung (in Praxen) oder in Form einer Bilanz (in Praxen, die in der Rechtsform der Gesellschaft mit beschränkter Haftung [GmbH] geführt werden, oder in Krankenhäusern). Die Buchführung wird in Praxen i. d. R. durch Steuerberater ausgeführt.

Die **Kosten- und Leistungsrechnung** erfolgt betriebsbezogen – im Gegensatz zur Buchführung, die unternehmensbezogen ist. Sie befasst sich mit den Daten der Praxis als Stätte des Leistungsprozesses (Bereitstellung und Erbringung der Leistung). Sie erfasst nur einen Teil des Werteverbrauchs (Kosten) und des Wertezuwachses (Leistungen), der durch die eigentliche betriebliche Tätigkeit verursacht wird. Die Kosten- und Leistungsrechnung ermittelt das Betriebsergebnis (Betriebsgewinn oder -verlust) und überwacht die Wirtschaftlichkeit des Leistungserstellungsprozesses. Sie ist die Basis für Kalkulationen (z. B. Preiskalkulation oder Break-Even-Analyse).

Anhand der **Statistik** werden die Zahlen der Buchführung und der Kosten- und Leistungsrechnung ausgewertet, um Unterlagen für die unternehmerische Planung zu erstellen. Mit ihrer Hilfe wird auch eine Vergleichsrechnung vorgenommen (Zeitvergleich). Solche Statistiken erstellt i. d. R. der Steuerberater oder die Abrechnungsfirma (z. B. Theorg) und stellt diese den Praxen zur Verfügung.

Die **Planung** umfasst eine Vorschaurechnung, die auf Zahlen der Buchführung, der Kosten- und Leistungsrechnung und auf der Statistik basiert. Sie soll die zukünftige betriebliche Entwicklung prognostizieren. Für die Planung werden Teilpläne (Kostenplan, Finanzplan, Gewinnplan etc.) erstellt.

Tab. 5.7 veranschaulicht, welche Art von Informationen im Rechnungswesen für externe Informationsempfänger und welche für interne Informationsempfänger zur Verfügung gestellt werden.

Während die Aufgaben und Gebiete des Rechnungswesens sich für alle Betriebe, Praxen und Unternehmen ähnlich darstellen, werden im Gesundheitswesen unterschiedliche Anforderungen an das Rechnungswesen in Praxen und Krankenhäusern gestellt.

5.4.2 Rechnungswesen in Praxen und Krankenhäusern

Je nachdem, ob eine Praxis oder ein Krankenhaus/eine Klinik Gegenstand des Rechnungswesens ist, gelten unterschiedliche Bedingungen und es müssen unterschiedliche Anforderungen erfüllt werden.

5.4.2.1 Rechnungswesen in Praxen
Praxisinhaber aus den Bereichen der Gesundheitsfachberufe gelten im Sinne des Gesetzes

(§ 18 Einkommensteuergesetz [EStG]) als freie Berufe und unterliegen damit nicht der Buchführungspflicht. Es besteht aber nach § 4 EStG Aufzeichnungspflicht der Geschäftsvorfälle und die Pflicht zur Ermittlung des Gewinns als Überschuss der Betriebseinnahmen über die Betriebsausgaben. Formal erfolgt die Erfassung in einer Einnahmenüberschussrechnung. Finanzämter halten dafür ein besonderes Formular, die „Anlage EÜR", bereit. Die Einnahmenüberschussrechnung wird detaillierter in Abschn. 5.5.5 erläutert.

Eine Kosten- und Leistungsrechnung findet man in den meisten Praxen nicht vor, im Gegensatz zu den Krankenhäusern.

5.4.2.2 Rechnungswesen in Krankenhäusern/Kliniken

Für Krankenhäuser und Kliniken gelten verschiedene gesetzliche Vorschriften, die das Rechnungswesen betreffen. Je nach gewählter **Rechtsform** (z. B. GmbH) gelten die Vorschriften des Handelsgesetzbuches (HGB), die z. B. für eine GmbH u. a. Buchführungspflicht (doppelte Buchführung, Bilanzerstellung etc.) und Publikationspflicht (Veröffentlichung der Bilanz) vorschreiben.

Darüber hinaus gilt die **Krankenhausbuchführungsverordnung (KHBV)**. Sie schreibt vor, dass Krankenhäuser zur Kostenrechnung verpflichtet sind (im Gegensatz zu gewerblichen Unternehmen anderer Branchen, bei denen die Kostenrechnung auf freiwilliger Basis erfolgt). Diese gesetzliche Regelung soll den Krankenhausträger (z. B. Stadtverwaltungen oder Gemeinden) Vergleiche zwischen Krankenhäusern ermöglichen.

Nachfolgend wird das betriebliche Rechnungswesen ausschließlich im Hinblick auf die Erfordernisse in therapeutischen Praxen betrachtet. Der Schwerpunkt liegt dabei auf der Rechenschaftslegung, die eine bedeutende Aufgabe des externen Rechnungswesens ist, und der Buchführung, die ihrerseits die Rechenschaftslegung erst ermöglicht. Praxen müssen in erster Linie Rechenschaft gegenüber dem Finanzamt ablegen.

5.5 Grundlagen der Rechenschaftslegung

Ausgangssituation

Inhaber Z. hat verschiedene Selbstzahlerangebote entwickelt und verkauft auch Therapiematerialien und Bücher an Patienten. Nun fragt er sich, ob solche Zusatzangebote und Verkäufe unter die gewerbliche Tätigkeit fallen und ob er Umsatzsteuer dafür berechnen muss. ◀

Wann eine Praxis rein freiberuflich und wann sie gewerblich tätig ist, was genau ein Praxisinhaber in diesem Zusammenhang beachten muss und welche Pflichten er dem Finanzamt gegenüber hat, zeigt der folgende Abschnitt.

5.5.1 Buchführungs- versus Aufzeichnungspflicht

Die gesetzlichen Bestimmungen zur **Buchführungspflicht** sind geregelt im

- HGB (§ 238–239, 241 a, 257) sowie
- Steuerrecht, hier u. a. in der Abgabenordnung (AO §§ 140–147) und im EStG.

Laut **Handelsrecht** sind insbesondere Kaufleute und Unternehmen mit bestimmten Rechtsformen (z. B. GmbH oder Offene Handelsgesellschaft [OHG]) zur Buchführung verpflichtet.

Heilmittelerbringer sind nicht Kaufmann im Sinne des Handelsgesetzes und deshalb nach Handelsrecht nicht zur Buchführung verpflichtet. Allerdings stellt sich die Frage, ob sie nach **Steuerrecht** zur Buchführung verpflichtet sind. Nach AO ist ebenfalls der nach Handelsrecht Buchführungspflichtige zur Buchführung verpflichtet. Darüber hinaus ist nach Steuerrecht jeder andere gewerbliche Unternehmer, auch der Nichtkaufmann, z. B. Handwerker, zur Buchführung verpflichtet, der gemäß § 141 AO (BMJ 2024a) eine der folgenden Voraussetzungen erfüllt:

- Jahresumsatz (aus Gewerbe) übersteigt 800.000 € **oder**
- Jahresgewinn (aus Gewerbe) übersteigt 80.000 €.

Heilmittelerbringer gelten nach § 18 EStG (BMJ 2024b) nicht als gewerbliche Unternehmer, sondern als freie Berufe. Damit unterliegen Heilmittelerbringer auch nicht nach Steuerrecht (AO) der Buchführungspflicht.

▶ Für Heilmittelerbringer besteht zwar keine Buchführungspflicht, aber nach § 4 EStG eine **Aufzeichnungspflicht** der Geschäftsvorfälle und die Pflicht zur Ermittlung des Gewinns als Überschuss der Betriebseinnahmen über die Betriebsausgaben.

Eine **Ausnahme** besteht dann, wenn Heilmittelerbringer neben ihrer Tätigkeit im freien Beruf ein Gewerbe (z. B. Fitnesscenter oder Verkauf von Produkten wie Massageöl, Bücher etc.) betreiben. Dann gelten sie als gewerblicher Unternehmer/als Gewerbebetrieb nach AO, wenn die oben genannten Umsatz- oder Gewinngrenzen überschritten werden. Getrennte Aufzeichnungen/Buchhaltungen für Gewerbebetrieb und freiberufliche Tätigkeit sind zu empfehlen, jedoch nicht Pflicht.

Eine therapeutische Praxis kann aus verschiedenen Gründen (Abschn. 5.5.2) vom Finanzamt als Gewerbebetrieb eingestuft werden. Damit wird sie automatisch buchführungspflichtig. Deshalb ist es wichtig, die Unterschiede zwischen Aufzeichnungs- und Buchführungspflicht zu kennen.

5.5.1.1 Unterschiede zwischen Aufzeichnungspflicht und Buchführungspflicht

Die Finanzbehörden akzeptieren zur Gewinnermittlung für nicht buchführungspflichtige Betriebe einfache Aufzeichnungen, in denen Einnahmen und Ausgaben sachlich getrennt erfasst werden (Details s.Abschn. 5.5.5). Eine Addition dieser Zahlen erfolgt am Jahresende in der Einnahmenüberschussrechnung (Anlage EÜR). Entsprechende Formulare halten die Finanzbehörden vor. Alle Einnahmen und Ausgaben werden durch entsprechende Belege nachgewiesen. Die Gewinnermittlung erfolgt durch die Gegenüberstellung von Einnahmen und Ausgaben. Diese einfachen Aufzeichnungen, auch einfache Buchführung genannt, kann jeder Praxisinhaber selbst vornehmen. Ein Steuerberater ist nicht zwingend erforderlich.

Betriebe, die der Buchführungspflicht unterliegen, müssen eine vom Handelsrecht vorgeschriebene Bilanzierung vornehmen, d. h., die sog. doppelte Buchführung durchführen. Zu Beginn der Buchführungspflicht müssen eine Inventur durchgeführt und eine Eröffnungsbilanz erstellt werden. Es sind die Grundsätze ordnungsmäßiger Buchführung (GoB) nach dem Handelsrecht (HGB) anzuwenden. Die Pflichten sind deutlich strenger als bei der Einnahmenüberschussrechnung. Die doppelte Buchführung erfordert entsprechende Kenntnisse der Buchführung und kann vom Praxisinhaber nicht selbst durchgeführt werden. Ein Steuerberater oder ein angestellter Buchhalter ist zwingend erforderlich.

5.5.1.2 Steuerliche Unterschiede zwischen freien Berufen und Gewerbetreibenden

Bevor auf die steuerlichen Unterschiede eingegangen wird, soll der „freie Beruf" kurz definiert und zum Gewerbetreibenden abgegrenzt werden. Der Begriff „freier Beruf" ist in der EU nicht einheitlich definiert. Deshalb werden die heute aktuellen Merkmale des freien Berufs herangezogen, die vom Institut für freie Berufe an der Uni Erlangen-Nürnberg beschrieben werden (Boxberg und Rosenthal 2003; ifb 2006). Das EStG führt in § 18 eine Vielzahl von freien Berufen auf, u. a. die Krankengymnasten und „ähnliche Berufe". Zu diesen „ähnlichen Berufen" gehören nach der aktuellen Rechtsprechung der Finanzgerichte solche Berufe, die wesentliche Ähnlichkeitsmerkmale aufweisen, also u. a. Ergotherapeuten, Logopäden, Sporttherapeuten, Masseure, Psychologen, Heilrhythmisten.

Die freien Berufe (Physiotherapeuten, Ergotherapeuten, Logopäden) sind nach § 4 Nr. 14a UStG und § 2 Gewerbesteuergesetz (GewStG) in

5.5 Grundlagen der Rechenschaftslegung

Abb. 5.4 Folgen gewerblicher Tätigkeit. Umsatz- und Gewinnangaben beziehen sich jeweils auf ein komplettes Jahr. *AO* Abgabenordnung, *EStG* Einkommenssteuergesetz, *UStG* Umsatzsteuergesetz, *GewStG* Gewerbesteuergesetz

Verbindung mit § 18 EStG von der Umsatz- und Gewerbesteuer befreit (im Gegensatz zu Gewerbetreibenden).

Bei Vorliegen eines Gewerbes, das von einem Mitglied der freien Berufe betrieben wird, fallen bei Überschreiten der Umsatz- oder Gewinngrenzen (Abb. 5.4) für die Gewerbeumsätze Gewerbe- und Umsatzsteuer an (ausschließlich auf den Gewerbeumsatz, nicht auf den Umsatz aus freiberuflicher Tätigkeit). Die Gewerbesteuer kann jedoch auf die Einkommensteuer angerechnet werden, sodass die Gewerbesteuer nicht als zusätzliche Steuer anfällt.

Abb. 5.4 zeigt, welche Pflichten sich aus einer gewerblichen Tätigkeit ergeben können.

Die Umsatz- und Gewinngrenzen für Umsätze aus Gewerbebetrieb sind aus Sicht der Gesundheitsfachberufe relativ hoch angesetzt, sodass Buchführungspflicht, Gewerbe- und Umsatzsteuer nicht so schnell zum Tragen kommen. Es sollten aber die Möglichkeiten, unter denen das Finanzamt eine therapeutische Praxis als Gewerbebetrieb einstuft, bekannt sein. Diese werden im folgenden Abschnitt erläutert.

5.5.2 Gewerbliche Tätigkeit im freien Beruf

§ 15 Abs. 2 EStG definiert die gewerbliche Tätigkeit wie folgt: „Eine selbständige nachhaltige Betätigung, die mit der Absicht, Gewinn zu erzielen, unternommen wird und sich als Beteiligung am allgemeinen wirtschaftlichen Verkehr darstellt, ist Gewerbebetrieb, wenn die Betätigung weder als Ausübung von Land- und Forstwirtschaft noch als Ausübung eines freien Berufs noch als eine andere selbständige Arbeit anzusehen ist." Hier ist zu beachten: Ein Gewerbebetrieb liegt auch dann vor, wenn die Gewinnerzielungsabsicht nur ein Nebenzweck ist.

Möchte man als Heilmittelbringer und Angehöriger der freien Berufe prüfen, ob das Kriterium des Gewerbebetriebs gegeben ist, so ist nach EStG zunächst die selbstständige Tätigkeit erforderlich. Diese ist bei niedergelassenen Praxisinhabern gegeben. Darüber hinaus ist gewerbliche Tätigkeit durch verschiedene **Merkmale** gekennzeichnet, die im Folgenden erläutert werden.

Warenabgabe

Eine gewerbliche Tätigkeit zeichnet sich durch die Abgabe von Waren gegen Entgelt aus, z. B. ein Ergotherapeut verkauft zusätzlich zu seiner therapeutischen Tätigkeit Produkte aus der Arbeitstherapie, ein Physiotherapeut verkauft Massageöl oder Tapeband, ein Logopäde verkauft Bücher.

Leistungsabgabe

Eine gewerbliche Tätigkeit umfasst die Abgabe von Dienstleistungen, die nicht als freiberufliche Dienstleistungen einzuordnen sind, z. B. die Zurverfügungstellung von Geräten zur sportlichen oder gymnastischen Betätigung (z. B. Fitnessstudio, das auch für Personen zugänglich ist, die keine Therapie in Anspruch nehmen), oder Untervermietung von Praxisräumlichkeiten an selbstständige Therapeuten gleichen Berufs oder auch an Berufsfremde.

Mischtätigkeiten

Die Vermischung von freiberuflicher Tätigkeit und gewerblicher Tätigkeit wird als Gewerbebetrieb eingestuft, wenn für das Finanzamt keine klare Trennung zwischen gewerblicher und freiberuflicher Tätigkeit erkennbar ist. Solch eine Vermischung liegt vor, wenn z. B. ein Physiotherapeut neben seiner therapeutischen Tätigkeit noch ein Fitnesszentrum unterhält. Sofern möglich, sollte eine räumliche, organisatorische und buchhalterische Trennung beider Bereiche erfolgen, damit beim Finanzamt eine getrennte Behandlung beider Bereiche erfolgen kann.

Die Vermischung zweier freiberuflicher Tätigkeiten, z. B. physiotherapeutische Leistungen im Rahmen einer Praxis und Lehrauftrag an der Fachhochschule, ist unproblematisch und stellt keinen Gewerbebetrieb dar.

Sind freiberufliche und gewerbliche Tätigkeit nicht klar trennbar und stark miteinander verflochten, dann wird i. d. R. der gesamte Betrieb/die Praxis als einheitlicher Gewerbebetrieb angesehen. Dies ist z. B. der Fall, wenn ein Physiotherapeut ein Fitnessstudio unterhält und dieses sowohl zur physiotherapeutischen Behandlung im Rahmen einer Verordnung nutzt als auch für Kunden, die das Fitnessstudio ohne Verordnung in Eigenregie zu Trainingszwecken aufsuchen. Die Rechtsprechung ist hier aber nicht einheitlich (d. h., dies kann je nach Finanzamt unterschiedlich beurteilt werden).

Gesellschaft und Rechtsform

In einer Gesellschaft bürgerlichen Rechts (GbR), auch BGB-Gesellschaft genannt, darf laut Rechtsprechung bei Betreiben eines Gewerbes nicht in gewerbliche und freiberufliche Tätigkeit unterschieden werden, auch wenn die Gesellschafter ausschließlich Angehörige der freien Berufe sind. Hier liegt in erster Linie ein Gewerbebetrieb vor. Eine Ausnahme besteht laut Urteil des Bundesfinanzhofs (BFH 2014) dann, wenn der gewerbliche Umsatzanteil unter der sog. Bagatellgrenze liegt. Dies ist gegeben, wenn der gewerbliche Umsatzanteil unter 3 % des Gesamtumsatzes der Gesellschaft **und** im Veranlagungszeitraum unter 24.500 € liegt. Beide Bedingungen müssen erfüllt sein.

Partnerschaftsgesellschaften (PartGG), eine Sonderform der Gesellschaft bürgerlichen Rechts (die nur Mitgliedern der freien Berufe offensteht und für Gewerbetreibende nicht möglich ist), werden bei Überschreitung der Bagatellgrenze (s. oben) als Gewerbe eingestuft.

Die Dienstleistungen der Gesundheitsfachberufe dürfen auch in der Rechtsform einer GmbH angeboten werden. Die GmbH ist, wie andere Kapitalgesellschaften (z. B. Aktiengesellschaft), kraft Gesetzes Gewerbetreibende.

Anzahl der Angestellten/leitende Funktion

Ein Mitglied eines freien Berufes kann allein durch die Anzahl seiner Angestellten vom Finanzamt als Gewerbebetrieb eingestuft werden! Dies ist dann möglich, wenn der Praxisinhaber viele Angestellte der gleichen Berufsgruppe hat.

Üben die angestellten Mitarbeiter den gleichen Beruf aus wie der Praxisinhaber (z. B. Ergotherapeut stellt Ergotherapeuten ein), dann ist der Praxisinhaber freiberuflich tätig, wenn gewährleistet ist, dass der Inhaber leitend und eigenverantwortlich tätig ist. Leitend ist er, wenn Planung und Durchführung der betrieblichen Organisation und Leistungsabgabe in den Händen des Praxisinhabers liegen. Eigenverantwortlich arbeitet er dann, wenn er berufssoziologisch, d. h. in sehr umfassender Art und Weise, den Patienten gegenüber für die Leistungsabgabe und Leistungsqualität verantwortlich ist.

Der Praxisinhaber muss als Freiberufler jederzeit in die Arbeitsabläufe seiner angestellten Mitarbeiter eingreifen und sie zu Ende führen können. Die fachlich gebildeten Mitarbeiter müssen den „Stempel" der Leistung des Praxisinhabers tragen (Stempeltheorie; Boxberg und Rosenthal 2003). Je mehr Angestellte der Inhaber hat, desto schwieriger ist es, jederzeit in die Arbeitsabläufe seiner Mitarbeiter eingreifen zu können. Bei welcher Anzahl Angestellter das Finanzamt eine Praxis als Gewerbebetrieb einstuft, ist nicht festgelegt und liegt in der Entscheidungsfreiheit des zuständigen Finanzbeamten.

Angestellte anderer Berufsgruppen
Üben die angestellten Mitarbeiter nicht den gleichen Beruf wie der Praxisinhaber aus (z. B. Physiotherapeut beschäftigt Ergotherapeuten oder Logopäde beschäftigt Physiotherapeuten), dann führt diese Konstellation i. d. R. direkt in die Gewerbetätigkeit. Mit anderen Worten: Die Praxis wird als Gewerbebetrieb eingestuft, weil der Praxisinhaber nicht mehr in allen Bereichen eigenverantwortlich tätig sein kann, denn ein Praxisinhaber mit physiotherapeutischer Ausbildung könnte nicht jederzeit die Behandlung seines angestellten Ergotherapeuten zu Ende führen. Deshalb führt die Anstellung eines Ergotherapeuten in der Praxis, in der der Inhaber Physiotherapeut ist, automatisch zur Einstufung als Gewerbebetrieb.

Um der Einstufung als Gewerbebetrieb zu entgehen, könnte sich der Ergotherapeut anstelle einer Einstellung als Angestellter als Mitunternehmer an der Praxis beteiligen. Dies wäre z. B. durch Gründung einer PartGG möglich: Hier werden Praxisinhaber und „Angestellter" Partner, d. h., der „Angestellte" wird Mitgesellschafter.

Freie Mitarbeiter/Honorarkräfte
Bisher wurde in der Literatur und bei den Juristen im Gesundheitswesen die Meinung vertreten, die Mitarbeit einer selbstständigen Honorarkraft (freie Mitarbeit) habe weder Einfluss auf die gewerbliche noch auf die freiberufliche Tätigkeit, da der freie Mitarbeiter außerhalb des Unternehmens stehe (ähnlich wie ein Innenarchitekt, der die Praxisräume gestaltet, oder ein Klempner, der Rohrleitungen installiert). Aufgrund eines Urteils aus Hamburg (Finanzgericht Hamburg vom 09.07.2004, Az: VII, 21/01) kann die Beschäftigung von Honorarkräften jedoch dazu führen, dass die Praxis vom Finanzamt als Gewerbebetrieb eingestuft wird. Hintergrund ist, dass eine freie Praxis vom Finanzamt im Nachhinein als Gewerbebetrieb eingestuft wurde, weil sie Honorarkräfte beschäftigt hat. Es handelte sich um selbstständige Honorarkräfte, die ihre Leistungen auf eigene Rechnung und nicht im Rahmen eines Arbeitsvertrags erbrachten. Als Grund wurde genannt, dass der Praxisinhaber Honoraranteile des freien Mitarbeiters einbehalten habe. Diese Honoraranteile seien keine krankengymnastischen Leistungen, sondern Leistungen aus gewerblicher Tätigkeit und würden deshalb der Umsatz- und Gewerbesteuer unterliegen. Diese rückwirkende Einstufung als Gewerbebetrieb hatte zur Folge, dass Gewerbesteuer für mehrere Jahre nachgezahlt werden musste.

Aber auch die Forderung, dass der Praxisinhaber leitend und eigenverantwortlich tätig wird, d. h., Planung und Durchführung der betrieblichen Organisation sowie die Leistungsabgabe in den Händen des Praxisinhabers liegen müssen, führt dazu, dass auch die Beschäftigung von selbstständigen Honorarkräften (freie Mitarbeit), ob nun des gleichen Berufs oder einer anderen Berufsgruppe, zur Einstufung als Gewerbebetrieb führt.

Eine weitere Problematik freier Mitarbeiter ist die sog. Scheinselbstständigkeit (s. dazu Abschn. 7.3.1). Deshalb sollte auf die Zusammenarbeit mit freien Mitarbeitern verzichtet werden oder eine Abklärung über die Clearingstelle der Deutschen Rentenversicherung (Statusfeststellungsverfahren) erfolgen.

Die Anforderungen an eine ausreichende leitende und eigenverantwortliche Tätigkeit des Praxisinhabers können im Leitfaden Steuerrecht des Bundesverbandes selbstständiger Physiotherapeuten – IFK (2011) nachgelesen werden.

Zweit-/Drittpraxen
Das Betreiben einer zweiten oder dritten Praxis unter Einsatz von Fachleitungen führt nach Einschätzung des IFK aufgrund eines vorliegenden Urteils (Bundesfinanzhof Az: IV R 11/95) zur Einstufung als Gewerbebetrieb. Hintergrund ist auch hier die fehlende Anwesenheit des Praxisinhabers, die aber steuerrechtlich gefordert wird (IFK 2011).

Berufsfremde Person als Mitgesellschafter
Die Aufnahme einer berufsfremden Person, z. B. eines Kaufmanns, als Mitunternehmer in die Gesellschaft von Freiberuflern führt automatisch zur Einstufung als Gewerbebetrieb (laut Urteil des Bundesfinanzhofes; BFH 2008).

Trifft **eines oder mehrere dieser Merkmale** auf eine therapeutische Praxis zu, kann das Finanzamt die Praxis als Gewerbebetrieb einstufen oder nur den Teil der Praxis, der Gewerbeumsätze erzielt. Voraussetzung für eine getrennte Behandlung durch das Finanzamt ist eine klare Trennung der Aufzeichnungen bzw. der Buchführungen. Wird eine freie Praxis als Gewerbebetrieb eingestuft, bedeutet das zunächst einmal, dass die Praxis eventuell nach § 141 AO buchführungspflichtig wird. Das hängt davon ab, ob die gesamte Praxis als Gewerbebetrieb eingestuft wird oder nur der Teil, der auch Gewerbeumsätze erzielt. Dies liegt im Ermessen des jeweiligen Finanzbeamten und wird davon abhängen, ob und wie gut die Aufzeichnungen nach freiberuflichen und gewerblichen Umsätzen getrennt sind. Weiterhin müssen die Umsatz- oder Gewinngrenzen (Abb. 5.4) überschritten worden sein. Ist das nicht der Fall, dann bleibt die Praxis weiterhin aufzeichnungspflichtig, d. h., sie kann weiterhin eine Einnahmenüberschussrechnung machen und benötigt i. d. R. keinen Steuerberater (s. auch Abschn. 5.5.1).

Durch die Einstufung als Gewerbebetrieb wird die Praxis gewerbesteuerpflichtig, wenn der Freibetrag von 24.500 € Gewerbeertrag (Gewinn aus Gewerbebetrieb) überschritten worden ist. Eine Umsatzsteuerpflicht ist nach Einschätzung des IFK aufgrund der Rechtsprechung nicht automatisch gegeben, wenn eines der Merkmale zutrifft. Der IFK (2011) beruft sich auf die Steuerbefreiung nach § 4 Nr. 14a UStG, die unabhängig von Merkmalen wie Betriebsgröße, Zahl der Angestellten, Zweit- oder Drittpraxis oder Rechtsform gilt.

5.5.3 Steuerliche Behandlung von Präventions- und Selbstzahlerleistungen

Die umsatzsteuerliche Behandlung von Präventions – und Zusatzleistungen ist nicht eindeutig geklärt, da die Gesetze und die bisherige Rechtsprechung dazu keine eindeutigen Schlussfolgerungen zulassen. Im Jahr 2011 haben sich allerdings verschiedene Finanzdirektionen mit der Frage der steuerlichen Behandlung von physiotherapeutischen Leistungen beschäftigt. Sie haben sich darüber hinaus mit den Voraussetzungen für die Steuerbefreiung nach § 4 Nr. 14a UStG auseinandergesetzt und vertreten die Auffassung, dass physiotherapeutische Leistungen nur dann nach § 4 von der Umsatzsteuer befreit sind, wenn sie ärztlich oder von einem Heilpraktiker verordnet oder im Rahmen einer Vorsorge- oder Rehabilitationsmaßnahme erbracht worden sind. Dieser Auffassung hat sich das BMF angeschlossen. Deshalb muss seit 2012 damit gerechnet werden, dass die Finanzämter die Kriterien für ein Vorliegen der Steuerbefreiung stärker prüfen werden. Bei Zweifeln und Fragen empfehlen Experten das Gespräch mit dem Steuerberater oder dem zuständigen Finanzbeamten.

Um die aktuelle Auffassung der Finanzbehörden nachvollziehbar zu machen, sind einige Hintergrundinformationen erforderlich, die in den nächsten Abschnitten gegeben werden; außerdem erfolgt ein Überblick über umsatzsteuerpflichtige Leistungen.

5.5.3.1 Ursprung der Umsatzsteuerbefreiung
Der Ursprung der Umsatzsteuerbefreiung liegt in der steuerlichen Entlastung der Sozialversicherungsträger. Ohne die Steuerbefreiung von Ärzten und anderen in der Heilkunde Tätigen

5.5 Grundlagen der Rechenschaftslegung

müssten deren Leistungen mit MwSt. in Rechnung gestellt werden, was die Sozialversicherungsträger zusätzlich belasten würde. Da in Praxen aber zunehmend auch Selbstzahlerleistungen angeboten werden bzw. Leistungen, die nicht von einem Arzt oder Heilpraktiker verordnet worden sind, werden auch die Sozialversicherungsträger nicht damit belastet. Eine Umsatzsteuerbefreiung zum Schutz der Sozialgemeinschaft ist deshalb für solche Leistungen nicht mehr erforderlich und erklärt die aktuelle Auffassung des BMF.

Umsatzsteuerbefreiung heißt, „dass ein Leistungserbringer die Vergütung für seine Leistung berechnen kann, ohne auf diesen Rechnungsbetrag eine Umsatzsteuer addieren zu müssen, um sich dann vom Leistungsempfänger Leistungsvergütung und Umsatzsteuer erstatten zu lassen" (Boxberg und Rosenthal 2003, S. O 3).

5.5.3.2 Voraussetzungen für eine Umsatzsteuerbefreiung

Eine Umsatzsteuerbefreiung wird gewährt bei Ausübung

- eines freien Berufes (keine Einstufung als Gewerbetreibender),
- einer heilberuflichen Tätigkeit oder
- eines reglementierten Berufs.

Zu den **freien Berufen** (Abschn. 5.5.1) gehören laut Katalog zum EStG bzw. aufgrund bestehender Rechtsprechung u. a. Ergotherapeuten, Logopäden und Physiotherapeuten.

Die **heilberufliche Tätigkeit** bezieht sich auf das Heilpraktikergesetz (HPG), das sich ausschließlich auf kranke Menschen bezieht, d. h., Prävention wird nicht explizit genannt. Es handelt sich hier um eine „Grauzone", die in letzter Konsequenz von einem Finanzgericht geklärt werden muss. Boxberg und Rosenthal (2003, S. O 5) nehmen wie folgt zu diesem Thema Stellung: „Der vorsorgliche (vor allem der operative) Eingriff und Prävention sind sicherlich Tätigkeiten in ‚Ausübung der Heilkunde', sodass sie dem Tätigkeitsumfang, der von der Heilpraktikergesetz-Definition erfasst wird, zuzurechnen sind."

„**Reglementierter Beruf**" heißt, dass der ausgeübte Beruf ein einheitlich geregeltes Berufsbild durch bundesweit gültige Ausbildungs- und Prüfungsordnungen aufweisen bzw. durch Zulassungen zu den Krankenkassen geregelt sein muss. Dies trifft für Ergotherapeuten, Logopäden und Physiotherapeuten zu.

Für die Frage nach der Umsatzsteuerbefreiung galt lange Zeit eine Art „Faustregel", die insbesondere von Boxberg und Rosenthal (2003, S. O 4) empfohlen wurde: „Wer eine Tätigkeit ausübt, die von den gesetzlichen Krankenkassen gegenüber ihren Versicherten als Leistung erbracht wird, arbeitet umsatzsteuerfrei, auch wenn er diese Leistung gegenüber nicht gesetzlich Versicherten erbringt und selbst nicht Mitglied eines in § 4 Nr. 14 UStG [Umsatzsteuergesetz] genannten Berufs ist oder überhaupt einen reglementierten (gesetzlich geregelten) Beruf bekleidet." Diese Faustregel kann vor dem Hintergrund der aktuellen Entwicklung in den Finanzverwaltungen jedoch nicht mehr zur Orientierung herangezogen werden.

5.5.3.3 Umsatzsteuerpflichtige Leistungen

Nach Einschätzung von Steuerexperten und Berufsverbänden (IFK 2011; Ketteler-Eising 2012) sowie aufgrund des Urteils des Finanzgerichts Düsseldorf (2021) muss auf folgende, beispielhaft genannten physiotherapeutischen Leistungen (für die Ergotherapeuten und Logopäden gilt dies entsprechend) Umsatzsteuer (i. d. R. 19 %) aufgeschlagen werden, wenn die in Abb. 5.4 genannten Umsatzgrenzen überschritten werden:

- Anschlussbehandlungen, die nicht ärztlich verordnet sind
- Leistungen der klassischen Prävention im Sinne von § 20 Sozialgesetzbuch (SGB) Fünftes Buch (V)
- Rehabilitationssport und Funktionstraining ohne ärztliche Verordnung
- Wellnessangebote (z. B. Thai-, Hot-Stone-, Lomi-Lomi-, Fitness-, Ganzkörpermassagen, Maßnahmen zur Veränderung der Körperform oder des Fitnesstrainings).

Es sollte geprüft werden, ob für einige Leistungen der reduzierte Umsatzsteuersatz von 7 % in Betracht kommt. Ketteler-Eising (2012) vertritt die Ansicht, dass Leistungen, die von den Krankenkassen grundsätzlich als Heilmittel anerkannt und unter bestimmten Bedingungen von den Krankenkassen bezuschusst werden, sowie Leistungen nach § 20 SGB V mit der ermäßigten Umsatzsteuer von 7 % belegt werden müssten. Das Urteil des Finanzgerichts Düsseldorf (2021) hat hier Klarheit geschaffen. Danach kann für Leistungen, die zwar verordnungsfähig sind, aber nicht verordnet wurden, der reduzierte Steuersatz von 7 % aufgeschlagen werden (s. auch Abschn. 7.3, Abb. 7.1). In Zweifelsfällen ist eine direkte Klärung mit dem zuständigen Finanzamt zu empfehlen, ggf. gemeinsam mit dem Steuerberater.

5.5.4 Grundlagen der Buchführung

Für den Fall, dass eine Praxis vom Finanzamt im Nachhinein als Gewerbebetrieb eingestuft wird und die Umsatzgrenzen überschritten wurden, ist es sinnvoll, die Grundlagen der Buchführung zu kennen und die wichtigsten Regeln anzuwenden. Denn laut § 238 HGB muss die Buchführung so beschaffen sein, „dass sie einem sachverständigen Dritten innerhalb angemessener Zeit einen Überblick über die Geschäftsvorfälle und über die Lage des Unternehmens vermitteln kann. Die Geschäftsvorfälle müssen sich in ihrer Entstehung und Abwicklung verfolgen lassen".

5.5.4.1 Aufgabe der Buchführung

Aufgabe der Buchführung ist es, alle Geschäftsvorfälle in einem Betrieb (Praxis oder Klinik/Krankenhaus) laufend und lückenlos zu erfassen und aufzuzeichnen (mit anderen Worten: zu buchen), und zwar sachlich geordnet nach

- Materialeinkäufen (z. B. Fango, Peddigrohr oder Spatel),
- Umsatzerlösen (z. B. Überweisungen der Krankenkassen),
- Verbindlichkeiten (z. B. Schulden gegenüber Lieferanten),
- Forderungen (z. B. an Kunden, Krankenkassen) usw.

Geschäftsvorfälle sind alle wirtschaftlich bedeutsamen Vorgänge, die

- zu Geldausgaben oder Geldeinnahmen führen,
- Werteverzehr (Aufwand) oder Wertezuwachs (Ertrag) darstellen,
- Vermögenswerte und Schulden des Betriebs verändern.

Ausgaben sind Geschäftsvorfälle, die das Geldvermögen (d. h. jederzeit verfügbares Geld wie Kassenbestand, Guthaben bei Kreditinstituten, kurzfristige Verbindlichkeiten) vermindern.

Einnahmen sind Geschäftsvorfälle, die das Geldvermögen (d. h. jederzeit verfügbares Geld wie Kassenbestand, Guthaben bei Kreditinstituten, kurzfristige Forderungen) erhöhen.

Aufwand vermindert das Eigenkapital (z. B. Verbrauch von Materialien, die zur Erbringung der Dienstleistung benötigt werden wie Einsatz von Fangopackungen, Peddigrohr oder Strohhalmen oder Abschreibung einer Computeranlage).

Ertrag erhöht das Eigenkapital (z. B. Zinsgutschrift einer Bank).

▶ Buchhaltung dient der Erfassung sämtlicher Güter- und Geldbewegungen in einer Organisation, indem Geschäftsvorfälle systematisch und lückenlos nach bestimmten Regeln aufgezeichnet werden.

5.5.4.2 Grundsätze ordnungsmäßiger Buchführung (GoB)

Die Buchführung gilt als ordnungsmäßig, wenn sie so beschaffen ist, dass sie einem sachverständigen Dritten (z. B. Steuerberater, Betriebsprüfer des Finanzamtes, Geldinstitut) in angemessener Zeit einen Überblick über die Geschäftsfälle und die Lage des Unternehmens

5.5 Grundlagen der Rechenschaftslegung

vermitteln kann. Deshalb muss die Buchführung allgemein anerkannten und sachgerechten Normen entsprechen, den GoB. Diese erfordern

- Klarheit und Übersichtlichkeit der Buchführung,
- eine ordnungsmäßige Erfassung aller Geschäftsvorfälle (fortlaufend, vollständig, richtig, zeitgerecht sowie sachlich geordnet),
- die tägliche Aufzeichnung von Kasseneinnahmen und -ausgaben,
- einen Beleg für jede Buchung (keine Buchung ohne Beleg!), die fortlaufende Nummerierung der Belege und eine geordnete Aufbewahrung für jederzeitige Nachprüfbarkeit,
- die ordnungsgemäße Aufbewahrung der Buchführungsunterlagen (Aufbewahrungsfrist nach § 147 AO 10 Jahre für Bücher und Aufzeichnungen, 8 Jahre für Buchungsbelege, 6 Jahre für andere Unterlagen, z. B. Geschäftsbriefe. Aufbewahrung auf Datenträger erlaubt, aber in einem elektronischen Format, auf das bei Bedarf jederzeit zugegriffen werden kann [HGB, AO, UStG]).

Verstöße können zur Schätzung der Besteuerungsgrundlagen durch die Finanzämter führen. Unrichtige Angaben oder Verschleierung können mit Freiheits- oder Geldstrafe geahndet werden.

Die GoB sollte man nicht nur kennen, sondern auch danach handeln für den Fall, dass die Praxis vom Finanzamt als Gewerbebetrieb eingestuft wird. Dazu bedarf es bestimmter Unterlagen, ohne die eine Buchführung nicht durchgeführt werden kann.

5.5.4.3 Bestandteile der Buchführung

Bestandteile der Buchführung sind

- externe und interne Belege sowie
- Bücher.

Belege sind Schriftstücke, die dem Nachweis der Richtigkeit und Vollständigkeit von Angaben über Geschäftsvorfälle dienen. Ihre gesetzliche Aufbewahrungsfrist beträgt 8 Jahre (davor 10 Jahre)! Die Senkung der Aufbewahrungsfristen erfolgte 2025 auf Basis des Bürokratieentlastungsgesetzes IV (Deutscher Bundestag 2024).

Externe Belege sind z. B. Kontoauszüge, Lieferantenrechnungen, Quartalsabrechnungen der Abrechnungsfirmen, Quittungen/Bons, Rechnungen von Telekommunikationsanbietern und Energieversorgern etc. Interne Belege sind z. B. Lohn- und Gehaltslisten, Stundenzettel, Belege über Privatentnahmen oder von der Praxis ausgestellte Quittungen über Zuzahlungen der Patienten.

Die Geschäftsvorfälle werden anhand der Belege in **Büchern** aufgezeichnet. Buchführung ist das Führen der folgenden wichtigsten Bücher:

- Grundjournal (auch Tagebuch genannt; hier werden alle Geschäftsvorfälle zeitlich geordnet eingetragen)
- Einnahmen-/Ausgabenbuch (sachliche Ordnung der Geschäftsvorfälle, getrennt nach Einnahmen und Ausgaben)
- Bank-/Postbank bzw. Kontoauszugsbuch (sachliche Ordnung nach Art des Geldinstituts)
- Wareneingangs- und -ausgangsbücher (z. B. bei Produktverkäufen)
- Kassenbuch (steuerrechtliche Pflicht zur täglichen Erfassung von Kassenbewegungen, z. B. Ausgaben für Porto, Einnahmen aus Patientenzuzahlung)
- Anlagenverzeichnis (Auflistung von angeschafften Wirtschaftsgütern, deren Nutzung über mehrere Jahre erfolgt, z. B. Behandlungsbank)

Diese sog. Bücher können steuerrechtlich auch elektronisch auf dem PC geführt werden und müssen nicht körperlich als Bücher vorliegen. Abb. 5.5 zeigt den Auszug aus einem körperlichen Kassenbuch. Dies hat den Vorteil, dass man es überall verwenden kann, schnell griffbereit hat und man es unabhängig von einem Computer nutzen kann.

Im laufenden Geschäftsjahr werden in jedem Monat die Kasseneinnahmen und -ausgaben auf einem neuen Blatt des Kassenbuchs aufgezeichnet. Die zugehörigen Belege werden nummeriert und in die dafür vorgesehene Spalte des Kassenblatts eingetragen. Weiterhin werden das Datum, Stichwörter über die

Kassenbuch

Monat/Jahr: September 2013 Blatt: 1

Beleg-Nr.	Dat.	Text	Einnahmen	Ausgaben	U.-St. V.-St. %	Kontierung L	Kontierung G	*)
			einschließlich Ums.-Steuer					
1	4.	Eigenanteil Müller	45,−					
2	9.	Briefmarken		20,−				
3	16.	Handwerker		150,−				
4	20.	Abhebung Bankkonto	100,−					
5	24.	Eigenanteil Kunz	45,−					
6	26.	Druckerpapier		15,−				

**) Abstimmung	Waren-Verk.	Waren-Eing.			Summe der Einnahmen	190,−
	Ums.-Steuer	Sonst. Vorsteuer belastete Ausg.		+	Alter Bestand	50,−
	Sonst. Zahlungseing.	Vorsteuer			Summe	240,−
		Sonst. Zahlungsausg.		./.	Ausgaben	185,−
	Summe:	Summe:	190,−	185,−	Neuer Bestand	55,−

*) Eventuell zum Auswerfen der Entgelte (ohne Umsatzsteuer) zur direkten Buchung aus dem Kassenbuch.
**) Aufschlüsselung der Rechnungsbeträge in Entgelte und Steuern. Summenabstimmung mit den Endsummen der Kassenbuchseite.

Abb. 5.5 Auszug aus einem Kassenbuch

Herkunft der Einnahme oder Verwendung der Ausgabe sowie der jeweilige Betrag notiert. In Abb. 5.5 bleibt die Spalte für die Umsatzsteuer frei, da in der Beispielpraxis keine umsatzsteuerpflichtigen Dienstleistungen erbracht werden. Wäre dies der Fall, müsste auch der jeweilige Umsatzsteuersatz (19 oder 7 %) notiert werden. Die Spalte für die Kontierung hat ausschließlich Relevanz für den Steuerberater. Leere Zwischenräume sind durch Winkelstriche auszufüllen, um nachträgliche Eintragungen unmöglich zu machen. Aus den Summenzeilen am Ende des Kassenblattes lassen sich der Bestand des Vormonats sowie der neue Bestand des laufenden Monats (hier September 2013) entnehmen.

Die Führung eines Kassenbuchs ist zwar bei Aufzeichnungspflicht nicht zwingend, aber in jedem Fall empfehlenswert. Kassenbücher gibt es im Schreibwarenhandel. Die Belege für die Kassenein- und -entnahmen sollten in einem zusätzlichen Kasse-Ordner aufbewahrt werden.

Im Gegensatz zum Kassenbuch **muss** Buch geführt werden über die Einnahmen und Ausgaben einer Praxis, die in die Einnahmenüberschussrechnung einfließen.

5.5.5 Einnahmenüberschussrechnung

Nach § 4 EStG müssen Heilmittelbringer eine Einnahmenüberschussrechnung machen, d. h., die Gewinnermittlung erfolgt als Überschuss der Betriebseinnahmen über die Betriebsausgaben. Deshalb müssen alle Einnahmen und alle Ausgaben aufgezeichnet werden (die mit dem Praxisbetrieb zusammenhängen). Boxberg und Rosenthal (2003, S. D 44 f) definieren **Betriebseinnahmen** als „jene bargeld- und bargeldlosen Geldzuflüsse, die vom Praxisgründer eingenommen werden" und **Betriebsausgaben** als „Aufwendungen, die durch den Betrieb veranlasst sind, gleichgültig, ob sie als Bargeld abfließen oder bargeldlos durch Überweisung […] etc.".

5.5.5.1 Formale Anforderungen an Praxisunterlagen

Für die monatliche Aufzeichnung der Einnahmen und Ausgaben gibt es keine formalen Anforderungen. Die Aufzeichnungen können in einer Kladde oder auch in einer Datei am PC erfasst werden. Wichtig ist es, dass man die Einnahmen und die Ausgaben jeweils separat erfasst. Spätestens am Jahresende addiert man beide Zahlenkolonnen und erfasst den Saldo der Summen entweder als Gewinn oder als Verlust. Dieser wird dem Finanzamt gegenüber deklariert. Für das Praxismanagement ist es aber empfehlenswert, den Saldo monatlich zu bilden, um die Aufzeichnungen zur Steuerung der Praxis nutzen zu können.

Bei der Erfassung der Einnahmen und Ausgaben ist es zweckmäßig, die einzelnen Positionen nach Kostenarten (s. Abschn. 5.2.1) zu sortieren oder sich an der Anlage EÜR der Finanzämter zu orientieren, die über das Online-Finanzamt www.elster.de einzusehen ist (Bayrisches Landesamt für Steuern 2024).

Für die monatlichen Aufzeichnungen in der Praxis kann man sich an den Formularen in Tab. 5.8 (Einnahmenblatt) und Tab. 5.9 (Ausgabenblatt) orientieren, die man als Word- oder Excel-Datei anlegen kann. Die Spaltenüberschriften sollten individuell beschriftet werden. Man könnte auch die Spalte „Behandlung" noch einmal unterteilen in Einnahmen aus PKV und GKV. Gleiches gilt für das Ausgabenblatt, das individuell strukturiert werden kann und dem noch weitere Spalten hinzugefügt werden können.

Die mit den Einnahmen und Ausgaben entstandenen Belege müssen sorgfältig aufbewahrt werden. Es empfiehlt sich, die monatlichen Einnahmen- und Ausgabenblätter in einem Ordner abzuheften, als erstes Blatt vor den entsprechenden Belegen. Hier kann man sich auch am Kassenbuch orientieren, mit dem man ähnlich verfahren sollte. Am Jahresende werden dann die Summen der monatlichen Einnahmen und Ausgaben für das gesamte Geschäftsjahr aufgelistet, addiert und für die Eintragung in die Anlage EÜR des Finanzamtes vorbereitet.

Tab. 5.8 Einnahmenblatt

Einnahmen Monat April 2025					
Lfd. Nr.	Datum	Art der Einnahme	Behandlung (€)	Sonstige Einnahmen (€)	Summe (€)
1	02.04.	Eigenanteil H. Schulze	42,00		42,00
2	03.04.	Honorar Seniorenheim für Kursangebot		120,00	120,00
3	08.04.	Gebühr Nordic-Walking-Kurs, Fr. Funke		120,00	120,00
4	17.04.	Wellnessmassage Fr. Breuer	18,00		18,00
5	29.04.	Honorare Techniker Krankenkasse 1. Quartal	2650,00		2650,00
6	30.04.	Honorare AOK 1. Quartal	4000,00		4000,00
		Summe	**6710,00**	**240,00**	**6950,00**

Tab. 5.9 Ausgabenblatt

Ausgaben Monat April 2025									
Lfd. Nr.	Datum	Art der Ausgabe	Bank (B) Kasse (K)	Miete und Nebenkosten (€)	Gehälter (€)	Büro/ Verwaltung (€)	Material für Behandlung (€)	Sonstige Ausgaben (€)	Summe (€)
1	03.04.	Schreibtischstuhl	K			85,00			85,00
2	05.04.	Druckerpapier	B			17,00			17,00
3	09.04.	Lohnsteuer Angestellte	B		320,00				320,00
4	09.04.	AG-Anteil Sozialabgaben AOK	B		253,00				253,00
5	12.04.	5 Flachbildmonitore	B			750,00			750,00
6	15.04.	Wäscherei	K					75,00	75,00
7	15.04.	Kfz-Steuer	B					180,00	180,00
8	22.04.	Fortbildung	B					220,00	220,00
9	23.04.	Wasser/ Abwasser Gemeinde	B	160,00					160,00
10	30.04.	Gehalt Angestellte	B		1750,00				1750,00
11	30.04.	Miete	B	1200,00					1200,00
12	30.04.	Massageöl	B				60,00		60,00
		Summe		**1360,00**	**2323,00**	**852,00**	**60,00**	**475,00**	**5070,00**

Einnahmen: 6950 €
Ausgaben: – 5070 €
Gewinn: 1880 €

5.5.5.2 Anlage EÜR Finanzamt

Für die Rechenschaft gegenüber dem Finanzamt ist seit 2005 ein einheitliches Formular, die Anlage EÜR, zu verwenden, das per Datenfernübertragung (Onlineportal ELSTER) an das zuständige Finanzamt übermittelt werden muss.

Zusätzlich zu diesem Formular sind zum Nachweis der ordnungsgemäßen Aufzeichnungen alle Belege sowie ein Verzeichnis der Anlagegüter (z. B. Praxisauto, Behandlungsbank) mit einzureichen (s. dazu auch Abschn. 5.5.6) sowie die täglichen Kassenbuchaufzeichnungen. Die Anlage EÜR 2023 gibt folgende Aufgliederung der Einnahme- und der Ausgabearten vor (BMF 2024a):

- Aufgliederung der Praxiseinnahmen:
  - Umsatzsteuerpflichtige Betriebseinnahmen als Kleinunternehmer (nur, wenn solche Umsätze getätigt wurden und Kleinunternehmerregelung angewendet wurde)
  - Umsatzsteuerpflichtige Betriebseinnahmen (wenn keine gewerblichen, aber umsatzsteuerpfichtige Umsätze getätigt wurden)
  - Umsatzsteuerfreie Betriebseinnahmen
  - Vereinnahmte Umsatzsteuer
  - Vom Finanzamt erstattete/verrechnete Umsatzsteuer
  - Angaben zur Veräußerung oder Entnahme von Anlagevermögen (z. B. Verkauf des Praxisautos)
  - Private Kfz-Nutzung
  - Sonstige Sach-, Nutzungs- und Leistungsentnahmen
  - Auflösung von Rücklagen
- Aufgliederung der Praxisausgaben:
  - Wareneinkäufe (Therapiematerial, Büromaterial etc.)
  - Bezogene Fremdleistungen
  - Ausgaben für eigenes Personal (Gehälter, Sozialversicherungsbeiträge)
  - Absetzung für Abnutzung (AfA)
  - Raumkosten und sonstige Grundstücksaufwendungen (Miete, Nebenkosten etc.)
  - Sonstige unbeschränkt abziehbare Betriebsausgaben (Kosten für Telekommunikation, Fortbildungen, Steuerberater, Abrechnungsfirmen, Unternehmensberater, bezahlte Umsatzsteuer, Rücklagen etc.)
  - Beschränkt abziehbare Betriebsausgaben (z. B. Geschenke, Bewirtungskosten)
  - Kfz-Kosten und andere Fahrtkosten

Zu den Betriebsausgaben gehören auch **geringwertige Wirtschaftsgüter** (GWG), deren Anschaffungskosten 1000 € netto (ohne MwSt.) für das einzelne Wirtschaftsgut nicht überschreiten. Diese GWG können entweder sofort im Jahr der Anschaffung als Betriebsausgabe abgesetzt werden oder werden im Rahmen der AfA (Abschn. 5.5.6) abgeschrieben.

Anlagegüter, also Wirtschaftsgüter, deren Anschaffungskosten 1000 € überschreiten, können hingegen nicht sofort als Betriebsausgaben abgesetzt werden. Hier sind die Vorschriften über die AfA zu befolgen (§ 4 Abs. 3 Satz 3 EStG). Anlagegüter können auch bei der Einnahmenüberschussrechnung sowie der doppelten Buchführung erst im Laufe ihrer betriebsgewöhnlichen Nutzungsdauer im Wege der AfA als Betriebsausgabe berücksichtigt werden. Das bedeutet, dass man die Ausgaben für die Anschaffung z. B. einer Behandlungsbank nicht direkt in dem Jahr, in dem sie gekauft wurde, von den Einnahmen abziehen kann, sondern die Ausgaben auf mehrere Jahre verteilen muss. Wie solche Anlagegüter in der Einnahmenüberschussrechnung behandelt werden, zeigt der folgende Abschnitt auf.

5.5.6 Abschreibung: Absetzung für Abnutzung (AfA)

Abschreibungen stellen betriebswirtschaftlich Ausgaben für GWG und Anlagegüter dar. GWG sind bewegliche Güter, die sich wirtschaftlich oder technisch abnutzen, deren selbstständige Nutzung in der Praxis möglich ist und deren Anschaffungswert 800 € (netto) nicht übersteigt (§ 6 Abs. 2 Satz 1 EStG; BMJ 2024b). Anlagegüter übersteigen den Anschaffungswert von 1000 € und müssen in einem Anlagenverzeichnis aufgeführt werden.

Steuerrechtlich werden **4 Kategorien von Gütern** unterschieden, die in der Einnahmenüberschussrechnung unterschiedlich zu behandeln sind:

- GWG bis zu einem Anschaffungswert von maximal 250 € netto (sofort absetzbar aber nicht im Anlageverzeichnis aufzuführen)
- GWG mit einem Anschaffungswert zwischen 250,01 und 800 € netto (sofort absetzbar, aber im Anlageverzeichnis aufzuführen oder Abschreibung über die Nutzungsdauer oder Poolabschreibung über 5 Jahre und Zusammenfassung in einem Sammelposten)
- Anlagegüter mit einem Anschaffungswert von über 1000 € netto (Abschreibung über Nutzungsdauer und in einem Anlagenverzeichnis aufzuführen)

- Güter mit einem Anschaffungswert über 800 €, aber nicht über 1.000 € netto (Poolabschreibung über 5 Jahre und Zusammenfassung in einem Sammelposten oder Abschreibung über die Nutzungsdauer)

Während die GWG bis 800 € netto in der Einnahmenüberschussrechnung im Ausgabenblatt komplett mit dem Gesamtbetrag sofort als Ausgaben eingetragen werden können, ist das bei den Gütern zwischen 800 und 1000 € netto sowie den Anlagegütern über 1000 € netto nicht der Fall. Dies hat folgenden Hintergrund:

Wirtschaftsgüter mit einem Anschaffungswert über 800 € netto und Anlagegüter (Einrichtung, Therapiegeräte und ggf. der für Hausbesuche vorgesehene Pkw und auch zur Praxis gehörende Gebäude) sollen der Praxis langfristig dienen. Bei abnutzbaren Anlagegütern ist die Nutzungsdauer jedoch begrenzt. Ihr Wert mindert sich durch Nutzung/Gebrauch, durch technischen Fortschritt, durch natürlichen Verschleiß. Diese Wertminderungen werden durch Abschreibungen erfasst. Durch Abschreibungen werden die Anschaffungskosten eines Anlagegutes auf seine Nutzungsdauer (Jahre) verteilt. Die Höhe der jährlichen Abschreibung richtet sich nach der Nutzungsdauer.

Die angegebenen Wertgrenzen können sich immer wieder ändern. So erlauben die Finanzbehörden seit 2018, dass GWG bis zu einem Anschaffungswert von 800 € (netto) im Ausgabenblatt sofort als Betriebsausgaben abgezogen werden können. Eine Ausnahme gilt seit 2021 für Computer Hard- und Software sowie zugehörige Peripheriegeräte wie Tastatur, Maus, Monitor bis hin zu Druckern. Aufgrund des technologischen Fortschritts unterliegen diese Güter einem immer schnelleren Wandel und dürfen deshalb, unabhängig vom Anschaffungspreis, im Jahr der Anschaffung komplett abgeschrieben werden. Das BMF hat 2021 die Nutzungsdauer von 1 Jahr zugrunde gelegt (vorher 3 Jahre) (BMF 2021).

▶ Abschreibungen verringern den Praxisgewinn im jeweiligen Jahr und damit die Einkommenssteuer.

Tab. 5.10 gibt einen Überblick über die vom Finanzministerium angegebene Nutzungsdauer, die den vom Ministerium veröffentlichten AfA-Tabellen für Anlagegüter entnommen werden kann (BFM 1995a, b).

Steuerrechtlich können Güter zwischen 250 und 1000 € netto alternativ jährlich in einem **Sammelposten (Poolabschreibung)** gelistet und über 5 Jahre abgeschrieben werden (Abschreibungssatz 20 %), beginnend in dem Jahr der Anschaffung. Der Anschaffungszeitpunkt und die tatsächliche Nutzungsdauer bleiben unberücksichtigt. Der Pool selbst kann insgesamt die Grenze von 1000 € überschreiten. Tab. 5.11 zeigt verschiedene Wirtschaftsgüter im Abschreibungspool, die insgesamt einen Anschaffungswert von 2770 € haben. Davon sind pro Jahr 20 %, also 554 €, als Betriebsausgabe absetzbar.

Hat sich der Praxisinhaber oder sein Steuerberater einmal für die Abschreibung im Sammelposten (Pool) entschieden, müssen alle Wirtschaftsgüter mit Anschaffungskosten zwischen 250,01 und 1000 €, die im Wirtschaftsjahr angeschafft werden, dort aufgeführt werden, und die GWG-Sofortabschreibung für Wirtschaftsgüter im Wert von 250,01 bis 800 € kann nicht genutzt werden.

Tab. 5.10 Durchschnittliche Nutzungsdauer und Abschreibungssätze für verschiedene Anlagegüter

Anlagegut	Nutzungsdauer (Jahre)	Lineare AfA in % (Abschreibungssatz)
Praxiseinrichtung	10	10
Pkw	6	16,67
Computer (Hard- und Software)	1	100
EMG-Gerät	8	12,5
EKG-Gerät	8	12,5
Drainagegeräte	5	20

Tab. 5.11 Beispiel für einen Sammelposten (Pool) im Jahr 2024 für Güter zwischen 250 und 1000 € (am Jahresende)

Anschaffungsdatum	Art des Wirtschaftsgutes	Anschaffungspreis (€)	AfA-Betrag (€) pro Jahr bei 20 % AfA (insgesamt 5 Jahre)
02.01.2024	Tragbare Massageliege	360,00	72,00
13.03.2024	Schreibtisch	300,00	60,00
13.03.2024	Bürostuhl	780,00	156,00
11.06.2024	Regal für Hilfsmittel	260,00	52,00
26.08.2024	Waschmaschine für Praxis	590,00	118,00
02.10.2024	Hängeregisterschrank	480,00	96,00
Summe		**2770,00**	**554,00**

▶ Welche Art der Abschreibung gewählt wird, hängt einerseits von der Höhe der Anschaffungskosten, andererseits von der Gewinnsituation der Praxis ab. Abschreibungen können als strategisches Instrument zur Steuerung der Gewinnsituation unter dem Aspekt der Einkommenssteuer genutzt werden.

5.5.6.1 Anlagegüter über 1000 € netto

Für Anlagegüter mit einem Anschaffungswert über 1000 € netto gelten die „klassischen" Abschreibungsregeln über die Nutzungsdauer (s. AfA-Tabellen; BMF 1995a, b). Für diese Güter ist ein Anlagenverzeichnis oder Bestandsverzeichnis anzulegen und zu führen. Als Betriebsausgabe kann nur der jährliche Absetzungs- oder Abschreibungsbetrag angesetzt werden, nicht der komplette Anschaffungsbetrag des Anlagegutes.

Ein Beispiel zur Berechnung des Abschreibungssatzes von Anlagegütern über 1000 € stellt der Pkw mit einem Anschaffungswert von 18.000 € und einer Nutzungsdauer (ND) von 6 Jahren dar: Da am Ende der ND der Pkw zu 100 % abgeschrieben ist, dividiert man die 100 % durch die den Abschreibungstabellen zu entnehmende ND von 6 Jahren und erhält den Abschreibungssatz (%) pro Jahr in der Zeit der Nutzung (16,67 %):

$$\text{Abschreibungssatz (linear)} = \frac{100\%}{6\,\text{Jahre (ND)}} = 16,67\%\,/\,\text{Jahr}$$

Für einen neu angeschafften Pkw können also im Jahr der Anschaffung maximal 3000 € als Ausgaben von den Einnahmen abgesetzt werden (18.000 € dividiert durch 6 Jahre). Aber auch in den nächsten 5 Jahren mindert die Abschreibung bei linearem Vorgehen die erzielten Einnahmen um jeweils 3000 €, obwohl in den Folgejahren keine Anschaffung mehr stattgefunden hat. Im Jahr der Anschaffung kann der maximale Abschreibungsbetrag nur dann geltend gemacht werden, wenn der Pkw im Januar des Jahres angeschafft wurde. Die Abschreibung beginnt mit dem Monat der Anschaffung. Wird der Pkw z. B. erst im März des Jahres angeschafft, dann können nur 10/12 der jährlichen Abschreibungssumme abgesetzt werden (also 2500 €).

Praxisinhaber hatten in der Vergangenheit bei Anlagegütern die Wahl, linear oder degressiv abzuschreiben. Dies wird im nächsten Abschnitt erläutert.

5.5.6.2 Abschreibungsarten für Anlagegüter

Steuerrechtlich sind bzw. waren 2 Arten der Abschreibung möglich:

- Lineare Abschreibung (aktuelle Grundregel): jährliche Abschreibung in gleichbleibender Höhe während der Abschreibungszeit (Nutzungsdauer)
- Degressive Abschreibung (bis Ende 2010 und zwischen 2020 und Ende 2024): jährliche Abschreibung in fallender Höhe während der Abschreibungszeit (Nutzungsdauer)

Bei der **linearen Abschreibung** (z. B. bei einem Pkw wie im Beispiel des vorigen Abschnitts) werden jährlich gleichbleibend (linear) 16,67 % vom Anschaffungswert abgeschrieben. Nach 6 Nutzungsjahren ist der Anschaffungswert auf 0,00 € abgeschrieben. Wird der Gegenstand über die voraussichtliche Nutzungsdauer hinaus in der Praxis eingesetzt, so wird er im letzten Jahr der Abschreibung (im 6. Jahr) auf 1,00 € Erinnerungswert abgeschrieben (im Anlagenverzeichnis steht der Pkw dann noch mit einem Wert von 1,00 €). Erst mit Ausscheiden aus der Praxis (z. B. Verkauf) wird der Gegenstand ausgebucht und aus dem Anlagenverzeichnis entfernt.

Die **degressive Abschreibung** wurde Ende 2007 abgeschafft, dann aber zwischen 2009 und Ende 2010 wieder eingeführt und zum 01.01.2011 wieder abgeschafft. Für bewegliche Wirtschaftsgüter war sie wieder zulässig von 2020 bis 2022 sowie von April bis Dezember 2024. Sie betrug für den Zeitraum März bis Ende Dezember 2024 maximal 25 % und maximal die 2,5-fache lineare AfA. Abgeschrieben wurde im Anschaffungsjahr vom Anschaffungswert, in den folgenden Jahren vom jeweiligen Rest-/Buchwert. Dadurch ergaben sich jährlich fallende Abschreibungsbeträge. Im letzten Jahr der Nutzungsdauer wurde der Restwert abgeschrieben.

Der Vorteil der degressiven Abschreibung besteht darin, dass Wertminderungen bei Anlagegütern vor allem in den ersten Jahren der Nutzung – bedingt durch den technischen Fortschritt – sehr hoch sein können. Dieser Tatsache trägt die degressive Abschreibungsmethode Rechnung, da bei ihr in den ersten Nutzungsjahren die Abschreibungsbeträge höher sind als bei linearer Abschreibung.

Die Möglichkeit der degressiven Abschreibung wird der Vollständigkeit halber hier erwähnt, auch wenn sie nur bis Ende 2024 steuerrechtlich erlaubt war.

5.5.6.3 Anlagenverzeichnis für Anlagegüter

Für Anlagegüter wird vom Finanzamt ein Anlagenverzeichnis verlangt. Dafür hält das Finanzamt das Formular „Anlage AVEÜR" bereit (BMF 2024a). In diese Anlage werden auch die Sammelposten (Poolabschreibung) eingetragen.

Ein Anlagenverzeichnis der Anlagegüter über 1000 € sollte das Anlagegut (genaue Bezeichnung), das Datum der Anschaffung, die Nutzungsdauer, die AfA in Prozent, den Anschaffungspreis, die AfA in € sowie den Bestand zum Jahresschluss nach jeweiliger Jahresabschreibung beinhalten. Tab. 5.12 zeigt, wie ein Anlagenverzeichnis für eine im Jahr 2021 neu gegründete Praxis aussehen könnte.

Dem Anlagenverzeichnis ist zu entnehmen, dass die Summe der Abschreibungen im ersten Jahr (2021) noch nicht besonders hoch ist, aber in den Folgejahren deutlich zunimmt. Am Ende des Jahres 2023 konnte der Praxisinhaber strategisch entscheiden, ob er weitere Anlagegüter, die sowieso angeschafft werden müssen, noch im Jahr 2023 oder erst im Jahr 2024 anschafft.

5.5.6.4 Abschreibungen beim Kauf von gebrauchten Anlagegütern

Auch beim Kauf von gebrauchten Anlagegütern (z. B. Pkw) kann AfA geltend gemacht werden. Der jährliche Abschreibungsbetrag berechnet sich auf den Anschaffungspreis, den man für das gebrauchte Gut bezahlt hat (nicht auf den Neupreis). Die Dauer der Abschreibung richtet sich nach der vom Gebrauchtkäufer geschätzten Nutzungsdauer, unabhängig davon, ob und für welchen Zeitraum das gebrauchte Gut bereits beim Vorgänger abgeschrieben wurde. Die Einschätzung der eigenen Nutzungsdauer in der Praxis sollte vom Gebrauchtkäufer möglichst realistisch erfolgen. Im Zweifelsfall wendet man sich an sein zuständiges Finanzamt. Offizielle/gesetzliche AfA-Tabellen für Gebrauchtgüter gibt es nicht.

Ein Beispiel stellt der Kauf eines gebrauchten, 6 Jahre alten Pkw zum Gebrauchtpreis von 8000 € dar. In der Praxis wird die Nutzungsdauer mit ca. 4 Jahren eingeschätzt. Damit ergibt sich ein Abschreibungssatz von 25 %, d. h. ein Abschreibungsbetrag von 2000 € pro Jahr.

Tab. 5.12 Beispiel für ein Anlagenverzeichnis für Anlagegüter über 1000 €, Praxisgründung 2021

Gegenstand	Datum der Anschaffung	ND (Jahre)	AfA (%)	Anschaffungspreis (€)	AfA (€) 2021	Bestand (€) 31.12.2021	AfA (€) 2022	Bestand (€) 31.12.2022	AfA (€) 2023	Bestand (€) 31.12.2023
Behandlungsbank	06.01.2021	10	10	1800,00	180,00	1620,00	180,00	1440,00	180,00	1260,00
Kopiergerät	16.01.2021	7	14	1200,00	168,00	1032,00	168,00	864,00	168,00	696,00
Pkw[a]	15.04.2022	6	16,67	18.000,00	–	–	2250,00	15.750,00	3000,00	12.750,00
Ergometer[b]	03.08.2023	5	20	2300,00			–	–	191,65	2108,35
Empfangstheke[c]	05.07.2023	10	10	1295,00			–	–	64,74	1230,26
Summe	–	–	–	–	348,00	–	2598,00	–	3604,39	–

Abschreibungen dürfen nur anteilig für die Monate ab Anschaffungsdatum berechnet werden:

[a] 18.000,00 € × 16,67 %/Jahr = 3000 €/Jahr; 3000 €/Jahr : 12 Monate = 250,00 €/Monat; 250,00 €/Monat × 9 Monate = 2250,00 €
[b] 2300,00 € × 20 %/Jahr = 460 €/Jahr; 460 €/Jahr : 12 Monate = 38,33 €/Monat; 38,33 € × 5 Monate = 191,65 €
[c] 1295,00 € × 10 %/Jahr = 129,50 €/Jahr; 129,50 €/Jahr : 12 Monate = 10,79 €/Monat; 10,79 €/Monat × 6 Monate = 64,74 €

5.5.7 Gehaltsabrechnung für angestellte Mitarbeiter

Für jeden Mitarbeiter ist steuerrechtlich (§ 41 Abs. 1 EStG) ein Gehaltskonto zu führen. Dieses führt im Normalfall der Steuerberater. Dieser Abschnitt hat nicht zum Ziel, unabhängig vom Steuerberater eigenständig Gehaltskonten für die Mitarbeiter führen zu können. Vielmehr geht es darum, zu erläutern, was bei der Gehaltsabrechnung alles zu berücksichtigen ist, wie hoch die Arbeitgeberanteile zur Sozialversicherung für die Mitarbeiter sind und zu welchem Zeitpunkt und an wen die Sozialversicherungsbeiträge und die Steuern abzuführen sind. Darüber hinaus soll Praxisinhabern aufgezeigt werden, welche Kosten neben dem normalen Gehalt laut Arbeitsvertrag für Mitarbeiter einzuplanen sind und welche Unterschiede zwischen sozialversicherungspflichtigen Vollzeitangestellten und Minijobbern (maximal 556 € pro Monat) bestehen.

Diese Unterschiede werden an zwei Beispielen veranschaulicht: an einer Gehaltsabrechnung für eine sozialversicherungspflichtige Vollzeitarbeitskraft und an einer Gehaltsabrechnung für einen Minijobber.

5.5.7.1 Gehaltsabrechnung für eine sozialversicherungspflichtige Vollzeitarbeitskraft

Ein sozialversicherungspflichtiger Vollzeitmitarbeiter verursacht zusätzlich zu seinem Bruttogehalt, das im Arbeitsvertrag genannt ist, Lohnnebenkosten für Sozialversicherungsbeiträge und verschiedene Umlagen.

Steuern und Sozialversicherungsbeiträge

In Tab. 5.13 werden chronologisch die Positionen dargestellt, die vom Arbeitgeber bei der Gehaltsabrechnung berücksichtigt werden müssen. Ausgangspunkt ist das Bruttogehalt des Mitarbeiters, das sich aus dem Arbeitsvertrag ergibt.

Tab. 5.13 Gehaltsabrechnung für eine sozialversicherungspflichtige Vollzeitarbeitskraft. (AOK 2025a, b; BMG 2024; BMF 2024b; TK 2025)

Position	Bemerkungen	Abzuführen an wen und wann
Lohnsteuer	Abzug vom Bruttogehalt. Steuer ist abhängig von Gehaltshöhe, Familienstand und eventuellen Freibeträgen, die in der elektronischen Lohnsteuerkarte eingetragen sind (elektronische Lohnsteuerabzugsmerkmale ELStAM)	Ans Finanzamt am 10. des folgenden Monats
Solidaritätszuschlag	entfällt ab 2024[a]	
Kirchensteuer	8 bzw. 9 % der Lohnsteuer, abhängig vom Bundesland	
Krankenversicherung	14,6 % bzw. 14,0 % (ermäßigter Satz)[b] des Bruttogehalts[c] + Zusatzbeitrag von 3,1 %[d], ebenfalls vom Bruttogehalt; Arbeitgeber und Arbeitnehmer je zur Hälfte	An die Krankenkasse am 15. des folgenden Monats
Rentenversicherung	18,6 % des Bruttogehalts, Arbeitgeber und Arbeitnehmer je zur Hälfte	
Arbeitslosenversicherung	2,6 % des Bruttogehalts, Arbeitgeber und Arbeitnehmer je zur Hälfte	
Pflegeversicherung	3,6 % des Bruttogehalts, Arbeitgeber und Arbeitnehmer je zur Hälfte, für Kinderlose +0,6 %, trägt Arbeitnehmer allein. Beitragssatz wird ab dem 2. Kind pro Kind um 0,25 % gesenkt	
Nettogehalt		An Mitarbeiter am Ende des laufenden Monats

[a] Entfällt für Jahreseinkommen bis 80.000 €
[b] Gilt, wenn kein Anspruch auf Krankengeld besteht, i. d. R. bei Selbstständigen
[c] Beziehungsweise vom sozialversicherungspflichtigen Einkommen (inkl. vermögenswirksamer Leistungen, Weihnachtsgeld, Urlaubsgeld etc.)
[d] Dies ist der Durchschnittssatz, der Beitragssatz variiert je nach Krankenkasse

5.5 Grundlagen der Rechenschaftslegung

Tab. 5.14 Gehaltsabrechnung für eine sozialversicherungspflichtige Vollzeitarbeitskraft, 26 Jahre alt, ohne Kinder, Steuerklasse 1, Bundesland Niedersachsen, AOK-versichert. (AOK 2025b)

	€	Abzuführen an wen und wann
Bruttogehalt	2000,00	
– Lohnsteuer 5,05 % vom Bruttogehalt Steuerklasse 1 Keine Kinder	101,00	**110,09 € Steuern**[a] vom Bruttogehalt einbehalten und am 10. des folgenden Monats vom Bankkonto ans Finanzamt überweisen
– Kirchensteuer 9 % der Lohnsteuer	9,09	
– Krankenversicherung vom Bruttogehalt 14,6 % gesamt 7,3 % AN	146,00	**433,00 € AN-Anteil Sozialversicherung**[b] vom Bruttogehalt einbehalten + **421,00 € AG-Anteil Sozialversicherung**[c] zusätzlich zum Bruttogehalt 854,00 € insgesamt an die Krankenkasse, bei der der Mitarbeiter versichert ist, am 15. des folgenden Monats vom Bankkonto überweisen
– Zusatzbeitrag vom Bruttogehalt 3,1 % gesamt 1,55 % AN	27,00	
– Rentenversicherung vom Bruttogehalt 18,6 % gesamt 9,3 % AN	186,00	
– Arbeitslosen- versicherung vom Bruttogehalt 2,6 % gesamt 1,3 % AN	26,00	
– Pflegeversicherung vom Bruttogehalt 4,2 % gesamt 2,4 % AN	48,00	
Nettogehalt	1456,91	An Mitarbeiter am Ende des laufenden Monats vom Bankkonto überweisen

AN Arbeitnehmer, *AG* Arbeitgeber

[a] 101,00 € Lohnsteuer + 9,09 € Kirchensteuer = 110,09 €
[b] Der AN-Anteil setzt sich wie folgt zusammen: Krankenversicherung (7,3 %) 146,00 € + Zusatzbeitrag (1,55 %) 27,00 € + Rentenversicherung (9,3 %) 186,00 € + Arbeitslosenversicherung (1,3 %) 26,00 € + Pflegeversicherung (2,4 %) 48,00 €, insgesamt 433,00 €
[c] Der AG-Anteil setzt sich wie folgt zusammen: Krankenversicherung (7,3 %) 146,00 €, Zusatzbeitrag (1,55 %) 27,00 €, Rentenversicherung (9,3 %) 186,00 €, Arbeitslosenversicherung (1,3 %) 26,00 €, Pflegeversicherung (1,8 %) 36,00 €, insgesamt 421,00 €

Tab. 5.14 zeigt ein Beispiel für eine konkrete Gehaltsabrechnung für eine sozialversicherungspflichtige Vollzeitarbeitskraft. Hier wird deutlich, dass der Arbeitgeber für einen Mitarbeiter, der laut Arbeitsvertrag 2000 € Gehalt bekommt, zusätzlich noch Lohnnebenkosten in Höhe von 421 € bezahlen muss. Damit beträgt die monatliche Ausgabe für den Mitarbeiter insgesamt 2421 € (2000 € Gehalt + 421 € Lohnnebenkosten), d. h. 21,05 % mehr als im Arbeitsvertrag ausgewiesen.

Der Arbeitgeber hat aber darüber hinaus weitere Kosten, wenn er Mitarbeiter beschäftigt. So muss er noch folgende Abgaben tätigen, die er allein aufwenden muss (Beitragssätze für 2025; TK 2025):

Tab. 5.15 Umlage- und Erstattungssätze ab 1. Januar 2025. (TK 2025)

Umlageverfahren	Erstattungssatz	Umlagebeitragssatz
U1	50 %	1,7 %
U1	70 % (Standard)	2,4 %
U1	80 %	3,6 %
U2	100 %	0,44 %

- Insolvenzgeldumlage: 0,15 %
- Umlage U1: 2,4 % (Umlageversicherung für Lohnfortzahlung im Krankheitsfall, Standardbeitragssatz)
- Umlage U2: 0,44 % (Umlageversicherung für Kosten für Mutterschutz und schwangerschaftsbedingte Beschäftigungsverbote)
- Beitrag zur Unfallversicherung, abzuführen an die Berufsgenossenschaft

Insolvenzgeldumlage

Damit Arbeitnehmer im Fall einer Insolvenz ihres Arbeitgebers finanziell abgesichert sind, bezahlen Arbeitgeber eine Insolvenzgeldumlage. Anspruch auf Insolvenzgeld haben grundsätzlich alle Beschäftigten, sowohl sozialversicherungspflichtig Angestellte als auch geringfügig Beschäftigte (556-Euro-Jobs). Praxisinhaber sind wie alle anderen Arbeitgeber umlagepflichtig. Der Arbeitgeber trägt die Umlage allein. Sie wird vom Bruttogehalt des Mitarbeiters berechnet und mit dem Gesamtsozialversicherungsbeitrag i. d. R. an die Krankenkasse des jeweiligen Arbeitnehmers abgeführt (oder von den Krankenkassen eingezogen). Der Umlagesatz wird vom Bundesarbeitsministerium jährlich bundeseinheitlich festgelegt.

Umlage U1: Lohnfortzahlung im Krankheitsfall

Im Gegensatz zur Insolvenzgeldumlage, von der die Arbeitnehmer profitieren, profitieren bei den Umlagen U1 und U2 die Arbeitgeber.

Durch das Umlageverfahren U1 bekommen Kleinunternehmen mit bis zu 30 Mitarbeitern (Teilzeitmitarbeiter werden anteilig gerechnet) Aufwendungen für die Lohnfortzahlung im Krankheitsfall erstattet. Bei Arbeitsunfähigkeit wegen Krankheit haben Arbeitnehmer, die mindestens 4 Wochen der Praxis angehören, Anspruch auf 6-wöchige Fortzahlung ihres Arbeitsentgeltes. Dies gilt sowohl für versicherungspflichtige Angestellte als auch für die Minijobber. Um in solchen Fällen entlastet zu sein, entrichten Arbeitgeber, die bis zu 30 Arbeitnehmer beschäftigen, Umlagebeiträge und können im Gegenzug Erstattungsansprüche geltend machen. Umlagepflichtige Arbeitgeber, zu denen alle Praxen mit maximal 30 Beschäftigten gehören, können zwischen 3 Erstattungssätzen wählen (Tab. 5.15) und so die Höhe der Absicherung ihrer Beschäftigten an individuellen Bedürfnissen und Erfahrungen ausrichten. Je nach gewähltem Erstattungssatz werden dem Arbeitgeber 50, 70 oder 80 % vom fortgezahlten Bruttoarbeitsentgelt erstattet. Grundsätzlich gilt der Regelsatz in Höhe von 70 %.

Umlage U2: Zuschuss zum Mutterschaftsgeld

Die Umlage U2 gilt für alle Arbeitgeber, unabhängig von der Anzahl der Beschäftigten. Praxen erhalten den Zuschuss zum Mutterschaftsgeld in voller Höhe erstattet. Für die Dauer der Mutterschutzfristen (6 Wochen vor und 8 bzw. 12 Wochen nach der Entbindung) erhalten Arbeitnehmerinnen ihren Einkommensausfall in voller Höhe ersetzt, inkl. der Arbeitgeberanteile zur Sozialversicherung. Neben dem Zuschuss zum Mutterschaftsgeld wird auch bei Beschäftigungsverboten schwangerer Mitarbeiterinnen das Arbeitsentgelt, das der Arbeitgeber fortzahlt, in voller Höhe erstattet. Die Erstattungsbeträge werden von den jeweiligen Krankenkassen ausbezahlt. Die Beiträge werden, wie auch bei der Insolvenzgeldumlage, vom Bruttogehalt des Mitarbeiters berechnet und an die Krankenkassen abgeführt bzw. von den Kassen eingezogen. Die Umlage U2 ist für alle Beschäftigten einer Praxis mit Ausnahme des Inhabers abzuführen. Eingeschlossen sind neben den weiblichen Angestellten auch 556-Euro-Kräfte sowie männliche Beschäftigte.

Die Beiträge für Umlagen sowie die Erstattungssätze sind in Tab. 5.15 zusammengefasst.

Unfallversicherung
Die Beiträge zur Unfallversicherung werden vom Arbeitgeber allein getragen und an die zuständige Berufsgenossenschaft abgeführt. Für therapeutische Praxen ist das die Berufsgenossenschaft für Gesundheitsdienst und Wohlfahrtspflege (BGW). Der Beitrag wird nach einer entsprechenden Formel berechnet und von der BGW festgelegt. Die Beitragshöhe richtet sich nach dem Bruttogehalt des Mitarbeiters, dem festgelegten Beitragsfuß (Beitragssatz) und der Gefahrklasse der jeweiligen Berufsgruppe. Physiotherapeuten und Ergotherapeuten gehören seit 2020 der Gefahrklasse 4,38 an, Logopäden gehören der Gefahrklasse 2,41 an. Die Einstufung in die Gefahrklassen spiegelt das Risiko von Arbeitsunfällen und Berufskrankheiten wider. Je höher das Risiko, desto höher die Gefahrklasse.

Der Beitrag pro Mitarbeiter errechnet sich nach der folgenden Formel (BGW 2024):

$$\text{Beitrag} = \frac{\text{Entgelte} \times \text{Gefahrklasse} \times \text{Beitragsfuß}}{1000}$$

2023 lag der Beitragsfuß bei 1,94 (gemeinnützige Einrichtungen) und 2,07 (alle übrigen). Damit ergibt sich für den Jahresbeitrag für 2 Mitarbeiter in einer Physiotherapiepraxis bei einer Jahresbruttolohnsumme (Entgelte) von 53.000 € folgendes Ergebnis (BGW 2019):

$$\frac{53.000\,\text{€} \times \text{Gefahrklasse } 4{,}38 \times \text{Beitragsfuß } 2{,}070}{1000} = 480{,}53\,\text{€}$$

Listet man die zusätzlichen Beiträge für die Umlagen sowie die Unfallversicherung auf, ergeben sich für den sozialversicherungspflichtigen Vollzeit-Physiotherapeuten mit einem Bruttogehalt von 2000 € noch zusätzliche Lohnnebenkosten in Höhe von 77,93 €, die der Arbeitgeber allein trägt. Tab. 5.16 zeigt, wie sich der Beitrag errechnet.

Addiert man zu dem berechneten Arbeitgeberanteil zur Sozialversicherung in Höhe von 421,00 € (s. Tab. 5.14) noch die Kosten für Umlagen und Unfallversicherung von 77,93 € hinzu, dann ergeben sich insgesamt Lohnnebenkosten von 498,93 €. Der sozialversicherungspflichtige Vollzeitmitarbeiter mit einem Gehalt von 2000 € kostet den Arbeitgeber also insgesamt 2498,93 € und damit 24,95 % mehr als im Arbeitsvertrag ausgewiesen.

5.5.7.2 Beitragsberechnung für einen Minijobber (556-Euro-Job)

Da in therapeutischen Praxen häufig auch 556-Euro-Mitarbeiter beschäftigt werden, wird in Tab. 5.17 am Beispiel eines Physiotherapeuten aufgezeigt, welche zusätzlichen Kosten auf den Arbeitgeber zukommen.

Ein 556-Euro-Mitarbeiter kostet den Arbeitgeber insgesamt 736,01 € (556,00 € + 180,01 €), d. h. 32,38 % mehr als im Arbeitsvertrag ausgewiesen. Der Minijobber im Beispiel hat

Tab. 5.16 Berechnungsbeispiel Umlagen und Unfallversicherung, berechnet vom Bruttogehalt (2000 €). (Beitragssätze: BGW 2019, 2024; TK 2025)

Beitragsart	Beitragssatz	€
Insolvenzgeldumlage	0,15 %	3,00
Umlage U1	2,4 % (Standard)	48,00
Umlage U2	0,44 %	8,80
Unfallversicherung	$\dfrac{2000\,\text{€} \times 4{,}38 \times 2{,}07}{1000}$	18,13
Gesamtbeitrag		77,93

Tab. 5.17 Beitragsberechnung für einen 556-Euro-Mitarbeiter (Minijob), Beschäftigungsdauer länger als 4 Wochen. (Beitragssätze und -arten: AOK 2025c; Minijob-Zentrale 2025; TK 2025)

Beitragssatz	Beitragsart	Angaben in €
100 %	Bruttogehalt	556,00
13 %	Pauschalbeitrag zur Krankenversicherung	72,28
15 %	Pauschalbeitrag zur Rentenversicherung	83,40
2 %	Pauschalsteuer	11,12
1,1 %	Umlage 1 (Lohnfortzahlung im Krankheitsfall)	6,12
0,22 %	Umlage 2 (Schwangerschaft/Mutterschutz)	1,22
0,15 %	Insolvenzgeldumlage	0,83
	Zu zahlender Sozialversicherungsbeitrag inkl. Pauschalsteuer Arbeitgeber (abzuführen am 10. des Folgemonats an die Minijob-Zentrale der Knappschaft Bahn See)	174,97
	Unfallversicherung (556 € × 4,38 × 2,07 : 1000; abzuführen an die Berufsgenossenschaft)	5,04
	Zu zahlende Lohnnebenkosten insgesamt Arbeitgeber	180,01
	Personalkosten (Gehalt + Lohnnebenkosten) insgesamt Arbeitgeber	736,01
	Zu zahlender Rentenversicherungsbeitrag Arbeitnehmer (3,6 % vom Bruttogehalt, abzuführen vom Arbeitgeber an Minijob-Zentrale)	20,02
	Auszahlungsbetrag an den Arbeitnehmer (Überweisung des Arbeitgebers zum Monatsende auf Bankkonto des Mitarbeiters)	535,98

keine Befreiung von der Rentenversicherungspflicht beantragt (der Mitarbeiter hat aber die Wahl). Er muss dann 3,6 % seines Bruttoarbeitsentgelts in die Rentenversicherung einbezahlen. Der Arbeitgeber muss in diesem Fall die 3,6 % vom Bruttogehalt einbehalten (20,02 €) und an die Minijob-Zentrale abführen. Der Mitarbeiter erhält dann vom Arbeitgeber ein Nettogehalt von 535,98 € ausbezahlt. Für den Arbeitgeber verändern sich die Lohnnebenkosten nicht. Es gibt nur einen Fall, in dem der Arbeitgeber für einen Minijobber geringere Lohnnebenkosten bezahlen muss als üblich: wenn der Mitarbeiter in der PKV versichert ist. Dann braucht der Arbeitgeber den Pauschalbeitrag zur Krankenversicherung in Höhe von 13 % des Bruttogehalts nicht abführen. Bei gesetzlich versicherten Mitarbeitern muss er den Pauschalbeitrag zur Krankenversicherung auf jeden Fall abführen. Den Pauschalbeitrag zur Rentenversicherung muss der Arbeitgeber auf jeden Fall abführen, unabhängig davon, ob der Mitarbeiter die Befreiung der Rentenversicherungspflicht beantragt hat oder nicht (weitere Informationen unter www.minijob-zentrale.de).

Die Gegenüberstellung beider Berechnungsbeispiele, einmal für einen sozialversicherungspflichtigen **Vollzeitmitarbeiter** und einmal für einen **Minijobber** mit 556 € Monatsgehalt, sollen aufzeigen, dass die Minijobber mit 32,38 % insgesamt höhere Lohnnebenkosten verursachen als die sozialversicherungspflichtigen Vollzeitmitarbeiter mit einem Lohnnebenkostenanteil von 24,95 %. Praxisinhaber sollten das bei der Zusammensetzung des Teams berücksichtigen. An dieser Stelle sei auch nochmals auf die schlechtere Wirtschaftlichkeit von Teilzeitkräften und Minijobbern gegenüber Vollzeitkräften hingewiesen (s. Abschn. 1.2.4).

Während sich die bisherigen Ausführungen auf die Rechenschaftslegung des laufenden Praxisgeschäfts bezogen haben, geht es im folgenden Abschnitt um den Fall der Aufgabe einer Praxis (z. B. Inhaber geht in Ruhestand) oder eines Praxisverkaufs.

5.5.8 Vermögensvergleich bei Praxisaufgabe oder -veräußerung

Bei Aufgabe oder Veräußerung einer Praxis genügt dem Finanzamt die Einnahmenüberschussrechnung zur Ermittlung des Praxisgewinns nicht mehr. In diesen Fällen verlangt die Finanzbehörde

5.5 Grundlagen der Rechenschaftslegung

einen Vermögensvergleich. Beim Vermögensvergleich wird nach § 4 Abs. 1 EStG der Gewinn ermittelt als Unterschiedsbetrag zwischen dem Betriebsvermögen am Schluss des Wirtschaftsjahres und dem Betriebsvermögen am Schluss des vorangegangenen Wirtschaftsjahres, vermehrt um den Wert der Entnahmen und vermindert um den Wert der Einlagen. Im Gegensatz zur Einnahmenüberschussrechnung, bei der der Gewinn als Überschuss der Betriebseinnahmen über die Betriebsausgaben ermittelt wird (§ 4 Abs. 3 EStG), wird beim Vermögensvergleich das Betriebsvermögen zu bestimmten Zeitpunkten herangezogen. Ein Übergang von der Einnahmenüberschussrechnung zum Vermögensvergleich ist gesetzlich u. a. vorgeschrieben, wenn die Tätigkeit eingestellt wird und ein Veräußerungs- oder Aufgabegewinn zu ermitteln ist. Beim Übergang von der Einnahmenüberschussrechnung ist zum 01.01. des Folgejahres eine Eröffnungsbilanz (erstmalige Gegenüberstellung von Vermögen und Kapital im Folgejahr der Aufgabe oder Veräußerung) aufzustellen (der eine Inventur vorausgeht, d. h. eine Bestandsaufnahme sämtlicher Vermögensgegenstände und der Schulden der Praxis).

Gewerbetreibende müssen am Ende einer Periode (z. B. Kalenderjahr) einen Vermögensvergleich aufstellen, die freien Berufe können einen Vermögensvergleich aufstellen, um ihren Gewinn oder Verlust zu ermitteln. Er dient dazu, den Vermögensstand zu Beginn der Periode mit dem Vermögen am Ende der Periode zu vergleichen. Vermögensmehrungen resultieren aus Gewinn, Vermögensminderungen resultieren aus Verlusten.

Um festzustellen, ob nun Gewinn oder Verlust vorliegt, ist zunächst eine Definition von **Vermögen** nötig. Laut Boxberg und Rosenthal (2003, S. D 47)) ist Vermögen „der Inbegriff aller geldwerten Gegenstände, mögen es nun Sachen, Dinge, die man anfassen kann, oder Rechte sein". Vermögen gibt also die Mittelverwendung an (im Gegensatz zum Kapital, das die Mittelherkunft angibt, z. B. Eigen- oder Fremdkapital).

In der Bilanz (Gegenüberstellung von Vermögen und Kapital zu einem Stichtag) unterscheidet man

- Anlagevermögen und
- Umlaufvermögen.

Zum **Anlagevermögen** gehören all jene Gegenstände, die der Praxisinhaber in seine Praxis eingebracht hat, also Einrichtung, Therapiegegenstände und ggf. der zu Hausbesuchen vorgesehene Pkw. Diese Gegenstände sind im Anlagenverzeichnis (Abschn. 5.5.6, „Anlagenverzeichnis für Anlagegüter") aufgeführt. Zum **Umlaufvermögen** gehören das Geld in der Kasse, das Bankguthaben (das betrieblich erwirtschaftete) sowie alle Forderungen gegen Krankenkassen, Privatpatienten, Abrechnungsstellen etc.

Welche Positionen zur Berechnung des Gewinns mittels Vermögensvergleich betrachtet werden, zeigt Abb. 5.6.

Finanzielle Entnahmen (z. B. Entnahmen für Gehalt des Praxisinhabers) aus der Praxis werden steuerrechtlich als Gewinn behandelt und müssen dem Vermögen hinzugerechnet werden.

Anlagevermögen am Ende der Periode
+ Umlaufvermögen am Ende der Periode

= **Gesamtvermögen am Ende der Periode**
minus

Anlagevermögen zu Beginn der Periode
+ Umlaufvermögen zu Beginn der Periode

= **Gesamtvermögen zu Beginn der Periode**

+ Entnahmen
− Einlagen
= **Gewinn oder Verlust der Periode**

Abb. 5.6 Generelle Rechnung beim Vermögensvergleich

Finanzielle Einlagen (z. B. Geld, das der Praxisinhaber der Praxis zur Verfügung gestellt hat) mindern steuerrechtlich das Vermögen und damit auch den Gewinn. Deshalb können sie vom Gesamtvermögen abgezogen werden.

Die konkrete Berechnung des Gewinns im Rahmen des Vermögensvergleichs wird nachfolgend an einem Praxisbeispiel dargestellt.

Praxisbeispiel: Gewinnberechnung bei Vermögensvergleich

Praxisinhaber K. ist 60 Jahre alt und möchte seine Praxis an eine junge Kollegin verkaufen. Er hat am Ende der Periode (i. d. R. das Geschäftsjahr) ein Anlagevermögen von 60.000 € und ein Umlaufvermögen von 20.000 €. Damit ergibt sich ein Gesamtvermögen von 80.000 €. Von diesem Gesamtvermögen werden das Anlagevermögen zu Beginn des Geschäftsjahres (40.000 €) sowie das Umlaufvermögen (10.000 €), also insgesamt 50.000 €, abgezogen. Dann verbleiben 30.000 € Gesamtvermögen. Dem müssen nun die Entnahmen für das Gehalt von Praxisinhaber K. (24.000 €) hinzugezählt werden. Da der Praxisinhaber keine Einlagen geleistet hat, kann weiter nichts abgezogen werden. Damit ergibt sich ein Gewinn im Geschäftsjahr von 54.000 €. Wie diese Rechnung aussieht, zeigt Abb. 5.7.

Im Fall der Veräußerung seiner Praxis wäre dem Finanzamt ein Gewinn von 54.000 € als Veräußerungsgewinn zu melden. ◄

Abschn. 5.5 hat aufgezeigt, welche Anforderungen an Praxisinhaber gestellt werden, um ordnungsgemäß Rechenschaft über die betrieblichen Tätigkeiten einer Praxis gegenüber dem Finanzamt abzulegen. Insgesamt wurden in diesem Kapitel zum Kostenmanagement in vielen Abschnitten und anhand zahlreicher Beispiele diverse Möglichkeiten erläutert, aktives Kostenmanagement zu betreiben. Die Kosten „in den Griff" zu bekommen, ist jedoch nur eine Seite der Medaille „Wirtschaftlichkeit". Die andere Seite beschäftigt sich mit den Leistungen, u. a. der Erhöhung der Einnahmen über Auslastung ungenutzter Kapazitäten oder Selbstzahlerangebote. Wie solche Angebote kalkuliert werden, wurde in Abschn. 5.2.4 dargestellt.

Wie man allerdings zu innovativen Angeboten im Zukunftsmarkt Gesundheit gelangen kann, damit beschäftigt sich das folgende Kapitel. Folglich führt Kap. 6 in die zielgerichtete und systematische Entwicklung von Innovationen ein.

Abb. 5.7 Gewinnberechnung beim Vermögensvergleich

Literatur

AOK (2013) Insolvenzgeldumlage. http://www.aok-business.de/fachthemen/sozialversicherungsrecht/meldungen/reform-der-unfallversicherung/insolvenzgeldumlage/. Zugegriffen am 09.05.2013

AOK (2025a) Beitragssätze zur Pflegeversicherung. https://www.aok.de/fk/sozialversicherung/pflegeversicherung/beitrag-zur-pflegeversicherung/. Zugegriffen am 13.01.2025

AOK (2025b) Gehaltsrechner. https://www.aok.de/fk/tools/rechner/gehaltsrechner/. Zugegriffen am 13.01.2025

AOK (2025c) Minijob- und Übergangsbereichsrechner 2025. https://www.aok.de/fk/tools/rechner/minijob-und-uebergangsbereichsrechner/. Zugegriffen am 13.01.2025

AOK Nordost (2013) Preisliste für die Bundesländer Brandenburg und Mecklenburg-Vorpommern vom 01.01.2013

Bayrisches Landesamt für Steuern. Online Finanzamt ELSTER. https://www.elster.de/eportal/formulare-leistungen/alleformulare. Zugegriffen am 13.08.2024

Berufsgenossenschaft für Gesundheitsdienst und Wohlfahrtspflege (BGW) (2019) Gefahrtarif der Berufsgenossenschaft für Gesundheitsdienst und Wohlfahrtspflege. Gültig zur Berechnung der Beiträge vom 1. Januar 2019 an. Teil I: Tarifstellen und Gefahrklassen. https://www.bgw-online.de/resource/blob/8492/d227ab39e2e4dd6ed69955b81f6e5c7d/fuenfter-gefahrtarif-ab-2019-data.pdf. Zugegriffen am 15.08.2024

Berufsgenossenschaft für Gesundheitsdienst und Wohlfahrtspflege (BGW) (2024) Beitragssystem und Berechnung. https://www.bgw-online.de/bgw-online-de/service/beitrag-leistung/bgw-beitrag/beitragssystem-berechnung-14260. Zugegriffen am 15.08.2024

Betz B (2010) Entwicklung einer Therapiebetriebslehre (Spezielle BWL) als Teil einer Gesundheitsbetriebslehre unter besonderer Berücksichtigung der Gesundheitsfachberufe Ergotherapie, Logopädie und Physiotherapie. Unveröffentlichte Ergebnisse eines empirischen Forschungsprojektes auf Basis von Leitfadeninterviews mit PraxisinhaberInnen von ergotherapeutischen, logopädischen und physiotherapeutischen Praxen, durchgeführt an der HAWK, Hochschule für angewandte Wissenschaft und Kunst, Hildesheim

Boxberg E, Rosenthal F (2003) Selbständig im Gesundheitswesen – Berufs-, Kassen-, Steuerrecht und Betriebswirtschaft. Urban & Fischer, München

Boxberg E, Rosenthal F (Hrsg) (2007) Selbständig im Gesundheitswesen. Handbuch für Existenzgründung und Praxisorganisation, 6. Aufl. Economica, Heidelberg

Bundesfinanzhof (BFH) (2008) Urteil vom 28.10.2008 – VIII R 69/06. https://openjur.de/u/158105.html. Zugegriffen am 13.08.2024

Bundesfinanzhof (BFH) (2014) Urteil vom 27. August 2014, VIII R 6/12. Bagatellgrenze für die Nichtanwendung der Abfärberegelung in § 15 Abs. 3 Nr. 1 EStG – Leitende und eigenverantwortliche Berufsausübung i.S. des § 18 Abs. 1 Nr. 1 Satz 3 EStG. Ziffer 53. Zugegriffen am 13.08.2024

Bundesministerium der Finanzen (BMF) (1995a) AfA-Tabelle für den Wirtschaftszweig „Gesundheitswesen". https://www.bundesfinanzministerium.de/Content/DE/Standardartikel/Themen/Steuern/Weitere_Steuerthemen/Betriebspruefung/AfA-Tabellen/AfA-Tabelle_Gesundheitswesen.pdf?__blob=publicationFile&v=5. Zugegriffen am 14.08.2024

Bundesministerium der Finanzen (BMF) (1995b) AfA-Tabelle für den Wirtschaftszweig „Heil-, Kur-, Sport- und Freizeitbäder". https://www.bundesfinanzministerium.de/Content/DE/Standardartikel/Themen/Steuern/Weitere_Steuerthemen/Betriebspruefung/AfA-Tabellen/AfA-Tabelle_Heil-Kur-Sport-und-Freizeitbaeder.html. Zugegriffen am 14.08.2024

Bundesministerium der Finanzen (BMF) (2021) Nutzungsdauer von Computerhardware und Software zur Dateneingabe und -verarbeitung. BMF vom 26.2.2021 (BStBl I S. 298) IV C 3 – S 2190/21/10002:013 – 2021/0231247. https://esth.bundesfinanzministerium.de/esth/2021/C-Anhaenge/Anhang-01/V/anhang-1-V.html. Zugegriffen am 14.08.2024

Bundesministerium der Finanzen (BMF) (2024a) Formulare/Vordrucke/Merkblätter/Arbeits- und Berechnungshilfen. https://www.bundesfinanzministerium.de/Content/DE/Standardartikel/Themen/Steuern/formulare-vordrucke-merkblaetter-arbeitshilfen.html. Zugegriffen am 20.08.2024

Bundesministerium der Finanzen (BMF) (2024b) Die wichtigsten steuerlichen Änderungen 2024. https://www.bundesfinanzministerium.de/Monatsberichte/Ausgabe/2024/01/Inhalte/Kapitel-3-Analysen/3-1-wichtigste-steuerliche-aenderungen-2024.html. Zugegriffen am 15,08.2024

Bundesministerium der Justiz (BMJ) (2024a) Abgabenordnung in der Fassung der Bekanntmachung vom 1. Oktober 2002 (BGBl. I S. 3866; 2003 I S. 61), die zuletzt durch Artikel 8a des Gesetzes vom 19. Juli 2024 (BGBl. 2024 I Nr. 245) geändert worden ist. https://www.gesetze-im-internet.de/ao_1977/__141.html. Zugegriffen am 13.08.2024

Bundesministerium der Justiz (BMJ) (2024b) Einkommensteuergesetz in der Fassung der Bekanntmachung vom 8. Oktober 2009 (BGBl. I S. 3366, 3862), das zuletzt durch Artikel 2 des Gesetzes vom 23. Dezember 2024 (BGBl. 2024 I Nr. 449) geändert worden ist. https://www.gesetze-im-internet.de/estg/BJNR010050934.html. Zugegriffen am 15.04.2025

Bundesministerium für Gesundheit (BMG) (2024) Beitragssätze und Beitragsbemessungsgrenzen 2024. https://www.bundesgesundheitsministerium.de/beitraege. Zugegriffen am 15.08.2024

Deutscher Bundestag (2024) Bürokratieentlastungsgesetz IV passiert Bundestag. https://www.bundestag.de/dokumente/textarchiv/2024/kw39-de-buerokratieentlastungsgesetz-1017656. Zugegriffen am 25.10.2024

Finanzgericht Düsseldorf (2021) Urteil vom 16.04.2021, Az 1 K 2249/17 U. https://openjur.de/u/2346332.html, Zugriff am 02.08.2024

Gabler (Hrsg) (2004) Wirtschaftslexikon, 16. Aufl. Gabler, Wiesbaden

GKV-Spitzenverband (2024) Anlage 2: Vergütungsvereinbarung zum Vertrag nach § 125 Absatz 1 SGB V für Physiotherapie Lesefassung gültig ab 01.01.2024, Positions-Nr. X0501, S. 4. https://www.physio-deutschland.de/fileadmin/data/bund/Dateien_oeffentlich/Beruf_und_Bildung/20231204_Physiotherapie_Aenderung_Anlage_2_Lesefassung_01.01.2024.bf.pdf. Zugegriffen am 03.03.2025

Institut für freie Berufe (Ifb) (2006) Freier Beruf oder Gewerbe, Gründungsinformation Nr. 1, Nürnberg

Bundesverband selbständiger Physiotherapeuten (IFK) e. V. (Hrsg) (2011) Merkblatt „Leitfaden Steuerrecht". Bochum

Industrie und Handelskammer (IHK) Saarland (Hrsg) (2013) Merkblatt Gewinnermittlung durch Einnahmen-Überschuss-Rechnung. www.saarland.ihk.de. Zugegriffen am 18.05.2013

Industrie und Handelskammer (IHK) Schwaben (Hrsg) (2013) Merkblatt Steuern für Existenzgründer. http://www.schwaben.ihk.de/linkableblob/1336320/.3./data/Steuern_fuer_Existenzgruender-data.pdf. Zugegriffen am 18.05.2013

Jòrasz W (2000) Kosten- und Leistungsrechnung. Lehrbuch mit Aufgaben und Lösungen, 3. Aufl. Schäffer-Poeschel, Stuttgart

Ketteler-Eising T (2012) Umsatzsteuer. Umsatzsteuerpflicht der Leistungen von Physiotherapeuten und ähnlichen Gesundheitsfachberufen. www.laufmich.de. Zugegriffen am 09.05.2013

Minijob-Zentrale (2025) Umlageverfahren im Minijob: Das müssen Arbeitgeber wissen. https://magazin.minijob-zentrale.de/umlageverfahren/. Zugegriffen am 13.01.2025

TK Die Techniker (2025) Beiträge für Arbeitgeber 2025. https://www.tk.de/resource/blob/2187234/93573cf0ff97502f90b20dea0a4fd168/beitragstabelle-2025-data.pdf. Zugegriffen am 13.01.2025

Universitätsklinikum Hamburg Eppendorf (UKE). http://www.uke.de/zentrale-dienste/physiotherapie/index_nordic-walking.php. Zugegriffen am 09.05.2013

Wittneben J (2008) Kostenträgerrechnung am Beispiel einer physiotherapeutischen Praxis. Unveröffentlichte Bachelorarbeit an der HAWK, Hochschule für angewandte Wissenschaft und Kunst. Hildesheim

Wöhe G, Döring U (2000) Einführung in die allgemeine Betriebswirtschaftslehre. Vahlen, München

Wunderlich K (2007) Die aktuelle wirtschaftliche Situation selbständiger Physiotherapeuten in Deutschland. Unveröffentlichte Bachelorarbeit an der HAWK, Hochschule für angewandte Wissenschaft und Kunst. Hildesheim

diedruckerei (2013) www.diedruckerei.de. Zugegriffen am 09.05.2013

Sportbanditen (2013) www.sportbanditen.de. Zugegriffen am 09.05.2013

Innovationsmanagement im Zukunftsmarkt Gesundheit

Inhaltsverzeichnis

6.1 **Zukunftsstrategien im Gesundheitsmarkt** 247
6.1.1 Von der Konzeption zur Zukunftsstrategie 247
6.1.2 Regeln zur Strategieentwicklung 248

6.2 **Bedeutung von Innovationen** 250
6.2.1 Innovation und Wachstum: Die Kondratieffschen Konjunkturzyklen 250
6.2.2 Lebenszyklen als Auslöser für Innovationen 251
6.2.3 Lehren aus den Kondratieffschen Zyklen 252

6.3 **Bedeutung des Gesundheitsmarktes** 253
6.3.1 Wirtschaftliche und soziale Impulsgeber 254
6.3.2 Der Gesundheitsmarkt der Zukunft 257
6.3.3 Chancen und Risiken im Gesundheitsmarkt 258
6.3.4 Konsequenzen für Praxisinhaber 258

6.4 **Vielfalt des Innovationsbegriffs** 259

6.5 **Barrieren und Voraussetzungen für Innovationsentwicklung** 261
6.5.1 Barrieren 261
6.5.2 Voraussetzungen 262

6.6 **Innovationen schrittweise entwickeln: Der Innovationsprozess** 263
6.6.1 Phase 1: Chancen erkennen 264
6.6.2 Phase 2: Aufgabenstellung erarbeiten 264
6.6.3 Phase 3: Ideen entwickeln 264
6.6.4 Phase 4: Konzepte erarbeiten 267
6.6.5 Phase 5: Konzepte bewerten und auswählen 268
6.6.6 Phase 6: Konzepte testen 269
6.6.7 Phase 7: Erfolgreiche Markteinführung 269
6.6.8 Phase 8: Markterfolg kontrollieren 270

Literatur 271

© Der/die Autor(en), exklusiv lizenziert an Springer-Verlag GmbH, DE, ein Teil von Springer Nature 2025
B. Betz, *Praxismanagement für Physiotherapeuten, Ergotherapeuten und Logopäden*,
https://doi.org/10.1007/978-3-662-70371-7_6

Zusammenfassung

Der wachstumsstarke und großvolumige Gesundheitsmarkt entwickelt sich nach Meinung vieler Experten zum Konjunkturmotor der nächsten 30 Jahre. Diese Entwicklung basiert auf Innovationen. Dieses Kapitel zeigt die Bedeutung von Innovationen sowie die Bedeutung des Gesundheitsmarktes heute und seine Entwicklung in den nächsten 20–30 Jahren auf. Auch in therapeutischen Praxen werden Innovationen die Hauptauslöser für kontinuierliches Wachstum sein. Innovationen können sich auf die bisherigen Handlungsfelder, aber insbesondere auch auf neue Handlungs- und Arbeitsfelder beziehen. Dies gilt sowohl für den ersten als auch für den zweiten Gesundheitsmarkt. Welche Rahmenbedingungen für die Entwicklung von Innovationen gegeben sein müssen und wie Praxisinhaber die Chancen des Gesundheitsmarktes nutzen können, wird anschaulich dargestellt. Die Inhalte dieses Kapitels sollen Praxisinhaber auf die bevorstehende Reorganisation des Gesundheitsmarktes sowie die digitale Transformation im Gesundheitswesen und die damit verbundenen Chancen sowie den zunehmenden Wettbewerb vorbereiten. Wie die sich ergebenden Innovationspotenziale genutzt werden können und wie Innovationen schrittweise entwickelt werden, zeigt dieses Kapitel auf.

▶ Praxisinhaber R. betreibt seine Praxis seit 25 Jahren und hat vier Mitarbeiterinnen. Es werden überwiegend Kassenpatienten behandelt. Früher war die Praxis gut ausgelastet. Der Inhaber hat kaum in seine Praxis investiert und auch nur die für die Zulassung erforderlichen Fortbildungen gemacht. Mit der Zeit hat die Praxis immer mehr Patienten an eine jüngere und modernere Praxis verloren. Heute klaffen im Terminkalender immer häufiger Lücken, und am Monatsende bleibt nicht mehr so viel Geld übrig wie früher. In den Medien hat Inhaber R. schon mehrmals vom Wachstumsmotor Gesundheitsmarkt gehört, kann das aber nicht so recht nachvollziehen. Allerdings läuft die Nachbarpraxis recht gut. Sie ist auf den Bereich psychische Erkrankungen spezialisiert, und die Inhaberin hat vor 3 Jahren eine entsprechende Fortbildung gemacht. Sie hat eine lange Warteliste und soll sogar viele Selbstzahler unter den Patienten haben. Herr R. möchte seinen Terminkalender wieder füllen und plant, die Praxis für die Zukunft neu auszurichten. Wie er dabei vorgehen kann, welche Rahmenbedingungen gegeben sein müssen und wie er die Chancen des Gesundheitsmarktes für seine Praxis nutzen kann, wird in diesem Kapitel erläutert.

Kap. 6 gibt zum einen Einblick in die Bedeutung von Innovationen, zum anderen zeigt es die Bedeutung des Gesundheitsmarktes heute und seine Entwicklung in den nächsten 20–30 Jahren auf. Als Inhaber einer therapeutischen Praxis hat man Verantwortung für deren kontinuierliche Weiterentwicklung, und zwar nicht nur im therapeutischen, sondern auch im wirtschaftlichen Bereich.

In verschiedenen Kapiteln dieses Buches wird aufgezeigt, dass die Wirtschaftlichkeit einer Praxis oftmals nur über steigende Einnahmen erreicht werden kann, um die permanent steigenden Kosten zu decken. Steigende Einnahmen sind für eine Praxis gleichbedeutend mit Wachstum. Wachstum bezieht sich auf den Umsatz und den Gewinn einer Praxis. Wachstum entsteht nicht zufällig, es wird i. d. R. zielgerichtet hervorgebracht.

Sind die vorhandenen Kapazitäten ausgeschöpft, kann das Wachstum einer Praxis langfristig nur durch Innovationen erreicht werden. Denn Innovationen sind Hauptauslöser für das Wachstum einzelner Praxen und Betriebe und damit auch Hauptauslöser gesamtwirtschaftlicher Wachstumsprozesse. Dieser Zusammenhang zwischen Innovationen und gesamtwirtschaftlichem Wachstum ist seit über 200 Jahren (!) wissenschaftlich nachgewiesen (Nefiodow 2001).

Innovationen erfordern ein zielgerichtetes Vorgehen im Rahmen einer Gesamtkonzeption, die eine Situationsanalyse, eine klare Zielformulierung und die strategischen Eckpfeiler beinhaltet, an denen sich dann die Maßnahmen orientieren.

Der große und wachstumsstarke Gesundheitsmarkt wird neben den Märkten der Biotechnologie, der erneuerbaren Energien, der Robotik und der künstlichen Intelligenz (KI) aller Voraussicht nach zum Konjunkturmotor des bevorstehenden Konjunkturzyklus. Die Innovationspotenziale resultieren aus den Veränderungen des Gesundheitsmarktes in den letzten 10–20 Jahren, „von der Funktionsmedizin zur Health Integration" (Zukunftsinstitut 2024), sowie den aktuellen Gesundheitstrends und den damit verbundenen Chancen. Diese ergeben sich aus folgenden Faktoren:

- Demografischer und epidemiologischer Wandel
- Digitalisierung im Gesundheitswesen (BMG 2024a)
- Trend zur Prävention und Gesundheitsförderung
- Gesellschaftliche und klimatische Veränderungen und damit einhergehenden Gesundheitsproblemen
- Trend zu Naturheilverfahren und alternativen Heilmethoden
- Zunehmendes Gesundheitsbewusstsein der Bevölkerung und die zunehmende Bereitschaft, finanziell in die eigene Gesundheit zu investieren
- Zunehmende Bereitschaft von Unternehmen, die Gesundheit ihrer Mitarbeiter zu erhalten und zu fördern (Zukunftsinstitut 2024)

Die Reorganisation des Gesundheitsmarktes wird begleitet von verstärktem Wettbewerb, auf den Praxisinhaber und auch Studierende mithilfe dieses Kapitels vorbereitet werden sollen. Ein weiteres Ziel besteht darin, den Lesern die Entwicklung eigener Zukunftsstrategien aufzuzeigen.

6.1 Zukunftsstrategien im Gesundheitsmarkt

Ausgangssituation

Praxisinhaber M. war auf einer Fortbildung und hat dort Praxisinhaber K. kennengelernt. In der Pause unterhalten sie sich über ihre Praxen. Herr K. erzählt erfreut von einem neuen Angebot, das er im Rahmen einer Neuausrichtung der Praxis entwickelt hat und das von seinen Kunden erfolgreich angenommen wird. 6 Monate zuvor hatte Herr K. eine Physiotherapeutin mit Masterabschluss angestellt, die für die Praxis K. eine Strategie für die zukünftige Entwicklung der Praxis erarbeitet hat. Herr M. ist beeindruckt und würde ebenfalls gerne eine solche Zukunftskonzeption für seine Praxis entwickeln (lassen). Er weiß aber nicht, wie er dieses Thema angehen soll. ◄

Dieser Abschnitt zeigt auf, was Zukunftsstrategien sind und was sie beinhalten.

6.1.1 Von der Konzeption zur Zukunftsstrategie

Zukunftsstrategien können charakterisiert werden als Wachstumsstrategien. Wachstum entsteht durch Innovationen, und Innovationen erfordern eine Konzeption. Diesen Zusammenhang verdeutlicht Abb. 6.1.

Der Entwicklung von Innovationen geht also eine Praxiskonzeption voraus, die auf Basis der Situationsanalyse die Ziele, die Strategie und die Maßnahmen für die zukünftige Entwicklung der Praxis enthält.

Abb. 6.1 Der Weg von der Konzeption zur Zukunftsstrategie

6.1.2 Regeln zur Strategieentwicklung

An dieser Stelle können keine vorgefertigten Konzeptionen präsentiert werden, da diese auf Basis der spezifischen Situation individuell in den einzelnen Praxen entwickelt werden müssen. Das strategische Vorgehen soll jedoch anhand von 3 Regeln erleichtert werden. Für deren Anwendung müssen zunächst 2 Voraussetzungen erfüllt sein:

- Es muss eine umfassende **Situationsanalyse** erfolgen, um wachstumsfördernde und wachstumshemmende Faktoren im Umfeld der Praxis zu ermitteln, z. B. demografische Veränderung, Trend zur Prävention und Gesundheitsförderung, digitale Transformation o. Ä. (Abschn. 3.2).
- Daneben ist eine **Lebenszyklusanalyse** für die bestehenden Leistungsangebote erforderlich, ggf. mit Einschätzung, in welcher Phase sich die Mehrheit der angebotenen Dienstleistungen befindet. Diese Einschätzung kann man gemeinsam mit dem Praxisteam vornehmen. Die Lebenszyklustheorie kann auch auf die Störungs- bzw. Krankheitsbilder übertragen werden, die in der Praxis überwiegend behandelt werden (Abschn. 3.2).

Auf dieser Grundlage ist dann ein Vorgehen gemäß den 3 folgenden Regeln empfehlenswert:

1. Ausschöpfen der Potenziale der bestehenden Leistungsangebote und Krankheitsbilder
2. Trennung von wenig oder nicht mehr nachgefragten/verordneten Leistungen bzw. von rückläufigen Krankheitsbildern
3. Entwicklung von Innovationen

Die Anwendung dieser Regeln eröffnet der Praxis Wachstumsmöglichkeiten. Die Regeln sollten in der Reihenfolge 1–3 angewendet werden. Auf diese Weise wird das Risiko nur schrittweise erhöht.

6.1.2.1 Regel 1: Ausschöpfen der Potenziale der bestehenden Leistungsangebote und Krankheitsbilder

Die Ausschöpfung der bestehenden Potenziale (nach Ansoff auch Marktdurchdringungsstrategie genannt; Abschn. 3.3.2) ist ein risikoarmer erster Schritt, um mögliche Wachstumspotenziale auszuschöpfen. Das kann z. B. durch Gewinnung neuer Zielgruppen erfolgen oder durch Kooperationen mit Seniorenheimen oder Kindertagesstätten. Idealerweise konzentriert man die Ressourcen der Praxis auf die Leistungen und

Krankheitsbilder, die sich in den ersten Phasen des Lebenszyklus befinden, also in der Einführungs-, Wachstums- oder Reifephase. In Bereichen, in denen der Markt oder das Segment wächst, wächst man als Anbieter i. d. R. „automatisch" mit, wenn man keine allzu großen Fehler macht. Wachstum ist mit dieser Vorgehensweise so lange möglich, bis alle Potenziale ausgeschöpft sind.

6.1.2.2 Regel 2: Trennung von wenig oder nicht mehr nachgefragten/verordneten Leistungen

Die Anwendung von Regel 2 erfordert Risikobereitschaft. Zunächst sollte ermittelt werden, welche Leistungen und welche Krankheitsbilder sich rückläufig entwickeln. Dabei sollte man einen Blick über den Zaun in andere Disziplinen wie die Medizin oder auch in andere Branchen wagen. So kann man sich in der Medizin an neuen Forschungsergebnissen orientieren. Wer häufig Schlaganfallpatienten behandelt, sollte auch die neuesten medizinischen Forschungsergebnisse zu diesem Themengebiet kennen. Erst dann kann beurteilt werden, welche Zukunft das Krankheitsbild „Schlaganfall" hat. Wichtig ist es dann, personelle und finanzielle Ressourcen aus rückläufigen Therapieformen und Krankheitsbildern abzuziehen, sofern diese Leistungen nicht im Rahmen der Zulassung durch die gesetzliche Krankenversicherung (GKV) vorgehalten werden müssen (z. B. keine Fortbildungen mehr in diesen Bereichen machen). Die Anwendung dieser Regel schafft Freiräume und Ressourcen (Finanzen, Personal) für die Entwicklung von Innovationen.

6.1.2.3 Regel 3: Entwicklung von Innovationen

Die Entwicklung von Innovationen führt i. d. R. dann zu Wachstum, wenn sie zielgerichtet und systematisch vorangetrieben wird. Die Anwendung von Regel 3 verlangt nicht nur Risikobereitschaft, sondern vielmehr Risikofreude, da man im Vorhinein keine Sicherheit hat, dass sich die Innovationen am Markt auch erfolgreich entwickeln werden. Trotz Anwendung des systematischen Innovationsprozesses bleibt ein gewisses Restrisiko. Diesem Risiko stehen jedoch auch große Chancen gegenüber. Ansoff (1957) bezeichnet die Entwicklung von Innovationen als Produktentwicklungsstrategie (Abschn. 3.3.2). Dabei werden die Ressourcen der Praxis in innovative Therapieformen investiert und innovative Angebote für veränderte oder neue Krankheitsbilder entwickelt, z. B. Videotherapie oder digitale Gesundheitsanwendungen (DiGA) in der Physiotherapie oder Logopädie (BMG 2024b). Diese sind verordnungsfähig und werden von den Krankenkassen finanziert.

Auch bei der Entwicklung von Innovationen kann der „Blick über den Zaun" der eigenen Berufsgruppe helfen. Physiotherapeuten, die vor über 10 Jahren in benachbarte Märkte geschaut haben, konnten z. B. die Entwicklungen und Marketingaktivitäten der Nahrungs- und Genussmittelbranche im Bereich Wellness beobachten. Schon vor einigen Jahren waren dort zahlreiche Aktivitäten zu verzeichnen, und inzwischen wurden Werbemillionen für Wellnessprodukte ausgegeben. Die Physiotherapeuten, die diesen Trend schon seinerzeit erkannt hatten, konnten vielfältige kommunikative Unterstützung durch andere Branchen erfahren, z. B. auch durch die Tourismusbranche. Selbst heute ist der Wellnesstrend immer noch nicht am Ende seines Lebenszyklus angekommen. Aktuell können Therapeuten von den zahlreichen Aktivitäten der gesetzlichen Krankenkassen zur betrieblichen Gesundheitsförderung (BGF) und zum Stressabbau in Unternehmen oder von der Digitalisierungsstrategie des Bundesministeriums für Gesundheit (BMG 2024a) profitieren, die sowohl Innovationen im Bereich der Kommunikation und der effizienteren Verwaltungsabläufe als auch Innovationen im Bereich der individuell ausgerichteten Therapien und digitalen Gesundheitsanwendungen ermöglicht.

Die Entwicklung von Innovationen kann sich außerdem auf neue Märkte mit ganz neuen Leistungsangeboten beziehen. Nach Ansoff (1957) handelt es sich dann um die Strategie der Diversifikation (Abschn. 3.3.2). Diversifikation im therapeutischen Bereich wäre z. B. die Beratung von Wirtschaftsunternehmen im Bereich der BGF. Für Praxisinhaber ist dann sowohl das

Leistungsangebot neu (Unternehmensberatung) als auch der Markt (Markt der BGF).

Diese Strategie birgt das größte Risiko und fordert von Praxisinhabern die höchste Risikobereitschaft; sie kann aber auch die größtmögliche Chance bieten, verbunden mit dem größtmöglichen Wachstum.

Die Bedeutung von Innovationen für eine therapeutische Praxis, aber auch für die konjunkturelle Entwicklung einer gesamten Volkswirtschaft wird im nächsten Abschnitt aufgezeigt.

6.2 Bedeutung von Innovationen

Ausgangssituation

Auf der letzten Fortbildung, die die Praxisinhaber M. und K. besucht haben, war auch Inhaber S. Er hatte den beiden bei ihrem Pausengespräch zwar aufmerksam zugehört, ihn hat die Diskussion über die Entwicklung eines Zukunftskonzepts aber noch nicht überzeugt. Seine Praxis läuft gut, und er fragt sich, warum er neue Angebote entwickeln und seine Praxis neu ausrichten soll. ◄

Die Frage von Inhaber S. wird im Folgenden aufgegriffen. Es wird aufgezeigt, warum Innovationsentwicklung auch für therapeutische Praxen von großer Bedeutung ist.

Innovationen sind Hauptauslöser für das Wachstum einzelner Betriebe, Praxen und Unternehmen. Die Summe des Wachstums aller Betriebe, Praxen, Unternehmen etc. führt zum Wachstum einer Volkswirtschaft, d. h. zu Konjunkturauf- und -abschwüngen. Dieser Zusammenhang zwischen Innovationen und Wachstum wurde in den letzten 200 Jahren immer wieder nachgewiesen. Namhafte Wissenschaftler wie Schumpeter (1961) und Marchetti (1980, 1985) haben sich damit beschäftigt. Einer der in diesem Zusammenhang renommiertesten Wissenschaftler ist Kondratieff, der bekannt wurde durch seine Kondratieffschen Zyklen, auch „lange Wellen der Konjunktur" genannt (Kontratieff 1926).

6.2.1 Innovation und Wachstum: Die Kondratieffschen Konjunkturzyklen

Der Zusammenhang zwischen Innovationen und Konjunkturzyklen wird durch einen kurzen Ausflug in die Volkswirtschaftslehre (VWL) deutlich. Denn die Kondratieffschen Zyklen zeigen auf, dass sich bereits seit dem Jahr 1800 (vorher nicht dokumentiert) in einem Abstand von durchschnittlich 50 Jahren tiefe Rezessionen mit Phasen des Wachstums abwechseln (Abb. 6.2). Auslöser für die Wachstumsphasen waren schon immer Innovationen eines ganz bestimmten Typs, die sog. Basisinnovationen. Nefiodow (2001) bezeichnet sie auch als „Lokomotiven der Wirtschaft".

Wie aus Abb. 6.2 ersichtlich wird, sind die **Basisinnovationen** der einzelnen Zyklen jeweils klar benennbar:

Abb. 6.2 Die Kondratieffschen Zyklen

6.2 Bedeutung von Innovationen

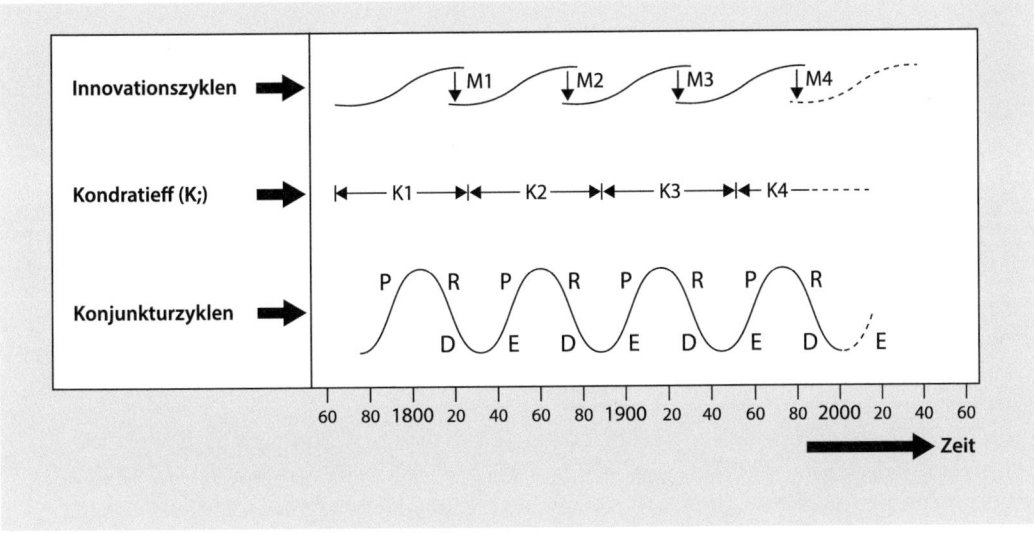

Abb. 6.3 Zusammenspiel von Innovations- und Konjunkturzyklen nach G. Mensch. *D* Depression, *E* Erholung, *M* Metamorphosen des Produkt-Leistungsparadigmas, *P* Prosperität, *R* Rezession

- Im 1. Zyklus war es die von James Watt erfundene Dampfmaschine. Es entstand die Textilindustrie mit dampfbetriebenen Webmaschinen, und Garne, Tuche und Bekleidung konnten industriell produziert werden.
- Im 2. Zyklus kamen die Stahlproduktion und die Eisenbahn hinzu. Dadurch konnten neue Transportmöglichkeiten geschaffen werden. Auch Bahn- und Schiffstourismus entstanden.
- Der 3. Zyklus wurde bestimmt durch Elektrotechnik und Chemie. Werner von Siemens entdeckte das Prinzip des Elektrodynamos. Viele neue Produkte entstanden, und elektrische Energie wurde für die Produktionstechnik eingesetzt. In der Chemie wurden Kältemittel und Kühltechnik entwickelt (Carl Linde).
- Der 4. Zyklus stand im Zeichen der Automobilindustrie (Gottlieb Daimler entwickelte das erste Auto) und der Petrochemie. Dies führte zu völlig neuen Wirtschaftszweigen: Speditionswesen, Handel, Autotourismus, Versicherungen, Banken, Straßen- und Brückenbau etc.
- Der 5. Zyklus, in dem wir uns aktuell befinden, wurde sehr stark geprägt durch die Informationstechnologie, die mit zunehmender Geschwindigkeit alle Bereiche der Gesellschaft und der Wirtschaft durchdrungen hat.

Ähnlich wie Kondratieff hat auch Mensch (zitiert nach Little 1997) aufgezeigt, dass den Phasen des konjunkturellen Aufschwungs immer auch Innovationszyklen vorausgehen (Abb. 6.3). Solche durch Basisinnovationen ausgelösten Innovationsschübe leiten jeweils den nächsten Konjunkturzyklus ein, und in der Vergangenheit dauerte es im Durchschnitt 50 Jahre, bis die Innovationen am Markt verwertet werden konnten.

6.2.2 Lebenszyklen als Auslöser für Innovationen

Dass es trotz der vielen Basisinnovationen immer wieder zu **Rezessionen** kommt, hängt mit einer ganz natürlichen Entwicklung zusammen: Innovationen selbst unterliegen einem bestimmten Zyklus, dem sog. **Lebenszyklus**, der letztlich auf alle Sachgüter, Dienstleistungen und Technologien zutrifft (Abschn. 3.3.3). Die Länge des Lebenszyklus kennt man im Vorhinein nicht, sie kann von Innovation zu Innovation sehr unterschiedlich sein.

▶ Die Lebenszyklen gelten auch für einzelne Betriebe/Praxen/Kliniken und natürlich für deren Leistungsangebote. Praxisinhaber sind diejenigen, die Innovationen vorantreiben müssen.

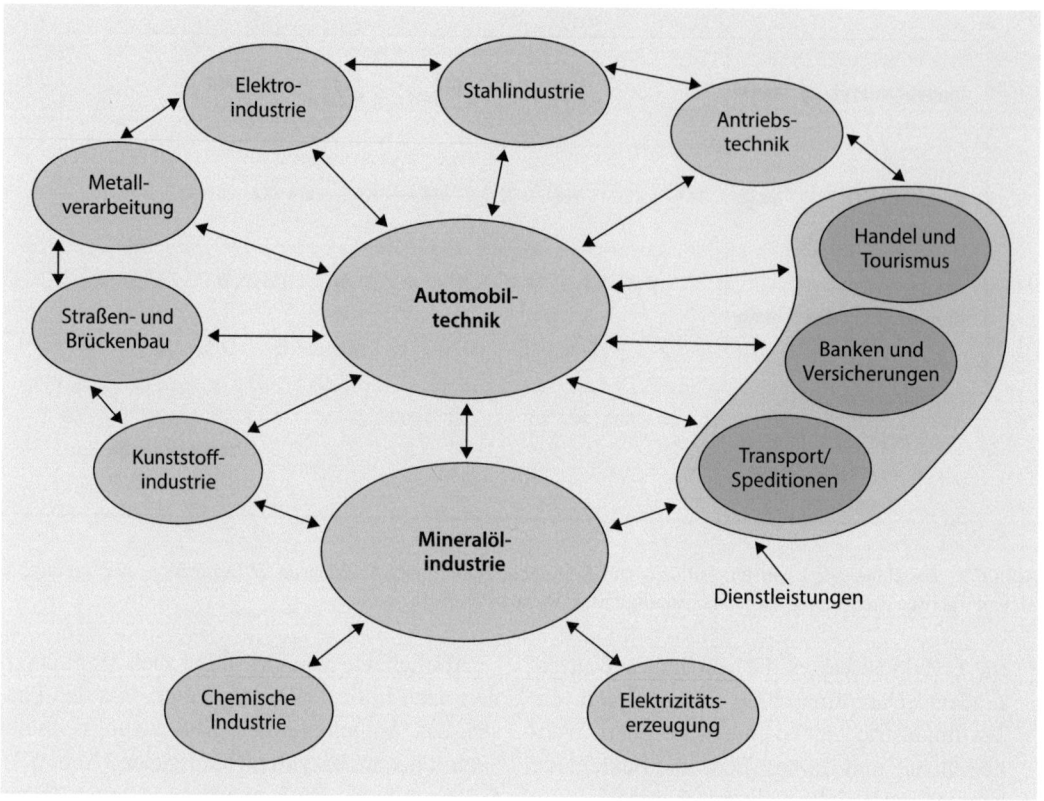

Abb. 6.4 Wertschöpfungskette des 4. Kondratieffschen Zyklus. (Aus Nefiodow 2001 mit freundlicher Genehmigung)

Schumpeter (1961) macht dies deutlich, indem er die Entwicklung von Innovationen als „ureigene Unternehmeraufgabe" bezeichnet.

Am Anfang eines Lebenszyklus führt eine Basisinnovation zu zahlreichen neuen Produkten, Dienstleistungen und Technologien. Es werden immer mehr neue Bedarfsfelder erschlossen. Nefiodow (2001) spricht in diesem Zusammenhang auch von einer **„Wertschöpfungskette"**. Dies wird in Abb. 6.4 am Beispiel des 4. Kondratieffschen Zyklus aufgezeigt, dessen Kern die Automobilindustrie bildet.

Die Erschließung neuer Bedarfsfelder erfolgt immer so lange, bis alle Potenziale ausgeschöpft sind und eine Sättigung eintritt, d. h., die Nachfrage stagniert und geht letztlich zurück. Die Verwertung der Basisinnovation am Markt ist erschöpft. Mit anderen Worten: Der Lebenszyklus ist durchlaufen, und damit ist auch die Vermarktungszeit der Basisinnovation abgelaufen. Wenn keine weiteren Basisinnovationen entwickelt werden, wird es lange Phasen der Rezession geben. Wird aber parallel zur Vermarktungszeit der vorangegangenen Basisinnovation eine weitere Basisinnovation entwickelt, wird der Rezession wieder ein Konjunkturaufschwung folgen.

6.2.3 Lehren aus den Kondratieffschen Zyklen

Schreibt man auf Basis der Konjunkturverläufe der letzten 200 Jahre (s. Abb. 6.2) den Trend so weiter fort (Trendextrapolation), wird deutlich, dass der Beginn eines neuen Konjunkturzyklus bevorsteht – auch wenn der genaue Zeitpunkt unklar ist.

Weiterhin ist erkennbar, dass die Zyklen in Zukunft vermutlich schneller durchlaufen werden, d. h., weniger als 40–50 Jahre dauern werden. Das hängt mit der Basisinnovation des 5. Kondratieffschen Zyklus zusammen, der

Informationstechnologie: Sie ermöglicht es, dass Entwicklungen schneller vorangetrieben und Märkte schneller erschlossen werden können. Betrachtet man die weltweite Konjunkturentwicklung zwischen 1980 und 2025, dann sehen wir tendenziell eine positive Entwicklung mit schwankenden Wachstumsraten zwischen 1982 und 2008. Im Jahr 2009 bricht die Konjunktur aufgrund der Auswirkungen der globalen Finanzkrise ein (−0,08 % im Vergleich zu 2008). Ab 2010 kann man eine positive Entwicklung bis 2019 sehen, die sich nach dem Einbruch im Jahr 2020 (1. Jahr der Coronapandemie, −2,95 % im Vergleich zu 2019) im Jahr 2021 weiter fortsetzt bis heute anhält (Urmersbach 2024). Theoretisch könnte eine Trendwende im Sinne der Kondratieffschen Zyklen schon in 5–10 Jahren spürbar werden.

Nun stellt sich die Frage, welche Basisinnovationen eine solche Trendwende ermöglichen könnten und welche Märkte ein derart großes Volumen aufweisen, um die Konjunktur entsprechend zu beleben – Experten (Nefiodow 2001) sprechen von einem erforderlichen Volumen von mindestens 2000 Mrd. US-Dollar weltweit.

Selbstverständlich wird der große IT-Bereich auch in den nächsten Jahren noch zu Innovationen führen, weniger im Hardware- als vielmehr im Software-Bereich sowie in den Bereichen KI und Robotik. Doch die Innovationskraft durch IT ist für eine Konjunkturwende allein nicht mehr ausreichend.

Zu einem der Wachstumsmotoren des bevorstehenden 6. Kondratieff-Zyklus hat sich der vor 10 Jahren noch kleine Markt der Biotechnologie entwickelt, primär ausgelöst durch die Genforschung. Dieser Markt hat durch die Entwicklung der Impfstoffe gegen das Coronavirus weltweit einen enormen Schub bekommen und birgt weitere riesige Innovationspotenziale (u. a. Krebsmedikamente auf mRNA-Basis; mRNA = „messenger ribonucleic acid"). Gleiches gilt für den Markt der erneuerbaren Energien, der spätestens seit der Katastrophe im japanischen Fukushima und durch die Klimakonzepte vieler Regierungen an Bedeutung gewonnen hat. Auch erneuerbare Energien sowie KI werden zum Konjunkturaufschwung beitragen. Doch werden diese Märkte nach Meinung von Experten (Nefiodow 2001) kein ausreichendes Volumen erzielen, um die Konjunkturwende herbeizuführen. Aber der Gesundheitsmarkt ist solch eine „Lokomotive", ein Milliardenmarkt, der die Konjunktur entsprechend beleben kann. Warum das so ist, wird im nächsten Abschnitt erläutert.

6.3 Bedeutung des Gesundheitsmarktes

Ausgangssituation

Die Inhaberin M. einer physiotherapeutischen Praxis ist 58 Jahre alt und denkt schon seit einiger Zeit darüber nach, vorzeitig in den Ruhestand zu gehen. Ihre Work-Life-Balance ist seit Langem nicht ausgeglichen, und der Behandlungsrhythmus macht ihr gesundheitlich zu schaffen. Sie ist nach den vielen Gesundheitsreformen, die sie schon erlebt hat, skeptisch, was die Zukunft bringen wird. Der sich abzeichnende Fachkräftemangel bestärkt sie in ihren Überlegungen. Sie fragt sich, ob ihre Praxis überhaupt noch Chancen hat, sich in den nächsten Jahren positiv zu entwickeln. ◄

Wer im Gesundheitsmarkt tätig ist, ist angesichts der Gesundheitspolitik vielleicht geneigt, die Entwicklungen im Gesundheitsmarkt negativ zu bewerten. Das wäre jedoch eine Fehleinschätzung.

In Deutschland wurden im Jahr 2022 nach Angaben des Statistischen Bundesamtes (2025) für Gesundheit 498 Mrd. € ausgegeben – und das ohne den freien Markt. Weltweit lag die Summe laut Nefiodow (2001) bereits 2001 schon bei ca. 5000 Mrd. US-Dollar und überstieg damit bereits vor mehr als zwei Jahrzehnten das geschätzte erforderliche Volumen von 2000 Mrd. US-Dollar. Der Gesundheitsmarkt hat also aufgrund seines Milliardenvolumens das Potenzial, eine Konjunkturwende herbeizuführen. Vergleicht man den Gesundheitsmarkt mit dem Markt der KI, inkl. Robotik, dann beträgt das Marktvolumen für KI weltweit 171 Mrd. € im Jahr 2024 und wird für das Jahr 2030 auf welt-

Abb. 6.5 Die Basisinnovationen des 6. Kondratieffschen Zyklus

weit ca. 775 Mrd. € geschätzt (Statista 2024). Dieser Vergleich zeigt eindrucksvoll, welche Größe und welches Potenzial der Gesundheitsmarkt weltweit hat. Neben den Gesundheitsausgaben, die weltweit und in Deutschland kontinuierlich steigen (Abschn. 3.1.3), wächst auch die Zahl der Beschäftigten weltweit kontinuierlich. Allein in Deutschland arbeiteten nach Angaben des Statistischen Bundesamtes (2024) Ende 2022 bereits 6 Mio. Beschäftigte im Gesundheitswesen und damit 22,4 % mehr als im Jahr 2010. Ein Anstieg der Beschäftigten in therapeutischen Praxen ist ebenfalls zu verzeichnen.

Folglich lässt sich das Fragezeichen für den 6. Kondratieff-Zyklus in Abb. 6.2 ersetzen durch den Gesundheitsmarkt, die Biotechnologie, die KI und die Robotik sowie die erneuerbaren Energien (Abb. 6.5).

Nachdem nun die Fakten zum Gesundheitsmarkt und seiner Entwicklung dargestellt wurden, werden im folgenden Abschnitt die Hintergründe erläutert, die dem Gesundheitsmarkt die innovativen Impulse geben.

6.3.1 Wirtschaftliche und soziale Impulsgeber

Der Gesundheitsmarkt steht vor dem Umbruch. Während bisher kaum Wettbewerb stattgefunden hat, wird sich der Wettbewerb in Zukunft nicht mehr vermeiden lassen. Staatliches Reglement hat in der Vergangenheit große Volkswirtschaften zusammenbrechen lassen, man denke dabei z. B. an China, das sich inzwischen in Richtung Westen geöffnet hat und im internationalen Wettbewerb steht. Solch eine Entwicklung von einem reglementierten zu einem wettbewerbsintensiven Markt prognostiziert die Autorin auch dem Gesundheitsmarkt, da reglementierte Märkte langfristig keine Zukunft haben.

Aber nicht nur durch zunehmenden Wettbewerb wird der Gesundheitsmarkt zum Konjunkturmotor. Auch der seit einigen Jahren schon im zweiten Gesundheitsmarkt zu verzeichnende „Megatrend Gesundheit" wird entscheidend dazu beitragen. Gesundheit ist vielschichtig und komplex und zeigt mehrere Facetten (Zukunftsinstitut 2024): Gesundheit ist

- Selbstoptimierung (Trainieren des eigenen Körpers, digitales Selftracking per Smartwatch, Medical Fitness und Sportivity),
- Vorsorge (z. B. Gesundheits-Screenings, Stressbewältigungsstrategien, Präventionsangebote der gesetzlichen Krankenkassen),
- digital (digitale Gesundheitsprodukte, z. B. Apps, DiGA),
- auch weiblich (Aufarbeitung des Gender Bias in Forschung, Diagnose und Therapie; technische Produkte für weibliche Bedürfnisse),
- mental (Prävention und Behandlung psychischer Leiden),

- Human Resources und Corporate Health (betriebliches Gesundheitsmanagement [BGM] und gesundheitsfördernde Arbeitsbedingungen),
- Ernährung (enge Verknüpfung mit Lebensstil).

Gesundheit entwickelt sich zu einem breiten Bedarfsfeld der Menschen, weil die Komplexität und die Dynamik in unserem Leben die körperlichen, geistigen und seelischen Kräfte bis an die Grenzen der Belastbarkeit fordern. Gesundheit im ganzheitlichen Sinn wird den 6. Kondratieffschen Zyklus bestimmen. Diese Prognose wird von vielen Wissenschaftlern und Zukunftsforschern vertreten (u. a. Dostal und Dostal 2012; Granig und Nefiodow 2011; Oberender und Zerth 2010; Zukunftsinstitut 2024), insbesondere aber von Leo A. Nefiodow, einem ehemaligen Forscher der Fraunhofer-Gesellschaft. Auch die Autorin ist davon überzeugt, dass der Gesundheitsmarkt diese wegweisende Rolle einnehmen wird.

Diese Entwicklung kann jeder im Gesundheitsmarkt Tätige mit beeinflussen und sollte diese Chance auch ergreifen. Das Positive an Wachstumsmärkten ist, dass sie den darin tätigen Betrieben/Praxen die Grundlage für Wachstum bieten, sofern die entsprechenden Voraussetzungen geschaffen wurden.

Impulsgeber für das starke Wachstum des Gesundheitsmarktes ist in hohem Maße der Bereich der Informationstechnologie, wie durch Abb. 6.6 veranschaulicht wird.

Die Schäden, die das Informationszeitalter hinterlassen hat und in Zukunft noch hinterlassen wird, muss der Gesundheitsmarkt jetzt und in Zukunft „reparieren", darunter z. B.

- Bewegungsmangel,
- Vereinsamung durch den Zerfall von Familien,
- die zunehmende „Sprachlosigkeit" von Kindern durch übermäßigen Handy-, TV-, Gaming- und PC-Konsum,
- Multitasking und Erreichbarkeit überall und jederzeit,
- veränderte Ernährungsgewohnheiten (mehr Kalorienzufuhr als -verbrauch).

Bereits diese einfachen Beispiele verdeutlichen das Wachstumspotenzial des Gesundheitsmarktes. Zum Großteil wird das Wachstum jedoch durch die demografischen Veränderungen (Anstieg der Hochbetagten und multimorbiden Erkrankten, epidemiologischer Wandel) und der daraus resultierenden Anhebung des Rentenalters vorangetrieben. Hoher Leistungsdruck am Arbeitsplatz durch Mehrarbeit und Überstunden, die auf hohe Krankenstände und Fachkräftemangel zurückzuführen sind, lenken den Fokus auf Maßnahmen zur Gesunderhaltung von Arbeitnehmern. Der Fachkräftemangel wird wiederum zu Innovationen im Bereich digitaler Technologien führen, um die Patientenversorgung sicherstellen zu können (z. B. digitale Trainings-

Abb. 6.6 Evolutionsbedingte Gesundheitsprobleme. (Mit freundlicher Genehmigung © Tristan 3D/Fotolia)

geräte, virtuelle Therapiesitzungen, Gesundheits-Apps). KI wird hier unterstützend hinzugezogen werden. Siekmann (2023) spricht hier von „Effizienzsteigerung durch Digitalisierung", wobei er diese sowohl auf die Praxisorganisation als auch auf die Therapie an sich bezieht.

Der Gesundheitsmarkt und die verwandte Disziplin der Biotechnologie sowie der Bereich KI dürften in Zukunft eine Vielzahl von Innovationsmöglichkeiten bieten. Diese Disziplinen weisen alle **3 Merkmale einer Basisinnovation** nach Nefiodow (2001) auf:

1. Bündel aus vernetzten Technologien, die eine Wertschöpfungskette darstellen: Dies wurde in Abschn. 6.2.2 am Beispiel des 4. Zyklus dargestellt (Automobil und Mineralöl).
2. Großes Bedarfsfeld der Gesellschaft, das sich durch die Vernetzung von Technologien ergibt: In den unterschiedlichen Bereichen der Wertschöpfungskette entwickeln sich vielfältige Bedarfe.
3. Reorganisation der Gesellschaft: Durch eine Vielzahl an neuen Dienstleistungen und Produkten werden alle Bereiche der Gesellschaft tangiert, vom Bildungswesen über die Arbeitswelt bis zur Forschung.

Abb. 6.7 zeigt am Beispiel der Biotechnologie, wie diese Vernetzung im Gesundheitsmarkt aussehen könnte.

Mit dieser Entwicklung rückt erstmalig der Mensch ins Zentrum des Wirtschaftsgeschehens, weil er sich weit von einer natürlichen und gesunden Lebensweise entfernt hat. Von den Menschen in Deutschland werden vielfältige innovative Entwicklungen gefordert. Nach Opaschowski (2009, S. 2) bestand schon im Jahr 2009 aus Sicht von 96 % der Bundesbürger die wichtigste Zukunftsaufgabe im medizinischen Bereich darin, dass „Therapien von Alzheimer bis Aids [...] als ‚die' Zukunftsinnovation Nr. 1 gesehen werden". Durch die vielfältigen innovativen Entwicklungen, die im Gesundheitsmarkt gefordert

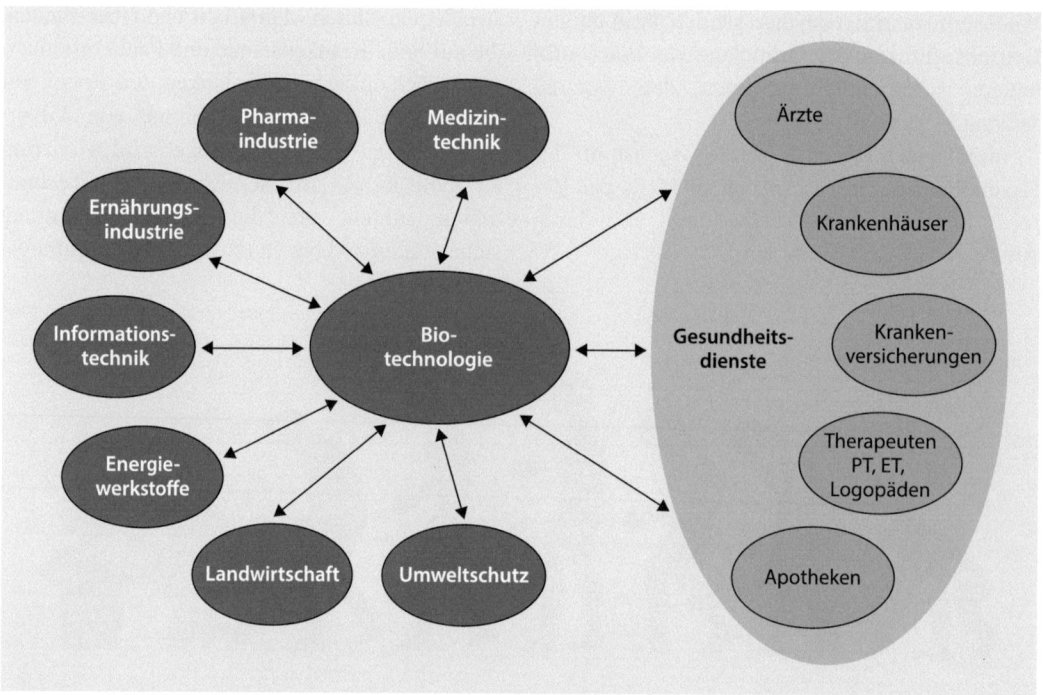

Abb. 6.7 Wertschöpfungskette „Gesundheit" des 6. Kondratieffschen Zyklus. *ET* Ergotherapeuten, *PT* Physiotherapeuten

6.3 Bedeutung des Gesundheitsmarktes

werden, nimmt der Mensch durch Prävention, Krankheit, Kuration, Rehabilitation oder Pflegebedürftigkeit entscheidenden Einfluss auf die Konjunkturentwicklung. Zur Bewältigung dieser Herausforderungen ist eine Reorganisation der Gesellschaft und damit auch des Gesundheitsmarktes unabdingbar.

6.3.2 Der Gesundheitsmarkt der Zukunft

Eine Reorganisation der Gesellschaft wird aller Voraussicht nach mit einer Spaltung des herkömmlichen Gesundheitsmarkts in einen Markt der Grundversorgung und einen Markt der Wahlleistungsversorgung einhergehen. Letzterer wird sich aus dem Markt der Grundversorgung herauslösen. Hinzu dürfte ein Bereich kommen, der außerhalb dieser Segmente existiert und permanent weiterwachsen wird und der hier als freier Gesundheitsmarkt oder Markt der individuellen Gesundheitsdienstleistungen (im ganzheitlichen Sinn) bezeichnet werden soll. In diesem Bereich werden Unternehmen entstehen, die sich auf die vielschichtigen Facetten von Gesundheit (Prävention, Mental Health, Digital Health, Zielgruppe Frauen, BGF und Gesundheitsberatung) spezialisieren. Abb. 6.8 soll diese mögliche künftige Struktur verdeutlichen.

Aus dem Grundversorgungssegment wird es eine Verschiebung ins Wahlleistungssegment und in ein individuelles Segment geben. Hierbei dürfte sich der Wettbewerb verstärken. Therapeutische Praxen werden sowohl mit Berufskollegen als auch mit anderen Unternehmen im Wettbewerb stehen, die die Potenziale im Gesundheitsmarkt erkannt haben, z. B. die großen Fitnessketten. Auf diesen Wettbewerb müssen Praxisinhaber gut vorbereitet sein.

Die Reorganisation wird vom voranschreitenden demografischen Wandel, der Verschiebung der Alterspyramide bei steigender Lebenserwartung, begleitet werden. Hier wächst ein großes Segment der „Hochbetagten" heran, das innovative Lösungen fordert – ebenso wie auch das schrumpfende Segment der Kinder und Jugendlichen oder das Segment der Zuwanderer, Segmente, die ihre ganz eigenen Herausforderungen bergen. Diese müssen erkannt und gemeistert werden.

Abb. 6.8 Umstrukturierung des Gesundheitsmarktes (Szenario)

6.3.3 Chancen und Risiken im Gesundheitsmarkt

Zusammenfassend lassen sich aktuell folgende **Chancen** identifizieren, auf denen sich Zukunftsstrategien im Gesundheitsmarkt aufbauen lassen:

- Positive Prognosen zur Marktentwicklung
- Weiteres Wachstum des freien Gesundheitsmarktes mit neuen Arbeits- und Handlungsfeldern
- Demografischer Wandel (die Zielgruppe der Senioren wächst, neue Krankheitsbilder entstehen oder steigen rasant an [z. B. Demenz]), gleichzeitig Trend zur Singularisierung (Zoch 2009), komplexe Beratungsbedarfe entstehen
- Digitalisierung (in Verwaltung und Patientenversorgung), einhergehend mit einer kontinuierlich wachsenden Bevölkerungsgruppe der Digital Natives (Siekmann 2023)
- Zunahme von Patienten anderer Kulturkreise (Migranten), Zunahme von Kindern anderer Kulturkreise
- Trend zur Prävention (GKV, Privatpersonen)
- Zunehmende Bereitschaft der Bevölkerung, für die Gesundheit selbst zu zahlen
- Sich wandelnde Bedeutung des Gesundheitsbegriffs: von Fitness über Wellness, psychische Gesundheit und Health Empowerment hin zu einer „völlig neuen Definition von Gesundheit: als Lebensstil, innere Konstitution und Sinnerfüllung" (Zukunftsinstitut 2024)
- Gesellschaftliche Veränderungen, die zu vielfältigen Gesundheitsproblemen führen (mangelnde Bewegung, Adipositas, Stress, Diabetes mellitus etc.)
- Steigende Bereitschaft von Unternehmen, Verantwortung für ihre Mitarbeiter zu übernehmen und auf eigene Kosten Gesundheitsfürsorge zu übernehmen (daraus erwachsen die Bereiche der BGF und Beratung von Unternehmen in Gesundheitsfragen)
- Zunehmender Bedarf an Bildung/Weiterbildung (Tätige im Gesundheitsmarkt können zur Weiterqualifizierung beitragen, indem sie ihr Wissen weitergeben)

Diesen Chancen stehen aus Sicht der Autorin **3 Hauptrisiken** gegenüber:

- Zunehmender Fachkräftemangel mit der damit einhergehenden Verschiebung der Alterspyramide
- Gesundheitsreform (weitere Reformen sind zu erwarten und abhängig vom Gelingen politischer Koalitionen)
- Steigender Wettbewerb aus angrenzenden Märkten

Ein eventuelles 4. Risiko stellt der demografische Wandel in Bezug auf die Zielgruppe der Kinder und Jugendlichen dar, die kontinuierlich schrumpft. Darauf können sich Praxisinhaber jedoch einstellen (s. auch Chancen).

6.3.4 Konsequenzen für Praxisinhaber

Der Gesundheitsmarkt ist ein großer und weiterhin wachsender Markt, der das Potenzial hat, Motor des nächsten langen Konjunkturzyklus, des 6. Kondratieff-Zyklus zu werden. Dies wird jedoch nicht ohne Umstrukturierungen und einschneidende Veränderungen möglich sein.

Statt Reformbemühungen im Gesundheitswesen zu beklagen, müssen Praxisinhaber auf diese Veränderungen vorbereitet sein und flexibel darauf reagieren können, um langfristig im Markt zu bestehen. Langfristiges Bestehen in Ergotherapie, Logopädie und Physiotherapie bedeutet die Ausrichtung aller beruflichen Aktivitäten auf Wachstum. Wachstum erfordert zielgerichtetes Vorgehen und Innovationsfreude, und beides erfordert wiederum eine zukunftsfähige Konzeption unter Einhaltung der entsprechenden Rahmenbedingungen, die ohne grundlegende Kenntnisse in Betriebswirtschaftslehre (BWL) nicht professionell erstellt werden kann. So trägt auch die BWL dazu bei, die Professionalisierung der Therapieberufe voranzutreiben.

Um also die Chancen im Gesundheitsmarkt zu nutzen, müssen Zukunftskonzepte entwickelt werden, die auf Innovationen aufbauen. Die gro-

6.4 Vielfalt des Innovationsbegriffs

ßen Basisinnovationen der Weltkonjunktur wurden bereits erläutert. Im folgenden Abschnitt wird nun erläutert, wann man im betriebswirtschaftlichen Sinn von Innovationen spricht.

Ausgangssituation

Praxisinhaberin N. und ihre Mitarbeiterinnen hatten immer wieder festgestellt, dass die Kommunikation in der Praxis und nach extern nicht optimal ablief. Daraufhin hatten sie in einer Teamsitzung beschlossen, die Praxiskommunikation ganz neu zu gestalten. Jetzt haben sie ein innovatives Kommunikationskonzept. Stolz berichtet Inhaberin N. einer befreundeten Praxisinhaberin davon, die das mit folgenden Worten kommentiert: „Das ist doch keine Innovation, das haben wir schon lange!" ◄

Versucht man, den Begriff „Innovation" zu definieren, bietet die Literatur eine Vielzahl von Ansatzpunkten. Eine allgemein verbindliche Definition ist nicht möglich, da solche Definitionen stets von der jeweiligen Perspektive auf die potenzielle Innovation bestimmt werden und zudem immer erst im Nachhinein klar wird, was eine Innovation war (Betz 2004). Abb. 6.9 zeigt die unterschiedlichen Blickwinkel, aus denen Innovationen betrachtet werden können.

Was als Innovation bezeichnet wird und welches Problem oder Ziel am Anfang des Innovationsprozesses steht, muss jeder Praxisinhaber für sich selbst entscheiden. Dabei sollte er von seiner individuellen Situation (Leistungsangebot, Zielgruppen, Wettbewerbssituation, Stärken- und Schwächenanalyse etc.) ausgehen.

Betz (2004) hat unter Berücksichtigung der aktuellen Literatur und der herrschenden wissenschaftlichen Meinung eine Strukturierung vorgenommen und den Begriff „Innovationen" neu definiert. Danach ist der Oberbegriff, unter den sich die Innovation einordnet, die Neuerung. Abb. 6.10 gibt einen Überblick.

Eine umfassende **Definition** von „Innovation" für Gesundheitsberufe kann in Anlehnung an Betz (2004, S. 17) wie folgt formuliert werden:

▶ Innovationen sind die auf Basis der Patientenorientierung zielgerichteten und systematisch entwickelten Neuerungen (Therapien, Prozesse oder kombinierte Therapie-/Prozessneuerungen), die durch die Akzeptanz sozialer Gruppen kollektiv als neu bezeichnet werden und sich erfolgreich im (Gesundheits-)Markt oder innerbetrieblich durchgesetzt haben.

Abb. 6.9 Vielfalt der Definitionen von „Innovation". (In Anlehnung an Hauschildt 1997)

Abb. 6.10 Die neue Definition von Innovation

Nach dieser Definition sind die **Wesensmerkmale** der Innovation eine zielgerichtete Entwicklung und ein systematischer, strukturierter Entwicklungsprozess sowie der Erfolg im Markt oder ein innerbetrieblicher Erfolg (innovative Prozesse wie das Kommunikationskonzept im Eingangsbeispiel). Kommt bei einer Erfindung oder bei einer Entdeckung die wirtschaftliche Nutzung und der Erfolg im Markt hinzu, dann spricht man auch hier von Innovationen.

Der Erfolg im Markt und die Akzeptanz der Innovation durch soziale Gruppen (z. B. Patienten) hängt u. a. auch vom Neuheitsgrad ab. Der **Neuheitsgrad** wird in der herrschenden Literatur oft unterteilt in Basis-, Verbesserungs- und Scheininnovationen, was am Beispiel des Fernsehgeräts erläutert werden soll:

- Die Basisinnovation ist die Entwicklung des Fernsehgeräts.
- Die Verbesserungsinnovation ist die Weiterentwicklung zum Farbfernseher.
- Die Scheininnovation ist z. B. die Veränderung der Gehäusefarbe.

Innovationen können alle Bereiche betreffen, von Sachgütern (Tablet/iPad, Trainingsgeräte) über Dienstleistungen (neue Therapien, Gesundheits-Apps, Personal Coaching, computerassistierte oder Videotherapien, Videosprechstunde, Beratung von Unternehmen zur BGF oder auf dem Bildungsmarkt z. B. die Einführung des Bachelorstudiengangs für Ergotherapeuten, Logopäden und Physiotherapeuten im Jahr 2001) bis hin zu Prozessen (z. B. Ablaufprozessen). Abb. 6.11 zeigt die Innovationsarten und -grade im Überblick.

Um Innovationen überhaupt entwickeln zu können, müssen zunächst einmal verschiedene Voraussetzungen erfüllt sein. Oftmals wird die Entwicklung von Innovationen auch durch verschiedene Barrieren verhindert. Diese Aspekte werden im folgenden Abschnitt beleuchtet.

6.5 Barrieren und Voraussetzungen für Innovationsentwicklung

Abb. 6.11 Innovationsarten und Innovationsgrade

6.5 Barrieren und Voraussetzungen für Innovationsentwicklung

Ausgangssituation

Mitarbeiterin A. der Logopädiepraxis W. ist seit Kurzem neu in der Praxis. Da sie während ihres Masterstudiums an der HAWK, Hochschule für angewandte Wissenschaft und Kunst, Hildesheim, gelernt hat, wie man Innovationen entwickelt, wird sie von Inhaberin W. gebeten, innovative Dienstleistungen für die Praxis zu erarbeiten. Mitarbeiterin A. hat schlechte Erfahrungen mit ihrem letzten Arbeitgeber gemacht und ist nur auf Widerstände gestoßen, als sie ihm Ideen für neue Angebote unterbreitet hat. Deshalb kommt sie dem Wunsch von Inhaberin W. nur nach, wenn bestimmte Rahmenbedingungen gegeben sind. ◄

Welche Voraussetzungen gegeben sein sollten, damit Innovationen erfolgreich entwickelt werden können, und welche Barrieren der Entwicklung häufig entgegenstehen, wird im Folgenden erläutert.

6.5.1 Barrieren

Das Wesen der Innovation ist der Widerstand gegen sie (Hauschildt 1997). Widerstände können folgende Hintergründe und Ursachen haben:

- Innerbetriebliche Gründe (Zweifel, Nichtwollen, kritische Auseinandersetzung mit dem Bestehenden wird gescheut, innovationsfeindliche Organisation, Verbesserungsvorschläge werden als Kritik am Bestehenden aufgefasst)
- Ökonomische Argumente (hohe Investitionen, finanzielle Anforderungen)
- Dominanz des laufenden Praxisbetriebs
- Durch laufende Tätigkeit keine Zeit für Kreativität
- Widerstände bei Ärzten, GKVen, Berufsverbänden, Patienten
- Widerstände durch Behörden, Gesetze, Vorschriften etc.

Um solchen Widerständen entgegenzuwirken, sollten bestimmte Voraussetzungen für Innovationsentwicklung berücksichtigt werden, die im Folgenden näher bestimmt werden.

6.5.2 Voraussetzungen

Innovationsentwicklung erfordert zunächst einmal gesunde Führungskräfte und gesunde Mitarbeiter. Nach Nefiodow (2001) ist die Gesundheit der am Innovationsprozess Beteiligten von großer Bedeutung für ihre Innovationskraft, ihre Kreativität und ihre Flexibilität in Bezug auf Struktur-, Prozess- und Produkt-/Dienstleistungsinnovationen. Weiterhin sind zeitliche, finanzielle und personelle Ressourcen sowie die Übereinstimmung der Ideen mit der Praxisphilosophie und den Grundsatzzielen der Praxis nötig.

Darüber hinaus sind folgende Voraussetzungen unerlässlich:

- Klienten- und Marktorientierung
- Innovationsklima
- Kreativität

6.5.2.1 Klienten- und Marktorientierung

Die Orientierung am Markt und an den Bedürfnissen der Nachfrager ist die wichtigste Voraussetzung für erfolgreiche Innovationen. Dies haben zahlreiche empirische Studien aus verschiedenen Branchen aufgezeigt (Betz 2004). Die Entwicklungen im eigenen Markt und in angrenzenden Märkten müssen genau beobachtet werden. Die interessanteste Idee ist nicht zielführend, wenn sie die Bedürfnisse der Zielgruppe nicht befriedigt und damit auch keine Akzeptanz in der Zielgruppe erreicht. Um dies sicherzustellen, sollten die entwickelten Ideen in der Gruppe der potenziellen Nachfrager mittels Marktforschung (Abschn. 3.2.1) auf Relevanz und Akzeptanz überprüft werden. Dies ist nachdrücklich auch Praxisinhabern zu empfehlen.

6.5.2.2 Innovationsklima

Damit Kreativität zu Innovationen führt, muss ein entsprechender „Nährboden" für die Entfaltung der Kreativität geschaffen werden, das Innovationsklima. Um dieses Klima zu schaffen, muss innerhalb einer Praxis das Bewusstsein geschaffen werden, dass ohne Innovationen langfristig kein Wachstum möglich ist. Der Wille, Neues zu entwickeln, muss vorhanden sein, ebenso wie die Bereitschaft, ungewöhnliche Wege zu gehen. Weiterhin müssen folgende „Spielregeln" beachtet werden, mit denen Kreativität erst möglich wird:

- Zeit („Auszeiten" nehmen), Ruhe, gedankliche Freiräume
- Abstand vom Tagesgeschäft
- Ansprechendes, anregendes Umfeld
- Richtige Zusammensetzung des Teams
- Bereitschaft der Teammitglieder, Kritik, Vorurteile, Hierarchien und „Egotrips" zurückzustellen und Toleranz zu üben
- Zulassen von Ideen, Visionen und Spontaneität

Ist eine Idee erst einmal geboren, dann muss sie auch in die Organisation hinein kommuniziert werden, damit sie von allen Beteiligten mitgetragen wird. Es muss etwas geschaffen werden, das alle Beteiligten verbindet: eine Vision (Abschn. 2.2.2). In der Vision erhält eine Idee eine gemeinsame Bedeutung (bezogen auf alle Beteiligten in einer Praxis).

Praxisinhaber können in ihrer Funktion als Unternehmer solche Visionen anstoßen. In Deutschland und weltweit gibt es zahlreiche inhabergeführte Unternehmen, deren ausgeprägte Visionen wesentlich zu deren Erfolg beigetragen haben. Stellvertretend sei Henry Ford genannt, dessen Vision „Ich möchte ein Auto für die ganze Gesellschaft bauen" schon vor vielen Jahren realisiert wurde.

6.5.2.3 Kreativität

De Bono (1996) hat Kreativität als „Schlüsselbaustein der Zukunft" bezeichnet. Er vertritt die Auffassung, dass Kreativität veränderte Sichtweisen erfordert und deshalb traditionelle Denkweisen durch kreative ersetzt werden sollten. Man solle sich nicht primär mit dem, „was ist", beschäftigen, sondern mit dem, „was sein kann". Dazu bedarf es der Anwendung von Kreativitätstechniken. Sie ermöglichen das Ausbrechen aus bestehenden Denkmustern/-strukturen, um neue gedankliche Ausgangspositionen einzunehmen. De Bono bezeichnet dieses Vorgehen auch als „laterales Denken".

Eine kleine Übung soll veranschaulichen, wie sehr wir uns in bestehenden Denkstrukturen bewegen:

Überlegen Sie kurz, wie Sie ein Quadrat in 4 gleiche Teile teilen würden. Lesen Sie erst weiter, wenn Sie eine Lösung haben.

Die meisten Menschen geben als Lösung das Kreuz an, teilen das Quadrat also einmal von oben nach unten und einmal von links nach rechts. Es gibt jedoch viele verschiedene Möglichkeiten, ein Quadrat in 4 gleiche Teile zu teilen (z. B. durch 3 vertikale oder 3 horizontale Striche im gleichen Abstand oder durch 2 diagonale Striche)

Wer (nur) die Standardlösung erarbeitet hat, sollte bei der Entwicklung von Innovationen Kreativitätsmethoden anwenden. Wer eine andere Lösung erarbeitet hat, verfügt schon über gute Voraussetzungen für kreative Gedankengänge, sollte jedoch trotzdem nicht auf die Anwendung von Kreativitätsmethoden verzichten, um eine möglichst große Ideenvielfalt zu entwickeln. Eine dieser Methoden ist De Bonos „Methode der 6 Hüte", die neben anderen in Abschn. 6.6.3 erläutert wird.

Sind die genannten Voraussetzungen erfüllt, kann die Entwicklung von Innovationen beginnen. Dazu sei noch einmal ein Wesensmerkmal von Innovationen in Erinnerung gebracht: das zielgerichtete, systematische Vorgehen. Dieses Vorgehen erfolgt in 8 Schritten. Diese 8 Schritte bildet der Innovationsprozess ab. Wie viel Zeit für diese 8 Schritte benötigt wird, kann nicht pauschal angegeben werden, sondern hängt von den zeitlichen Kapazitäten des Praxisinhabers und dem Umfang der Unterstützung durch seine Mitarbeiter ab. Wenn man bereits eine Situationsanalyse durchgeführt und die Ergebnisse der SWOT-Analyse vorliegen hat, können die 8 Schritte relativ schnell durchlaufen werden, z. B. innerhalb von 4 Wochen bis zur Markteinführung. Die Markteinführung selbst gestaltet sich erfahrungsgemäß etwas zeitintensiver. Dafür können weitere 6–8 Wochen veranschlagt werden. Mit der entsprechenden Einplanung von sog. Pufferzeiten sollte man insgesamt mind. 6 Monate für Innovationsentwicklung einkalkulieren, eher mehr.

Der nachfolgende Abschnitt soll in die Systematik des Vorgehens einführen und Praxisinhabern Mut machen, innovative Wege zu gehen.

6.6 Innovationen schrittweise entwickeln: Der Innovationsprozess

Ausgangssituation

Praxisinhaber M. hat viele Demenzpatienten und stellt immer wieder fest, dass Angehörige Tipps zum Umgang mit Demenzkranken benötigen. Angeregt durch die Diskussion mit Praxisinhaber K. während der Fortbildung im vergangenen Monat möchte Praxisinhaber M. nun endlich für die Angehörigen ein innovatives Angebot entwickeln. Er hat so etwas aber bisher noch nicht gemacht und ist unsicher, was genau er anbieten soll, was er berechnen kann, wie er das Angebot bei den Angehörigen bekannt machen soll und ob es angenommen wird. ◄

Zur Entwicklung von Innovationen und zur erfolgreichen Durchsetzung im Markt ist es sinnvoll, die 8 Schritte des Innovationsprozesses zu durchlaufen. Ein Innovationsprozess ist laut Herstatt (1999, S. 80) ein „in eng miteinander verknüpften Phasen ablaufender Prozess, an dessen Ende eine neue Leistung hervorgeht, die im Ziel- bzw. Nutzersegment erfolgreich vermarktet werden kann". Im Kontext der Gesundheitsberufe kann eine solche neue Leistung z. B. eine neue therapeutische Dienstleistung sein.

In der Literatur besteht generell Einigkeit über die Phasen des Innovationsprozesses. Betz (2004) hat aufgrund der Ergebnisse einer empirischen Studie die 6 Kernphasen (Phasen 2–7) um 2 weitere Phasen ergänzt (Abb. 6.12). Die sich hieraus ergebenden 8 Phasen laufen nicht unmittelbar nacheinander ab. Sie sind alle geprägt durch die Rückkoppelung von Markt, Nutzern und Wettbewerbern. Dies führt dazu, dass zeitweilig sog. Schleifen durchlaufen werden, nach dem Motto „Zwei Schritte vor, einen Schritt zurück" – z. B. dann, wenn eine Idee entwickelt wurde, die in der

Abb. 6.12 In 8 Schritten zur Innovation: der Innovationsprozess

Zielgruppe nicht auf Akzeptanz stößt. In diesem Fall muss die Ideenphase unter Umständen nochmals durchlaufen werden.

6.6.1 Phase 1: Chancen erkennen

Phase 1 beinhaltet die Marktanalyse der Praxis in ihrem relevanten Umfeld, eine Stärken- und Schwächenanalyse der Praxis sowie die Ermittlung von marktbezogenen Chancen und Risiken (Abschn. 3.2.5, „SWOT-Analyse"). Man kann zur Chancenerkennung auch Informationen von Instituten für Trend- und Zukunftsforschung einholen. Das Ergebnis in dieser Phase kann ein interessantes neues Handlungsfeld sein, das idealerweise auf den Stärken der Praxis aufbaut; es kann aber auch eine neue Therapiemethode sein. Auslöser für Innovationen können zudem Ideen und Anregungen von Mitarbeitern, Patienten oder Angehörigen sein oder auch Probleme dieser Zielgruppen.

6.6.2 Phase 2: Aufgabenstellung erarbeiten

In Phase 2 geht es darum, die Chancen genauer zu beschreiben, sodass eine Aufgabenstellung entsteht. Es kann auch sein, dass in Phase 1 in einer Zielgruppe ein bestimmtes Bedürfnis oder Problem ermittelt wurde, für das nun eine Lösung gefunden werden soll. Es ist wichtig, dass in dieser Phase die Aufgabe, das Bedürfnis oder das Problem genau beschrieben wird, z. B. Tipps für Angehörige für den Umgang mit Demenzkranken. Solch eine Beschreibung ist die Ausgangsbasis für die nächste Phase, die Ideenentwicklung.

6.6.3 Phase 3: Ideen entwickeln

Phase 3 sieht 2 grundsätzliche Vorgehensweisen vor, um Ideen zur Lösung der definierten Aufgabe zu entwickeln:

- **Sammlung** vorhandener Vorschläge und Anregungen
- Gezielte **Produktion** von Ideen

Beginnen sollte man zunächst mit der Sammlung von Ideen. Wo man überall mit der Sammlung beginnen kann, zeigt Abb. 6.13. So kann z. B. bei der Suche nach Tipps für Demenzkranke zunächst erst einmal geschaut werden, ob irgendeine Einrichtung solche Tipps bereits herausgibt. Man kann auch ins Ausland blicken und dort nach bereits vorhandenen Tipps Ausschau halten, die man dann ggf. mit Änderungen auf seine

6.6 Innovationen schrittweise entwickeln: Der Innovationsprozess

Abb. 6.13 Möglichkeiten der Ideenentwicklung

eigene Aufgabenstellung übertragen kann. Wenn auf diesem Weg keine Ideen entstehen, dann sollte der Weg der Ideenproduktion mithilfe von Kreativitätstechniken beschritten werden.

Diese Kreativitätstechniken, die sich zur Produktion von Ideen eignen, können hier nicht im Einzelnen erläutert werden. Dazu wird auf die entsprechende Fachliteratur hingewiesen (z. B. De Bono 1996; Luther 2013; Weidemann 2010). Der Einsatz der Techniken hängt von der Problem-/Aufgabenstellung und der Erfahrung des Kreativteams ab, aber auch von den Erfahrungen des Moderators mit der Anwendung von Kreativitätstechniken. Auch lässt sich nicht jede Kreativitätstechnik auf jede Aufgabenstellung anwenden. Tab. 6.1 nennt die bekanntesten Kreativitätstechniken und ihre Anwendungsbereiche.

Wurden mithilfe einer oder mehrerer dieser Techniken Ideen generiert, müssen diese im nächsten Schritt schriftlich ausgewertet werden. Dazu sind Kriterien erforderlich, anhand derer die Bewertungen vorgenommen werden. Die folgende Übersicht nennt die wichtigsten Bewertungskriterien.

Ideenbewertung: Checkliste
- Ist die Idee geeignet, die Problem-/Aufgabenstellung zu lösen?
- Ist die Idee realisierbar?
- Unter welchen Voraussetzungen wäre sie realisierbar?
- Welchen Nutzen hat die Idee und wer hat Nutzen davon?
- Welche Kosten würde ihre Realisierung verursachen?
- Welcher Preis/welches Honorar könnte erzielt werden, und wer würde für die Dienstleistung/das Produkt aus dieser Idee bezahlen?
- Welche weiteren Konsequenzen könnte diese Idee haben?
- Wie ist die Idee im Vergleich zum (wenn vorhanden) Wettbewerb zu beurteilen?
- Gibt es etwas, das überflüssig ist an der Idee?
- Welche Stärken hat diese Idee und wie lassen sie sich nutzen?

Tab. 6.1 Anwendbarkeit von Kreativitätstechniken. (In Anlehnung an Nöllke 2004)

Kreativitätstechnik	Wann anwenden? Was ist zu beachten?
Brainstorming 6–8 Teilnehmer äußern spontan Ideen, die von allen aufgegriffen und spontan weiterentwickelt werden. Es entstehen Assoziationsketten.	– Wenn die Problemstellung breit und vielfältig angegangen werden soll – Wenn die Teilnehmer wenig Erfahrung mit Kreativsitzungen haben – Wenn die Gruppe betroffen ist (höhere Akzeptanz, alle stehen hinter der Idee)
Methode 635 6 Personen machen je 3 Vorschläge und haben dafür 5 min Zeit. Vorschläge werden 6-mal weitergereicht, jeder macht wieder 3 neue Vorschläge auf der Basis des Vorgängers.	– Wenn in kurzer Zeit eine Vielzahl von Ideen produziert werden soll (108 Ideen in 30 min) – Achtung: evtl. für einige Teilnehmer sehr stressig wegen des Zeitdrucks
Synektik Schrittweise Verfremdung des Ausgangsproblems durch Bildung von Analogien	– Wenn die Problemstellung gedanklich weit verlassen werden soll (bei sog. Betriebsblindheit) – Nicht für Anfänger geeignet – Erfahrener Moderator erforderlich
Methode der 6 Hüte Jeder Hut steht für eine bestimmte Perspektive, der Hutträger nimmt eine bestimmte Rolle ein.	– Wenn das Problem aus mehreren Perspektiven/Blickwinkeln erfasst werden soll – Ermöglicht Distanz zum Problem – Baut Spannungen in heterogenen Gruppen ab (Positionskämpfe werden vermieden)
Checklisten (z. B. nach Osborn 1953) Aus bestehenden Dienstleistungen/Produkten werden durch andere Verwendung, Anpassen, Ändern, Vergrößern, Verkleinern, Ersetzen, Umstellen, Umkehren, Kombinieren oder Transformieren neue Ideen entwickelt.	– Wenn bereits Ideen vorliegen – Zur Nachbereitung einer Brainstorming-Sitzung – Für originelle Ideen
Bionik Übertragung von Modellen aus der Natur, z. B. die Klette als Modell für den Klettverschluss	– Bei gut strukturierten Ausgangsfragestellungen – Bei technischen Problemen
Morphologischer Kasten Zerlegung des Ausgangsproblems in Teilprobleme. Lösungen der Teilprobleme werden zu kreativen Gesamtlösungen kombiniert.	– Bei Problemstellungen, die ein geordnetes, logisches Vorgehen verlangen – Wenn es verschiedene relevante Kriterien gibt, die alle berücksichtigt werden müssen – Wenn sich das Problem zerlegen lässt

- Welche Schwächen hat diese Idee und wie lassen sie sich minimieren/verhindern?
- Ist die Idee nachvollziehbar?
- Wer wäre bereit, die Idee mitzutragen/durchzusetzen? Wer muss noch als „Förderer" gewonnen werden?
- Welchen Zeitbedarf benötigt diese Idee?
- Passt die Idee insgesamt zur Organisation?

Sind die Ideen bewertet, kann (z. B. mittels Vergabe von Punkten) eine Auswahl getroffen werden. Man sollte die Ideenbewertung idealerweise gemeinsam mit Mitarbeitern vornehmen. Dazu erhält jeder Mitarbeiter 3 Klebepunkte, die er den Ideen beliebig zuordnen kann. So erhält man schnell eine Häufigkeit. Die ausgewählten und erfolgversprechendsten Ideen werden weiterverfolgt. Wichtig ist in dieser Phase, dass die Ideen in der Praxis von allen mitgetragen werden. Dazu sollten vorher folgende Überlegungen angestellt werden:

- Welche Gegenargumente könnten von wem genannt werden?
- Wie könnten die Gegenargumente entkräftet werden?
- Herausstellen des Nutzens/des Vorteils der Idee
- Aufzeigen der Nachteile, wenn die Idee nicht realisiert würde

Die von allen getragene Idee durchläuft nun die nächste Phase, in der jeweils ein Konzept für die ausgewählten Ideen entwickelt werden muss.

6.6.4 Phase 4: Konzepte erarbeiten

Das Ziel von Phase 4 ist die Konkretisierung der Idee. Diese kann in Form eines Verbalkonzepts erfolgen. Ein Verbalkonzept beschreibt anschaulich auf einer halben DIN-A4-Seite die ausformulierte Idee sowie den Nutzen bzw. die Vorteile für die Zielgruppe. Das Verbalkonzept kann dann auf Akzeptanz in der Zielgruppe getestet werden. Dieser Test soll das Misserfolgsrisiko zu einem frühen Zeitpunkt minimieren.

Im Folgenden wird ein Verbalkonzept zur Entwicklung eines interdisziplinären Angebots für Angehörige von Demenzkranken vorgestellt. In diesem Verbalkonzept wird das neue Angebot genau beschrieben, sodass die Zielgruppe (Angehörige) sich vorstellen kann, um welches Angebot es sich handelt und was inhaltlich geplant ist. Angehörige von Demenzkranken, zu denen die Praxis einen guten Kontakt hat, sollten als Testpersonen ausgewählt und angesprochen werden. Das nachfolgende Praxisbeispiel wurde von Studierenden des Masterstudiengangs Ergotherapie, Logopädie, Physiotherapie an der HAWK im Rahmen der Lehrveranstaltung „Innovationswerkstatt" im Wintersemester 2009/10 erstellt.

> **Praxisbeispiel: Verbalkonzept**
>
> Das Team des Therapiehauses „Am bunten Garten" bietet Ihnen als Angehörigen einen Workshop zum Thema Hilfen und Tipps für den Umgang mit dem Demenzkranken und den daraus entstehenden Alltagsproblemen an.
>
> Fragen, die in dem Workshop beantwortet werden können, sind z. B.:
>
> - Wie gestalte ich unsere häusliche Umgebung für mich und den Demenzkranken praktisch?
> - Wie gehe ich mit Aggressivität um?
>
> Der Ablauf des Workshops gliedert sich in mehrere Teile. Im 1. Teil wird für alle Teilnehmer gemeinsam eine Einführung mit allgemeinen therapeutischen Ratschlägen zur Erleichterung des Alltags gegeben. Am Ende des ersten Workshops haben Sie die Möglichkeit, Ihre persönlichen Fragen und Probleme einzubringen. Diese werden dann in Teil 2 (Ergotherapie), Teil 3 (Logopädie) und Teil 4 (Physiotherapie) individuell besprochen und Lösungen praktisch erarbeitet. Die Anmeldung zu den Workshops Teil 2 bis 4 erfolgt je nach Ihrem Bedarf und Ihrem Interesse am Ende des 1. Workshops.
>
> Kosten:
>
> - Workshop 1 (Einführung) + 1 weiterer Workshop Ihrer Wahl = 70 €
> - Workshop 1 (Einführung) + 2 weitere Workshops Ihrer Wahl = 90 €
> - Workshop 1 (Einführung) + 3 weitere Workshops Ihrer Wahl = 110 €

Dieses Verbalkonzept kann nun zu Testzwecken Angehörigen von Demenzkranken vorgelegt werden, um die Akzeptanz zu überprüfen. Dazu legt man ihnen einen Ausdruck des Verbalkonzepts vor mit der Bitte, es zu lesen. Im Anschluss kann man mittels eines kurzen Fragebogens die Probanden nach Gefallen, Relevanz, Nutzen, Änderungswünschen etc. befragen.

Verbalkonzepte können mit oder ohne Nennung des geplanten späteren Preises/Honorars getestet werden. Möchte man den Preis testen, sollte man vorher eine Grobkalkulation (Abschn. 5.2.4) des innovativen Produkts (interdisziplinärer Workshop) machen und dann mit unterschiedlichen Gewinnaufschlägen testen.

Die sich daraus ergebenden unterschiedlichen Verkaufspreise kann man dann einzeln oder in Preisspannen abfragen. Man kann auch ohne Preisvorgabe testen, indem man die Probanden fragt, wie viel Geld sie maximal für solch ein Angebot bezahlen würden. Gibt man Preise vor oder nennen die Probanden unvoreingenommen ihre Maximalpreise, kann man erfahrungsgemäß davon ausgehen, dass die Befragten ehrlich antworten. So erhält man Hinweise, ob und ggf. welche Preisspielräume möglich sind.

Die Verbalkonzepte (normalerweise hat man in dieser Phase noch Alternativen) müssen im nächsten Schritt bewertet und das bis zu diesem Zeitpunkt erfolgreichste ausgewählt werden.

6.6.5 Phase 5: Konzepte bewerten und auswählen

Zur Auswahl und Bewertung von innovativen Konzepten wurden in der Literatur zahlreiche Modelle bzw. Verfahren entwickelt, die sich unter dem Begriff der Punktbewertungs- oder Scoring-Modelle zusammenfassen lassen. Beispielhaft sei hier das Modell von O'Meara (Meffert 1998) genannt. Solche Modelle sind aber nur bedingt auf therapeutische Praxen übertragbar. Deshalb wurde an der HAWK gemeinsam mit Studierenden ein Katalog mit Kriterien zur Bewertung von Innovationskonzepten entwickelt, der sich an den Anforderungen des Gesundheitsmarktes orientiert und der in der folgenden Übersicht vorgestellt wird.

Innovationskonzepte: Bewertungskriterien
- Ethische Aspekte
- Einbettung ins Sozialversicherungssystem
- Ressourcen (Personal, Finanzen, Räumlichkeiten)
- Konkurrenzsituation (konkurrenzlos, bereits ähnliche Angebote im Markt)
- Bereitschaft der Selbstzahler
- Bevölkerungsdaten (demografische Entwicklung, Bevölkerungsdichte, Bevölkerungswanderungen)
- Krankheitsbilder/Epidemiologie
- Vielfältigkeit des Einsatzes (für mehrere Krankheitsbilder, für ein/wenige Krankheitsbilder)
- Interdisziplinarität
- Qualifikation des Initiators
- Wirksamkeitsnachweise/Forschungsergebnisse
- Soziale Schicht, die angesprochen wird
- Kulturkreis/kulturelle Relevanz
- Angebotsflexibilität (Tageszeit, Wochentag, Ferienzeit etc.)
- Hilfsmittel-/Arbeitsmaterialabhängigkeit
- Hygienestandards
- Rahmenrichtlinien
- Verordnungspflichtig/Kassenzulassung
- Einflüsse übergeordneter Organisationen (z. B. Weltgesundheitsorganisation [WHO])
- Förderungswürdig (z. B. durch Gesundheitsministerium, Forschungsorganisationen, Städte, Gemeinden)
- Interessenten/Sponsoren/Fördermittel aus Wirtschaftsunternehmen/Verbänden/Selbsthilfeorganisationen vorhanden oder zu gewinnen

---

Die für den jeweiligen Fall relevanten Bewertungskriterien lassen sich in einer Tabelle zusammenfassen und mit Punkten oder +/−/o versehen. Im Beispiel von Tab. 6.2 wurden nach diesem Muster innovative Konzepte für das Ausgangsproblem „Transfer von Therapien in den Alltag von Patienten" bewertet. Auch diese Kriterienmatrix wurde von Studierenden des Masterstudiengangs Ergotherapie, Logopädie, Physiotherapie an der HAWK im Rahmen der Lehrveranstaltung „Innovationswerkstatt" im Wintersemester 2009/10 entwickelt.

In diesem Beispiel punktet die Idee „Tageskalender mit Übungen" am höchsten (nur ein negatives Bewertungskriterium [−] im Gegensatz zu „Stundenplan" und „Übungszettel"). Im nächsten Schritt lässt sich dann ein Tageskalender mit den erforderlichen Übungen erstellen.

Tab. 6.2 Bewertung von innovativen Konzepten zum Ausgangsproblem „Transfer von Therapien in den Alltag von Patienten"

Idee/Konzept	Bewertungskriterium					Summe +
	Attraktivität	Umsetzung der Patienten	Finanzierbarkeit	Kontrollierbarkeit	Zeitlicher Aufwand	
Stundenplan	−	+	+	−	+	+++
Übungszettel	−	+	+	−	+	+++
DVD mit Übungen	−	o	o	−	o	−
Tagebuch	−	−	+	−	o	+
Angehörige einbeziehen	−	o	+	−	+	++
Belohnungssystem	+	+	−	o	+	++
Tageskalender mit Übungen	+	+	o	−	+	+++
Feedbackgerät	−	−	−	−	−	−

+ = positiv, − = negativ, o = weder positiv noch negativ

Neben solchen Bewertungskriterien empfiehlt es sich, zusätzlich Kriterien der Wirtschaftlichkeit der Konzepte heranzuziehen (Gewinnpotenzial, Break-Even-Analyse; Abschn. 5.3). Häufiges Problem ist dabei die Ermittlung der Kosten. Orientierung gibt Abschn. 5.2.1.

Nachdem die Bewertung der innovativen Konzepte abgeschlossen ist, hat sich im Idealfall ein Konzept herauskristallisiert, das ausgewählt wurde und in den Markt eingeführt werden soll. Dies ist das Konzept mit der höchsten Punktzahl oder mit den meisten positiven Kriterien.

Abschließend kann das ausgewählte Konzept weiter konkretisiert werden. In dieser konkretisierten Form kann in der sich nun anschließenden Testphase nochmals die Akzeptanz der angestrebten Zielgruppe überprüft werden.

6.6.6 Phase 6: Konzepte testen

In Phase 6 können Inhalte des innovativen Leistungsangebots, die Rahmenbedingungen (z. B. Häufigkeit des Kurses, Teilnehmerzahl) und der angestrebte Preis im Rahmen eines Konzepttests nochmals überprüft werden. Alternativ kann, bei geringem Risiko, auch das innovative Angebot direkt in den Markt eingeführt werden, und der erste Durchlauf wird als Pretest gewertet. In einem Pretest kann das neue Leistungsangebot zunächst einmal bei 1–2 Kunden vorab getestet werden, bevor man die Innovationen in größerem Umfang anbietet. Diese Kunden werden dann zu der ausgereiften Gesamtkonzeption befragt, die den Probanden ebenfalls in schriftlicher Form vorliegen sollte. Hat man aber das Risiko niedrig eingeschätzt und einen ersten Durchlauf mit Patienten gemacht, dann sollte das Konzept gut evaluiert werden. Dazu sollte ein Evaluationsfragebogen entwickelt werden, der den teilnehmenden Probanden nach Durchführung des Kurses vorgelegt wird.

Bei Angeboten, bei denen sich die GKVen mit finanziellen Zuschüssen beteiligen sollen, sollte auch überlegt werden, ob neben Tests in der Zielgruppe im Vorfeld das neue Angebot auch bei einer GKV getestet werden soll. Dazu muss das Konzept schriftlich dargelegt und der GKV vorgestellt werden. Die so bei den Kunden und ggf. der GKV gewonnenen Erkenntnisse fließen in die Weiterentwicklung der Innovation ein. Die derart ausgereifte Innovation hat nun Marktreife erreicht und kann der Zielgruppe angeboten werden.

6.6.7 Phase 7: Erfolgreiche Markteinführung

Bevor eine Innovation tatsächlich in den Markt eingeführt wird, ist in diesem 7. Schritt in Kurzform die Vermarktungskonzeption zu entwickeln. Dafür wird ein Ziel aufgestellt (z. B. 3000 € Gewinn mit dem innovativen Kursangebot in den nächsten 12 Monaten). Dann wird die Strategie festgelegt (z. B. gemeinsam mit der Volkshochschule [VHS], d. h., der innovative Kurs wird über die VHS angeboten). Im letzten Schritt werden die Marketingmaßnahmen (4 Ps; s. Abschn. 3.4) festgelegt (z. B. Leistungsangebot [Product]: Kursname, Kursdauer, Inhalte, Anzahl Termine; Kommunikation [Promotion]: Zielgruppe, Botschaft, Medium [Flyer etc.]; Preis [Price]: genauen Preis festlegen, zu dem der Kurs bei der VHS angeboten werden und den jeder einzelne Teilnehmer bezahlen soll; Ort des Leistungsangebots [Place]: festlegen, in welchen Räumlichkeiten der Kurs stattfindet). Das Marketingbudget muss erarbeitet werden. Daran schließt sich die Umsetzung des innovativen Konzepts an (das Medium, z. B. Flyer, muss in Auftrag gegeben und ein Zeitplan muss erstellt werden; Letzterer kann ergänzt werden um einen Aktionsplan; Abschn. 3.5.1).

Will man eine innovative Therapie oder Dienstleistung „vermarkten", dann sind der Ablauf und das Marketinginstrumentarium ähnlich wie bei bestehenden Leistungsangeboten (s. hierzu Abschn. 3.1.5). Darüber hinaus sind jedoch bei der **Vermarktung** von Innovationen folgende Besonderheiten zu berücksichtigen:

- Abgeleitet vom Begriff „Vermarktung" erfordert der Markteintritt die konsequente Orientierung am Markt, in dem die Praxis tätig ist bzw. zukünftig tätig werden will, und am Klienten (Welche Klienten/Zielgruppen sollen angesprochen werden, welche Bedürfnisse spricht die neue Therapie an, welche Position nimmt sie im Markt ein, gibt es Wettbewerber, welche Förderer der Innovation können gewonnen werden?).
- Bei der Qualität der Leistung dürfen keine Abstriche gemacht werden. Qualität muss von Anfang an überzeugen (wer die „Technik" noch nicht beherrscht, kann erst später starten).
- Das Besondere, also die „unique selling proposition" (USP) bzw. „unique therapeutical proposition" (UTP), an der Innovation muss herausgestellt werden (Welchen einzigartigen Vorteil hat sie, wodurch unterscheidet sie sich von bestehenden Therapien oder von Wettbewerbsangeboten?).
- Die USP/UTP muss gezielt in die Zielgruppe hinein kommuniziert werden (Kommunikationsmodell nach Lasswell beachten; Abschn. 3.4.2).
- Mögliche Preisspielräume nach oben sollten ausgeschöpft werden, denn echte Innovationen erzielen höhere Preise, solange es keine Nachahmer im Markt gibt. Sobald Wettbewerber ähnliche Dienstleistungen anbieten, werden i. d. R. Preiskorrekturen nach unten erforderlich. Deshalb sollten Preisspielräume in der Zielgruppe überprüft und ausgeschöpft werden, solange man den Vorsprung im Markt hat.

Neben der Vermarktungskonzeption sollte eine Planung von Umsatz, Kosten und Gewinn erfolgen. Diese Planung sollte mindestens für einen Zeitraum von 12 Monaten erstellt werden. Ausgehend vom Gewinnziel von 3000 € im Jahr (s. oben) kann zurückgerechnet werden, wie viele Kurse durchgeführt werden müssen, da ja der Gewinn pro Kurs vorher genau kalkuliert wurde (Abschn. 5.3.3). Aus der Anzahl der durchzuführenden Kurse und der Anzahl der dafür benötigten Teilnehmer ergeben sich der Umsatz und die Kosten. Die Differenz ist dann der Gewinn von 3000 €.

6.6.8 Phase 8: Markterfolg kontrollieren

Der letzte Schritt ist gekennzeichnet durch Soll-Ist-Vergleiche und Abweichungsanalysen. Die ursprünglichen Ziele (im Beispiel: 3000 € Gewinn innerhalb von 12 Monaten), die mit der Innovation erreicht werden sollten, werden überprüft. Neben dem Gewinnziel können das Umsatz- und Kostenziele sein, aber auch die Anzahl der durchzuführenden Kurse, die Anzahl der angemeldeten Teilnehmer pro Kurs oder die Anzahl geplanter Behandlungseinheiten für diese Innovation. Wichtig ist, dass man nach der Markteinführung der Innovation auch ihre Entwicklung im Markt überprüft. So lässt sich frühzeitig feststellen, ob die Innovation gut angenommen wird. Entwickelt sie sich nicht so wie geplant, muss man die Ursachen ermitteln und Gegenmaßnahmen erarbeiten.

▶ Innovationen, die im Rahmen eines zielgerichteten, systematischen Innovationsprozesses entwickelt werden, haben gute Chancen, sich am Markt erfolgreich durchzusetzen.

Der Gesundheitsmarkt wird in Zukunft voraussichtlich eine Vielzahl von Innovationsmöglichkeiten bieten, und Praxisinhaber können von innovativen Therapieangeboten und den damit verbundenen Wachstumsraten profitieren. Dieses Kapitel hat Ansätze zur Entwicklung von Zukunftsstrategien und zur Nutzung der vielfältigen Chancen des Gesundheitsmarktes aufgezeigt. Damit haben Praxisinhaber die Möglichkeit, den Herausforderungen dieses großen und wachsenden Marktes erfolgreich zu begegnen.

Literatur

Ansoff I (1957) Strategies for diversification. Harv Bus Rev Sept–Oct 1957:113–124

Betz B (2004) Bench-Marktforschung als Erfolgsfaktor im strukturierten Innovationsprozess von Konsumgütern. Eine empirische Studie, dargestellt am Beispiel von Produktinnovationen aus dem Bereich der Fast Moving Consumer Goods (FMCG). Dissertation, Hildesheim

Brockhoff K (1995) Innovationsmanagement. In: Tietz B, Köhler R, Zentes J (Hrsg) Enzyklopädie der Betriebswirtschaftslehre, Bd IV: Handwörterbuch des Marketing. Schäffer-Poeschel, Stuttgart, S 981–995

Bundesministerium für Gesundheit (BMG) (2010) Gesundheitswirtschaft im Überblick. http://www.bmg.bund.de/gesundheitssystem/gesundheitswirtschaft/gesundheitswirtschaft-im-ueberblick.html. Zugegriffen am 16.10.2024

Bundesministerium für Gesundheit (BMG) (2024a) Digitalisierung im Gesundheitswesen. https://www.bundesgesundheitsministerium.de/themen/digitalisierung/digitalisierung-im-gesundheitswesen.html#:~:text=Das%20Bundesministerium%20f%C3%BCr%20Gesundheit%20hat%20in%20den%20vergangenen,anderen%20Leistungserbringer%20einen%20konkreten%2C%20erlebbaren%20Nutzen%20zu%20schaffen. Zugegriffen am 20.08.2024

Bundesministerium für Gesundheit (BMG) (2024b) Digitale Gesundheitsanwendungen (DiGA). https://www.bundesgesundheitsministerium.de/themen/krankenversicherung/online-ratgeber-krankenversicherung/arznei-heil-und-hilfsmittel/digitale-gesundheitsanwendungen.html. Zugegriffen am 21.08.2024

De Bono E (1996) Serious Creativity: Die Entwicklung neuer Ideen durch die Kraft lateralen Denkens. Schäffer-Poeschel, Stuttgart

Dostal AWT, Dostal G (2012) Gesundheitswirtschaft in Deutschland: Mit dem 6. Kondratieff zu einem nachhaltigen Wirtschaftsaufschwung. Vilsbiburg

Granig P, Nefiodow LA (Hrsg) (2011) Gesundheitswirtschaft – Wachstumsmotor im 21. Jahrhundert. Mit „gesunden" Innovationen neue Wege aus der Krise gehen. Gabler Springer, Wiesbaden

Hauschildt J (1997) Innovationsmanagement, 2. Aufl. Vahlen, München

Herstatt C (1999) Theorie und Praxis der frühen Phasen des Innovationsprozesses. IO-Management 10(1999): 80–91

Kondratieff ND (1926) Die langen Wellen der Konjunktur. Arch Sozialwissenschaft Sozialpolitik 56:573–609

Little AD (Hrsg) (1997) Management von Innovation und Wachstum. Gabler, Wiesbaden

Luther M (2013) Das große Handbuch der Kreativitätsmethoden. managerSeminare, Bonn

Marchetti C (1980) Society as a learning system: discovery, invention, and innovation cycles revisited. Technological Forecasting and Social Change 18:267–282

Marchetti C (1985). Swings, cycles and the global economy. New Scientist, May 2

Meffert H (1998) Marketing. Grundlagen marktorientierter Unternehmensführung, 8. Aufl. Gabler, Wiesbaden

Nefiodow LA (2001) Der sechste Kondratieff: Wege zur Produktivität und Vollbeschäftigung im Zeitalter der Information, 5. Aufl. Rhein-Sieg, St. Augustin

Nöllke M (2004) Kreativitätstechniken, 4. Aufl. Haufe, Planegg bei München

Oberender O, Zerth J (2010) Wachstumsmarkt Gesundheit, 3. Aufl. Lucius & Lucius, Stuttgart

Opaschowski HW (2009) Vision Deutschland. Neue Wege in die Welt von morgen. In: Stiftung für Zukunftsfragen (Hrsg) (2009) Forschung aktuell 215, 30. Jg. 06/2009, S 2

Osborn AF (1953) Applied imagination: principles and procedures of creative thinking. Scribner, New York

Schumpeter J A (1961) Konjunkturzyklen, Bd 1 u. 2. Vandenhoeck & Ruprecht, Göttingen

Siekmann P (2023) Innovative Wege für die Physiotherapiepraxis der Zukunft. https://www.bodymedia.de/themen/physiotherapie/innovative-wege-fuer-die-physiotherapiepraxis-der-zukunft.html. Zugegriffen am 21.08.2024

Statista (2024) Künstliche Intelligenz – weltweit. https://de.statista.com/outlook/tmo/kuenstliche-intelligenz/weltweit. Zugegriffen am 22.08.2024

Statistisches Bundesamt (2013a). https://www.destatis.de/DE/ZahlenFakten/GesellschaftStaat/Gesundheit/Gesundheitspersonal/Gesundheitspersonal.html. Zugegriffen am 16.06.2013

Statistisches Bundesamt (2025). https://www.destatis.de/DE/ZahlenFakten/GesellschaftStaat/Gesundheit/Gesundheitsausgaben/Tabellen/Ausgabentraeger.html. Zugegriffen am 14.01.2025

Statistisches Bundesamt (2013c) Bevölkerung und Erwerbstätigkeit. Vorläufige Wanderungsergebnisse 2012. Wiesbaden

Statistisches Bundesamt (2024) Gesundheitspersonal: Deutschland, Jahre, Einrichtungen, Geschlecht. https://www-genesis.destatis.de/genesis/online?sequenz=tabelleErgebnis&selectionname=23621-0001&zeitscheiben=10#abreadcrumb. Zugegriffen am 21.08.2024

Urmersbach B (2024) Wachstum des weltweiten realen Bruttoinlandsprodukts (BIP) von 1980 bis 2025. https://de.statista.com/statistik/daten/studie/197039/umfrage/veraenderung-des-weltweiten-bruttoinlandsprodukts/. Zugegriffen am 21.08.2024

Weidemann B (2010) Handbuch Kreativität. Beltz, Weinheim

Zoch A (2009) Mediennutzung von Senioren. Eine qualitative Untersuchung zu Medienfunktionen, Nutzungsmustern und Nutzungsmotivationen. LIT, Berlin

Zukunftsinstitut (2024) Das neue holistische Gesundheitsbewusstsein. Gesundheit 2024. https://www.zukunftsinstitut.de/zukunftsthemen/megatrend-gesundheit. Zugegriffen am 21.08.2024

Aufbau einer eigenen Existenz

7

Inhaltsverzeichnis

7.1	**Gründung einer eigenen Praxis**	274
7.1.1	Vorüberlegungen	276
7.1.2	Standortüberlegungen	278
7.1.3	Überlegungen zur Rechtsform	279
7.2	**Kauf einer bestehenden Praxis**	282
7.3	**Freiberufliche Tätigkeit ohne eigene Praxis**	286
7.3.1	Begriffliche Abgrenzung	287
7.3.2	Was ist bei der freiberuflichen Tätigkeit zu beachten?	288
7.3.3	Wann ist Umsatzsteuer auf angebotene Selbstzahlerleistungen zu erheben?	291
	Literatur	292

Zusammenfassung

Viele Therapeuten stellen Überlegungen dazu an, eine eigene Praxis zu gründen, eine Praxis zu übernehmen oder eine freiberufliche Tätigkeit ohne eigene Praxis, entweder neben- oder hauptberuflich, auszuüben. Dieses Kapitel soll einerseits aufzeigen, welche Alternativen der selbstständigen Tätigkeit möglich sind und welche Vor- und Nachteile mit diesen Alternativen verbunden sein können. Andererseits soll dieses Kapitel Orientierung geben und eine gute Basis für die Entscheidungsfindung sein. Es soll nicht die im Markt zugänglichen klassischen Publikationen zum Thema Existenzgründung ersetzen. Auch Praxisinhaber, die z. B. aufgrund des bevorstehenden Ruhestands den Verkauf ihrer Praxis in Erwägung ziehen, finden in diesem Kapitel Anhaltspunkte für mögliche Verkaufsverhandlungen. Die Inhalte des Kapitels haben für Physiotherapeuten, Ergotherapeuten und Logopäden, die über den Aufbau einer eigenen Existenz nachdenken, die gleiche Relevanz, auch wenn in den Beispielen jeweils nur eine der Berufsgruppen genannt ist.

▶ Physiotherapeutin B. hat 8 Jahre Berufserfahrung und konkrete Vorstellungen zur therapeutischen Arbeitsweise. Sie hat in letzter Zeit schon mehrmals über eine berufliche Veränderung nachgedacht. Eine Option wäre die Gründung einer eigenen Praxis, eine andere Überlegung beschäftigt sich mit der freiberuflichen Tätigkeit ohne eigene Praxis, entweder neben- oder hauptberuflich. Von einer befreundeten Praxisinhaberin, die in 2 Jahren in den Ruhestand gehen möchte, könnte sie eventuell die Praxis übernehmen. Dies wäre eine weitere Möglichkeit für eine selbstständige Tätigkeit. Physiotherapeutin B. weiß aber nicht, welche Alternative für sie die richtige wäre. Sie sieht einige Vorteile, kann aber die Risiken nicht einschätzen. Auch kennt sie die Rahmenbedingungen noch nicht und weiß nicht, was sie alles beachten muss. Dieses Kapitel soll einerseits aufzeigen, welche Alternativen der selbstständigen Tätigkeit möglich sind und welche Vor- und Nachteile mit diesen Alternativen verbunden sein können. Andererseits soll dieses Kapitel Orientierung geben und eine gute Basis für die Entscheidungsfindung sein. Es soll nicht die im Markt zugänglichen klassischen Publikationen zum Thema Existenzgründung ersetzen.

▶ Auch Praxisinhaber, die z. B. aufgrund des bevorstehenden Ruhestands den Verkauf ihrer Praxis in Erwägung ziehen, finden insbesondere im Abschn. 7.2 Anhaltspunkte für mögliche Verkaufsverhandlungen.

▶ Die Inhalte des Kapitels haben für Physiotherapeuten, Ergotherapeuten und Logopäden, die über den Aufbau einer eigenen Existenz nachdenken, die gleiche Relevanz, auch wenn in den Beispielen jeweils nur eine der Berufsgruppen genannt ist.

7.1 Gründung einer eigenen Praxis

Ausgangssituation

Physiotherapeutin P. arbeitet seit vielen Jahren als angestellte Physiotherapeutin in einer Praxis. Sie hat regelmäßig Fortbildungen besucht und vor 2 Jahren ein Bachelorstudium in Physiotherapie abgeschlossen. Durch das Studium hat sie einen anderen Blick auf die therapeutische Arbeit bekommen und versucht seitdem, das Gelernte in die praktische Tätigkeit zu integrieren. Dazu benötigt sie die Unterstützung des Praxisinhabers, die leider nicht immer gegeben ist. Da sie gerne mehr Entscheidungsfreiheit haben und Behandlungskonzepte im Rahmen der Verordnung frei wählen möchte, denkt sie über die Gründung einer eigenen Praxis nach. Hier könnte sie ihre Vorstellungen verwirklichen. ◀

Die Motivation, die eigenen Vorstellungen bei der therapeutischen Arbeit umsetzen zu können, ist Hauptmotivator für die Gründung einer eigenen Praxis und oftmals handlungsleitend (Betz 2022; Abschn. 1.2.1). Dieser Abschnitt zeigt die Rahmenbedingungen einer Praxisgründung sowie mögliche Vor- und Nachteile auf, sodass die Entscheidung für oder gegen eine Gründung gut abgewogen werden kann. Die Inhalte dieses Abschnitts ermöglichen es, nicht nur die persönliche Motivation als handlungsleitendes Kriterium für die Entscheidungsfindung heranzuziehen, sondern weitere Kriterien in die Überlegungen mit einzubeziehen.

Die Gründung einer eigenen Praxis will gut überlegt sein und ist mit vielen Aufgaben verbunden, die im Vorfeld erledigt werden müssen. Diese beginnen bei einer umfangreichen Analyse der Stärken und Schwächen des Gründers sowie der Analyse des Gesundheitsmarktes (s. Abschn. 3.2) und enden im Idealfall mit der Kassenzulassung. Nach der Kassenzulassung beginnt dann die selbstständige Tätigkeit, die in Bezug auf das Praxismanagement in Kap. 1, 2, 3, 4 und 5 beschrieben ist.

Bevor auf die vielfältigen vorbereitenden Aufgaben eingegangen wird, sollen zunächst die wichtigsten Vor- und Nachteile der Gründung einer eigenen Praxis aufgezeigt und einander gegenübergestellt werden (Tab. 7.1). Sie sollen einerseits einen ersten Überblick vermitteln, andererseits kann der Leser für sich selbst prüfen, ob aus seiner Sicht die Vor- oder die Nachteile überwiegen. Diese Einschätzung ist individuell und kann bei jedem anders ausfallen. Im Anschluss an diese Gegenüberstellung werden die wichtigsten vorbereitenden Aufgaben erläutert.

Die Gegenüberstellung von Vor- und Nachteilen bezieht sich teilweise auf den Vergleich der Alternativen „Gründung" und „Kauf". So kommt

7.1 Gründung einer eigenen Praxis

Tab. 7.1 Gegenüberstellung von Vor- und Nachteilen bei einer Praxis**gründung**

Vorteile	Nachteile
– Umsetzung der eigenen Philosophie/Strategie, individuelle Entfaltung. – Leitbildentwicklung nach eigenen Vorstellungen. – Entscheidungsfreiheit, Entscheidungen können autonom getroffen werden. – Auswahl der Mitarbeitenden nach eigenen Vorstellungen. – Standort, Gestaltung und Ausstattung der Praxis frei wählbar (im Rahmen der Zulassungsvoraussetzungen). – Gewinne der Praxis fließen allein dem Gründer zu. – Kreditbedarf niedriger als bei Kauf. – Man baut etwas Eigenes auf.[a]	– Gründer muss zeitintensive Aufbau- und Vorbereitungsarbeiten selbst leisten. – Finden geeigneter Räumlichkeiten. – Praxisausstattung muss beschafft werden. – Kundenstamm muss aufgebaut werden. – Kontakte zu Ärzten müssen aufgebaut, Netzwerke geschaffen werden. – Team muss aufgebaut werden (Einarbeitung, Schulung von Mitarbeitenden, Fachkräftemangel). – Ablaufprozesse müssen entwickelt werden (noch nicht vorhanden). – Bekanntheit der Praxis muss aufgebaut werden. – Planung der Einnahmen und Gewinne schwierig, da abhängig von Aufbau des Patientenstamms. – Risiko durch fehlende Sicherheit (Umsätze, Kosten, Gewinne), da Timelag zwischen Praxiseröffnung und ersten Einnahmen. – Finanzmittel (eigene oder Kreditaufnahme) erforderlich. – Erstellung eines Businessplans für Geldinstitute. – Hohes Finanzierungsrisiko für Geldinstitute, da die Wirtschaftlichkeit der Praxis geschätzt werden muss (noch kein laufender Betrieb, der bewertet werden kann).

[a] Häufiges Argument von Studierenden (Betz 2022)

es vor, dass z. B. einige Vorteile der Alternative „Gründung" gleichzeitig Nachteile der Alternative „Kauf" sind oder Nachteile der Alternative „Gründung" Vorteile der Alternative „Kauf" darstellen und umgekehrt (z. B. Patientenstamm).

Die **Vorteile** einer Praxisgründung liegen klar in der eigenen Entscheidungsfreiheit der Gründer. (Philosophie, Leitbild, Standort, Mitarbeitende).

Der **Hauptnachteil** einer Praxisgründung ist aus betriebswirtschaftlicher Sicht das schwer überschaubare Risiko, das sich insbesondere auf die Einkommenssituation bezieht. Zu Beginn der selbstständigen Tätigkeit müssen der Praxisbetrieb sowie der Patientenstamm zunächst aufgebaut werden. Dies führt dazu, dass die Praxiseinnahmen zunächst noch sehr gering ausfallen, da die Abrechnungen mit den Krankenkassen erst zu einem späteren Zeitpunkt erfolgen und die Überweisungen der Honorare zu einem noch späteren Zeitpunkt stattfinden (Timelag). Diese Zeit muss entweder mit eigenen Mitteln oder mit einem aufgenommenen Kredit überbrückt werden. Ein weiteres Risiko der Einkommenssituation liegt in der Unsicherheit, wie schnell die neue Praxis am Standort angenommen wird und wie sich die Auslastung der Praxis entwickelt. Dies kann und muss zwar geschätzt werden (Businessplan), aber die Annahmen der Schätzung können sich unvorhergesehen verschlechtern oder nicht eintreten. Ein weiterer Aspekt, der sich finanziell auswirkt, ist der Beitrag des Praxisinhabers zur Sozialversicherung. Da der Inhaber sein eigener Arbeitgeber ist, muss er auch die Arbeitgeberanteile zur Sozialversicherung selbst übernehmen. Für die Kranken- und Pflegeversicherung besteht für Selbstständige Versicherungspflicht, während für die Renten-, Arbeitslosen- und Unfallversicherung Versicherungsfreiheit besteht. Wäre der potenzielle Gründer in einer anderen Praxis angestellt, würde der Arbeitgeber ca. die Hälfte der Sozialversicherungsbeiträge übernehmen.

Zu dem finanziellen Risiko soll ein weiterer Nachteil genannt werden, der potenzielle Gründer oftmals von der Gründung abhält: die Aufbauarbeit, die vor Aufnahme der selbstständigen Tätigkeit geleistet werden muss (Details zu den vorbereitenden Aufgaben s. Abschn. 7.1.1). Sie nimmt viel Zeit in Anspruch und erfordert teilweise Kompetenzen (Erstellen eines Businessplans), die zumeist nicht vorhanden sind und erst erworben werden müssen.

Nach dieser Gegenüberstellung wird nachfolgend ein Überblick über die vorbereitenden Aufgaben gegeben. Die Ausführungen beziehen sich auf die wichtigsten Aufgaben, die vor Beginn der selbstständigen Tätigkeit auf Gründer zukommen. Diese Aufgaben gliedern sich in 3 Bereiche:

1. Vorüberlegungen
2. Standortüberlegungen
3. Überlegungen zur Rechtsform

Die nachfolgend beschriebenen Überlegungen, die potenzielle Gründer machen sollten, können auch im Rahmen eines geplanten Praxiskaufs (Abschn. 7.2) sinnvoll sein. Auch für Überlegungen zur freiberuflichen Tätigkeit (Abschn. 7.3) ohne eigene Praxis können verschiedene der nachfolgenden Aspekte interessant sein.

7.1.1 Vorüberlegungen

Zu den allgemeinen Vorüberlegungen gehören viele Kriterien, die zusätzlich zu den Überlegungen zum Standort und zur Rechtsform in die Planung einer eigenen Existenz einbezogen werden sollten. Sie reichen von persönlichen Überlegungen über Praxisanmeldung und -organisation bis hin zu Überlegungen zur Finanzierung, zur Nachfragesituation und zum möglichen Leistungsangebot der Praxis. Die nachfolgende Auflistung gibt einen Überblick über die wichtigsten Aspekte:

- **Persönliche Überlegungen:** Welche Gründerperson sind Sie? Passt eine Gründung zu Ihrer Persönlichkeit (stressbelastbar, organisatorisches Geschick, selbstständiges Arbeiten, hohes Arbeitspensum leistbar)? Auf welchen Erfahrungen, Kenntnissen und Fähigkeiten können Sie aufbauen? Stärken-Schwächen-Profil des Gründers erstellen (Abschn. 3.2.5); Gründungsberatung einholen, z. B. beim Institut für Freie Berufe (IFB), Nürnberg, örtlichen Arbeitsagenturen oder den Industrie- und Handelskammern (IHK).
- **Geschäftliche Überlegungen:** Wollen Sie allein oder mit Geschäftspartner gründen? Bei Gründung mit Geschäftspartner: z. B. Gesellschaftsvertrag durch Notar erstellen lassen, je nach Rechtsform. Wie soll die Gestaltung von Geschäftsbriefen, Rechnungen, Formularen und Visitenkarten aussehen? Welche Bankverbindung soll genutzt werden? Verfügen Sie über eigene Räumlichkeiten oder ist eine Anmietung erforderlich?
- **Praxisanmeldung:** Zulassungsempfehlungen der jeweiligen Berufsverbände einsehen; Anträge der Zulassungsstelle der gesetzlichen Krankenkassen (Arbeitsgemeinschaft [ARGE] Heilmittelzulassung der einzelnen Bundesländer) anfordern und einsehen (ARGE 2024): Können Sie die Anforderungen an Praxisinhaber (Zertifikatsnachweise über Berufserlaubnis, Fortbildungen, Betriebshaftpflicht, Anmeldung bei der Berufsgenossenschaft für Gesundheitsdienst und Wohlfahrtspflege [BGW], Anmeldung beim Gesundheitsamt [Medizinalkartei], Beantragung eines Institutionskennzeichens [IK]) sowie an Räumlichkeiten (Größe, Ausstattung, Anzahl Räume, nachzuweisen durch Mietvertrag, inkl. Grundriss) erfüllen? Anmeldung beim Handelsregister bei bestimmten Rechtsformen erforderlich (z. B. bei GmbH); Anmeldung beim Finanzamt (Steuernummer für den Praxisbetrieb); Anmeldung potenzieller Mitarbeitender bei Krankenkassen und Berufsgenossenschaft.
- **Interne und externe Kommunikation:** Welche Ausstattung ist gewünscht und finanzierbar: PC, Tablets, Software, Telefax? Telefon- und Internetanschluss: Anbietervergleich durchführen. Ist eine eigene Website gewünscht, mit welcher Gestaltung? Sind Social-Media-Accounts erforderlich? Wenn ja, wer soll diese pflegen/aktualisieren und wann? Welche Marketing- und Werbeaktivitäten sind sinnvoll und erlaubt? Siehe hierzu Kap. 3.

- **Versicherungen:** Persönliche Versicherungen: Privathaftpflicht, Berufsunfähigkeit, Krankentagegeld; Sozialversicherung für Gründer: Kranken-, Pflege-, Renten-, Arbeitslosenversicherung; Berufshaftpflichtversicherung; Hausratversicherung für die Praxis (Einbruch/Feuer/Wasser); Unfallversicherung für Gründer (Pflicht) und Mitarbeitende (über Berufsgenossenschaft für Gesundheitsdienst und Wohlfahrtspflege [BGW], Pflicht).
- **Kontakte/Netzwerke:** Welche Kontakte/Netzwerke liegen vor, die für die Praxistätigkeit genutzt werden können (Ärzte, andere Therapeuten, Kooperationen, Mitgliedschaft im Berufsverband, Selbsthilfegruppen, sonstige)?
- **Buchführung/Rechnungswesen/Abrechnung:** Anschaffung einer Therapie-Software für Abrechnung mit gesetzlichen Krankenkassen? Hier ist ein Preis-/Leistungsvergleich verschiedener Anbieter sinnvoll. Sich mit den Formularen zur Einnahmenüberschussrechnung (Anlage EÜR) des Finanzamtes vertraut machen. Kann die Buchführung (mindestens Einnahmenüberschussrechnung und Kassenbuch) vom Inhaber selbst durchgeführt werden oder ist ein Steuerberater erforderlich? Überlegungen zur möglichen Einnahmen-, Kosten- und Gewinnsituation der Praxis (auch für den Businessplan erforderlich).
- **Organisation:** Durchdenken aller Praxisabläufe: Was passiert z. B., wenn Patienten an der Praxistür klingeln (Tür öffnet selbsttätig, Inhaber öffnet, Rezeptionskraft öffnet)? Wie geht es dann weiter, wie wird der Ablauf während der Behandlungen geregelt? Wie werden Telefonate entgegengenommen (persönlich, Anrufbeantworter)? Wann werden Gespräche mit Angehörigen/Ärzten/Krankenkassen geführt? Wann werden Büroarbeiten, inkl. Abrechnungen, durchgeführt, wie viel Zeit muss dafür eingeplant werden? Ist die Anschaffung einer Therapie-Software zur Praxisorganisation geplant? Was passiert im Krankheitsfall des Inhabers? Wie geht man mit Patientenabsagen um? Wie wird der Eigenanteil vereinnahmt (Kassenbuch führen)? Ist eine QM-Zertifizierung (QM = Qualitätsmanagement) gewünscht? Welche Maßnahmen sind zur Einhaltung der Datenschutzgrundverordnung (DSGVO) erforderlich (Landesdatenschutzbehörde kontaktieren)? Einen Überblick über die Vielfalt der organisatorischen Aufgaben in einer therapeutischen Praxis gibt Betz (2024, S. 9 ff.).
- **Personal/Mitarbeitende:** Sollen Mitarbeitende (Therapeuten, Rezeptionskraft) eingestellt werden und ggf. zu welchem Zeitpunkt? Zunächst muss ein Patientenstamm aufgebaut werden. Wie ist die Arbeitsmarktlage am geplanten Standort? Besteht Fachkräftemangel? Kontaktaufnahme zur Agentur für Arbeit sinnvoll. Welche Jobbörsen können genutzt werden? Welche Qualifikationen sollten Mitarbeitende haben? Sollen die Gehaltsabrechnungen von einem Steuerberater erstellt werden?
- **Finanzierung:** Ist Eigenkapital vorhanden oder muss überwiegend fremdfinanziert (Kredite) werden? Wenn Kredite erforderlich sind, wie hoch sind die Zinsen und welche Tilgung (Höhe und Zeitraum) wäre angemessen und leistbar? Kann Gründungszuschuss beantragt werden (Gemeinde: Abteilung für Wirtschaftsförderung, Arbeitsagentur)? Müssen Gehälter für Mitarbeitende eingeplant werden? Ermittlung der Lebenshaltungskosten des Gründers als Basis für Planung des Gewinns; Erstellung eines Businessplans (Checkliste s. IFB 2020a, 2024).
- **Materialien:** Von wem sollen Praxisausstattung und benötigte Materialien bezogen werden (mögliche Lieferanten)? Sind separate Räumlichkeiten für Material/Arbeitsmaterialien erforderlich?
- **Patienten/Nachfrage:** Durchführung einer Marktanalyse (s. auch Kap. 3): Welche Patientengruppen gibt es am geplanten Standort (Familien, Senioren etc.), welche Fachärzte, welche Mitbewerber? Wo könnte/sollte die neue Praxis beworben werden? Wo und wie könnten potenzielle Patienten auf die neue Praxis aufmerksam werden?
- **Leistungsangebot:** Sich mit dem Heilmittelkatalog und den Leistungen nach Heilmittel-

richtlinien vertraut machen. Sollten/könnten weitere Dienstleistungen angeboten werden (z. B. für Selbstzahler oder Materialverkäufe)? Gibt es ein Alleinstellungsmerkmal (spezielle Fortbildungen/Qualifikationen etc.)? Wenn ja, für Kommunikation nutzen.

7.1.2 Standortüberlegungen

Die Überlegungen zum möglichen Standort einer Praxis sind von großer Bedeutung, weil der Standort einen entscheidenden Einfluss auf die Wirtschaftlichkeit der Praxis und damit auf die Einkommenssituation des Inhabers hat. Der Standort beeinflusst den Patientenstamm und damit die Auslastung der Praxis in hohem Maße. Der Standort sollte nicht zufällig gewählt werden, weil gerade in der Nähe des eigenen Wohnorts Räumlichkeiten frei geworden sind. Bevor die Wahl auf einen Standort fällt, sollten die nachfolgenden Faktoren überprüft und der Standort gezielt ausgewählt werden:

Bevölkerungsdichte, Bevölkerungs- und Sozialstruktur
Damit die langfristige Auslastung einer Praxis gewährleistet werden kann, muss eine gewisse Bevölkerungsdichte gegeben sein, damit eine ausreichende Anzahl potenzieller Patienten am Standort der Praxis oder im Einzugsgebiet wohnen. Dies ist die Basis für die Nachfrage nach therapeutischen Dienstleistungen. Weiterhin ist zu prüfen, wie sich die Bevölkerung zusammensetzt, d. h., welche soziodemografischen Merkmale sie aufweist. Solche Merkmale sind Alter, Geschlecht, Bildungsgrad, Einkommen, Haushaltsgröße oder Staatsangehörigkeit. Daten hierzu können bei den statistischen Ämtern der Gemeinden, den statistischen Landesämtern oder dem Bundesamt für Statistik eingeholt werden (oftmals kostenlos).

Interessant können auch Wanderungsbewegungen sein, d. h., in welchen Regionen/Stadtteilen wandern Einwohner ab, in welchen ziehen Einwohner zu. Hier sollte man sich auch die Entwicklung der letzten Jahre anschauen, damit man einen Trend erkennen kann. Auch die Geburten- und Sterberate sowie die Sozialstruktur eines Standorts können für den Praxisbetrieb von Bedeutung sein, z. B. soziale Brennpunkte (Zusammenarbeit mit Ämtern erforderlich), Migrationsanteil (Fremdsprachenkompetenz erforderlich) oder Stadtteil mit hoher Einkommensstruktur (Potenzial für Selbstzahlerangebote).

Wenn die Daten vorliegen, kann geprüft werden, ob es bestimmte Zielgruppenschwerpunkte gibt (Kinder, Jugendliche, Erwachsene, Senioren, Migranten) und ob aufgrund dieser Zielgruppen bestimmte Behandlungsschwerpunkte oder bestimmte Fortbildungen erforderlich sind. Je besser die Bevölkerungsdaten zu den Stärken des Inhabers/Gründers passen, desto interessanter ist der Standort.

Infrastruktur
Für eine gute Erreichbarkeit und Auslastung der Praxis ist auch die Infrastruktur am Standort von großer Bedeutung. Wie ist die Verkehrsanbindung, wie hoch die Frequenz des öffentlichen Nahverkehrs, gibt es Parkplätze vor Ort? Auch die Anzahl und Verteilung von Kindertagesstätten, Schulen, Arbeitsstätten, Senioren- und Pflegeheimen, Krankenhäusern, Einrichtungen zur Arbeitstherapie, Sanitätshäusern, Vereinen, Geschäften und Behörden sind von Bedeutung und sollten überprüft werden.

Ein weiteres Kriterium der Infrastruktur ist die Arzt- und Therapeutenstruktur am Standort: Welche Arztpraxen befinden sich am Standort, die Patienten überweisen könnten, und gibt es therapeutische Praxen, die sich für eine interdisziplinäre Kooperation anbieten? Gibt es direkte Mitbewerber/Konkurrenten, d. h. Praxen, die einen ähnlichen Schwerpunkt haben wie die geplante Praxis? Dies ist wichtig für die Einschätzung der Nachfrage, weil sich potenzielle Patienten dann auf die vorhandenen Praxen aufteilen. Gibt es am Standort weitere Bedarfe, d. h. Bereiche, in denen die Heilmittelversorgung noch nicht gesichert ist?

Verfügbarkeit von Räumlichkeiten
Der Immobilienmarkt hat sich in den letzten Jahren stark verändert. Die Mietpreise sind gestiegen und die Verfügbarkeit von Räumlichkeiten hat

sich deutlich verschlechtert. Dies kann dazu führen, dass am geplanten Standort wenige oder keine passenden Räumlichkeiten verfügbar oder diese nicht bezahlbar sind.

Für eine therapeutische Praxis sind die für die Zulassung erforderliche Größe, Anzahl der Behandlungsräume und Barrierefreiheit wichtige Kriterien. Aber auch das Umfeld der Räumlichkeiten sollte beachtet werden: Mitmieter im Haus (z. B. Ärztehaus), Parkplätze am Haus, mögliche Lärmstörungen.

Letztlich muss auch die Frage beantwortet werden, wo die Praxis angesiedelt sein soll: in der Stadt oder auf dem Land? Die Entscheidung für einen Standort in der Stadt oder auf der grünen Wiese hängt auch vom Schwerpunkt der Praxis und vom Leistungsangebot insgesamt ab. Eine Praxis, die z. B. größere Tiere oder Pferde in die Therapie mit einbezieht, wird die erforderlichen Räumlichkeiten eher auf dem Land als im Stadtgebiet finden und finanzieren können. Andererseits kann auch eine angespannte Wettbewerbssituation in der Stadt dafür sprechen, die Versorgungslücken auf dem Land zu schließen – natürlich nur bei entsprechender Bevölkerungsdichte im Einzugsgebiet.

Ökonomische Faktoren und persönliche Kontakte
Standorte sollten auch unter ökonomischen Aspekten analysiert werden, d. h., man sollte die Arbeitslosenquote sowie die Kaufkraft ermitteln (statistische Ämter, Internetrecherche). Zwar werden therapeutische Dienstleistungen i. d. R. von den Krankenkassen finanziert (ausgenommen des Eigenanteils), aber für Überlegungen zu Selbstzahlerangeboten können die Kaufkraft und die Arbeitslosenquote interessant sein.

Zu den ökonomischen Faktoren gehören auch Fördermöglichkeiten und Subventionen für Praxisgründer, die in vielen Städten und Gemeinden angeboten werden. Letztlich sind auch persönliche Kontakte der Gründerperson von Bedeutung, z. B. zu Ärzten, Sportvereinen oder Praxen anderer Disziplinen.

> **Faktoren für die Standortwahl**
> - Bevölkerungsdichte: Wie viele Menschen leben in welchen Stadtteilen? Wie gestaltet sich die Sozialstruktur?
> - Nachfragesituation: Wo leben/arbeiten die Patienten? Gibt es Zielgruppenschwerpunkte, z. B. Kinder, Erwachsene, Senioren?
> - Verordnende Ärzte: Wo sind überweisende Arztpraxen angesiedelt?
> - Wettbewerber/andere Therapiepraxen: Wo sind sie? Wo besteht noch Bedarf?
> - Infrastruktur: Kindertagesstätten, Schulen, Arbeitsstätten, Vereine, Verkehrsanbindung etc.
> - Verfügbarkeit von Räumlichkeiten: Mietpreisniveau, Stadt oder Land
> - Persönliche Kontakte (z. B. zu Ärzten)
> - Ökonomische Faktoren: Kaufkraft, Arbeitslosenquote, Fördermöglichkeiten und Subventionen für Praxisgründer

7.1.3 Überlegungen zur Rechtsform

Neben den allgemeinen Vorüberlegungen und den spezifischen Überlegungen zum Standort einer Praxis sollten sich Gründer auch über die Rechtsform der Praxis Gedanken machen. Die Vor- und Nachteile bestimmter Rechtsformen sollten gut gegeneinander abgewogen werden. Mit der gewählten Rechtsform sind mehr oder weniger große Risiken verbunden, die man vorher kennen sollte.

▶ Eine Rechtsform ist die rechtliche Organisationsform eines Unternehmens oder einer Praxis. Die Rechtsformen unterscheiden sich im Wesentlichen in den Merkmalen Entscheidungsbefugnis, Formalitäten, Haftung, erforderliches Kapital und Gründungskosten. Die Rahmenbedingungen sind gesetzlich festgelegt.

Grundsätzlich sind in Deutschland folgende Rechtsformen möglich:

- Einzelunternehmen
- Personengesellschaft
- Kapitalgesellschaft

Die häufigste Rechtsform für therapeutische Praxen ist das Einzelunternehmen. Bei den Personengesellschaften sind die für Praxen relevanten Rechtsformen die Gesellschaft bürgerlichen Rechts (GbR) sowie die Partnerschaftsgesellschaft, die ausschließlich von Mitgliedern der freien Berufe gewählt werden kann. Die Therapieberufe gehören zu den freien Berufen. Zu den Kapitalgesellschaften zählen insbesondere die Gesellschaft mit beschränkter Haftung (GmbH), die Unternehmergesellschaft (UG) sowie die Aktiengesellschaft (AG), wobei die AG für therapeutische Praxen aufgrund des hohen Gründungskapitals geringe Relevanz hat.

Einzelunternehmen
Wenn sich Inhaber über die Rechtsform keine Gedanken machen und eine Praxis eröffnen, dann haben sie automatisch in der Rechtsform des Einzelunternehmens gegründet. Dies bedeutet, dass sie, wenn etwas schiefläuft (Insolvenz, Schadenersatzforderungen von Patienten, Praxisschulden etc.), unbegrenzt haften, und zwar sowohl mit ihrem Praxis- als auch mit ihrem Privatvermögen. Jeder Inhaber muss für sich das individuelle Risiko einschätzen. In der Regel ist das Risiko einer therapeutischen Praxis deutlich niedriger als z. B. das Risiko eines Wirtschaftsunternehmens. Die Vorteile dieser Rechtsform bestehen darin, dass der Inhaber die alleinige Entscheidungsbefugnis innehat und zur Gründung kein Mindestkapital vorgeschrieben ist. Natürlich wird Kapital für die Ausstattung der Praxis und zur Überbrückung der ersten Monate benötigt. Dies liegt aber im Ermessen des Inhabers und ist nicht gesetzlich geregelt. Bei der Namensgebung müssen sich die Praxisinhaber am eigenen Nachnamen orientieren, dieser kann dann auch mit einem Fantasienamen kombiniert werden (vgl. IFB 2020c). Es muss keine Eintragung beim Amtsgericht erfolgen und die Gründungskosten sind gering.

Personengesellschaft
Die Rechtsform der Personengesellschaft in Form der **Partnerschaftsgesellschaft** kann interessant für Personen sein, die eine Praxis nicht allein, sondern zu zweit oder gemeinsam mit weiteren Angehörigen freier Berufe gründen möchten. Dies könnte z. B. für die Gründung einer interdisziplinären Praxis interessant sein. Die Gründung der Partnerschaftsgesellschaft ist nur für Angehörige freier Berufe möglich. Die rechtlichen Voraussetzungen regelt das Partnerschaftsgesellschaftsgesetz (PartGG; BMJ 2021). Es sind mindestens 2 Personen erforderlich. Die Gründung erfordert einen schriftlichen Partnerschaftsvertrag und muss beim zuständigen Amtsgericht angemeldet und ins Partnerschaftsregister eingetragen werden. Dies ist mit Kosten verbunden. Ein Mindestkapital muss für die Gründung nicht nachgewiesen werden. Da alle Partner rechtlich gemeinsam die Praxis und die Geschäfte führen, sollte der Partnerschaftsvertrag auch Regelungen zu Entscheidungsbefugnissen und zur Gewinnverteilung enthalten. Hier sollten die Partner vor der Gründung klare Regelungen finden. Die Regelung der Namensgebung erfolgt gemäß § 2 PartGG. Die Partner haften nach § 8 PartGG mit dem Vermögen der Partnerschaft und gesamtschuldnerisch. Dies bedeutet, dass alle Partner gemeinsam haften, und zwar ebenfalls mit ihrem Privatvermögen. Für Schäden wegen fehlerhafter Berufsausübung beschränkt sich die Haftung auf den Partner, der den Schaden verursacht hat (§ 8 Abs. 2 PartGG). Zu Vor- und Nachteilen der Partnerschaftsgesellschaft s. auch IFB (2020b, S. 5 ff.).

Eine weitere Rechtsform der Personengesellschaft ist die **GbR**, auch BGB-Gesellschaft genannt. Im Gegensatz zur Partnerschaftsgesellschaft muss hier bei Gründung kein Vertrag vorliegen und eine Eintragung beim Amtsgericht ist auch nicht erforderlich. Mindestkapital ist für die Gründung ebenfalls nicht erforderlich. Auch wenn gesetzlich kein Gesellschaftsvertrag gefordert ist, empfiehlt es sich, einen Vertrag zwischen den Gesellschaftern zu vereinbaren, um späteren Streitigkeiten vorzubeugen. Die Geschäfte werden auch hier gemeinsam geführt und die Haftung erfolgt gesamtschuldnerisch und unbe-

7.1 Gründung einer eigenen Praxis

grenzt, d. h. sowohl mit dem Geschäfts- als auch mit dem Privatvermögen eines jeden Gesellschafters. Die GbR steht auch Personen offen, die nicht zu den freien Berufen gehören, und muss ebenfalls von mindestens 2 Personen gegründet werden.

Kapitalgesellschaft
Kapitalgesellschaften sind sog. juristische Personen, im Gegensatz zu den vorgenannten Rechtsformen, bei denen es sich um sog. natürliche Personen handelt. Der Vorteil von Kapitalgesellschaften liegt in der Haftungsbeschränkung, die sich nur auf das Vermögen der Gesellschaft (juristischen Person) bezieht. Die Gesellschafter haften nicht mit ihrem Privatvermögen. Kapitalgesellschaften beschränken zwar die persönliche Haftung des Gesellschafters bzw. des Inhabers, aber sie erfordern einen hohen Aufwand für die Gründung sowie danach für die Erfüllung der gesetzlichen Anforderungen. Kapitalgesellschaften unterliegen grundsätzlich und unabhängig vom Geschäftsbereich der Körperschafts- und Gewerbesteuer, im Gegensatz zu den Rechtsformen Einzelunternehmen und Partnerschaftsgesellschaft, die bei Gründung durch Heilmittelerbringer bei normalem Praxisbetrieb weder der Körperschafts- und Gewerbesteuer noch der Mehrwertsteuer unterliegen. Dies kann sich in Bezug auf die Gewerbe- und Mehrwertsteuer ändern, wenn Praxen Leistungen erbringen, die außerhalb der Heilmittel liegen, z. B. Beratung von Wirtschaftsunternehmen zur betrieblichen Gesundheitsförderung (BGF) oder Verkauf von Produkten, wenn mit dieser Tätigkeit Umsätze von mehr als 24.500 € pro Jahr (Gewerbesteuerfreibetrag) oder mehr als 25.000 € (Grenze für Kleinunternehmer im Gründungsjahr für die Befreiung von der Mehrwertsteuer) erzielt werden. Die Umsätze mit Heilmitteln werden hierbei nicht mit eingerechnet, sofern eine getrennte Buchführung für Einnahmen, die durch Heilmittel, und Einnahmen, die nicht durch Heilmittel erzielt werden, existiert.

▶ Die Körperschaftssteuer bezieht sich auf den **Gewinn** einer Kapitalgesellschaft. Die Gewinne von Einzelunternehmen und Personengesellschaften unterliegen stattdessen der Einkommensteuer. Die Gewerbe- und Mehrwertsteuer beziehen sich auf die **Umsätze** (Einnahmen) eines Unternehmens.

Die Rechtsform einer Kapitalgesellschaft in Form der **GmbH** erfordert ein Gründungskapital von mindestens 25.000 €, die Eintragung ins Handelsregister des Amtsgerichts, eine Gewerbeanmeldung sowie einen schriftlichen Gesellschaftsvertrag, der notariell beurkundet werden muss. Auch muss ein Geschäftsführer bestellt werden. Dieser muss gegenüber der Gesellschafterversammlung jährlich Rechenschaft ablegen. Eine Personalunion aus Gesellschafter und Geschäftsführer ist bei einer Ein-Personen-Gründung möglich. Weiterhin gelten strenge gesetzliche Vorgaben in Bezug auf die Buchführung (Bilanzerstellung und Veröffentlichung), die nur unter Hinzuziehung eines Steuerberaters eingehalten werden können. Diese Regelungen sind mit hohen laufenden Kosten verbunden. Die GmbH kann von einer oder mehreren Personen gegründet werden und steht allen Berufsgruppen offen. Eine Untervariante der GmbH ist die Unternehmergesellschaft (UG). Im Unterschied zur GmbH beträgt das erforderliche Mindestkapital 1 € und es müssen pro Jahr 25 % des erzielten Gewinns als Rücklage gebildet werden. Dies gilt so lange, bis eine Rücklage in Höhe von 25.000 € gebildet ist. Dann kann die UG in eine GmbH umgewandelt werden. Die Gründungskosten sind wegen des niedrigeren Gründungskapitals auch etwas niedriger als bei Gründung einer GmbH.

Die Rechtsform einer **Aktiengesellschaft (AG)** soll hier nur der Vollständigkeit halber genannt werden. Es gelten ähnlich strenge gesetzliche Vorgaben wie für die GmbH. Darüber hinaus ist für die Gründung einer AG ein Mindestkapital von 50.000 € erforderlich. Dieses Kapital wird durch die Ausgabe von Aktien aufgebracht, die i. d. R. von den Gründern übernommen werden. Sie kann von mind. 1 und maximal 5 Personen gegründet werden. Im Gegensatz zur GmbH wird die AG von einem Vorstand geleitet und von einem Aufsichtsrat kontrolliert. Ein-Personen-AGs sind i. d. R. nicht börsennotiert, und der Gründer ist der alleinige Aktionär. Auch hier ist eine Personalunion von Aktionär und Vorstand möglich. Die Gründer können aber nicht Mitglieder des Aufsichtsrates sein, dieser muss aus mindestens 3 Personen bestehen. Die Gründungskosten sind wegen des höheren Gründungskapitals höher als bei Gründung einer GmbH (IHK Berlin 2024). Einen guten Überblick über die Unterschiede einzelner Rechtsformen geben die IHK Berlin (2024) und die IHK Hannover (2014).

Falls die Gründung einer Personen- oder einer Kapitalgesellschaft in Betracht gezogen wird, ist eine vorherige Beratung durch einen Steuerberater sinnvoll. Dies sollte aber erst zeitnah vor der Gründung geschehen, da sich steuerliche Regelungen schnell ändern können.

Die nachfolgende Übersicht soll abschließend die grobe Vorgehensweise bei der Praxisgründung zusammenfassen:

> **Vorgehensweise bei der Praxisgründung**
> - Vorüberlegungen und Überlegungen zum Standort und zur Rechtsform durchführen
> - Persönliches Stärken-Schwächen-Profil erstellen (s. Abschn. 3.2.2)
> - Markt- und Standortanalyse durchführen (Region/Umfeld; s. Abschn. 3.2.1)
> - SWOT-Analyse erstellen (s. Abschn. 3.2.5)
> - Gründungsidee entwickeln
> - Standortentscheidung treffen
> - Entscheidung über die Rechtsform treffen
> - Sondierung von Räumlichkeiten, inkl. Miethöhe
> - Businessplan erstellen
> - Finanzierung klären
> - Mietvertrag (inkl. Grundriss der Räumlichkeiten) abschließen
> - Versicherungen abschließen
> - Anmeldeprozedere für die Kassenzulassung durchführen (ARGE)
> - Kontaktaufnahme zur Landesdatenschutzbehörde zwecks Einhaltung der DSGVO
> - Praxisausstattung planen und bestellen
> - Praxiseröffnung planen

7.2 Kauf einer bestehenden Praxis

Ausgangssituation

Ergotherapeut E. hat schon länger darüber nachgedacht, in einer eigenen Praxis zu arbeiten. Er hat mit befreundeten Praxisinhabern gesprochen, die ihm von ihren Erfahrungen berichtet haben. Sie haben zwar viel Positives berichtet, aber auch von Risiken gesprochen, die sie eingegangen sind. Von der Planung der Praxis, über die Beschaffung von Finanzmitteln und die Erfüllung der Zulassungsvoraussetzungen für eine GKV-Zulassung bis zum Aufbau eines eigenen Patientenstamms und eines Teams von Mitarbeitenden musste viel aus eigener Kraft aufgebaut werden. Auch bestand am Anfang Unsicherheit darüber, ob die Gründer von ihrer eigenen Praxis ihren Lebensunterhalt bezahlen können. Diese Risiken haben alle auf sich genommen und bei den meisten läuft die Praxis gut. Ergotherapeut E. möchte diese Aufbauarbeit nicht leisten, würde aber dennoch gerne in einer eigenen Praxis arbeiten. ◄

Dieser Abschnitt zeigt auf, wie Ergotherapeut E. in einer eigenen Praxis arbeiten kann, aber die Aufbauarbeit nicht selbst leisten muss.

Eine Alternative zur eigenen Praxisgründung ist der Kauf einer bestehenden Praxis. Dieser Gedanke ist vielleicht im ersten Moment noch ungewohnt, weil man sich mit dieser Alternative bisher noch nicht beschäftigt hat. Aber nach Abwägung der Vor- und Nachteile eines Praxiskaufs kann jeder die Risiken einschätzen und für sich prüfen, ob dieser Weg der richtige ist.

Vor- und Nachteile beim Kauf einer Praxis
Aufgrund des demografischen Wandels sind in den letzten Jahren schon viele Praxisinhaber in den Ruhestand gegangen und in den nächsten Jahren werden weitere folgen. Deshalb ist die Situation für den Kauf und die Übernahme einer Praxis günstig. Man kann davon ausgehen, dass die meisten Praxisinhaber daran interessiert sind, ihre Praxen zu erhalten und diese nicht wegen des Ruhestands schließen zu müssen. Von Vorteil

Tab. 7.2 Gegenüberstellung von Vor- und Nachteilen beim **Kauf** einer Praxis

Vorteile	Nachteile
– Aufbau- und Vorbereitungsarbeiten weniger umfangreich als bei Gründung einer Praxis. – Praxis bereits aufgebaut und mit Geräten und Materialien ausgestattet. – Patientenstamm und Bedarf/Nachfrage vorhanden. – Praxis ist in der Region bekannt. – Therapeuten-Team vorhanden und eingespielt. – Kontakte zu Ärzten und Netzwerke vorhanden. – Ablaufprozesse vorhanden und eingespielt. – Kenntnisse der Daten der Praxis (Umsätze, Kosten, Gewinne). – Eigene Einkommenssituation überschaubar (Daten). – Laufende Einnahmen bereits ab Übernahme. – Gewinne fließen allein dem Gründer zu. – Finanzierungsrisiko für Geldinstitute geringer (Datenmaterial der laufenden Praxis liegt vor und ist bewertbar; Daten für den Businessplan liegen größtenteils vor, falls von Geldinstituten verlangt).	– Es existiert keine universelle Berechnungsmethode für den Wert der Praxis. – Überschätzung des Verkaufspreises durch Verkäufer (emotional) und damit Risiko des überhöhten Kaufpreises. – Eventuell Zusatzkosten für Renovierung/Umbau. – Eventuelle Standortnachteile, wenn Standort nicht ideal. – Kundenstamm kann nach Übernahme aufgrund Inhaberwechsels „wegbrechen". – Differenzen und Konflikte zwischen Käufer und Praxisteam möglich (z. B. Philosophie, Behandlungsmethoden, Abläufe). – Team zieht evtl. bei Veränderungs-wünschen und Umsetzung eigener Ideen nicht mit. – Zunächst gebunden an Störungsbilder der Praxis. – Ruf/Image der Praxis kann nur langsam verändert werden. – Erforderliche Finanzmittel und Kreditvolumen höher als bei Gründung.

ist auch, dass im Internet sog. Praxisbörsen existieren (z. B. auf www.physio.de). Auf diesen Plattformen werden bundesweit therapeutische Praxen zum Verkauf angeboten. Dies bietet auch die Möglichkeit, Verkaufspreise zu vergleichen.

Da die meisten Therapeuten keine Erfahrung mit dem Kauf einer therapeutischen Praxis haben dürften, werden nachfolgend die wichtigsten Aspekte erläutert, die vor einem Praxiskauf beachtet werden sollten. Praxisinhaber, die über einen Verkauf ihrer Praxis nachdenken, finden in diesem Kapitel ebenfalls Anhaltspunkte für Verkaufsverhandlungen. Tab. 7.2 zeigt eine Gegenüberstellung von Vor- und Nachteilen beim Kauf einer Praxis.

Die **Vorteile** beim Kauf einer bestehenden Praxis liegen in der Möglichkeit, die Finanz- und Einkommenssituation aufgrund der Kenntnis der vorhandenen Datenbasis (Umsätze, Kosten, Gewinne, Wirtschaftlichkeit) gut beurteilen zu können. Auch werden bereits ab Übernahme der Praxis Einnahmen erzielt, da die Praxis im laufenden Betrieb übernommen wird. Die eigene Einkommenssituation kann so viel besser geplant werden. Ein weiterer großer Vorteil ist der deutlich geringere Aufwand für die Vorbereitung der Übernahme. Die zeitintensive und fachfremde Aufbauarbeit, die bei der Gründung einer eigenen Praxis zu leisten ist, fällt bei der Alternative „Kauf" nahezu komplett weg. Vom Patientenstamm über die Mitarbeitenden bis zu den Arztnetzwerken und der Ausstattung der Praxis ist bereits alles aufgebaut und kann direkt übernommen werden. Auch ist die Ausgangsposition für Kreditverhandlungen mit den Banken besser, da i. d. R. bereits alle für die Geldinstitute relevanten Daten beim Verkäufer vorliegen. So kann das Geldinstitut das Finanzierungsrisiko deutlich besser bewerten als bei einer Neugründung.

Die **Nachteile** beim Kauf einer Praxis beziehen sich auf die Berechnung und Verhandlung des Kaufpreises und den deutlich höheren Finanzbedarf, der durch die Höhe des Kaufpreises bestimmt wird. Im schlechtesten Fall kommen zum Kaufpreis noch zusätzliche Kosten für Neuanschaffungen von Geräten oder kleinere Umbau- und Renovierungsarbeiten in der Praxis hinzu. Die finanziellen Mittel für Kaufpreis und Zusatzkosten müssen gesamthaft aufgebracht werden, im Gegensatz zur Neugründung einer Praxis, bei der die Finanzmittel für Investitionen je nach Anfall und Bedarf über einen längeren Zeitraum gestreckt werden können.

Eine objektive Bewertung einer Praxis ist kaum möglich, eine allgemeingültige Formel zur Berechnung des Praxiswerts oder des Kaufpreises existiert nicht. Die Berechnung des Kaufpreises hängt von verschiedenen Faktoren ab (z. B. Alter und Zustand der Praxis, Wirtschaftlichkeit, Verschuldungsgrad, Standort, Ausstattung, Patientenstamm, Mitarbeitende, Netzwerke, Wettbewerbssituation). Diese Faktoren sollten genau geprüft werden. Verkäufer und Käufer bewerten diese Faktoren meistens unterschiedlich. Zur Berechnung des Kaufpreises kann man sich grob am Jahresgewinn der Praxis orientieren (Jahresgewinn vor Abzug von Zinsen, die für die Finanzierung aufgebracht werden müssen, und Steuern, i. d. R. der Einkommensteuer, betriebswirtschaftlich EBIT [„earnings before interest and taxes"] genannt; vgl. Gabler 2018). Dieser Jahresgewinn wird mittels der Multiplikatormethode z. B. mit 5 multipliziert (orientiert an den durchschnittlichen „Multiples" für kleine und mittelständische Unternehmen [KMU] verschiedener Branchen; vgl. DUB 2024). Der Betrag, der sich dann ergibt, bietet eine erste Orientierung für den Kaufpreis (s. Praxisbeispiel). Weiterhin können die Kaufpreise von vergleichbaren Praxen auf den Portalen von Praxisbörsen miteinander verglichen werden. Auch dieser Weg kann eine Kaufpreisorientierung geben.

Praxisbeispiel: Ermittlung des Kaufpreises einer Praxis

Hat eine Praxis, die nicht verschuldet ist, im Jahr vor dem Kauf einen Jahresgewinn vor Abzug von Zinsen und Einkommensteuern von 36.000 € erwirtschaftet, dann könnte ein möglicher Kaufpreis im Bereich von 180.000 € liegen (36.000 € × 5 = 180.000 €). Nun muss geprüft werden, ob ein ähnlicher Gewinn in den Vorjahren erzielt worden ist und wie sich die tatsächlichen Gegebenheiten der Praxis gestalten. Negative Faktoren können in Verhandlungen zur Reduzierung des Kaufpreises führen, positive Faktoren können einen höheren Kaufpreis rechtfertigen. ◄

Auch müssen Käufer damit rechnen, dass die Verkäufer unter emotionalen Aspekten den Verkaufspreis eher überschätzen. Verkäufer erwarten eher einen Preis für ihr Lebenswerk. Käufer wollen einen möglichst niedrigen Kaufpreis erzielen, das Lebenswerk des Vorgängers wird hier nicht in Betracht gezogen. Je nach den tatsächlichen Gegebenheiten (s. Übersicht unten) sollte dann über den Verkaufspreis verhandelt werden. Wenn man selbst unsicher in Bezug auf die Interpretation der Daten der Praxis ist, kann z. B. auch ein Steuerberater hinzugezogen werden (zu den rechtlichen Aspekten eines Praxiskaufs s. auch Bährle 2011, S. 165 ff.).

Sollte der Kauf einer Praxis tatsächlich in Betracht gezogen werden, dann sind zudem folgende Aspekte zu bedenken: Viele Entscheidungen sind bereits bei Gründung der Praxis getroffen worden. Hier sollte genau geschaut werden, ob die bisherigen Festlegungen möglichst weitgehend mit den eigenen Vorstellungen übereinstimmen. Je nach Anzahl und Qualifikation der vorhandenen Mitarbeitenden kann es sein, dass evtl. das Gefühl aufkommt, sich als neuer Inhaber gegenüber den Mitarbeitenden und Patienten beweisen zu müssen. Auch hat man keine Garantie für die Akzeptanz als neuer Chef bei den Mitarbeitenden, da es z. B. zu Konflikten mit den Mitarbeitenden kommen kann, die einen anderen Führungsstil als den eigenen gewohnt sind.

Ein weiterer Aspekt betrifft die Einhaltung der Datenschutzgrundverordnung (DSGVO) im Zusammenhang mit der Übernahme der Patientendaten. Hier müssen zusätzlich zum Kaufvertrag ggf. weitere vertragliche Regelungen getroffen werden, um Verstöße gegen die DSGVO zu vermeiden. Die Kontaktaufnahme zur zuständigen Landesdatenschutzbehörde wird empfohlen.

Der nachfolgende Überblick soll abschließend die grobe Vorgehensweise beim Kauf einer Praxis zusammenfassen:

Vorgehensweise beim Kauf einer Praxis
- Vorüberlegungen und Überlegungen zum Standort und zur Rechtsform durchführen (s. Abschn. 7.1)
- Persönliches Stärken-Schwächen Profil (Käufer) erstellen (s. Abschn. 3.2.2)
- Marktanalyse am Standort der Praxis durchführen (s. Abschn. 3.2.1):
  - Schwerpunkt Wettbewerbssituation: Welche liegt vor? Wo gibt es Mitbewerber? Sind Kooperationen vorhanden?
  - Schwerpunkt Patientenstamm: Anzahl, Einzugsgebiet, Alter, Störungsbilder?
- Analyse der Stärken und Schwächen der zu übernehmenden Praxis durchführen (s. Abschn. 3.2.2):
  - Wirtschaftlichkeit: Einnahmen-/Kosten-/Gewinnsituation und Verschuldungsgrad prüfen (aktuelles Jahr und rückwirkend letzte Jahre)
  - Marketing: Alleinstellungsmerkmal gegeben? Image/Ruf der Praxis?
  - Mitarbeitende: Anzahl, Qualifikation (Welche Fortbildungen?), Alter, Dauer der Praxiszugehörigkeit, Teilzeit/Vollzeit?
  - Räumlichkeiten: Anzahl der Behandlungsräume, Ausstattung, Zustand, Rezeption, Büro, Aufenthaltsraum, Wartebereich, Geräte/Materialien, IT-Ausstattung (Computer, Tablets, Website, Telefon etc.)
- Kaufpreis berechnen/schätzen, z. B. Jahresgewinn multipliziert mit 5 (Jahresgewinn vor Abzug von Zinsen und Steuern)
- Kosten für Renovierung, Umbauten etc. schätzen
- Finanzierung klären
- Kaufverhandlungen führen und Kaufvertrag abschließen
- Kontaktaufnahme zur Landesdatenschutzbehörde zwecks vertraglicher Regelungen zur Einhaltung der DSGVO im Zusammenhang mit der Übernahme der Praxisdaten
- Ummeldungen vornehmen (Zulassungsstelle, Finanzamt, Krankenkassen, Gesundheitsamt etc.)
- Praxisübernahme planen und umsetzen

Auf Basis der Ausführungen in Abschn. 7.1 und 7.2 kann jeder individuell für sich prüfen, ob der Aufbau einer eigenen Existenz vorstellbar und umsetzbar erscheint. Durch die Gegenüberstellung der Vor- und Nachteile der beiden Alternativen „Praxisgründung" und „Praxiskauf" sowie der beschriebenen Aufgaben, die mit den jeweiligen Alternativen verbunden sind, ist eine Entscheidungsgrundlage geschaffen. Die eigene Persönlichkeit sowie die individuelle Risikobereitschaft können ausschlaggebend für die individuelle Entscheidung sein.

Vor- und Nachteile einer eigenen Praxis gegenüber einer Tätigkeit als Angestellter
Sowohl die Neugründung als auch der Kauf einer Praxis haben den **Vorteil** gegenüber einer Tätigkeit als Angestellter, dass die Gewinne der Praxis allein dem Inhaber zufließen – vorausgesetzt, man hat nicht mit einem Partner gemeinsam gegründet oder übernimmt eine Praxis allein. Ein weiterer Vorteil liegt in der Autonomie des Inhabers. Letztlich kann er die Philosophie und Arbeitsweise festlegen und über diese entscheiden und ist ausschließlich an die gesetzlichen Rahmenbedingungen gebunden. Weiterhin kann er über die Einstellung von Mitarbeitenden selbst entscheiden.

Der **Nachteil** gegenüber einer Tätigkeit als Angestellter ist die Unsicherheit der Einkommenssituation. Als Angestellter weiß man am Monatsende, welches Gehalt aufs Konto überwiesen wird. Als Inhaber einer Praxis ist diese Sicherheit nicht gegeben. Die Einnahmen können schwanken oder auch einbrechen, was wiederum die Höhe der Gewinnentnahmen und damit auch die Deckung der Lebenshaltungskosten beeinflusst. Die laufenden Kosten der Praxis, die Beiträge des Inhabers zur Sozialversicherung und die Lebenshaltungskosten des Inhabers laufen trotz schwankender Einnahmen aber monatlich weiter. Auch wenn dieses „Worst-Case-Szenario" keinesfalls eintreten muss, sollte es bedacht werden.

▶ Die Beiträge zur Sozialversicherung müssen bei einer selbstständigen Tätigkeit vom Inhaber allein getragen werden, da er sein eigener Arbeitgeber ist.

Während für Angestellte der Arbeitgeber die Hälfte der Sozialversicherungsabgaben übernimmt, trägt der selbstständige Praxisinhaber diese Abgaben zu 100 %. Inhaber erhalten auch nicht – wie bei Angestellten – eine Entgeltfortzahlung im Krankheitsfall und auch kein Krankengeld. Stattdessen können sie auf eigene Kosten eine private Krankentagegeldversicherung abschließen, die diese Risiken absichert. Weiterhin können sie bei ihrer Krankenkasse eine Wahlerklärung zum gesetzlichen Krankengeldanspruch ab dem 43. Tag der Arbeitsunfähigkeit abgeben, was mit einem erhöhten Beitragssatz verbunden ist. Ohne diese Wahlerklärung besteht kein Anspruch auf Krankengeld (TK 2024).

Eine eigene Praxis kann sich aber auch sehr positiv entwickeln, was zu steigenden Einnahmen und auch steigenden Gewinnen führen kann. Der Inhaber kann dann allein entscheiden, ob er zusätzliche Gewinne selbst entnehmen oder ob er einen Teil der zusätzlichen Gewinne z. B. in die Praxisausstattung oder in die Fortbildung von Mitarbeitenden investieren möchte. So wird die eigene Existenz wieder zum **Vorteil** gegenüber einer Angestelltentätigkeit, da zusätzliche Gewinne wie eine Gehaltserhöhung bewertet werden können, die im Angestelltenverhältnis erst langwierig verhandelt werden müsste. Letztlich hängt die individuelle Bewertung der Vor- und Nachteile auch von der eigenen Risikobereitschaft ab. „Wer nicht wagt, der nicht gewinnt", so besagt es ein Sprichwort.

Abschließend soll in Abschn. 7.3 eine weitere Möglichkeit aufgezeigt werden, eigenständig zu arbeiten, unabhängig von Praxisgründung oder -kauf.

7.3 Freiberufliche Tätigkeit ohne eigene Praxis

Ausgangssituation

Logopädin L. arbeitet seit 5 Jahren in Teilzeit (50 %) in einer großen logopädischen Praxis. Die Praxisräumlichkeiten sind nicht immer ausgelastet, was u. a. auf den Fachkräftemangel zurückzuführen ist. Vor 3 Jahren hat Logopädin L. eine Fortbildung absolviert, die nur wenige Logopäden vorweisen können. Aufgrund dieser Fortbildung kann sie therapeutische Dienstleistungen anbieten, die für Klienten sinnvoll, aber nicht im Heilmittelkatalog aufgeführt sind und deshalb auch nicht von den GKVen übernommen werden. Sie überlegt deshalb, solche Dienstleistungen für Selbstzahler in den ungenutzten Praxisräumlichkeiten anzubieten, und zwar in eigenem Namen und auf eigene Rechnung. Der Praxisinhaber würde ihr in den ungenutzten Zeiten einen Behandlungsraum in der Praxis zur Verfügung stellen. Da Logopädin L. in Teilzeit arbeitet, könnte sie nebenberuflich solche Selbstzahlerangebote machen. Sie ist aber unsicher, ob sie ihre Idee so umsetzen kann, und kennt auch die rechtliche Situation nicht. Sie hat viele Fragen, auf die sie die Antwort noch nicht kennt, z. B. ob und wo sie die freiberufliche Tätigkeit anmelden muss oder ob sie durch die Tätigkeit zur Gewerbetreibenden wird. ◀

Dieser Abschnitt zeigt auf, unter welchen Bedingungen Logopädin L. ihre Idee umsetzen könnte und was sie alles beachten muss. Die Inhalte dieses Abschnitts sollen dazu beitragen, die aufkommenden Fragen zu beantworten, um dann entscheiden zu können, ob diese Alternative weiterverfolgt und ggf. umgesetzt werden soll.

Zunächst einmal soll deutlich gemacht werden, was als freiberufliche Tätigkeit bezeichnet werden kann.

7.3.1 Begriffliche Abgrenzung

Freiberufliche Tätigkeit versus freie Mitarbeit

Als **freiberufliche Tätigkeit** wird laut § 18 Abs. 1 Satz 1 Einkommensteuergesetz (EStG) „die selbständig ausgeübte wissenschaftliche, künstlerische, schriftstellerische, unterrichtende oder erzieherische Tätigkeit, die selbständige Berufstätigkeit der […] Krankengymnasten […] und ähnlicher Berufe" bezeichnet (BMJ 2024a). „Voraussetzung ist, dass er [der Angehörige eines freien Berufs] auf Grund eigener Fachkenntnisse leitend und eigenverantwortlich tätig wird" (BMJ 2024a).

Von der freiberuflichen Tätigkeit ist die **freie Mitarbeit** zu unterscheiden. Sie bezieht sich auf die Art des Beschäftigungsverhältnisses. Hier liegt kein Arbeitsvertrag, sondern ein Dienst- oder Werkvertrag vor, der zwischen dem freien Mitarbeiter und dem Unternehmen/der Praxis (auch Auftraggeber genannt) vereinbart worden ist. Eine gesetzliche Definition existiert nicht (IFB 2020d, S. 3). Die IHK Saarland (2020a, S. 3) definiert freie Mitarbeit wie folgt: „Ein freier Mitarbeiter ist aufgrund eines Dienst- oder Werkvertrages für andere Personen oder Unternehmen tätig, ohne in einem dauerhaften, festen Beschäftigungsverhältnis zu stehen. Er ist nicht in die Betriebsorganisation seines Auftraggebers eingegliedert und erbringt die geschuldeten Leistungen persönlich. Je nach ausgeübter Tätigkeit kann der freie Mitarbeiter Gewerbetreibender, Freiberufler oder sogar Scheinselbständiger sein." Freie Mitarbeit zeichnet sich laut IFB (2020d, S. 4) durch folgende Kriterien aus: keine Abhängigkeit vom Auftraggeber, nicht an Weisungen gebunden, Arbeitszeit kann frei eingeteilt werden, freier Mitarbeiter ist nicht in die betriebliche Organisation des Auftraggebers eingebunden, kein zugewiesener Arbeitsplatz, freier Mitarbeiter trägt das Unternehmerrisiko und die Kosten für seine Arbeitsausführung selbst. Freie Mitarbeiter sind nicht sozialversicherungspflichtig, genießen keinen Kündigungsschutz und sind gesetzlich nicht abgesichert bei Krankheit und Urlaub.

Die freiberufliche Tätigkeit lässt sich von der freien Mitarbeit insbesondere dadurch unterscheiden, dass sie i. d. R. eigenständig und ohne Dienst- oder Werkvertrag ausgeübt wird. Für die freie Mitarbeit liegt hingegen ein Vertragsverhältnis (Dienst- oder Werkvertrag, kein Arbeitsvertrag) vor.

Scheinselbstständigkeit

Abschließend sollen freiberufliche Tätigkeit und freie Mitarbeit von der Scheinselbstständigkeit abgrenzt werden. Dies ist deshalb von Bedeutung, weil mit der Art der Einschätzung der Tätigkeit durch die Deutsche Rentenversicherung (2024a) und durch die Finanzämter ggf. Beiträge zur Sozialversicherung fällig werden. Diese können auch rückwirkend fällig werden. Wer diese Beiträge bezahlen muss und warum, wird weiter unten erläutert. Zunächst wird näher auf die Scheinselbstständigkeit eingegangen.

Scheinselbstständige sind keine Selbstständigen, sondern abhängig Beschäftigte. Folgende Kriterien deuten auf ein abhängiges Beschäftigungsverhältnis hin (IHK Saarland 2020b, S. 2): persönliche Abhängigkeit durch uneingeschränkte Verpflichtung, Anweisungen des Auftraggebers Folge zu leisten; Eingliederung in den Betrieb des Auftraggebers; Weisungsrecht des Auftraggebers bezüglich Arbeitszeit, Arbeitsort, Arbeitsdauer, Art der Ausführung der Arbeit und Kontrollmöglichkeiten des Auftraggebers.

Sollte sich bei einer Betriebsprüfung herausstellen, dass für einen Mitarbeiter eher die Kriterien der Scheinselbstständigkeit als der Selbstständigkeit zutreffen und somit ein abhängiges Beschäftigungsverhältnis vorliegt, dann hat das für den Auftraggeber (Unternehmen/Praxis) den Nachteil, dass rückwirkend ab Beschäftigungsbeginn des Mitarbeiters Abgaben zur Sozialversicherung geleistet werden müssen. Der Auftraggeber muss in diesem Fall auch den Arbeitnehmeranteil zur Sozialversicherung bezahlen, kann aber von seinem Arbeitnehmer für maximal 3 Monate einen Teil des Gehalts für nicht gezahlte Sozialversicherungsbeiträge einbehalten (IHK Saarland 2020b, S. 3). So kommen also auf beide Seiten Kosten zu, die nicht eingeplant waren. Die einkommensteuerrechtlichen Aspekte sollten dann direkt mit dem Finanzamt geklärt werden (Nachzahlung der Lohnsteuer).

Um möglichst frühzeitig Klarheit und Rechtssicherheit in Bezug auf die Einschätzung der Tätigkeit zu bekommen, ist zu empfehlen, ein **Statusfeststellungsverfahren** bei der Clearingstelle der Deutschen Rentenversicherung zu beantragen (Deutsche Rentenversicherung 2024b). Dies sollte spätestens innerhalb 1 Monats nach Aufnahme der Beschäftigung erfolgen. In diesem Fall sind eventuelle Rückzahlungsforderungen dann überschaubar.

Die Erläuterungen zur begrifflichen Abgrenzung sind auch für Praxisinhaber interessant, die darüber nachdenken, freie Mitarbeiter einzustellen. An dieser Stelle sei auf ein Urteil des Bayerischen Landessozialgerichts vom 13.02.2014 (Az. L 5 R 1180/13 B ER) verwiesen, in dem das Gericht festgestellt hat, dass Physiotherapeuten in einer Physiotherapiepraxis, die Kassen- und Privatpatienten behandelt, nicht als freie Mitarbeiter, sondern als abhängig Beschäftigte ihre Leistung erbringen. Deshalb ist es empfehlenswert, im therapeutischen Kontext auf freie Mitarbeiter zu verzichten und die Mitarbeiter stattdessen in der Praxis anzustellen.

7.3.2 Was ist bei der freiberuflichen Tätigkeit zu beachten?

Widmen wir uns nun dem Eingangsbeispiel der Logopädin L., die in eigenem Namen und auf eigene Rechnung Selbstzahlerangebote in den Praxisräumlichkeiten ihres Arbeitgebers anbieten möchte.

Um eine Einstufung als Scheinselbstständige bzw. abhängig Beschäftigte von vornherein zu vermeiden, sollten zunächst die Kriterien der freiberuflichen Tätigkeit geprüft werden. Als Logopädin gehört sie zu den freien Berufen. Weiterhin erfüllt sie die Kriterien, aufgrund eigener Fachkenntnisse eigenverantwortlich und leitend tätig zu sein. Letzteres trifft auf 50 % ihrer Arbeitszeit zu. In den anderen 50 % arbeitet sie in einem abhängigen Beschäftigungsverhältnis in der Praxis. Aufgrund dieser Tatsache ist zu empfehlen, dass die Logopädin bei der Clearingstelle der Deutschen Rentenversicherung ein Statusfeststellungsverfahren beantragt. Dies sollte spätestens mit Aufnahme ihrer freiberuflichen und selbstständigen Tätigkeit erfolgen.

Weiterhin ist es ratsam, mit der Praxisinhaberin einen Mietvertrag für den zur Verfügung gestellten Raum abzuschließen. In dem angemieteten Raum sollte die Logopädin frei entscheiden können, wann sie dort arbeitet. Auch sollte sie ihre Termine und Patienten eigenständig und unabhängig von der Organisation und der Ausstattung der Praxis planen. Die Grundlagen des Datenschutzes muss sie eigenständig beachten; sie kann nicht auf Datenschutzmaßnahmen der Praxis zurückgreifen. Um einer Einstufung als abhängig Beschäftigte vorzubeugen, wäre es sinnvoller, Räumlichkeiten außerhalb der Praxis anzumieten. Dann wären auf jeden Fall die Kriterien für Selbstständigkeit erfüllt, die in dem Urteil des Bayrischen Sozialgerichts (2014, S. II., Nr. 1) wie folgt beschrieben sind: „Selbstständige Tätigkeiten sind dagegen anzunehmen, wenn sie durch ein Unternehmerrisiko und spiegelbildlich dazu durch eine eigene Unternehmenschance geprägt sind sowie durch das Vorhandensein einer eigenen Betriebsstätte, durch die Verfügungsmöglichkeit über eigene Arbeitskraft und durch eine im Wesentlichen frei gestaltete Arbeitszeit."

Bei der Ausübung der freiberuflichen Tätigkeit muss geprüft werden, ob die Logopädin Kassenpatienten behandeln und die angebotenen Leistungen mit den GKVen abrechnen möchte. Ist dies der Fall, dann benötigt sie eine Kassenzulassung, die wiederum eigene Räumlichkeiten nach den Vorgaben der Zulassungsstelle der gesetzlichen Krankenkassen erfordert.

Sollen keine Kassenpatienten behandelt werden, sondern nur Selbstzahler, dann muss geprüft werden, ob rechtliche Aspekte dagegensprechen, dass die Logopädin in eigenem Namen und auf eigene Rechnung Selbstzahlerangebote macht. Nach den jeweiligen Berufsgesetzen sind Therapeuten verpflichtet, nur auf Verordnung eines Arztes, Zahnarztes oder Heilpraktikers zu arbeiten. Dies trifft auf Heilbehandlungen bzw. medizinisch notwendige Behandlungen zu. Therapeuten, die eine Prüfung zum sektoralen Heilpraktiker gemacht haben, können im Rahmen ihrer Qualifikation selbst verordnen und behandeln.

Unter folgenden Bedingungen ist keine ärztliche Verordnung erforderlich: „Die Behandlung von gesunden Patienten oder die Weiterbehandlung von Patienten, die nach abgeschlossener Behandlungsserie aus ärztlicher bzw. medizinischer Sicht keiner Behandlung mehr bedürfen, ist auch ohne ärztliche Verordnung erlaubt. In diesem Fall handelt es sich um Präventionsleistungen und/ oder Gesundheitsförderung" Bährle (2013).

Weiterhin muss sichergestellt werden, dass die Selbstzahler durch die Inanspruchnahme des Selbstzahlerangebots keinen gesundheitlichen Schaden nehmen. Wenn nicht klar ist, ob Vorerkrankungen vorliegen, kann ggf. durch Vorlage eines Privatrezepts Klarheit geschaffen werden. Leistungen der Primärprävention richten sich an gesunde Menschen und sind ohne ärztliche Verordnung erlaubt. Laut Bährle (2011, S. 110 ff.) können Therapeuten viele weitere Selbstzahlerangebote bis hin zu Verkäufen bestimmter Produkte machen.

Die Logopädin L. sollte ihre **Krankenkasse über den Umfang der freiberuflichen Tätigkeit informieren**. Solange die freiberufliche Nebentätigkeit hinsichtlich Arbeitszeit und Gewinn den Hauptberuf nicht überschreitet, fallen keine Beiträge für die freiberufliche Tätigkeit an, da die Logopädin L. über ihre Hauptbeschäftigung krankenversichert ist. Freiberuflich Tätige, die nicht über eine Hauptbeschäftigung krankenversichert sind oder bei denen die freiberufliche Tätigkeit in Bezug auf die Arbeitszeit und den Gewinn den Hauptberuf überschreitet, müssen sich privat oder freiwillig gesetzlich krankenversichern (DAK-Gesundheit 2024). Dies gilt nur für die Kranken- und Pflegeversicherung, nicht für die Renten-, Arbeitslosen- und Unfallversicherung; dort besteht keine Versicherungspflicht.

Die Logopädin muss ihre freiberufliche **Tätigkeit beim Finanzamt anmelden**. Sie erhält dann eine Steuernummer, unter der sie jährlich ihre Einnahmen aus der freiberuflichen Tätigkeit dem Finanzamt gegenüber erklären muss, und zwar zusätzlich zu den Einnahmen aus ihrem Arbeitsvertrag mit der Praxis, in der sie angestellt ist. Da sie als Logopädin zu den freien Berufen zählt (s. auch § 18 Abs. 1 Satz 1 EStG), ist sie nicht verpflichtet, ein Gewerbe beim zuständigen Gewerbe- oder Ordnungsamt anzumelden (IHK Hannover 2024).

Die Logopädin L. hat auch nicht geplant, neben ihrer freiberuflichen Tätigkeit als Logopädin noch zusätzlich z. B. Bücher oder Materialien zu verkaufen. Dies wäre eine nicht therapeutische Nebentätigkeit, und nur bei einer nicht therapeutischen Nebentätigkeit müsste sie noch zusätzlich ein **Gewerbe beim zuständigen Gewerbe- oder Ordnungsamt anmelden**. Wer ein Gewerbe anmeldet, ist dann auch nach § 11 Gewerbesteuergesetz (GewStG) zur Zahlung von Gewerbesteuer verpflichtet, wenn der gewerbliche Gewinn 24.500 € im Jahr überschreitet (BMJ 2024c). Die freiberufliche Tätigkeit unterliegt nicht der Gewerbesteuerpflicht.

Ein weiterer Aspekt, der von der Logopädin geprüft werden muss, ist die Verpflichtung zur **Berechnung von Umsatzsteuer** auf ihre erbrachten Selbstzahlerleistungen sowie das Abführen der Umsatzsteuer ans Finanzamt. Grundsätzlich sind nach § 4 Nr. 14a Umsatzsteuergesetz (UStG; BMJ 2024b) die freien Berufe bei der Erbringung von ärztlich, zahnärztlich oder durch Heilpraktiker verordneten therapeutischen Dienstleistungen (Heilmitteln) von der Umsatzsteuer befreit (zur Berechnung der Umsatzsteuer s. auch Abschn. 5.5.3). Werden aber Dienstleistungen erbracht, die nicht verordnungsfähig sind oder verordnungsfähig wären, aber nicht verordnet wurden, dann muss Umsatzsteuer (in diesem Fall Mehrwertsteuer) berechnet werden. Diese muss auf den Rechnungen für die Patienten ausgewiesen und zu bestimmten, vom Finanzamt vorgegebenen Zeitpunkten an das Finanzamt abgeführt werden. Auf die Berechnung der Umsatzsteuer kann aber verzichtet werden, wenn die sog. Kleinunternehmerregelung angewendet wird.

Abb. 7.1 Überblick über die Umsatzsteuer bei Heilmittelerbringern am Beispiel der Physiotherapie. (In Anlehnung an Anders 2021)

Die **Kleinunternehmerregelung** nach § 19 Abs. 1 UStG (BMJ 2024b) kann angewendet werden, wenn die Umsätze (Einnahmen) aus nicht verordnungsfähigen und nicht verordneten Dienstleistungen sowie aus therapeutischer Nebentätigkeit einen Betrag von 25.000 € pro Jahr nicht überschreiten. Dies gilt für das erste volle Geschäftsjahr, in dem Umsätze mit Dienstleistungen erzielt werden, für die keine ärztliche Verordnung vorliegt oder Umsätze aus nicht therapeutischen Dienstleistungen (z. B. Verkäufe von Büchern, Materialien, Gesundheitsprodukte). Wenn im nächsten vollen Geschäftsjahr die Umsätze (Einnahmen) mit solchen Dienstleistungen einen Betrag von 100.000 € nicht überschreiten (muss vom Therapeuten geschätzt werden), braucht ebenfalls keine Umsatzsteuer auf die erbrachten Leistungen erhoben werden. Wenn wegen der Anwendung der Kleinunternehmerregelung keine Umsatzsteuer erhoben werden muss, dann braucht auch keine Umsatzsteuer ans Finanzamt abgeführt zu werden (weitere Informationen zur Kleinunternehmerregelung s. auch IHK Stuttgart 2024).

Liegen die Umsätze (Einnahmen) aber über diesen Umsatzgrenzen, dann muss bei jeder Rechnung Umsatzsteuer erhoben werden und bei jeder einzelnen erbrachten Dienstleistung geprüft werden, ob der Regelsteuersatz von aktuell 19 % oder der ermäßigte Steuersatz von aktuell 7 % erhoben werden muss. Einen Überblick geben Abb. 7.1 sowie Anders (2021). Die Abb. 7.1 wurde aufgrund des dort angeführten Urteils des Finanzgerichts Düsseldorf zur Umsatzsteuerpflicht physiotherapeutischer Leistungen am Beispiel der Physiotherapie erstellt, gilt aber für alle Heilmittelerbringer.

7.3.3 Wann ist Umsatzsteuer auf angebotene Selbstzahlerleistungen zu erheben?

Wenn es sich um Dienstleistungen handelt, die weder im Heilmittelkatalog aufgeführt noch verordnungsfähig sind, unterliegen diese grundsätzlich der Umsatzsteuerpflicht. Logopädin L. müsste für jede durchgeführte Selbstzahlerleistung ihr Honorar berechnen und dann die Mehrwertsteuer von 19 % aufschlagen. Die Mehrwertsteuer muss auf jeder Rechnung separat ausgewiesen und ans Finanzamt überwiesen werden. Eine Ausnahme hiervon besteht, wenn Logopädin L. die Kleinunternehmerregelung anwendet. Das kann sie machen, da sie im Vorjahr gar keine Umsätze mit derartigen umsatzsteuerpflichtigen Selbstzahlerleistungen erwirtschaftet hat. Sie darf dann aber im ersten vollen Kalenderjahr nicht mehr als 25.000 € Umsatz zuzüglich Umsatzsteuer mit diesen Selbstzahlerleistungen haben (IHK Stuttgart 2024).

Da sie diesen Selbstzahlerleistungen nur 50 % ihrer Arbeitszeit widmen will, kann sie sich ausrechnen, wie viele Selbstzahlerleistungen sie maximal pro Kalenderjahr durchführen kann. Wenn sie diese maximale Anzahl mit dem Betrag aus ihrem Honorarsatz inkl. 19 % Mehrwertsteuer multipliziert, kann sie ihren maximalen Umsatz berechnen. Liegt dieser im laufenden Kalenderjahr unter 25.000 €, dann kann sie die Kleinunternehmerregelung anwenden und muss keine Umsatzsteuer erheben. Das nachfolgende Beispiel soll dies noch einmal deutlich machen:

Praxisbeispiel: Prüfung einer Anwendung der Kleinunternehmerregelung

50 % Arbeitszeit pro Tag für freiberufliche Tätigkeit entsprechen bei einer Vollzeittätigkeit 4 Arbeitsstunden pro Tag. Angenommen, die Selbstzahlerleistung dauert mit Vor- und Nachbereitung 60 min, dann kann Logopädin L. pro Tag maximal 4 Selbstzahlerleistungen durchführen. Bei ca. 220 Arbeitstagen pro Jahr (ohne Urlaubs- und Feiertage) ergeben sich 880 Selbstzahlerleistungen pro Jahr. Wenn sie nicht mehr als 28 € (ohne Mehrwertsteuer) für ihre Dienstleistung berechnet, dann liegt sie bei ca. 25.000 € pro Jahr. Wenn sie aber mehr berechnen muss, weil ihre Kosten höher sind oder sie einen höheren Stundenlohn erwirtschaften möchte, dann wird sie bei maximaler Auslastung die Umsatzgrenze von 25.000 € pro Jahr überschreiten. Ist das der Fall, sollte sie von Beginn an die Mehrwertsteuer aufschlagen und die Kleinunternehmerregelung nicht anwenden. ◄

▶ Die Umsatzgrenze von 25.000 € bezieht sich auf das gesamte Kalenderjahr, d. h. auf 12 Monate. Wird die freiberufliche Tätigkeit erst innerhalb des Kalenderjahres aufgenommen, dann gilt die Umsatzgrenze nur anteilig. Wird die Tätigkeit z. B. zum 01.04. eines Jahres aufgenommen, dann liegt die Umsatzgrenze bei rund 18.750 € (25.000 € geteilt durch 12 Monate, multipliziert mit 9 Monaten Geschäftstätigkeit).

Der nachfolgende Überblick fasst die bei freiberuflicher Tätigkeit ohne eigene Praxis zu beachtenden Aspekte nochmals zusammen:

Freiberufliche Tätigkeit ohne eigene Praxis
- Vorüberlegungen und Überlegungen zum Standort durchführen (s. Abschn. 7.1)
- Prüfung, ob Kriterien für freiberufliche Tätigkeit erfüllt sind, und Abklärung mit der Clearingstelle der Deutschen Rentenversicherung
- Information der Krankenkasse über den Umfang der freiberuflichen Tätigkeit
- Anmeldung der Tätigkeit beim Finanzamt
- Wenn nicht-therapeutische Nebentätigkeiten geplant sind (z. B. Produktverkäufe), Anmeldung der Tätigkeit beim zuständigen Gewerbe- oder Ordnungsamt
- Berechnung von Umsatz-/Mehrwertsteuer bei nicht verordnungsfähigen, nicht verordneten Dienstleistungen oder

> Leistungen aus nicht therapeutischer Nebentätigkeit; Prüfung, ob die Kleinunternehmerregelung angewendet werden kann
> - Prüfung, ob Gewerbesteuerpflicht besteht (Gewinne aus nicht therapeutischer Nebentätigkeit liegen über 24.500 € pro Jahr)

Literatur

Anders S (2021) Physiotherapie und Umsatzsteuer – wichtiges Urteil für Physiotherapeuten. https://ecovis-kso.com/blog/physiotherapie-und-umsatzsteuer-wichtiges-neues-urteil-fuer-physiotherapeutische-und-allgemein-der-gesundheitsfoerderung-dienende-leistungen-ohne-aerztliche-verordnung/. Zugegriffen am 29.07.2024

Arbeitsgemeinschaften der Heilmittelzulassung (ARGE) (2024) Die ARGEn der Heilmittelzulassung. Bundeseinheitliche Verträge für die Zulassung von Heilmittelerbringern. Verband der Ersatzkassen e. V., Berlin. https://www.zulassung-heilmittel.de/vertraege.html. Zugegriffen am 19.04.2024

Bährle RJ (2011) Praxisrecht für Therapeuten, Rechtstipps von A bis Z. Springer, Berlin Heidelberg

Bährle RJ (2013) Wie und was darf wer als Selbstzahlerleistung anbieten. https://www.iww.de/pp/recht/alternativtherapien-wie-und-was-darf-wer-als-selbstzahlerleistung-anbieten-f64484. Zugegriffen am 13.07.2024

Bayrisches Landessozialgericht (2014) Az. L 5 R 1180/13 B ER. https://www.sozialgerichtsbarkeit.de/node/152171. Zugegriffen am 03.07.2024

Betz B (2022) Zusammenfassung von Ergebnissen aus Befragungen Studierender mit abgeschlossener Berufsfachschulausbildung und Workshops mit Studierenden im Bachelorstudiengang Ergotherapie, Logopädie, Physiotherapie an der HAWK, Hochschule für angewandte Wissenschaft und Kunst Hildesheim, im Zeitraum von 2014 bis Wintersemester 2022/2023. Unveröffentlichte PowerPoint-Präsentation

Betz B (2024) Perspektive der Leitung. Praxisorganisation. In: Reichert B (Hrsg) Patientenmanagement in der Physiotherapie, Ergotherapie und Logopädie, Wissen und Kompetenzen für den therapeutischen Alltag. Springer, Berlin Heidelberg, S 9–28

Bundesministerium der Justiz (BMJ) (2021) Partnerschaftsgesellschaftsgesetz vom 25. Juli 1994 (BGBl. I S. 1744), das zuletzt durch Artikel 68 des Gesetzes vom 10. August 2021 (BGBl. I S. 3436) geändert worden ist. https://www.gesetze-im-internet.de/partgg/PartGG.pdf. Zugegriffen am 03.08.2024

Bundesministerium der Justiz (BMJ) (2024a) Einkommensteuergesetz in der Fassung der Bekanntmachung vom 8. Oktober 2009 (BGBl. I S. 3366, 3862), das zuletzt durch Artikel 6 des Gesetzes vom 27. März 2024 (BGBl. 2024 I Nr. 108) geändert worden ist. https://www.gesetze-im-internet.de/estg/EStG.pdf. Zugegriffen am 02.07.2024

Bundesministerium der Justiz (BMJ) (2024b) Umsatzsteuergesetz in der Fassung der Bekanntmachung vom 21. Februar 2005 (BGBl. I S. 386), das zuletzt durch Artikel 22 des Gesetzes vom 15. Juli 2024 (BGBl. 2024 I Nr. 236) geändert worden ist. https://www.gesetze-im-internet.de/ustg_1980/UStG.pdf. Zugegriffen am 02.08.2024

Bundesministerium der Justiz (BMJ) (2024c) Gewerbesteuergesetz in der Fassung der Bekanntmachung vom 15. Oktober 2002 (BGBl. I S. 4167), das zuletzt durch Artikel 19 des Gesetzes vom 27. März 2024 (BGBl. 2024 I Nr. 108) geändert worden ist. https://www.gesetze-im-internet.de/gewstg/BJNR009790936.html. Zugegriffen am 03.08.2024

DAK-Gesundheit (2024) Hauptberuflich angestellt und nebenberuflich selbstständig. https://www.dak.de/dak/leistungen/nebenberuflich-selbststaendig_64014#rtf-anchor-hauptberuflich-angestellt-und-nebenberuflich-selbststandig. Zugegriffen am 05.08.2024

Deutsche Rentenversicherung (2024a) Gesamtbetrachtung – selbstständige Tätigkeit oder abhängige Beschäftigung. https://www.deutsche-rentenversicherung.de/DRV/DE/Experten/Arbeitgeber-und-Steuerberater/summa-summarum/Lexikon/G/gesamtbetrachtung.html. Zugegriffen am 02.07.2024

Deutsche Rentenversicherung (2024b) Statusfeststellungsverfahren. https://www.deutsche-rentenversicherung.de/DRV/DE/Experten/Arbeitgeber-und-Steuerberater/summa-summarum/Lexikon/S/statusfeststellungsverfahren.html. Zugegriffen am 02.07.2024

Deutsche Unternehmensbörse (DUB) (2024) DUB KMU Multiples. https://www.dub.de/unternehmenswert-berechnen/kmu-multiples/. Zugegriffen am 22.04.2024

Finanzgericht Düsseldorf (2021) Urteil vom 16.04.2021, Az 1 K 2249/17 U. https://openjur.de/u/2346332.html. Zugegriffen am 02.08.2024

Gabler Wirtschaftslexikon (2018) Definition EBIT. https://wirtschaftslexikon.gabler.de/definition/earnings-interest-and-taxes-ebit-33227/version-327307. Zugegriffen am 02.07.2024

Industrie- und Handelskammer (IHK) Berlin (2024) Aktiengesellschaft (AG). https://www.ihk.de/berlin/service-und-beratung/recht-und-steuern/firma-und-rechtsformen/rechtsformen-fuer-unternehmen/aktiengesellschaft-2253548. Zugegriffen am 19.04.2024

Industrie- und Handelskammer (IHK) Hannover (2014) Rechtsformen im Überblick. https://www.ihk.de/blueprint/servlet/resource/blob/5209610/881c8a3d828e17662c2691b1b735307e/merkblatt-rechtsformen-als-tabelle-data.pdf. Zugegriffen am 18.04.2024

Industrie- und Handelskammer (IHK) Hannover (2024) Wissenswertes zu Gewerbean-, ab- und -ummeldung. https://www.ihk.de/hannover/hauptnavigation/recht/gewerberecht/neuer-inhalt1x1-des-gewerberechts/

wissenswertes-zur-gewerbean-ab-und-ummeldung-5186734. Zugegriffen am 29.07.2024

Industrie- und Handelskammer (IHK) Saarland (2020a) Gewerbetreibender oder Freiberufler. Allgemeine Rechtsfragen – R 41. https://www.saarland.ihk.de/ihk-saarland/Integrale?SID=03297EDB421B-9848638CABDB69CD13BA&MODULE=Frontend.Media&ACTION=ViewMediaObject&Media.PK=1271&Media.Object.ObjectType=full. Zugegriffen am 02.07.2024

Industrie- und Handelskammer (IHK) Saarland (2020b) Selbstständige, Scheinselbstständige, arbeitnehmerähnliche Selbstständige. Allgemeine Rechtsfragen – R 25. https://www.saarland.ihk.de/ihk-saarland/Integrale?MODULE=Frontend.Media&ACTION=ViewMediaObject&Media.PK=1278&Media.Object.ObjectType=full. Zugegriffen am 02.07.2024

Industrie- und Handelskammer Stuttgart (2024) Kleinunternehmerregelung. https://www.ihk.de/stuttgart/fuer-unternehmen/recht-und-steuern/steuerrecht/umsatzsteuer-verbrauchssteuer/umsatzsteuer-national/kleinunternehmerregelung-in-der-umsatzsteuer-1843632. Zugegriffen am 03.08.2024

Institut für Freie Berufe (IFB) (2020a) Gründungsinformation Nr. 3: Wie schreibe ich einen Businessplan. Nürnberg. https://ifb.uni-erlangen.de/gruendungsberatung/downloads-gruendungsinformationen/. Zugegriffen am 18.04.2024

Institut für Freie Berufe (IFB) (2020b) Gründungsinformation Nr. 4: Die Partnerschaftsgesellschaft. Die Partnerschaftsgesellschaft mit beschränkter Berufshaftung. Nürnberg. https://www.ifb.uni-erlangen.de/fileadmin/ifb/doc/publikationen/gruendungsinfos/04%20Partnerschaftsgesellschaft%20mbH%20mbB.pdf. Zugegriffen am 19.04.2024

Institut für Freie Berufe (IFB) (2020c) Gründungsinformation Nr. 5: Welche Rechtsformen gibt es? Nürnberg. https://www.ifb.uni-erlangen.de/fileadmin/ifb/doc/publikationen/gruendungsinfos/05%20Welche%20Rechtsformen%20gibt%20es.pdf. Zugegriffen am 19.04.2024

Institut für Freie Berufe (IFB) (2020d) Gründungsinformation Nr. 7: Freie Mitarbeit ≠ Freier Beruf: Was ist der Unterschied? Nürnberg. https://ifb.uni-erlangen.de/wp-content/uploads/07-Freie-Mitarbeit_-Freier-Beruf_was-ist-der-Unterschied.pdf. Zugegriffen am 02.07.2024

Institut für Freie Berufe (IFB) (2024) Checkliste. https://ifb.uni-erlangen.de/wp-content/uploads/2024_Checkliste-Gr%C3%BCndungszuschuss_2.pdf. Zugegriffen am 18.04.2024

physio.de Informationsdienste GmbH (2024) Praxisbörse. https://www.physio.de/praxisboerse/. Zugegriffen am 22.04.2024

Techniker Krankenkasse (TK) (2024). https://www.tk.de/techniker/leistungen-und-mitgliedschaft/informationen-versicherte/veraenderung-berufliche-situation/versichert-als-selbststaendige/haeufige-fragen-fuer-selbststaendige/wie-kommt-mein-beitrag-als-selbststaendiger-zustande-2011022. Zugegriffen am 02.07.2024

Stichwortverzeichnis

A

Ablauforganisation 49
Absatzmittler 110
Abschreibung 231
   degressive 233
   lineare 233
Abschreibungspool 232
Abschreibungssatz 232
Absetzung für Abnutzung (AfA) 231
AG, *Siehe* Aktiengesellschaft
AIDA-Formel 94
AIDCAS-Formel 94
Aktiengesellschaft 281
Anforderungsprofil 139
Angestellter 222
Anlage EÜR 230
Anlagegut 231, 232
   gebrauchtes 234
Anlagenverzeichnis 234
Anlagevermögen 241
Anreiz 166
Anreizsystem 166
Ansoff-Strategie 79
Arbeitnehmerschutz 127
Arbeitsbescheinigung 144
Arbeitsleistung 169
Arbeitsplatzeinheit 132
Arbeitsvertrag 151
Arbeitszeitbedarf 132
Arbeitszeitverkürzung 184
Arbeitszeugnis 188
Aufbauorganisation 49
Aufzeichnungspflicht 219, 220
Ausgaben 17, 18
   Reduzierung 19, 199

B

Basisinnovationen 250
Bedürfnisanalyse 70
Bedürfnispyramide 164

Behandlungseinheiten, Steigerung 19
Behandlungszeiten 19
Belege 227
   externer 227
   interne 227
Benchmarking 56
Betriebliche Gesundheitsförderung 13, 53, 171, 172
   Finanzierung 173
Betriebliches Eingliederungsmanagement (BEM) 172
Betriebliches Gesundheitsmanagement (BGM) 172
Betriebsausgabe 229
Betriebseinnahme 229
Betriebsklima 16
Betriebsrat 128
Betriebsvereinbarungen 129
Betriebswirtschaftslehre 3
Bewerberauswahl 143
Bewerbungsgespräch 148
   Ablauf 148
   Fahrtkosten 148
Bewerbungsunterlagen 143
   Auswertung 146
Bewertung von
   Ideen 265
   Konzepten 268
BGB-Gesellschaft 280
BGF, *Siehe* Betriebliche Gesundheitsförderung
BGM, *Siehe* Betriebliches Gesundheitsmanagement
Bilanz 241
Bildungsurlaub 177
Botschaft 93
   Empfänger 93
   Sender 93
Break-Even-Analyse 196, 210
   bei Personalentscheidungen 215
   bei Selbstzahlerangeboten 214
   Definition 210
Break-Even-Punkt 210, 211
Bruttogehälter 19
Bruttopersonalbedarf 134

Buchführung 217
  Belege 227
  Bestandteile 227
  Bücher 227
  doppelte 220
  einfache 220
  Grundlagen 226
  Grundsätze 226
Buchführungspflicht 219

C
Chancen 74
Change Management 56
  Instrument 56
Controlling 51
  Funktionen 51
Co-Produzent, *Siehe* Externer Faktor
Corporate Identity 91, 106

D
Dauerarbeitsverhältnis 151
Deckungslücke 195, 216
Dienstleistungen
  im Gesundheitswesen 87
  Merkmale 87
Direktkommunikation 92
Direktmailings 92
Direktvertrieb 110
Dispositiver Faktor 27
Distributionspolitik 110
Diversifikation 249
Diversifikationsstrategie 80

E
Einarbeitungsplan 153
  Checkliste 154
Eingliederungsmanagement, betriebliches 172
Einlagen 242
Einnahmen 17, 18
  Erhöhung 19, 202
  pro Behandlungseinheit 202
  zusätzliche 202
Einnahmenüberschussrechnung (EÜR) 198, 219, 229
Einnahmequellen 201
Einzelkosten 200
  zurechenbare 205
Einzelunternehmen 280
  Rechtsform 280
Empfänger 93
Employer Branding 142
Entlassung 183
Entnahmen 241
Entscheidungen
  bei Sicherheit 48
  bei Unsicherheit 48
Entscheidungsmatrix 48
Erfolg, wirtschaftlicher 2

Erfolgsbeteiligung 170
Erfolgsziele, *Siehe* Formalziele
Ergiebigkeitsprinzip, *Siehe* Maximalprinzip
Eröffnungsbilanz 241
Erträge, betriebliche 200
556-Euro-Job 8, 238
  Lohnnebenkostenberechnung 239
Events 92, 106
Existenzgründung 213, 274
Existenzsicherung 2

F
Facebook 102, 104
  Algorithmus 104
Feedbackgespräche 155
Fehlzeiten 133
Fixkosten 18, 197, 206, 212
Flächenproduktivität 41
Formalziele 37
Fortbildungen
  Arten 175
  Bedarf 175
  externe 176
  Gründe 175
  interne 176
Franchisegeber 118
Franchisenehmer 118
Franchising 118
Freiberufliche Tätigkeit ohne eigene Praxis 286
Freie Mitarbeit 223, 287
Führung 30, 156
  Aufgaben 156
  Kompetenzen 156
Führungsaufgaben 31
  betriebsbezogene 31
  mitarbeiterbezogene 31
  patientenbezogene 31
Führungsebenen 30
  Ausführungsebene 31
Führungskräfte 30
  Schlüsselqualifikationen 30
Führungsprinzipien 160
Führungsstile 159

G
GbR, *Siehe* Gesellschaft bürgerlichen Rechts
Gefährdungsbeurteilung 173
Gehaltsabrechnung 236
  Minijobber 239
  Vollzeitangestellter 236
Gehaltskonto 236
Geldwerte Leistungen 170
Gemeinkosten 200
  Anteil 200
  nicht zurechenbare 206
Generation Z 126, 142
Geringwertige Wirtschaftsgüter 231
Gesamtkosten 210

Geschäftsvorfälle 226
Gesellschaft bürgerlichen Rechts 222, 280
Gesellschaft mit beschränkter Haftung 222, 281
Gesetz gegen den unlauteren Wettbewerb 99
Gesetzliche Sozialversicherung 170
Gesundheitsförderung, betriebliche 13, 53, 171, 172
Gesundheitsmanagement, betriebliches 172
Gesundheitsmarkt 64
    Bedeutung 247, 253
    Besonderheiten 64
    Einflussfaktoren 68
    erster Gesundheitsmarkt 64
    Restriktionen 64
    Umstrukturierung 257
    zweiter Gesundheitsmarkt 64, 107
Gesundheitswesen, Rahmenbedingungen 124
Gewerbebetrieb 221
Gewerbesteuer 221, 223
Gewerbliche Tätigkeit 222
    Merkmale 222
Gewinn 17, 40
    Aufschlag 207
    Ermittlung 241
    Punkt (*Siehe* Break-Even-Punkt)
    Steigerung 107
    Ziel 207
GmbH, Siehe Gesellschaft mit beschränkter Haftung
Google Ads 97
Grundsätze ordnungsmäßiger Buchführung 226
GWG, *Siehe* Geringwertiges Wirtschaftsgut

H
Handeln
    marktorientiertes 63
    unternehmerisches 63
Handlungsziele, *Siehe* Sachziel
Heilmittelwerbegesetz 97
Homepage 106
Honorarkraft 223
Humanitätsprinzip 3
HWG, *Siehe* Heilmittelwerbegesetz

I
Ideen
    Bewertung 265
    Entwicklung 264, 267
Image 71
    Analyse 71
    Aufbau 71
    Beurteilung 72
    Ist-Image 72
    Korrektur 72
    Kriterien 71
    Profil 72
    Soll-Image 71
    Werbung 89

Individualarbeitsrecht 128
Infrastrukturkosten 8
Inhaberpräsenz 16
Innovationen 81, 246
    Barrieren 261
    Bedeutung 250
    Definition 259
    Neuheitsgrad 260
    Voraussetzungen 262
    Wesensmerkmale 260
Innovationsprozess 263
    Phasen 263
Innovationszyklen 251
Insolvenzgeldumlage 238
Instagram 102, 105
Inventur 241
Investition 197
Investitionskosten 197, 207
Investitionsrücklage 207
Ist-Image 72

K
Kalkulation von Selbstzahlerleistungen 204
Kapazitäten
    personelle 202
    räumliche 202
Kapazitätsauslastung 201
Kapitalgesellschaft 281
Kauf einer Praxis 282
Kleinunternehmerregelung 289
Kollektivarbeitsrecht 128
Kommunikation 88
Kommunikationsinstrumente 89
Kommunikationsmaßnahmen, Bewertung 113
Kommunikationsmodell von Lasswell 92
Kommunikationswirkung 92
    Kontaktqualität 95
    Reichweite 95
Kondratieffsche Zyklen 250
Konjunkturzyklen 250
Kontrolle 51
Kosten 17, 194, 196, 239
    Art 198
    Begriffsklärung 197
    direkte 200
    fixe 18, 197, 206, 212
    für Personal 19
    indirekte 200
    Investitionskosten 197
    Kontrolle 11
    Management 10, 194, 195
    personenbezogene 20
    Reduzierung 199
    Senkung 199
    Steigerung 194
    variable 19, 197, 212
    Vermeidung 198

Kosten- und Leistungsrechnung 196, 217
Kostenträger 203
    Rechnung 203
Krankenhausbuchführungsverordnung (KHBV) 219
Kreativität 262
Kreativitätstechniken 262, 265
Kündigung 185
    Änderungskündigung 185
    Arten 185
    außerordentliche 185
    betriebsbedingte 185
    fristlose 185
    ordentliche 185
    Verbote 186
Kündigungsschutzgesetz 127
Kurzarbeit 184
Kurzfristplanung 45

L
Langfristplanung 45
Lebenszyklus 81, 251
    Analyse 248
    Modell 81
    Phasen 81
Leistungen 196, 200
    Begriff 200
    geldwerte 170
Leistungsabgabe 222
Leistungsangebot 6, 86
Leistungsbeurteilung 178
Leitbild 32
Leitung, *Siehe* Unternehmensführung
LinkedIn 140
Lohnfortzahlung im Krankheitsfall, *Siehe* Umlage, U1
Lohnnebenkosten 20, 236, 240
Lower Management 30

M
Management by
    Delegation (MbD) 161
    Exception (MbE) 161
    Objectives (MbO) 56, 161
Managementaufgaben 34
Managementprozess 34
Managementregelkreis 35
Marketing 6, 62
    Budget 111
    Definition 63
    Konzept 66, 77
    Merkmale 65
    Strategie 66
    Umfeld 67
Marketingmanagementprozess 65
Marketingmaßnahmen
    Durchführung 115
    Kontrolle 115
    Nachhaltigkeit 115
    Organisation 115
Marketingmix 85
Markt
    aktueller 63
    Definition 63
    potenzieller 63
    Einflussfaktoren 67
Marktausschöpfungsstrategie 79
Marktdurchdringungsstrategie 79, 248
Markteinführung 270
Marktentwicklungsstrategie 79
Marktforschung 68
Marktorientiertes Handeln 63
Marktorientierung 62
Marktsegmente 73
Massenentlassung 185
Maximalprinzip 2
Medium 93
Mehrarbeit 201
Mehrwertsteuer 208, 289
    Sonderregel für Kleinunternehmen 208
Meinungsbild, *Siehe* Image
Menschenbild 26
Messen 92, 106
Middle Management 30
Minijob 240
Minimalprinzip 2
Mischtätigkeiten 222
Mitarbeiter
    Einarbeitung 10, 152
    Einstellung 10
    freier 287
    Produktivität 41
    Wirtschaftlichkeit 40
Mitarbeiterbeurteilung, *Siehe* Personalbeurteilung
Mitarbeitermotivation 161
Mitarbeiterportfolio 175
Mitarbeiterteiligkeit 7
    hohe 8
    niedrige 8
Mitarbeiterwechsel 9
Mitgesellschafter 223, 224
Mittelfristplanung 45
Motivation 161
Motivationsmodell von Staehle 162
Motivationstheorien
    Theorie von Herzberg 164
    Theorie von Maslow 164
    Überblick 162

N
Nachfrage 63
Nachfrageverhalten 69
Nachrichtenpyramide 100
Nachweisgesetz 152
Nettopersonalbedarf 134
Neue Arbeitsfelder 12

O

Öffentlichkeitsarbeit 89, 99
    Funktionen 99
    Instrumente 100
    Zielsetzung 99
Ökonomisches Prinzip 2
Onboarding 152
Opportunitätskosten 11
Organisation 49
    als soziales System 50
Ort des Leistungsangebots 110

P

Partnerschaftsgesellschaft (PartGG) 9, 222, 280
Patientenbefragung 69
Patientenverhalten, Einflussfaktoren 70
Personalauswahl, *Siehe* Bewerberauswahl
Personalbedarf 132
Personalberater 142
Personalbestand 132
Personalbeurteilungen 10, 177
    Beurteilungsbogen 180
    Durchführung 181
    Funktionen 179
    Kriterien 179
    Ziele 178
Personalbildung 174
Personalbindung 156
Personalentlohnung 168
    Entlohnungskriterien 169
Personalentwicklung 174
Personalförderung 174
Personalfragebogen 146
Personalfreisetzung 183
    externe 184
    interne 183
Personalführung, *Siehe* Führung
Personalgewinnung 138
    externe 140
    interne 139
Personalkosten 19, 194, 198, 205
Personalleasing 143
Personalmanagement 7, 124
    arbeitsrechtlicher Rahmen 127
Personalmarketing 142
Personalplanung 131
    Definition 132
    Einflussfaktoren 131
    qualitative 134
    quantitative 132
Personenbezogene Kosten 20
Personengesellschaft 280
Place, *Siehe* Ort des Leistungsangebots
Pläne 43
    Gesamtplan 43
    Teilpläne 43
Planstelle 7
Planung 43, 217
    operative 45
    strategische 45, 77
    taktische 45
Planungsarten 45
Planungsgrundsätze 45
Positionierung 73
Potenzialbeurteilung 178
PR, *Siehe* Public Relations
Praxis
    Anmeldung 276
    Aufgabe 240
    Gründung 274
    Kauf 282, 283
    Leistung, maximale 196
    Philosophie 32
    Rechtsform 279
    Standort 278
    Unterauslastung von Räumlichkeiten 12
    Veräußerung 240
    Verkauf 240, 283
Preisgestaltung 107
    freie 107
Preiskalkulation 108, 204, 218
Pretest 269
Price, *Siehe* Preisgestaltung
Primärforschung 68
Probearbeiten 10
Probezeit 152
Product, *Siehe* Leistungsangebot
Produktentwicklungsstrategie 79, 249
Produktionsfaktoren 26
    dispositiver Faktor 27
    Elementarfaktoren 27
    externer Faktor 27
    Zeit 27
Produktivität 17, 40
    Mitarbeiter 41
    Raumproduktivität 41
Produktwerbung 89
Projektmanagement 56
Promotion, *Siehe* Kommunikation
4 Ps 85
Public Relations 89

Q

QM, *Siehe* Qualitätsmanagement
Qualifikationen 134
Qualitätsmanagement 7, 54
    Mindeststandards 55
    Modelle 55
    Optimalstandards 55
Qualitätszirkel 56

R

Rahmenbedingungen 24
Rationalprinzip, *Siehe* Ökonomisches Prinzip
Raumproduktivität 41

Rechnungswesen 216
   Aufgaben 217
   externes 196, 217
   Gebiete 217
   internes 196, 217
Rechtsform 222
Reglementierter Beruf 225
Rentabilität 40
Rezept, falsch ausgestelltes 11, 25
Rezession 251
Risiken 74
   unternehmerische 80

S
Sachkosten 198, 206
Sachziele 37
Sammelposten (Abschreibungspool) 232
Scheinselbstständigkeit 287
Schwächen 74
Sekundärforschung 68
Selbstzahler 108
Selbstzahlerleistungen 108
   Kalkulation 108, 204
Selbstzahlermarkt, *Siehe* Gesundheitsmarkt, zweiter
Sender 93
Situationsanalyse 63, 66, 248
SMART-Regel 37
Social Media 91
   Aktivität 106
   Nutzung 102
   Strategie 91, 104
Soll-Image 71
Sondervergütung 170
Sozialkriterien 186
Sozialleistungen 170
   freiwillige 170
   tarifliche 170
Sozialversicherung 170
Sparsamkeitsprinzip, *Siehe* Minimalprinzip
Sponsoring 92, 106
SSCR-Analyse. *Siehe* SWOT-Analyse
Standortwahl 279
Standortüberlegungen 278
   Faktoren 278
Stärken 74
Stärken-Schwächen-Profil 75
Statistik 217
Stellenanzeige 140
Stellenbeschreibungen 10, 135
Stempeltheorie 223
SWOT-Analyse 74

T
Tarifvertrag 170
Tätigkeit
   betriebliche 197
   betriebsfremde 197
   gewerbliche 221
Teilzeitkräfte 7
   Einsatz 9
   Kosten 239
Terminabsage, kurzfristige 11
Theorie von Herzberg 164
Theorie von Maslow 164
Top Management 30

U
Umlage
   U1 238
   U2 238
Umlaufvermögen 241
Umrechnungsschlüssel 200
Umsatz 17
Umsatzsteuer
   auf Präventionsleistungen 224
   auf Selbstzahlerleistungen 224
   Berechnung 289
Umsatzsteuerbefreiung 224
   Voraussetzungen 225
Umweltschonungsprinzip 3
Unfallversicherung 239
Unique Selling Proposition 86
Unique Therapeutical Proposition 86
Unternehmen 62
Unternehmensführung 29
   funktionaler Aspekt 29
   institutionaler Aspekt 29
   personenbezogene Aufgaben 30
   sachbezogene Aufgaben 29
Unternehmerisches Handeln 63
USP, *Siehe* Unique Selling Proposition
UTP, *Siehe* Unique Therapeutical Proposition
UWG, *Siehe* Gesetz gegen den unlauteren Wettbewerb

V
Variable Kosten 19
Verbalkonzept 267
Vergütung, zusätzliche 170
Verkauf einer Praxis 283
Verkaufsförderung 91, 101
Vermarktung 270
Vermögen 241
   Mehrungen 241
   Minderungen 241
Vermögensvergleich 240
Vernunftprinzip, *Siehe* Ökonomisches Prinzip
Verrechnungssatz, *Siehe* Umrechnungsschlüssel
Vier Ps 85
Vision 32, 262
Vollzeitkraft 7

W

Wachstumsstrategien nach Ansoff 79
Warenabgabe 222
Werbemaßnahmen 6
Werbemöglichkeiten 96
Werbeverbotsabreden 98
Werbung 89
    Funk 96
    Google Ads 97
    Internet 97, 106
    Kino 96
    Print 96
    sonstige 97
    TV 96
    Verkehrsmittel 97
Wertewandel 125
Wertschöpfungskette 252
    Gesundheit 256
Wirtschaftlicher Erfolg 2
Wirtschaftlichkeit 17, 38
    Erhöhung 19
    Mitarbeiter 39
Wirtschaftlichkeitsprinzip, *Siehe* Ökonomisches Prinzip
6 W nach Kotler 73
Work-Life-Balance 15

X

Xing 140

Z

Zeitarbeitsvertrag 151
Zeitmanagement, ineffektives 27
Zeugnis
    einfaches 188
    qualifiziertes 188
Ziele
    eindeutige 36
    marktbezogene 77
    Oberziele 37
    übergeordnete Praxisziele 31
Zielarten 37
Zielebenen 36
Zielformulierung 36
Zielgruppe 74, 93
    Merkmale 74
Zielkontrolle 51
Zielmarkt 73
Zukunftsstrategien 247
Zuschläge 170
Zuschuss zum Mutterschaftsgeld, *Siehe* Umlage, U2
Zweit-/Drittpraxis 224

MIX
Papier aus verantwortungsvollen Quellen
Paper from responsible sources
FSC® C105338

If you have any concerns about our products,
you can contact us on
ProductSafety@springernature.com

In case Publisher is established outside the EU,
the EU authorized representative is:
Springer Nature Customer Service Center GmbH
Europaplatz 3, 69115 Heidelberg, Germany

Printed by Libri Plureos GmbH
in Hamburg, Germany